U0276108

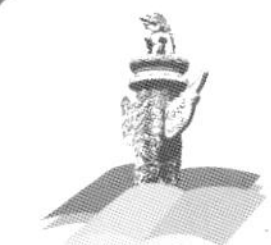

临床手绘手术图谱丛书

名誉总主编　陈孝平　赵继宗　韩德民　宋尔卫　范先群

执行总主编　徐国成

眼科

手绘手术图谱

精准手绘＋操作视频＋要点注释

顾　问　王宁利

主　编　韩秋生　张瑞君　徐国成

副主编　康　悦　齐亚力　周　赟
　　　　黄乐乐　钟一凡　刘　畅

人民卫生出版社

·北　京·

编　者

（按姓氏笔画排序）

王　楠　中国医科大学附属第一医院
白　雪　中国医科大学附属第一医院
刘　畅　辽宁省人民医院
刘　洋　中国医科大学附属第一医院
刘　磊　中国医科大学附属第一医院
刘宁宁　中国医科大学附属第一医院
刘贤洁　中国医科大学附属第一医院
齐亚力　中国医科大学医学人文学院
关　健　中国医科大学附属第一医院
孙　鹏　中国医科大学附属第一医院
孙一洲　中国医科大学附属第一医院
孙昱昭　中国医科大学附属第一医院
李　军　中国医科大学附属第一医院
李　佳　本溪市中心医院
吴　婷　民航东北地区管理局民用航空医学中心
张　含　中国医科大学附属第一医院
张艺凡　中国医科大学附属第一医院
张壬嘉　西安市人民医院（西安市第四医院）
张瑞君　中国医科大学附属第一医院
陈　亢　中国医科大学附属第一医院
陈晓琳　中国医科大学附属第一医院
岳　嵩　中国医科大学附属第一医院
周　赟　中国医科大学附属第一医院
屈立行　沈阳市第四人民医院
赵　宁　中国医科大学附属第一医院
胡悦东　中国医科大学附属第一医院
钟一凡　中国医科大学附属第一医院
徐国成　中国医科大学医学人文学院
黄乐乐　中国医科大学附属第一医院
康　悦　辽宁省肿瘤医院
康龙丹　中国医科大学附属第一医院
韩秋生　中国医科大学医学人文学院
景作乾　中国医科大学附属第一医院
薛妍琦　中国医科大学附属第一医院

出版说明

每一位手术医师的成长都需要资深专家的言传身教，但大型三甲医院资深专家直接带教的资源非常有限。高质量的出版工作无疑是解决这一矛盾的重要抓手。

高质量大型丛书的编写，需要一大批来自不同领域的高水平专家充分发挥各自的优势，并最终实现彼此优势的互补和融合。对于临床手术操作类的出版物，以手绘图为基础，文、图和手术视频的有机结合无疑是最佳的呈现方式。要实现这种呈现方式，需要不同领域专家的优势互补。

为了做好丛书的顶层设计，并保障内容的科学性和权威性，12位院士担任了丛书的名誉总主编和名誉顾问，来自全国30多家单位的40多位国家重点学科带头人担任了各分册的学术顾问。为了实现丛书文、图、视频的有机融合，丛书的作者队伍由来自全国50多家院校的268位医学专家、医学绘图专家和医学教育技术专家共同组成。考虑到绘图和录像制作过程中需要反复的沟通，具有医学绘图优势的中国医科大学和中国人民解放军北部战区总医院的一线骨干专家承担了较多的具体工作。各分册的主编由医学绘图专家和临床专家共同担任，考虑到插图绘制工作需要投入更多的时间，各分册的第一主编大多是绘图专家。

丛书涵盖普通外科、神经外科、胸外科、心脏外科、骨科、整形外科、泌尿外科、妇产科、眼科、耳鼻咽喉科以及肛肠外科共11个手术学科，内容涉及临床常见手术1 000余种，每个手术的内容包括适应证、禁忌证、术前准备、麻醉、体位、手术步骤/要点以及术后处理等，相应的内容都配有手绘插图（手绘插图10 000余幅），并通过二维码融入手术视频近200个。该丛书的内容充分展现了医学与美学、基础医学与临床医学、纸质载体与数字出版的完美结合。

初稿完成后，经过层层筛选和评审，该丛书获得了国家出版基金的资助。这充分体现了行业主管部门和相关评审专家对该丛书编写工作的肯定和支持。期待丛书出版后能得到每一位读者的肯定和支持。

丛书编写委员会顾问

名誉顾问（按姓氏笔画排序）

马　丁　院士　　王　俊　院士　　田　伟　院士　　胡盛寿　院士
郭应禄　院士　　黄荷凤　院士　　戴尅戎　院士

顾问（按姓氏笔画排序）

马建民　首都医科大学附属北京同仁医院
王　硕　首都医科大学附属北京天坛医院
王宁利　首都医科大学附属北京同仁医院
王雨生　空军军医大学西京医院
王国斌　华中科技大学同济医学院附属协和医院
王建六　北京大学人民医院
王深明　中山大学附属第一医院
王辉山　中国人民解放军北部战区总医院
毛　颖　复旦大学附属华山医院
毛友生　中国医学科学院肿瘤医院
孔维佳　华中科技大学同济医学院附属协和医院
冯杰雄　华中科技大学同济医学院附属同济医院
朱　兰　北京协和医院
庄　建　广东省人民医院
刘中民　上海市东方医院
刘伦旭　四川大学华西医院
刘继红　华中科技大学同济医学院附属同济医院
李华伟　复旦大学附属眼耳鼻喉科医院
李青峰　上海交通大学医学院附属第九人民医院
吴文铭　北京协和医院
吴新宝　北京积水潭医院
谷涌泉　首都医科大学宣武医院

目 录

第一章

眼睑手术

第一节

睑腺炎切开术

第二节

睑板腺囊肿摘除术

第三节

睑内翻手术

第四节

睑外翻手术

第五节

上睑下垂手术

第六节

眼睑肿瘤切除与修复术

第七节

眼睑裂伤缝合和修补术

扫描二维码，
观看本书所有
手术视频

第一节　睑腺炎切开术

适应证	局限性病灶出现黄白色脓点，脓肿已形成。
禁忌证	一般情况下无禁忌证，患者全身状况严重不佳时，慎重考虑。
术前准备	病变部位眼睑皮肤消毒，消毒范围：上方达发际，内侧过鼻中线，下方到上唇平面，外侧到耳根部。
麻醉	外睑腺炎（麦粒肿）切开术一般不需要麻醉；内睑腺炎切开术需滴盐酸丙美卡因滴眼液（爱尔凯因）结膜表面麻醉2次，亦可用2%利多卡因0.5~1ml穹窿结膜浸润麻醉。
体位	手术采取仰卧位。

手术步骤

❶ 外睑腺炎　以尖刀在脓肿中央部位切开，切口方向与睑缘平行（图1-1-1），避免形成瘢痕。如脓液较多，可加引流条。

❷ 内睑腺炎　翻转眼睑，用尖刀在脓肿区切开，切口方向和睑缘垂直（图1-1-2），避免损害睑板腺。

手术要点

❶ 切开要充分，以便于脓液流出。

❷ 术中禁止挤压，防止炎症扩散。

术后处理

❶ 术后局部涂氧氟沙星眼膏，加盖眼垫。

❷ 术后每日换药1次，连续3~5日。

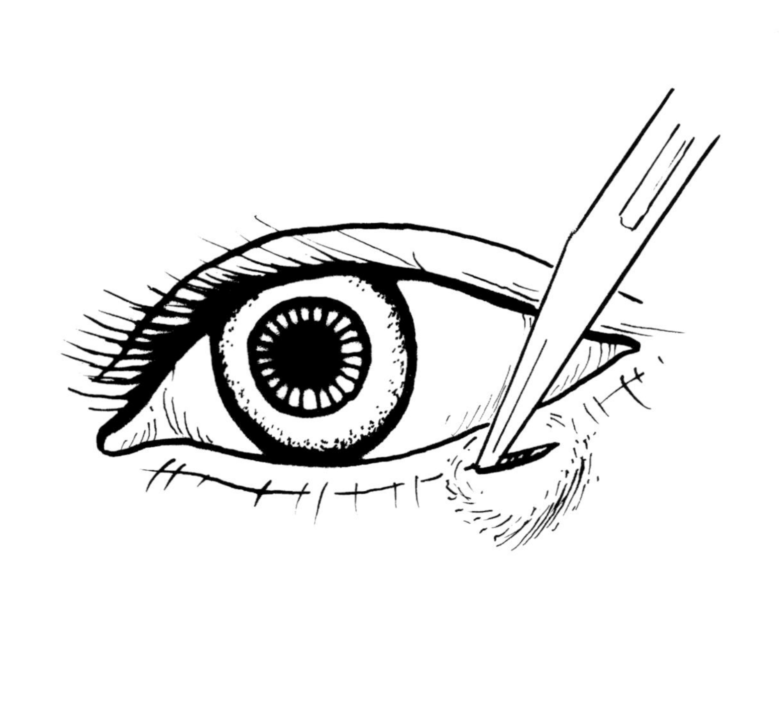

图1-1-1

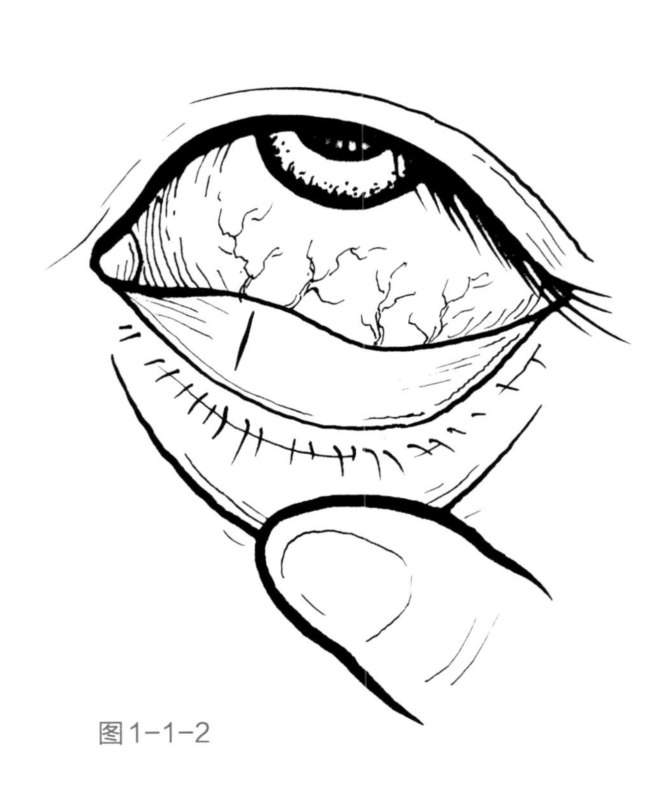

图1-1-2

第二节　睑板腺囊肿摘除术

适应证　睑板腺囊肿或在睑结膜面有肉芽肿。

禁忌证　一般情况下无禁忌证，患者全身状况严重不佳时，慎重考虑。

术前准备　病变部位眼睑皮肤消毒，消毒范围同睑腺炎切开术。

麻醉　结膜囊内滴1%盐酸丁卡因或盐酸丙美卡因滴眼液表面麻醉2次，2%利多卡因0.5~1ml在穹窿结膜和囊肿区皮下浸润麻醉。

体位　手术采取仰卧位。

手术步骤

❶ 睑板夹夹住囊肿后翻转眼睑（图1-2-1）。

❷ 用尖刀垂直睑缘切开睑结膜和睑板浅层，暴露囊肿内容物（图1-2-2）。

❸ 从切口内伸入小刮匙，刮净囊肿内容物（图1-2-3）。

❹ 用小弯剪刀将形成的囊壁从睑板上分离出来，将囊壁完全摘除（图1-2-4），以防复发。

手术要点

❶ 应用刮匙及摘除囊壁时要警惕穿透睑板，剪破眼睑皮肤。

❷ 老年人如发现内容物质地较硬，应送病理检查，排除恶性病变。

❸ 如术中出血量大，且压迫止血无效，可采用电凝止血或缝合压迫止血。

❹ 如囊肿已穿破皮肤，应在皮肤面平行睑缘切开皮肤进行处理。

术后处理　术毕涂氧氟沙星眼膏，加盖眼垫，用手掌压迫止血。

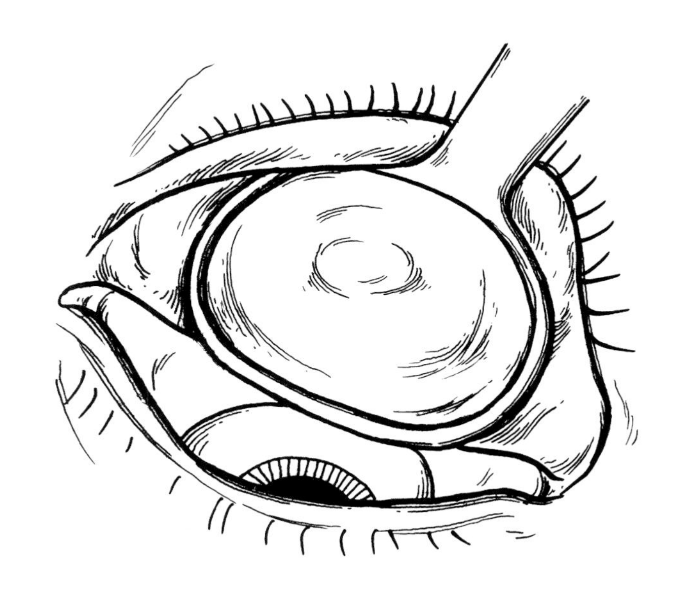

图1-2-1

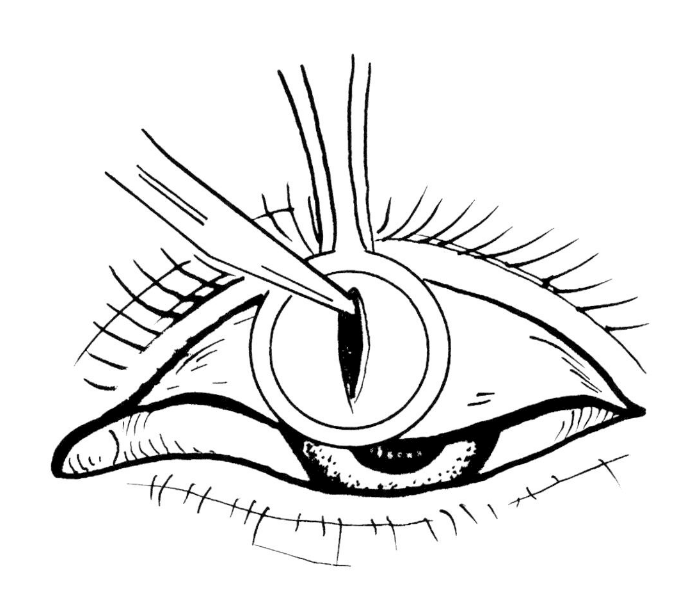

图1-2-2

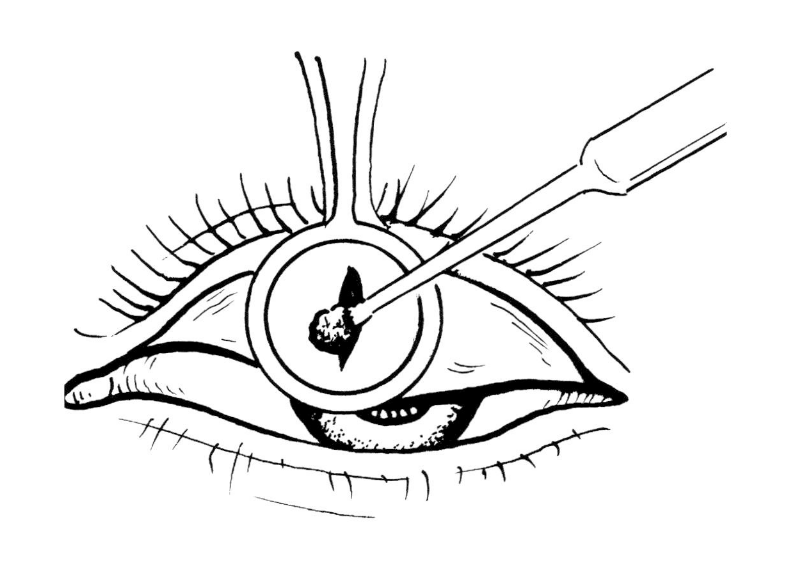

图1-2-3

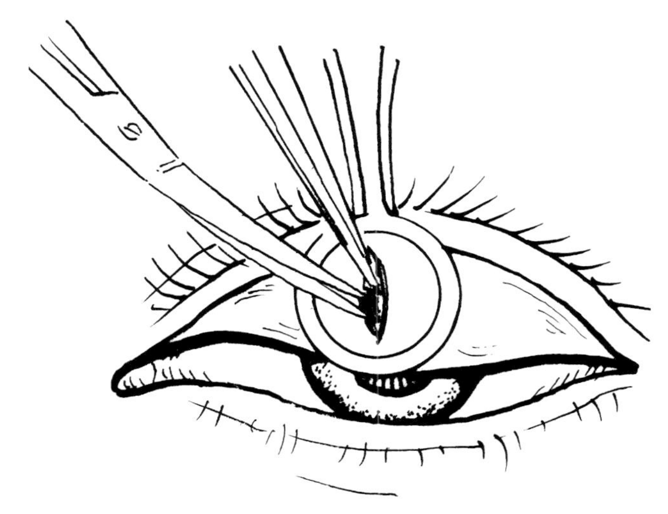

图1-2-4

第三节 睑内翻手术

一 霍茨手术

适应证 主要用于由沙眼及其他原因导致的上睑内翻。

禁忌证
❶ 有出血倾向以及心、肺、肝、肾等主要器官活动性、进行性疾病的患者；尚未良好控制的高血压、糖尿病患者。
❷ 眼睑皮肤存在炎症、感染者。
❸ 眼睑闭合不全及角结膜干燥症患者需慎重考虑。

术前准备 眼睑皮肤消毒，消毒范围：上方达发际，内侧过鼻中线，下方到上唇平面，外侧到耳根部。

麻醉 结膜囊1%盐酸丁卡因或盐酸丙美卡因滴眼液表面麻醉2次，2%利多卡因1~2ml眼睑局部浸润麻醉。

体位 手术采取仰卧位。

手术步骤
❶ 睑板垫涂上氧氟沙星眼膏后，插入穹窿结膜，垫起眼睑。
❷ 沿重睑线切开皮肤及皮下组织（图1-3-1），剪除一条眼轮匝肌（图1-3-2）。
❸ 暴露睑板，切除一条三角形睑板（图1-3-3）。
❹ 按皮肤—睑板切口上缘—皮肤的顺序缝合，缝线应穿透1/2睑板深度（图1-3-4、图1-3-5）。

手术要点
❶ 对皮肤松弛的老年患者，要在术前做好设计，切除多余的皮肤。
❷ 切除睑板时，要由浅入深，注意避免切透。如果发现切透，应予以缝合。

术后处理 术后每日换药1次，5~7日切口拆线。

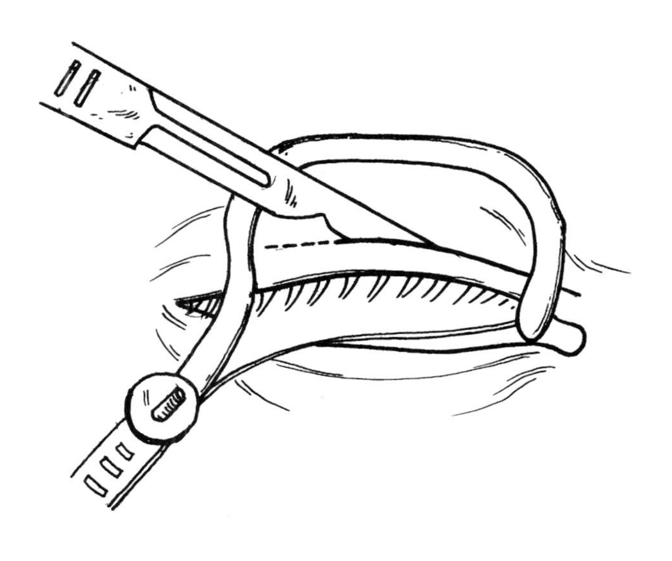

图1-3-1

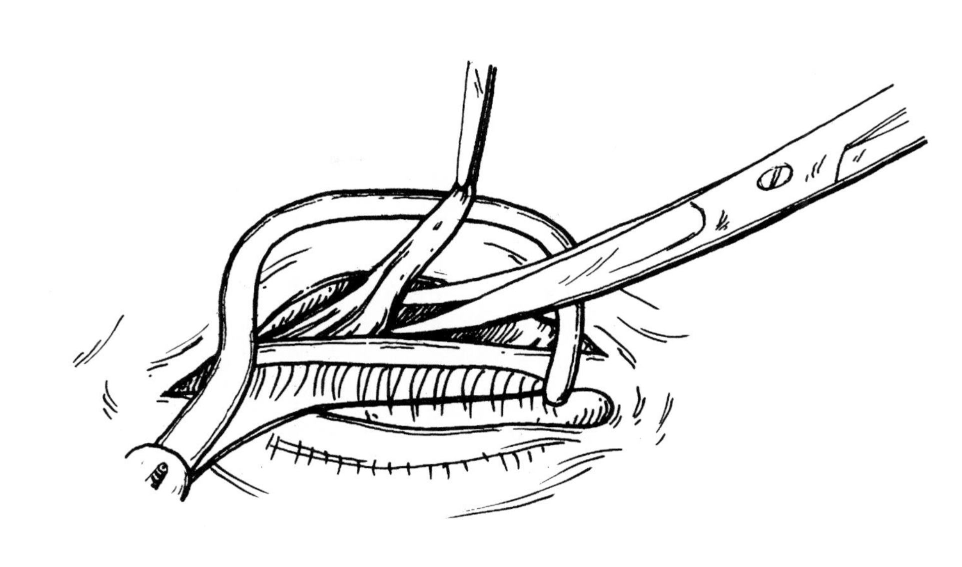

图1-3-2

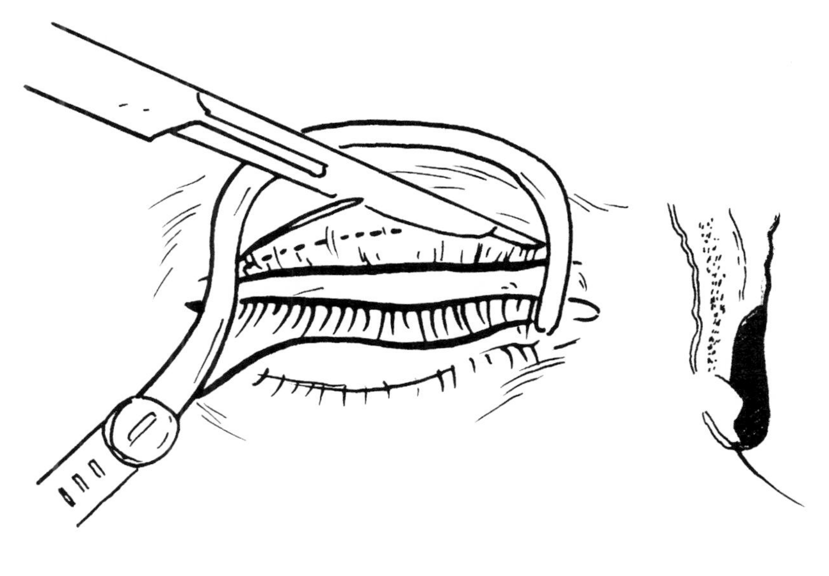

图1-3-3

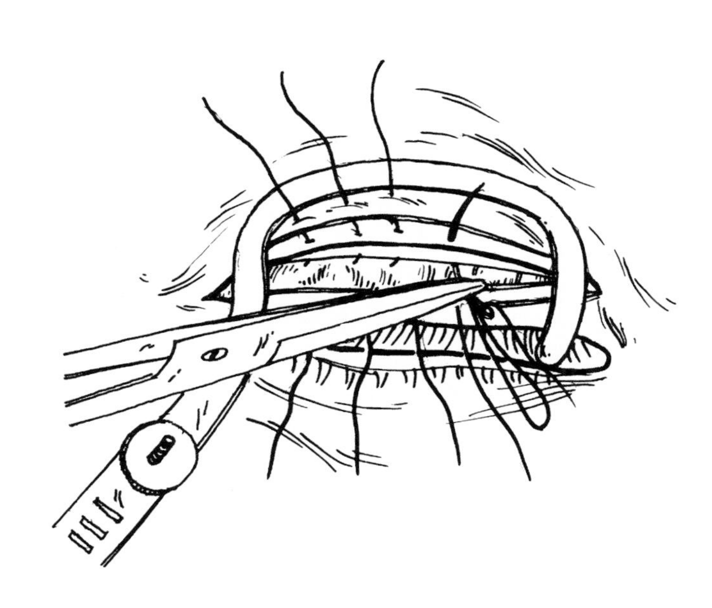

图1-3-4

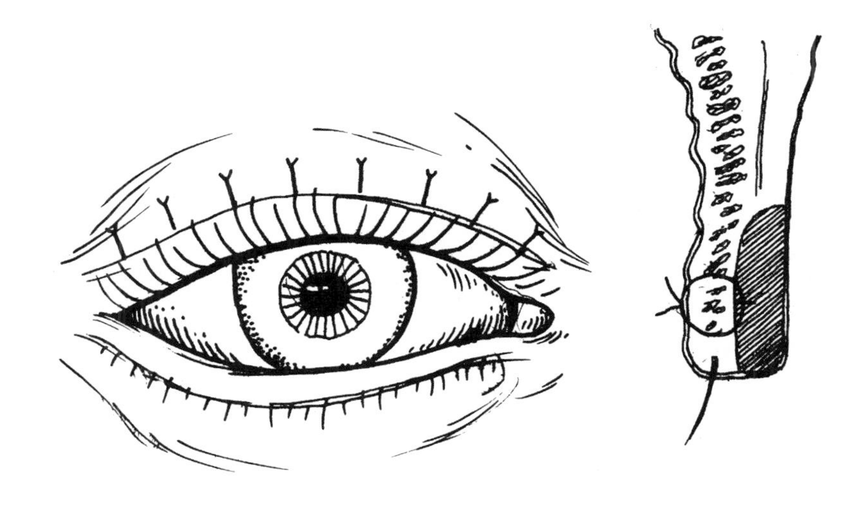

图1-3-5

二 “一三六”法矫正术

适 应 证　不伴有睑板及结膜瘢痕变形的老年性轻度上、下睑内翻及儿童睑内翻。

禁 忌 证　同霍茨手术。

术前准备　同霍茨手术。

麻　　醉　2%利多卡因1~2ml穹窿结膜和眼睑局部浸润麻醉；儿童需要全身麻醉。

体　　位　手术采取仰卧位。

手术步骤

❶ 以3/8 8×28角针缝线，从重睑部位的皮肤面进针，经过穹窿结膜出针，然后从穹窿结膜进针，重睑部位皮肤出针。共做3组褥式缝线，并且距离相等（图1-3-6）。

❷ 加垫结扎缝线。

❸ 沿睑板沟切开1/2层睑板（图1-3-7）。

❹ 涂氧氟沙星眼膏（3岁以内儿童可涂红霉素眼膏）加盖眼垫。

手术要点

❶ 切断睑板时，注意不要切透睑板或切断缝线。

❷ 矫正儿童的皮肤性睑内翻时，不切睑板。

术后处理　术后每日换药1次，5~7日切口拆线。

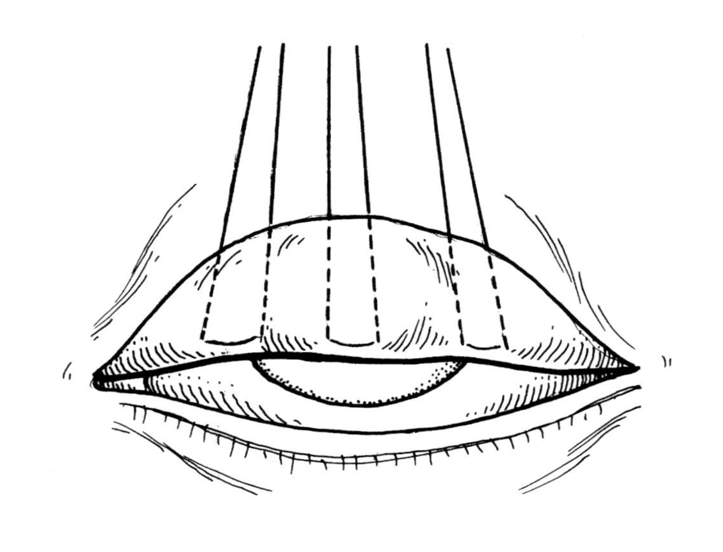

图1-3-6

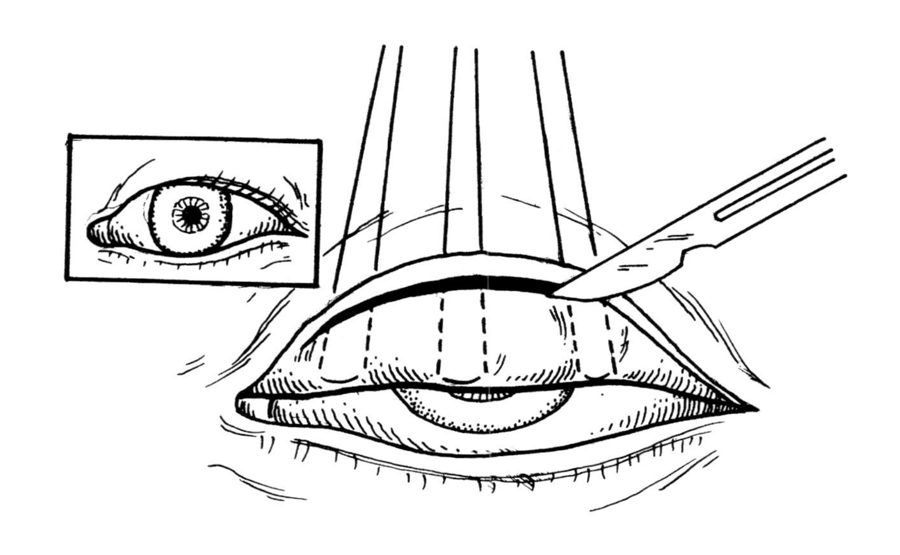

图1-3-7

三 Fox法矫正术

适 应 证　老年性痉挛性下睑内翻。

禁 忌 证　同霍茨手术。

术前准备　同霍茨手术。

麻　醉　　2%利多卡因1~2ml眼睑局部浸润麻醉。

体　位　　手术采取仰卧位。

手术步骤

❶ 沿下睑缘灰线切开，分离暴露睑板前面（图1-3-8）。

❷ 在结膜侧睑板中央切除一块尖端朝向睑缘的三角形睑板，睑板层间缝合，线头置于睑板前面（图1-3-9）。

❸ 在外眦角做15mm梭形切口，切除皮肤及皮下的眼轮匝肌，其方向与内外眦连线垂直（图1-3-10）。

❹ 间断缝合睑缘、梭形切口内的眼轮匝肌和眼睑皮肤（图1-3-11）。

❺ 局部涂氧氟沙星眼膏，单眼垫覆盖，绷带包扎。

手术要点

❶ 切除的三角形睑板不宜过大，否则容易造成睑外翻。

❷ 切除梭形皮肤的宽度，应在手术中少量试缝，达到眼睑复位即可。

术后处理　　术后每日换药1次，5~7日切口拆线。

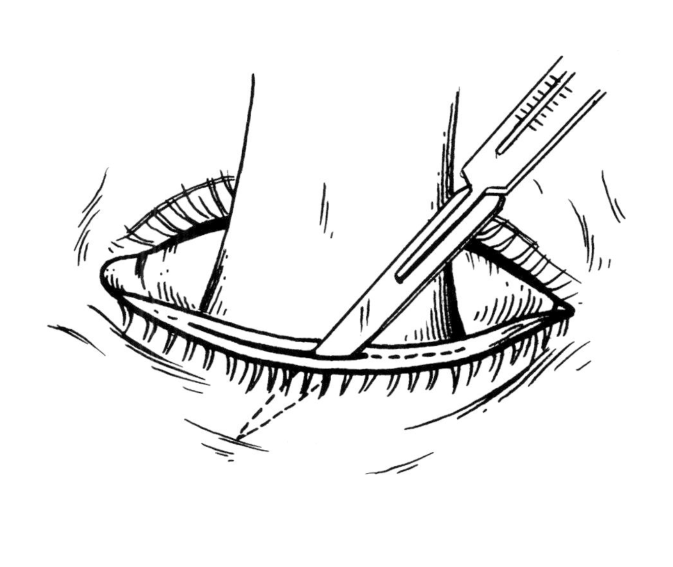

图1-3-8

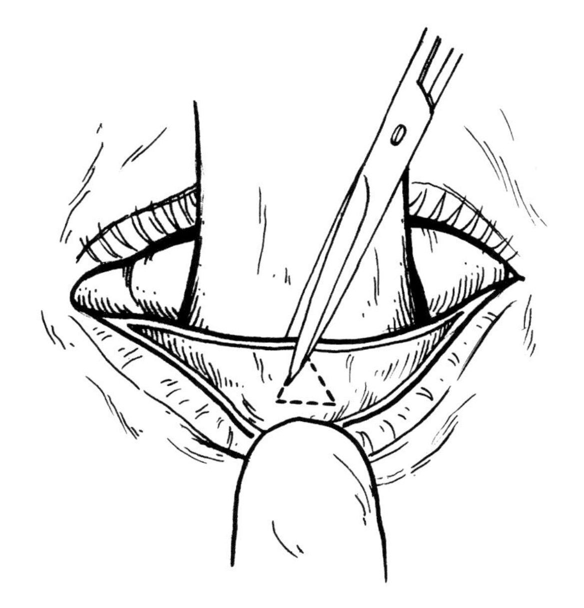

图1-3-9

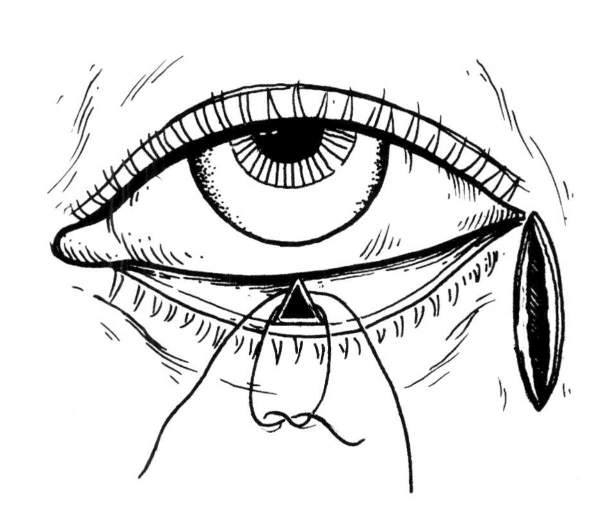

图1-3-10

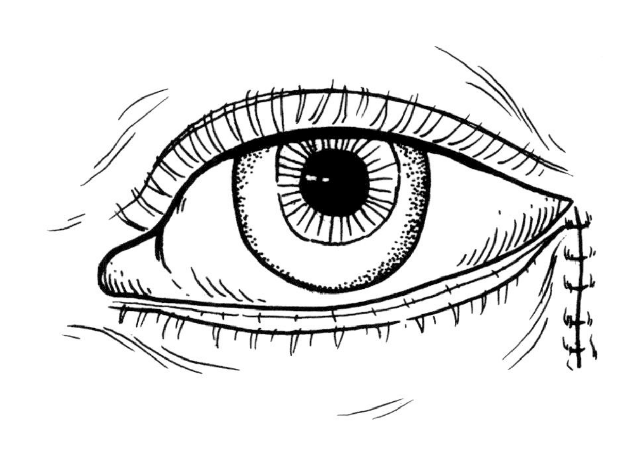

图1-3-11

四　五针一线法矫正术

适应证　瘢痕性睑内翻。

禁忌证　同霍茨手术。

术前准备　同霍茨手术。

麻醉　2% 利多卡因 1~2ml 穹窿结膜及眼睑皮肤局部浸润麻醉。

体位　手术采取仰卧位。

手术步骤

❶ 备一根长约40cm的1-0黑丝线，穿5根3/8 8×28角针，针与针之间保持一定的间隔，置于纱布上备用。

❷ 翻转上睑，用左手拇指压紧上睑缘，充分暴露上睑穹窿结膜。先将中间的缝针沿睑板上缘刺入穹窿结膜，从睑缘上3~4mm处皮肤出针，穿出1/2后，将针留在原位不要拔出（图1-3-12）。

❸ 同样的操作逐个将另外4根针按一定的间隔自穹窿结膜进针，皮肤层出针，将5根针按一定的间隔排列，并整理好线圈使之等长（图1-3-13）。

❹ 沿睑板下沟处结膜面垂直切断睑板1/2~2/3层（图1-3-14）。

❺ 先拔出中央的缝针，然后依次拔出两侧缝针，在针尾处剪断缝线（图1-3-15）。

❻ 拉紧缝线，依次将两相邻缝线成褥式，打结时线圈内垫棉纱或橡皮粒，结扎后轻度外翻为宜（图1-3-16）。

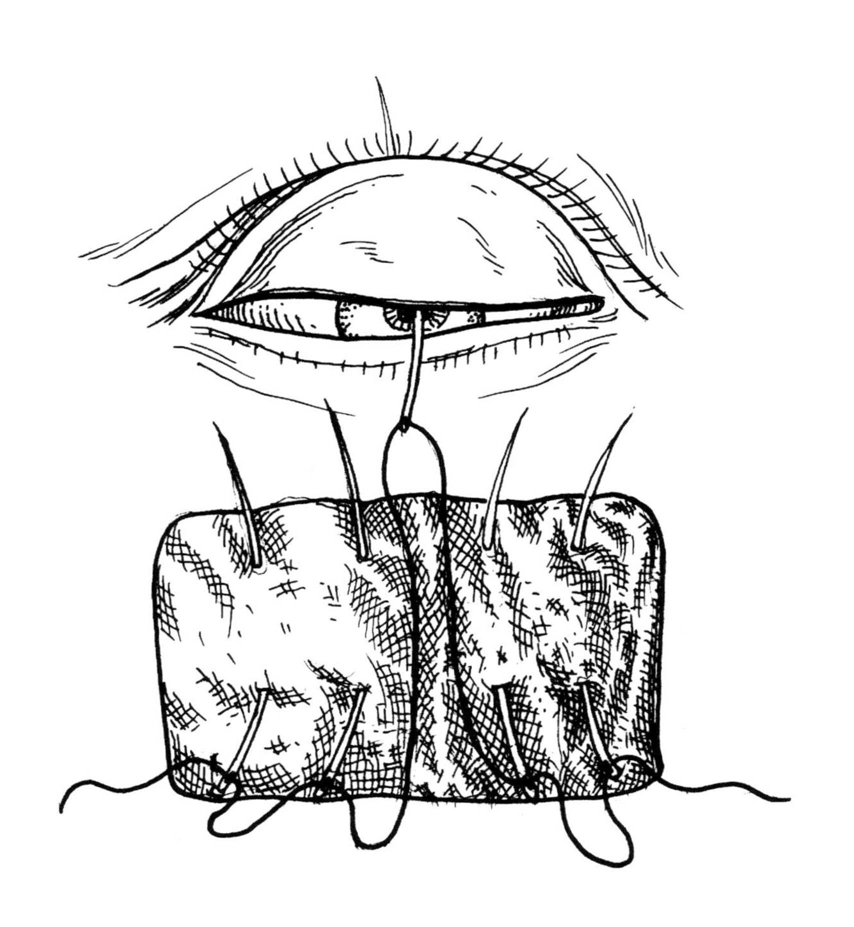
图1-3-12

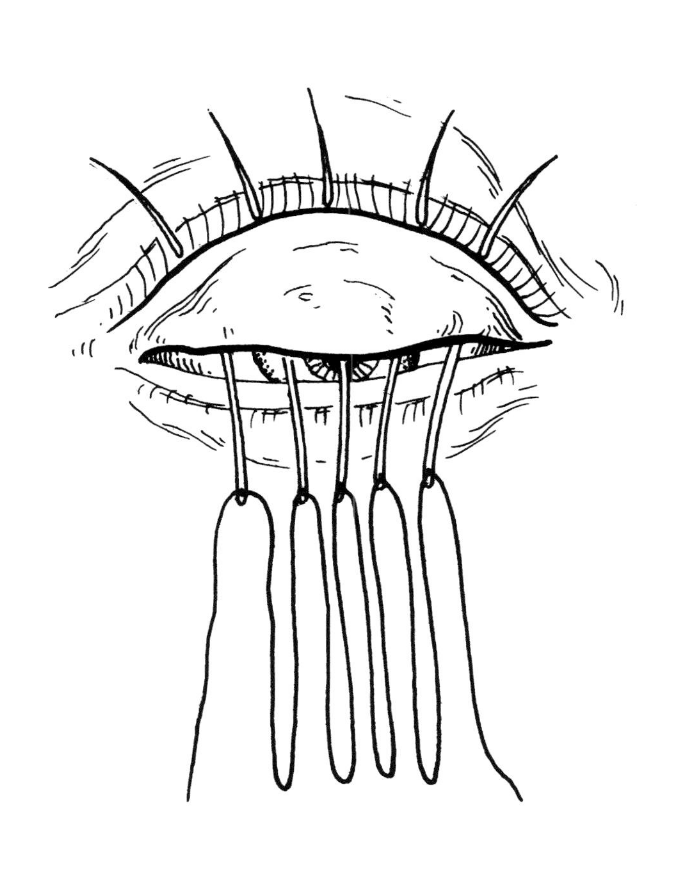
图1-3-13

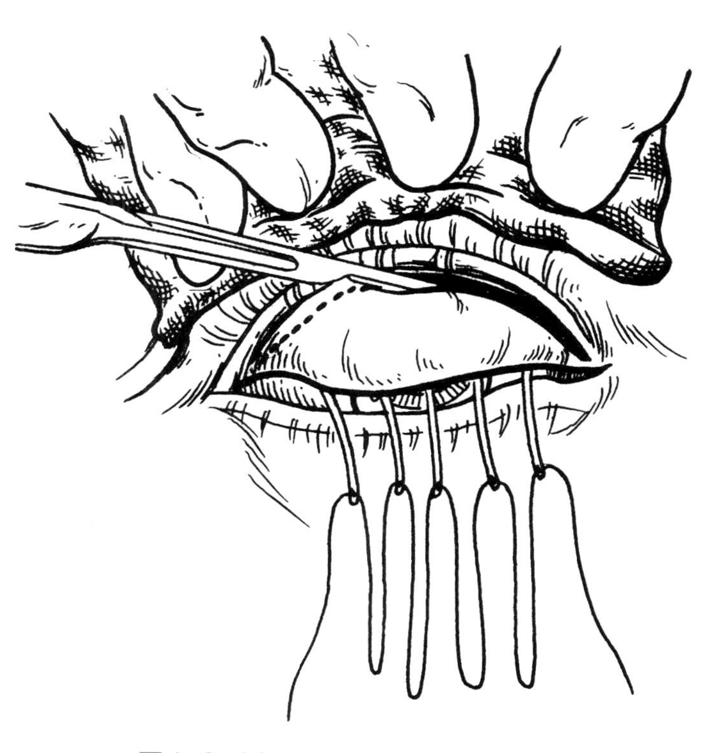

图1-3-14

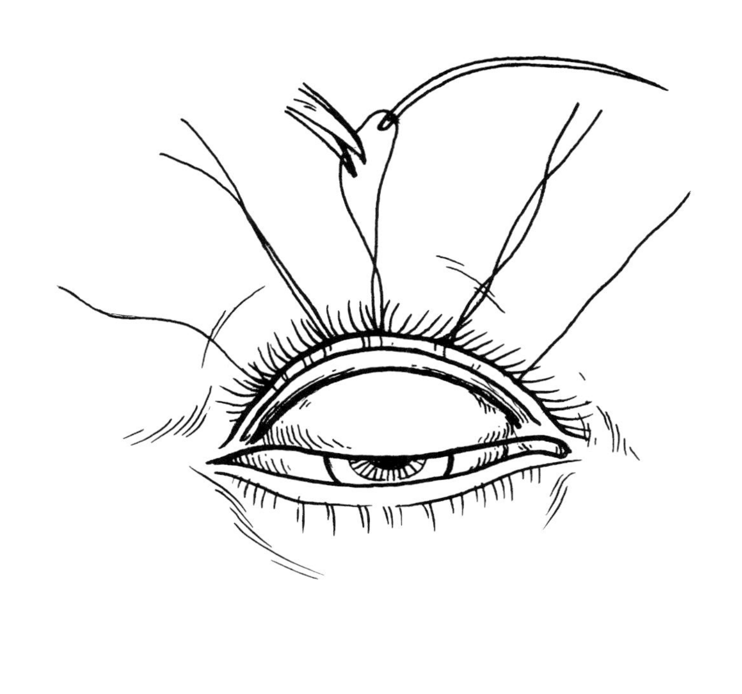

图1-3-15

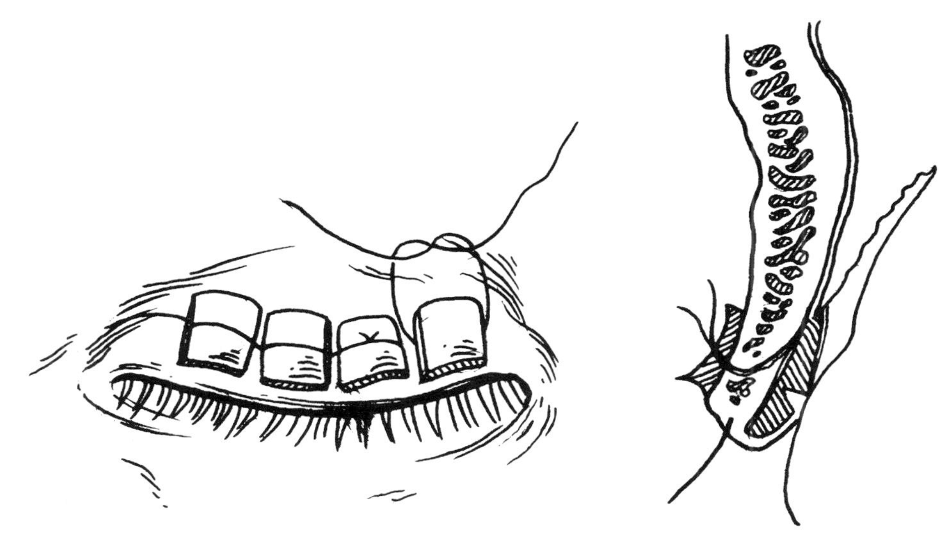

图1-3-16

手术要点

❶ 睑板切断位置应在睑板下沟结膜面，刀片应与结膜面保持垂直。

❷ 切口应一刀完成，并与睑缘等距离。

❸ 缝线进出应等距离，避免造成成角畸形。

术后处理

每日换药1次，连续7日，第7日拆线。如果术后出现明显过矫，可提前拆线。

第四节 睑外翻手术

一 外眦水平缩短术

适 应 证　老年性睑外翻和麻痹性睑外翻。

禁 忌 证
❶ 有出血倾向以及心、肺、肝、肾等主要器官活动性、进行性疾患者；病情尚未良好控制的高血压、糖尿病患者。
❷ 眼睑皮肤存在炎症、感染者。

术前准备　眼睑皮肤消毒，消毒范围：上方达发际，内侧过鼻中线，下方到上唇平面，外侧到耳根部。

麻　　醉　2%利多卡因2~3ml局部浸润麻醉。

体　　位　手术采取仰卧位。

手术步骤
❶ 在外眦角，沿下睑缘弧度向外眦外下方做延长切口，长度约15mm，切开下睑全层（图1-4-1）。
❷ 将下睑向外牵拉，使下睑缘达到正常位置，剪除多余的三角形下睑皮肤及皮下组织（图1-4-2）。
❸ 先将睑板缝合在外眦韧带上，然后缝合眼轮匝肌和皮肤（图1-4-3）。

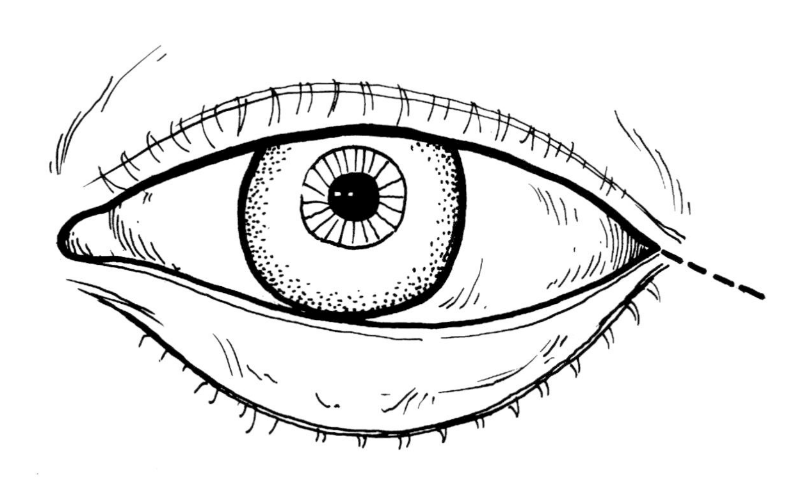

图1-4-1

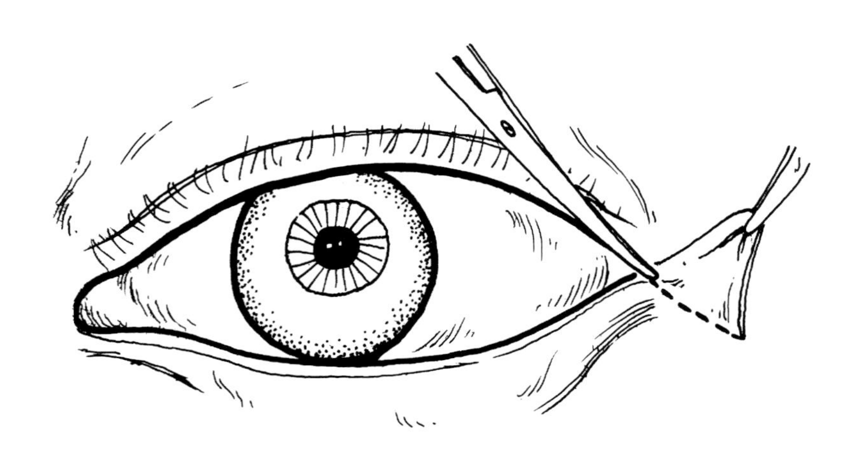

图1-4-2

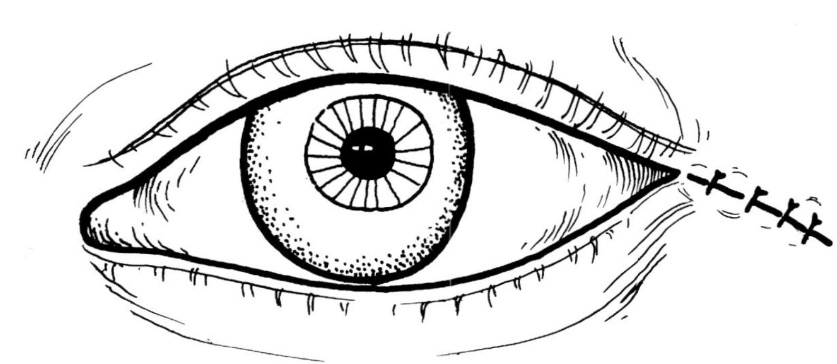

图1-4-3

手术要点 ❶ 做外眦切开时，注意不要切断外眦韧带。缝合时，要将睑板缝在外眦韧带上，以保证外眦角的正常解剖位置。

❷ 缝合外眦角时，应略高一点，以弥补术后外眦角位置的下垂。

术后处理 每日换药1次，连续7日，第7日拆线。

二 库－希睑板皮肤切除术

适 应 证 老年性睑外翻和麻痹性睑外翻。

禁 忌 证 同外眦水平缩短术。

术前准备 同外眦水平缩短术。

麻　　醉 同外眦水平缩短术。

体　　位 手术采取仰卧位。

手术步骤 ❶ 从外眦角向外稍向上倾斜做切口线AB,再从外眦角向下垂直AB线切开做AC线，AC线长度约是AB线的2倍。

❷ 切开外2/3下睑缘灰线，分离下睑呈前后两叶，于中央部切除三角形的睑板，三角基底位于睑缘（图1-4-4）。

❸ 切除ABC中间的皮肤，分离下睑皮肤。

❹ 缝合睑缘三角，A点和B点缝合，多余睫毛剪除。

❺ 下睑中央褥式缝合（图1-4-5）。

手术要点 切除睑缘三角的大小视外翻程度而定，以睑缘缝合后睑缘紧贴眼球为标准。

术后处理 每日换药1次，连续7日，第7日拆线。

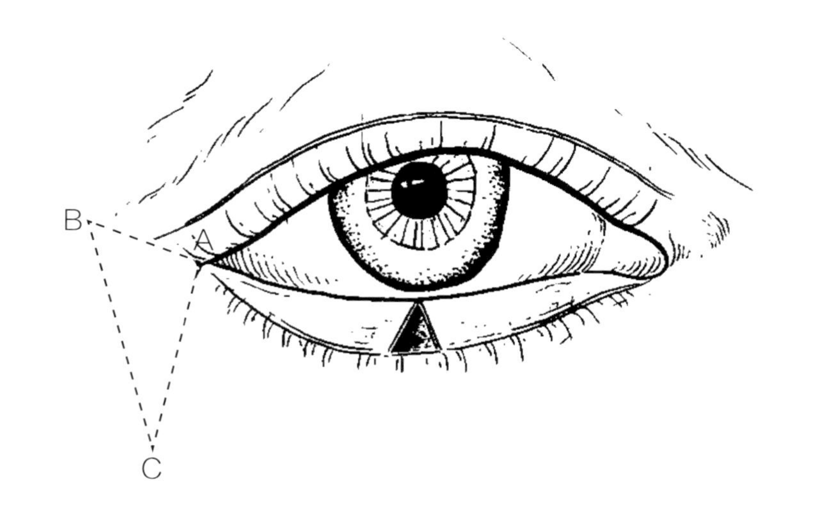

图1-4-4

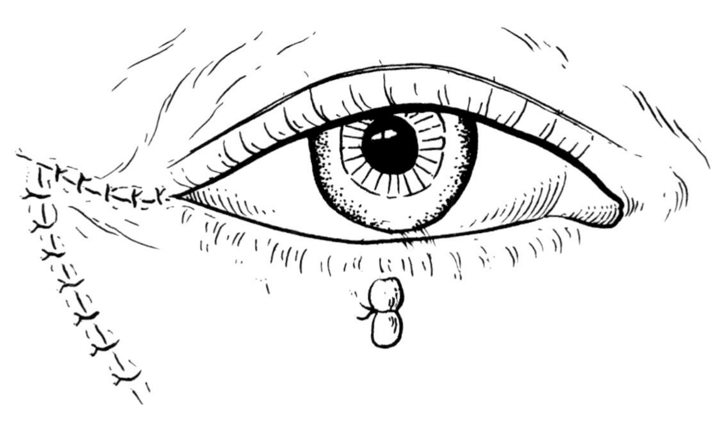
图1-4-5

三 Imre睑板皮肤切除术

适应证 老年性睑外翻和麻痹性睑外翻。

禁忌证 同外眦水平缩短术。

术前准备 同外眦水平缩短术。

麻醉 同外眦水平缩短术。

体位 手术采取仰卧位。

手术步骤

❶ 沿下睑缘灰线切开（图1-4-6），在内侧切除一块三角形皮肤（图1-4-7），在外侧切除一块三角形睑板（图1-4-8）。

❷ 先缝合睑板的三角形，后缝合皮肤三角，最后缝合睑缘（图1-4-9）。

手术要点 切除组织的大小视外翻程度而定，以睑缘缝合后睑缘紧贴眼球为标准。

术后处理 每日换药1次，连续7日，第7日拆线。

四 V-Y缝合术

适应证 下睑瘢痕性睑外翻和老年性睑外翻。

禁忌证 同外眦水平缩短术。

术前准备 同外眦水平缩短术。

麻醉 同外眦水平缩短术。

体位 手术采取仰卧位。

手术步骤

❶ 在下睑做V形皮肤切口，宽度占下睑缘的2/3（图1-4-10）。

❷ 分离皮下组织，解除瘢痕组织的牵引。

❸ 间断缝合V形切口，将V形皮瓣上推，由下向上缝合，缝合后切口呈Y形（图1-4-11）。

手术要点 切除组织的大小视外翻程度而定，以睑缘缝合后睑缘紧贴眼球为标准。

术后处理 每日换药1次，连续7日，第7日拆线。

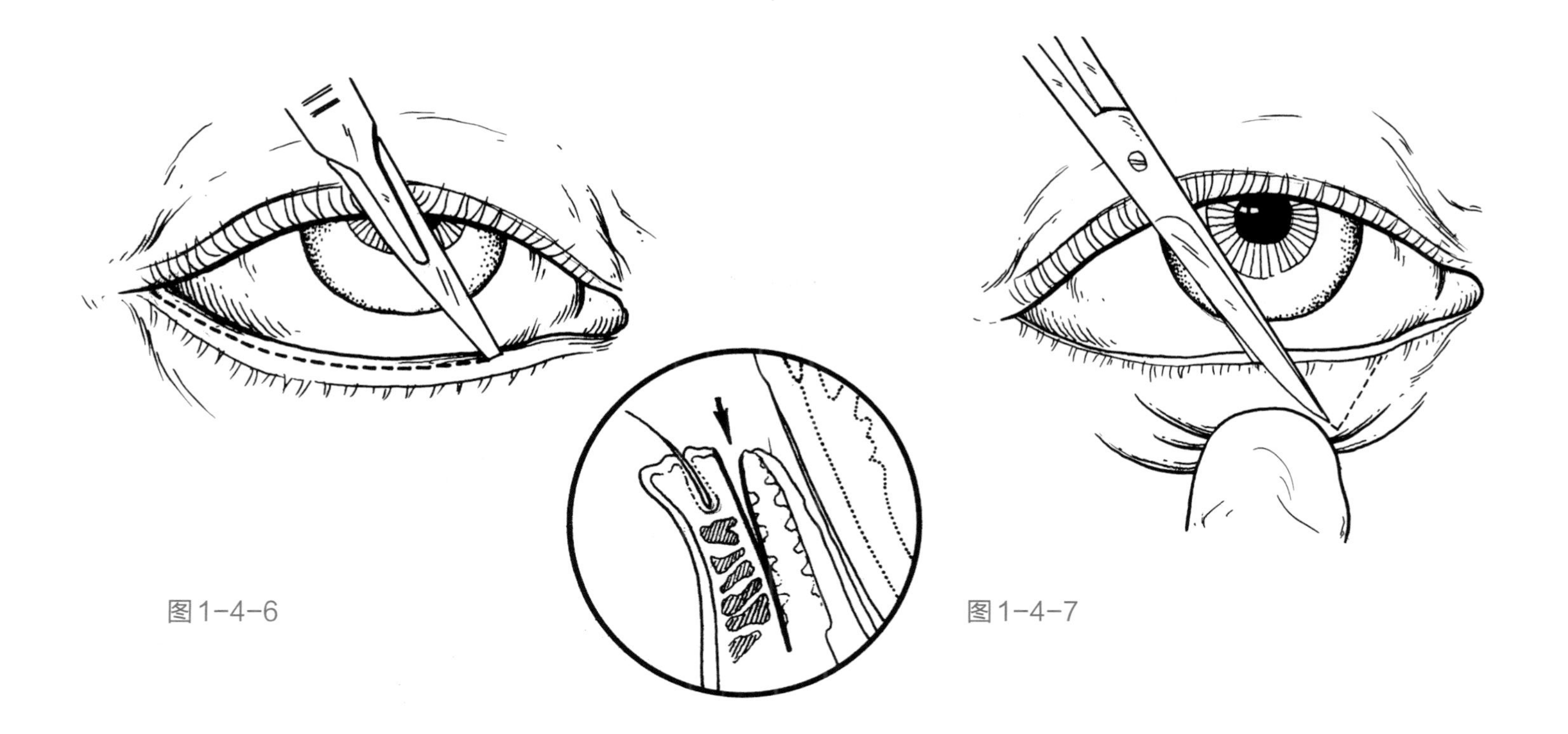

图1-4-6

图1-4-7

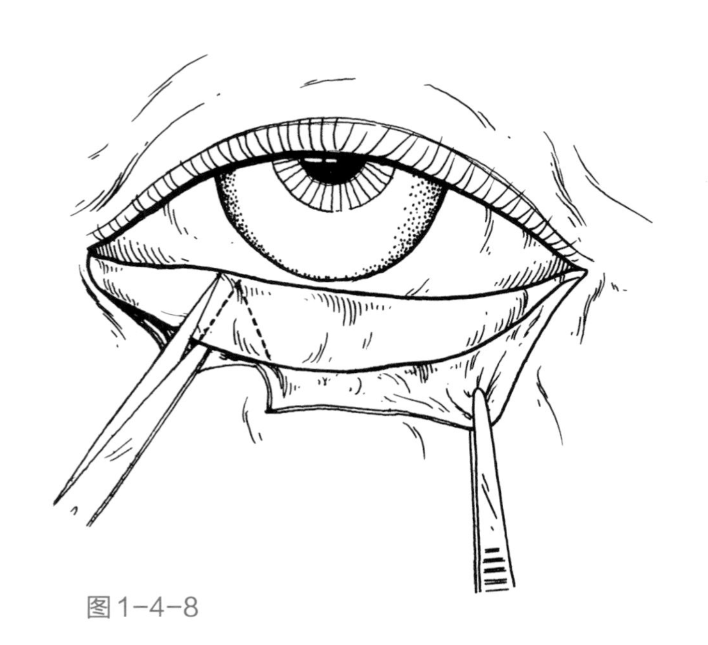

图1-4-8

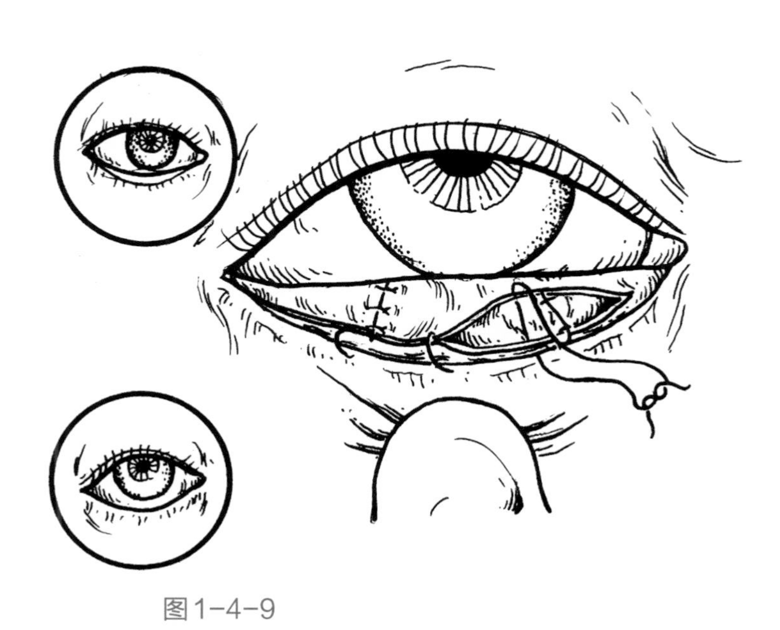

图1-4-9

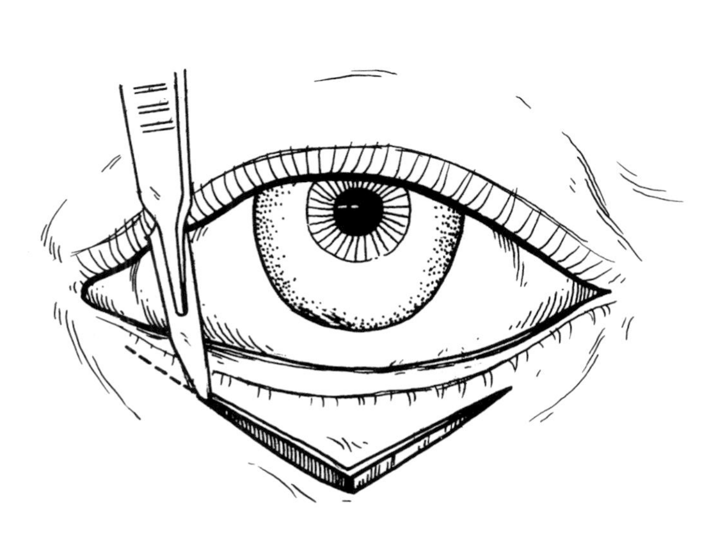

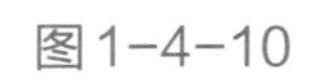

图1-4-10

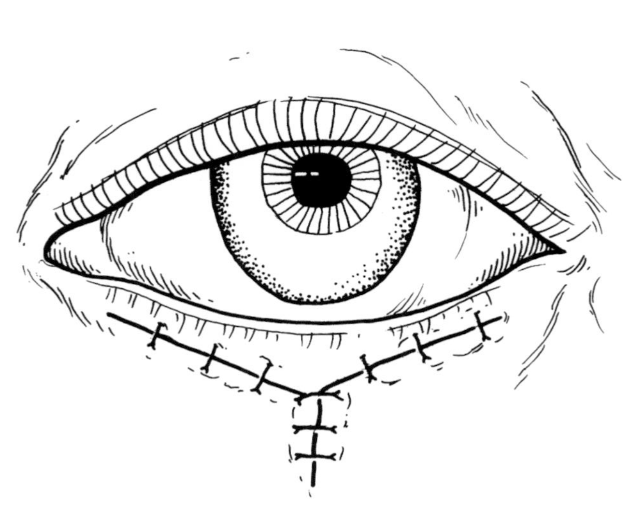

图1-4-11

五　Z成形术

适 应 证　下睑轻度瘢痕性睑外翻。

禁 忌 证　同外眦水平缩短术。

术前准备　同外眦水平缩短术。

麻　　醉　同外眦水平缩短术。

体　　位　手术采取仰卧位。

手术步骤

❶ 先设计“Z”字形切口线。AB线距下睑缘1mm，A点距外眦角1mm，全长占下睑2/3。AB线和CD线平行，BC连线。瘢痕区在ABC皮瓣中（图1-4-12）。

❷ 切开“Z”字形切口皮肤，形成两个三角形皮瓣。

❸ 两个三角皮瓣换位缝合，即AC缝合、BD缝合（图1-4-13）。

手术要点

❶ 三角形皮瓣的角度越大，矫正的长度也越大。

❷ 可根据瘢痕的位置和外翻的程度，来选择两平行线的长度和夹角，长度和夹角均可以不等。

术后处理　每日换药1次，连续7日，第7日拆线。

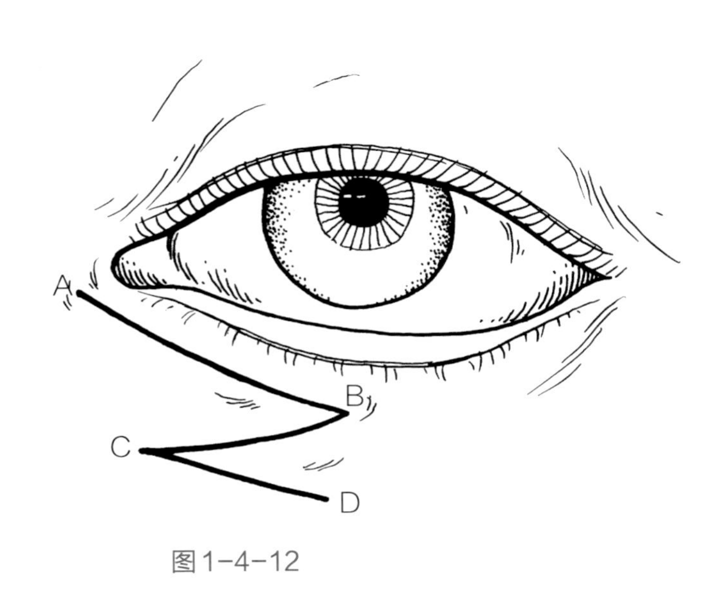

图1-4-12

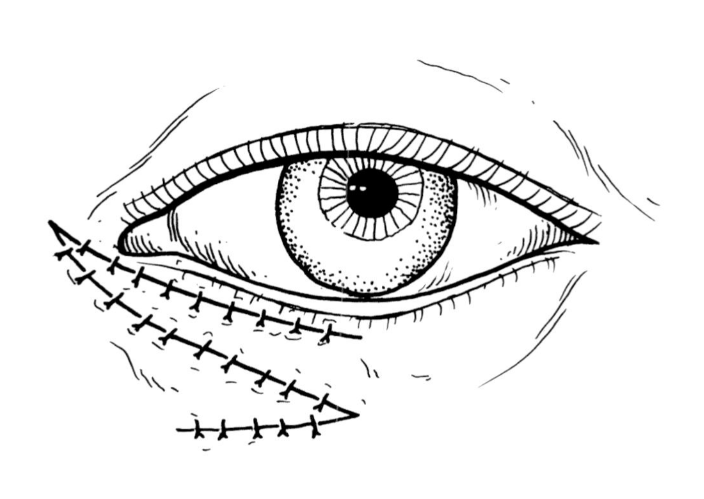

图1-4-13

六　带蒂皮瓣移植术

适 应 证　瘢痕性睑外翻。

禁 忌 证　同外眦水平缩短术。

术前准备　同外眦水平缩短术。

麻　　醉　2%利多卡因3~5ml眼睑局部浸润麻醉，惧怕手术不能很好配合的患者全身麻醉。

体　　位　手术采取仰卧位。

手术步骤

❶ 距睑缘2~3mm平行睑缘切开皮肤，切除皮下瘢痕组织，使眼睑复位。

❷ 取皮瓣　上睑外翻用颞上旋转皮瓣，下睑外翻用颞下旋转皮瓣。皮瓣比皮肤缺损面积略大一点（图1-4-14）。

❸ 缝合皮瓣和供皮区切口（图1-4-15），单眼绷带包扎。

手术要点

❶ 要测量好皮瓣形态和皮肤缺损区域形态，使两者相似，且皮瓣面积略大些。

❷ 缝合皮瓣时，要先固定皮瓣的尖端。

术后处理　术后48小时第一次换药，之后每日换药1次。第7日折线。

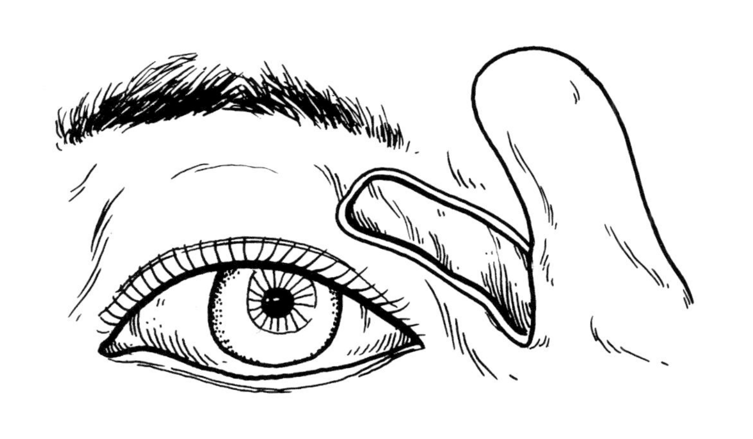

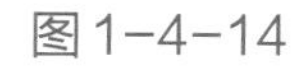

图1-4-14

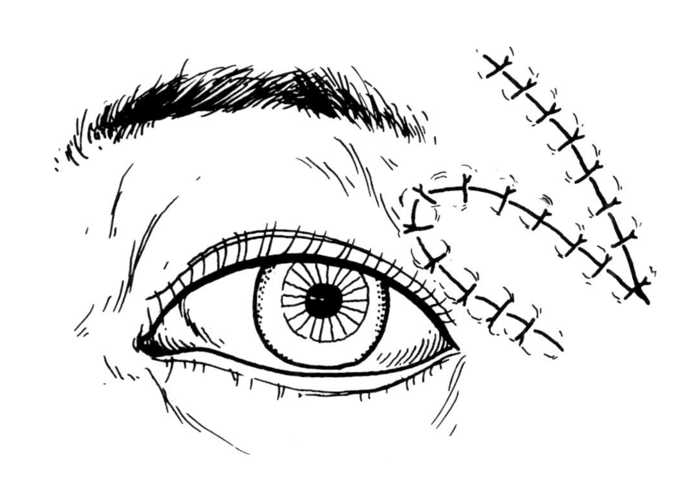

图1-4-15

七　游离植皮术

适 应 证　瘢痕性睑外翻。

禁 忌 证　同外眦水平缩短术。

术前准备　眼睑皮肤消毒，消毒范围：上方达发际，内侧过鼻中线，下方到上唇平面，外侧到耳根部。同时进行取皮部位的皮肤消毒。

麻　　醉　2%利多卡因眼睑局部浸润麻醉及取皮部位浸润麻醉；惧怕手术不能很好配合的患者全身麻醉。

体　　位　手术采取仰卧位。

手术步骤

❶ 距睫毛根部2mm平行于睑缘切开皮肤，清除瘢痕，使眼睑恢复正常位置（图1-4-16）。

❷ 上、下睑缘缝合（图1-4-17）。

❸ 测量皮肤缺损的面积。

❹ 在身体其他部位取出游离皮瓣后，将皮瓣放于创面上，先缝合两角和中央，然后依次间断缝合（图1-4-18）。

❺ 术毕，术眼加压包扎（图1-4-19）。

手术要点　取游离皮瓣时，注意去除皮下脂肪，要保持皮肤厚度一致。

术后处理　❶ 术后48小时第一次换药，之后每日换药1次。7日后皮肤切口拆线。

❷ 静脉滴注广谱抗生素和糖皮质激素3日。

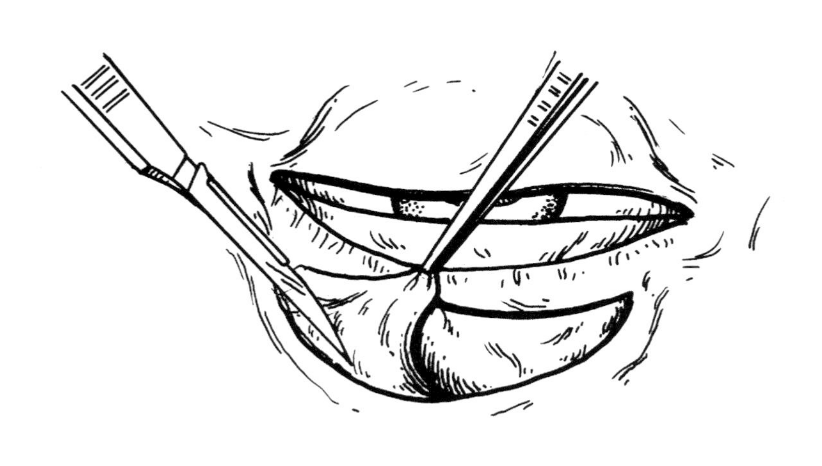

图1-4-16

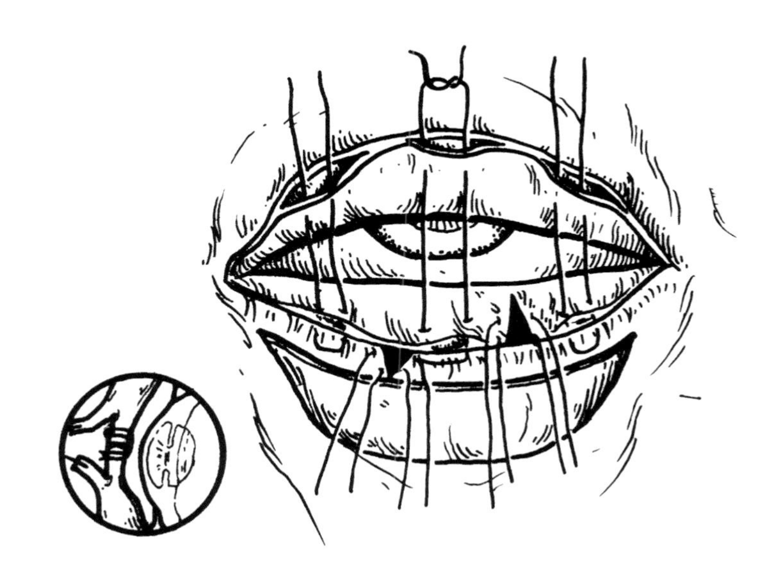

图1-4-17

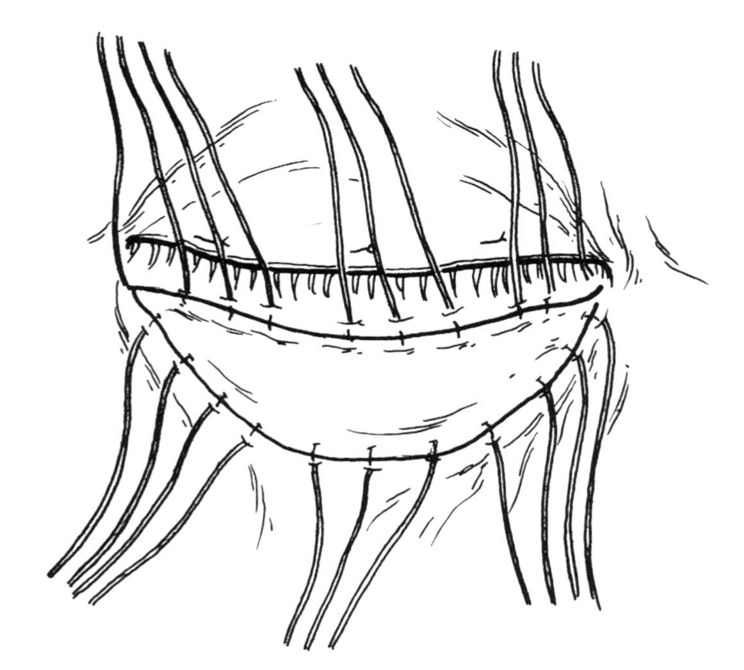

图1-4-18

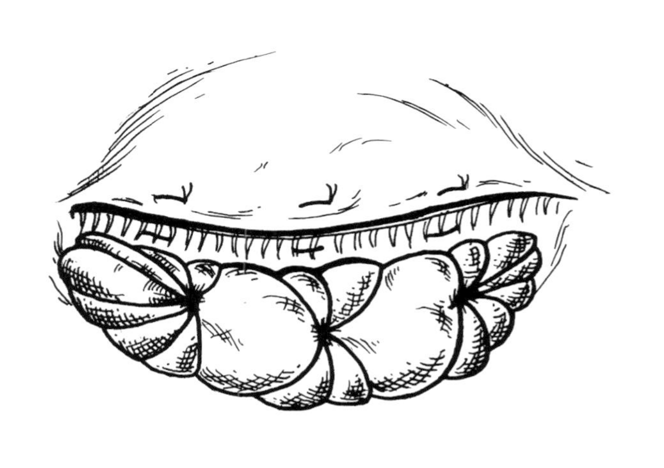

图1-4-19

第五节　上睑下垂手术

一　Berke上睑提肌缩短术

适应证　上睑提肌功能在4mm以上的先天性上睑下垂、外伤性上睑下垂、老年性上睑下垂及其他类型的上睑下垂。上睑提肌功能丧失的成年人也可考虑用这种方式。

禁忌证

❶ 上睑下垂病因尚未明确。

❷ 眼睑皮肤存在炎症、感染者。

❸ 有出血倾向以及心、肺、肝、肾等主要器官活动性、进行性疾患者。

术前准备　做原位、向上注视、向下注视三个位置的术前照相（作为术中参考及术后对照）。检查患者的上睑下垂是否为综合征的一个体征（如先天性小睑裂综合征）或者合并其他眼睑、睫毛异常（如内眦赘皮、眼睑闭合不全、双行睫等）。术前眼睑皮肤消毒，消毒范围：上方达发际，内侧过鼻中线，下方到上唇平面，外侧到耳根部。

麻　醉　2%利多卡因3~5ml做穹窿结膜、睑缘、上睑眶缘内、中、外三点局部浸润麻醉；惧怕手术不能很好配合者全身麻醉。

体　位　手术采取仰卧位。

手术步骤

❶ 沿重睑线切开皮肤和眼轮匝肌，在眼轮匝肌下潜行分离，切开眶隔，在上睑提肌和结膜上打开小孔，伸入上睑提肌镊将上睑提肌和结膜一同抓住（图1-5-1）。

❷ 在睑板上缘将结膜和上睑提肌切断（图1-5-2）。

❸ 将结膜与Müller肌剥离，再与上睑提肌分离，切开的结膜与睑板上缘缝合（图1-5-3）。

❹ 将上睑提肌的内外角与Whitnall韧带切断（图1-5-4）。

❺ 将上睑缘提到角膜上的适当位置，照此位置于上睑提肌留置带双针的缝线。

❻ 如此留置3针缝线后结扎缝线，并把多余的上睑提肌残部切除，将上睑提肌与睑板上1/3处缝合结扎（图1-5-5）。

❼ 缝合皮肤切口，留置下睑牵拉缝线。氧氟沙星眼膏涂睑裂及切口处，牵拉下睑缝线向上，使下睑遮盖全部角膜后，单眼绷带包扎。

手术要点

❶ 在睑板缝合的3针缝线一定要缝牢，如果缝得浅，术后容易脱线，如果缝透，则会引起角膜刺激。

❷ 缝合睑缘皮肤切口时，缝针尽量在睑板上缘附近，如果太低，容易产生倒睫。

❸ 结膜与Müller肌的剥离要耐心细致。

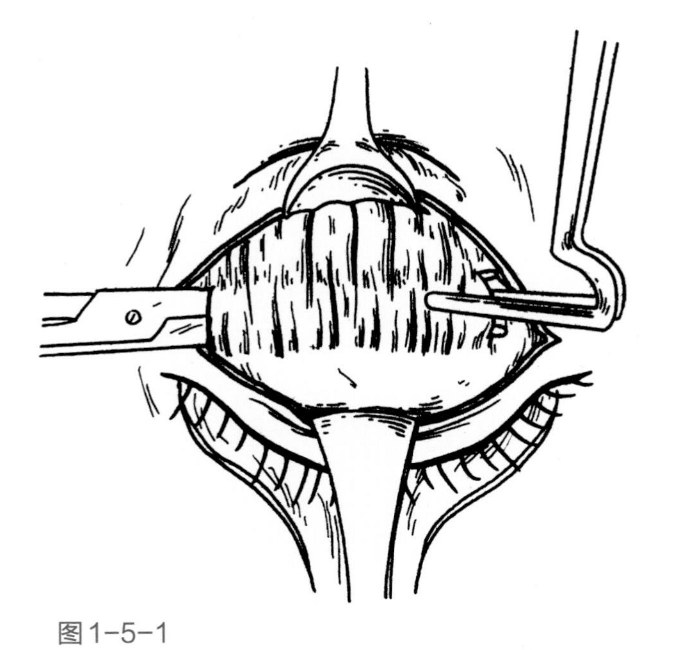
图1-5-1

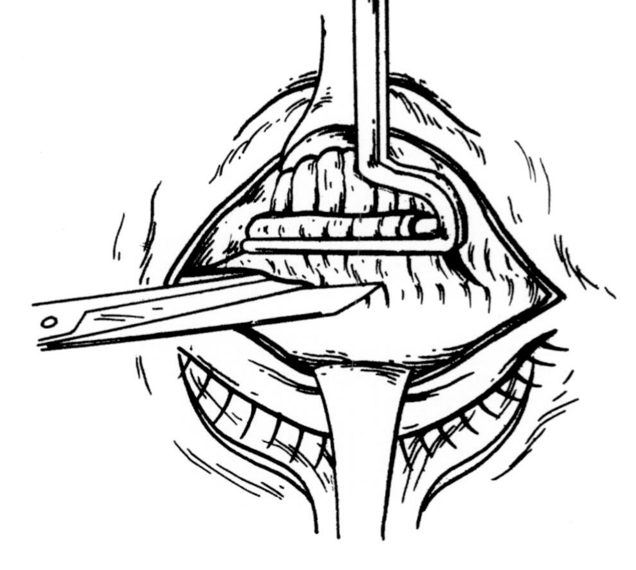
图1-5-2

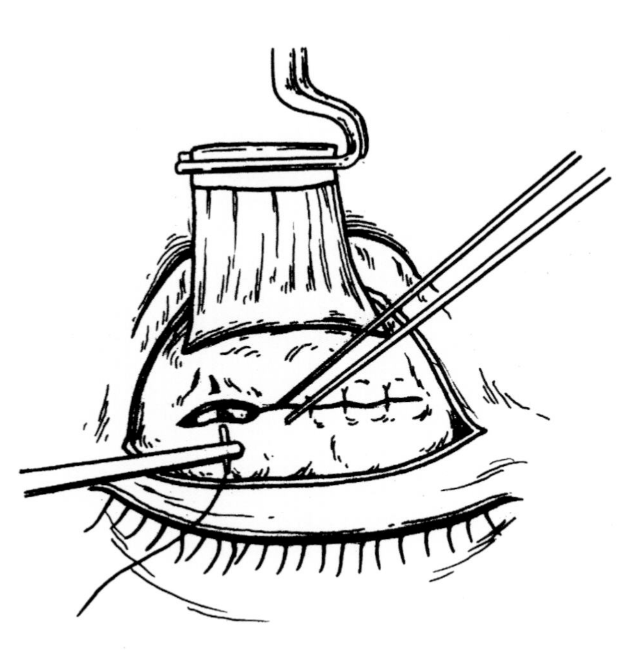
图1-5-3

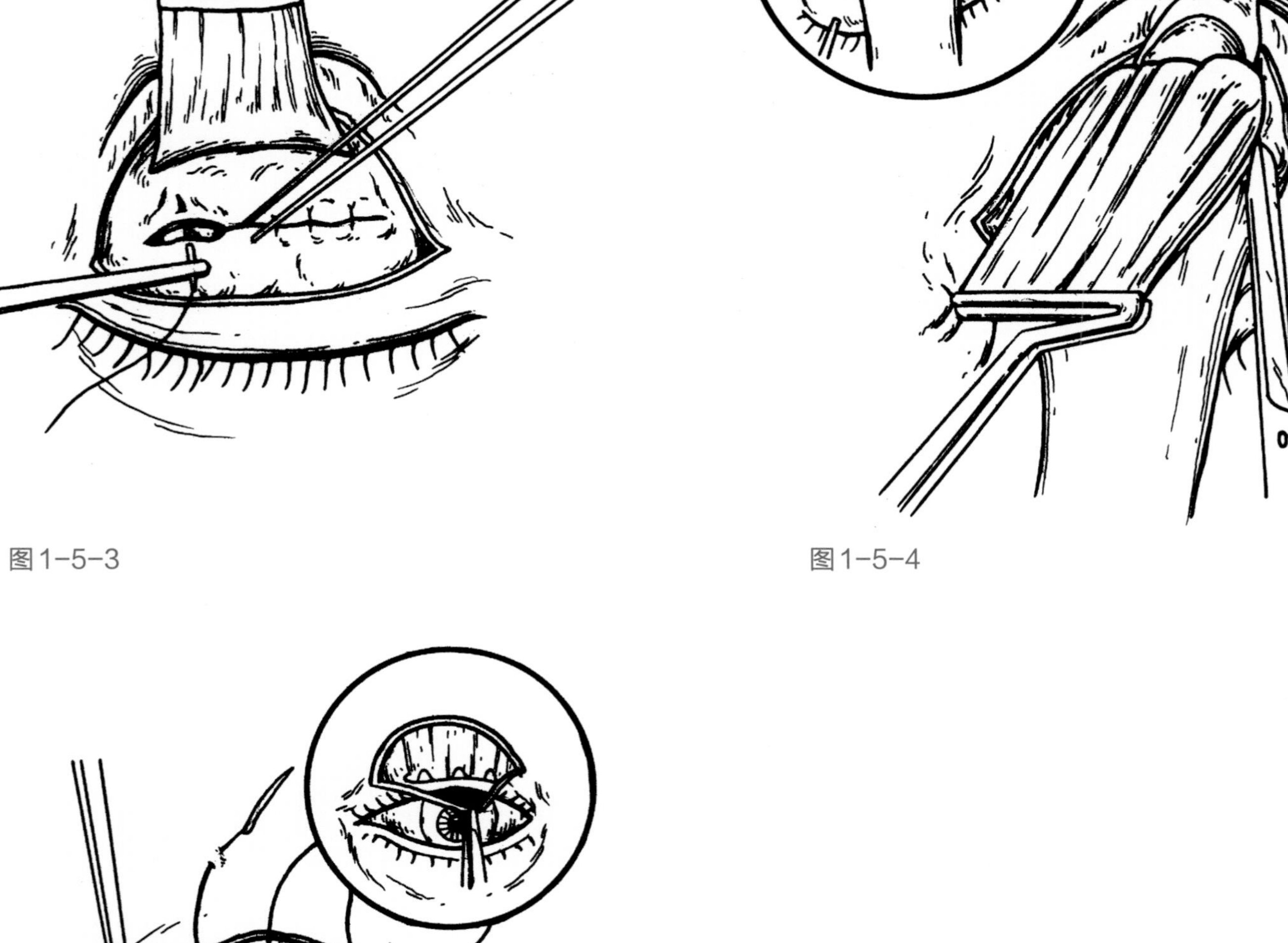
图1-5-4

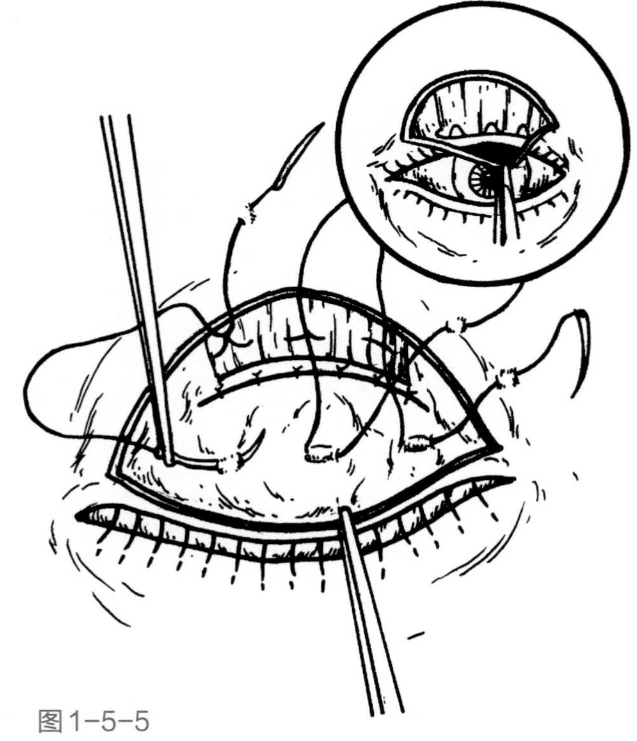
图1-5-5

❹ 合并眼睑闭合不全的患者，矫正睑下垂的量要保守些，否则容易造成暴露性角膜炎。

术后处理　每日换药1次，第6~7日拆线。

二　Müller肌－结膜缩短术

适应证　上睑提肌功能大于8mm的轻度、中度上睑下垂。

禁忌证　同上睑提肌缩短术。

术前准备　做原位、向上注视、向下注视三个位置的术前照相（作为术中参考及术后对照）。眼睑皮肤消毒，消毒范围同上睑提肌缩短术。

麻醉　2%利多卡因1~2ml做眼睑和穹窿结膜局部浸润麻醉。

体位　手术采取仰卧位。

手术步骤

❶ 睑缘预置牵拉缝线，用眼睑拉钩将眼睑翻开，在距睑板上缘7~9mm预备缩短的结膜处穿过标志性缝线（图1-5-6）。

❷ 用上睑提肌镊子将结膜和Müller肌夹住（图1-5-7）。

❸ 在不夹持上睑提肌腱膜的情况下，用镊子将皮肤牵向与夹持结膜相反的方向，然后用带双针的可吸收线沿镊子缘连续缝合（图1-5-8）。

❹ 切除结膜和Müller肌（图1-5-9）。

❺ 鼻侧端的缝线经结膜连续缝合回到颞侧（图1-5-10）。

❻ 缝线的两端经上重睑的皮肤切口伸出结扎打结（图1-5-11）。

手术要点　结膜与Müller肌的剥离要耐心细致，避免造成肌肉损伤。

术后处理　每日换药1次，第6~7日拆线。

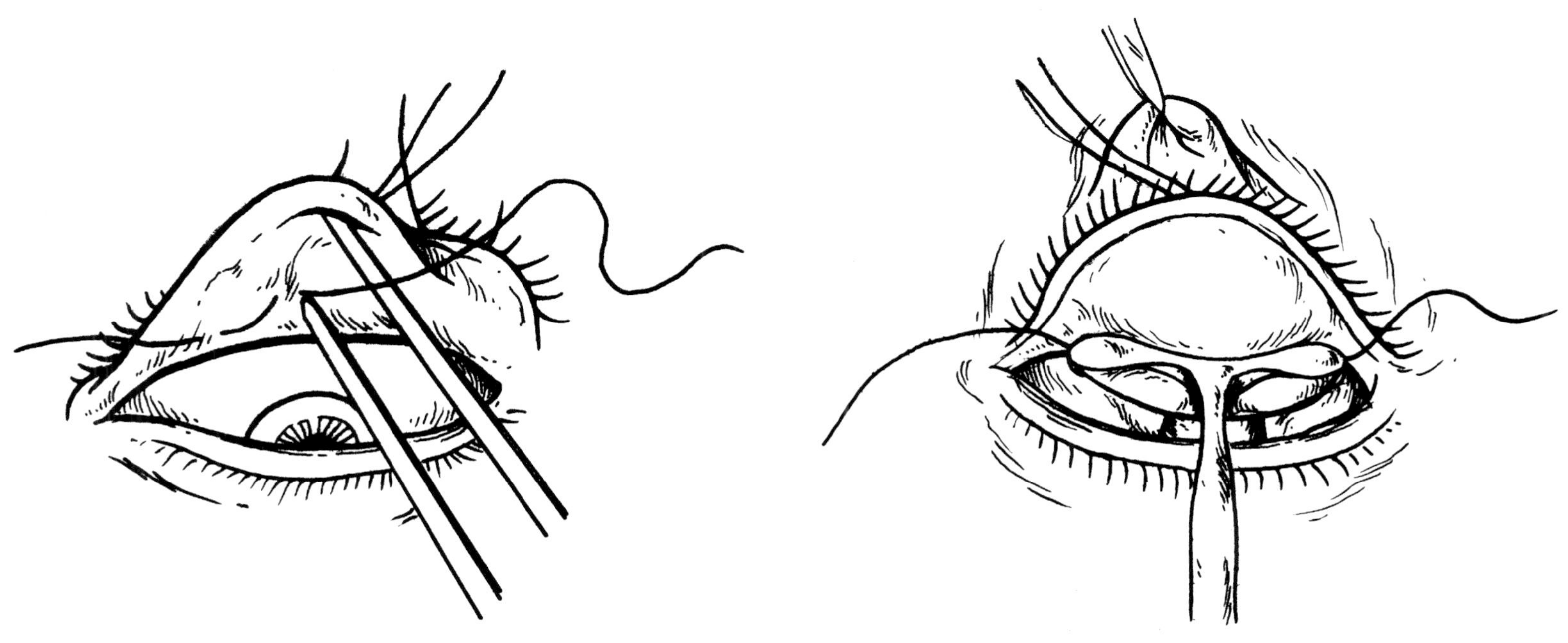

图1-5-6　图1-5-7

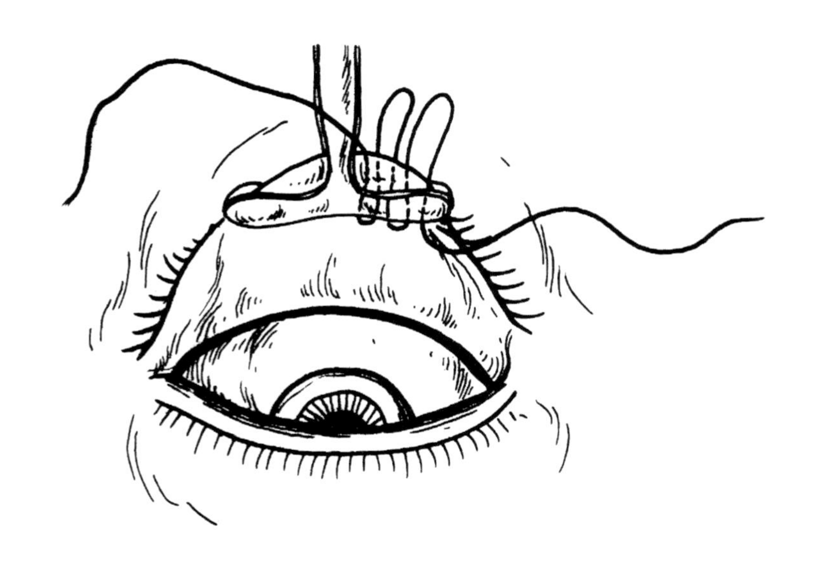

图1-5-8

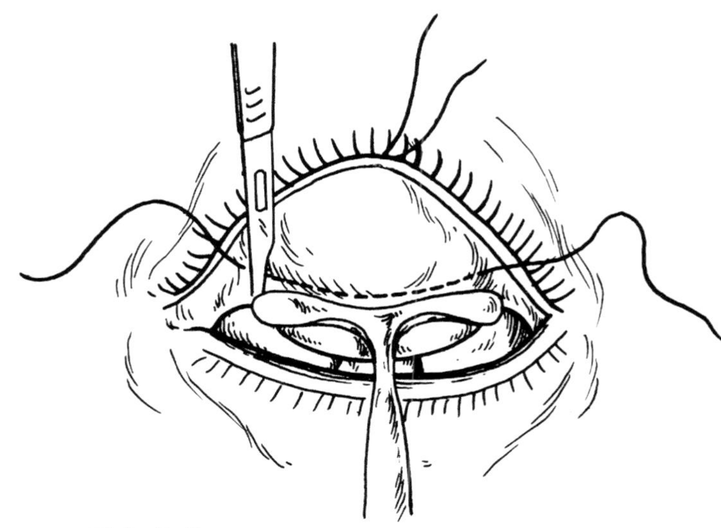

图1-5-9

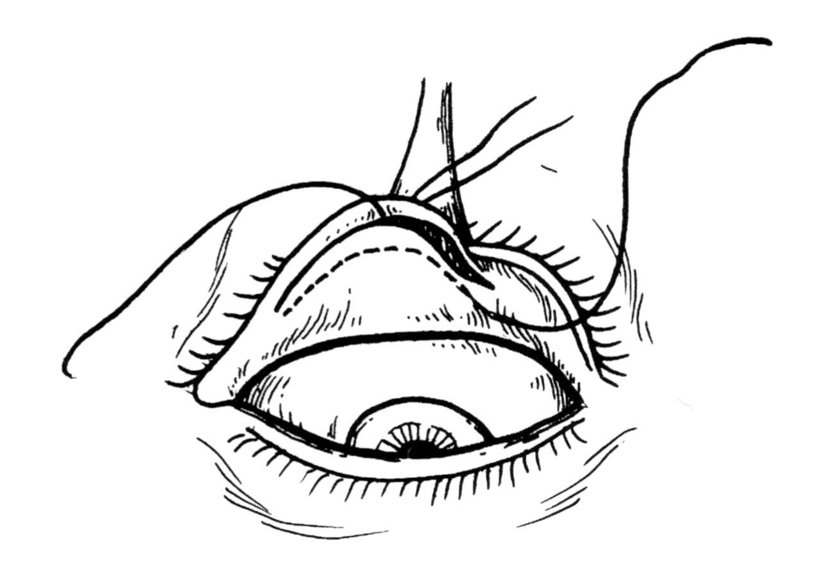

图1-5-10

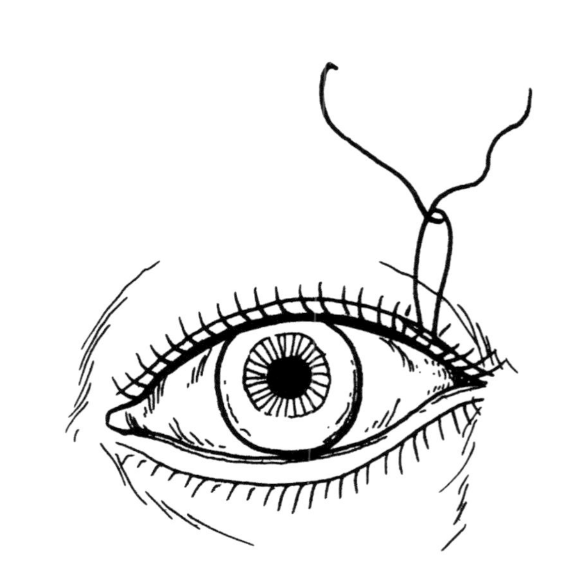

图1-5-11

三 阔筋膜额肌悬吊术

适应证 中、重度先天性上睑下垂，儿童先天性上睑下垂，小睑裂综合征，其他上睑下垂，手术失败的病例。

禁忌证 同上睑提肌缩短术。

术前准备 做原位、向上注视、向下注视三个位置的术前照相（作为术中参考及术后对照）。检查患者的上睑下垂是否为综合征的一个体征（如先天性小睑裂综合征）或者合并其他眼睑、睫毛异常（如内眦赘皮、眼睑闭合不全、双行睫等）。术前眼睑皮肤消毒，消毒范围：上方达发际，内侧过鼻中线，下方到上唇平面，外侧到耳根部。同时进行取阔筋膜部位的皮肤消毒。

麻醉 2%利多卡因眼睑局部浸润麻醉及取阔筋膜部位浸润麻醉；惧怕手术不能很好配合的患者全身麻醉。

体位 手术采取仰卧位。

手术步骤

❶ 取阔筋膜。

❷ 在重睑部位和眉上缘画线（图1-5-12）。

❸ 切开眉上缘切口，分离至额肌，分别将3个阔筋膜条（6mm×20mm）的一端缝在额肌和骨膜上。

❹ 切开睑缘，分离至睑板，在睑板上1/3预置三针褥式缝线（图1-5-13）。

❺ 用止血钳做上睑隧道，将3条阔筋膜从眉上部引入睑板前，分别固定在睑板上，调整上睑缘高度在角膜缘上方1~2mm（图1-5-14）。

❻ 缝合切口，氧氟沙星眼膏涂睑裂及切口处，做下睑牵引缝线，并向上牵拉固定于额部，使下睑遮盖全部角膜。（图1-5-15）。

手术要点

❶ 缝合额部阔筋膜条时一定要固定在骨膜上，并要缝合得牢固可靠。

❷ 做上睑隧道时，操作要轻柔，尽量减少副损伤。

❸ 缝合睑缘切口时，每针均应带上睑板。为预防术后倒睫，带睑板的位置应靠近睑板上缘。

术后处理

每日换药1次，第6~7日拆线。

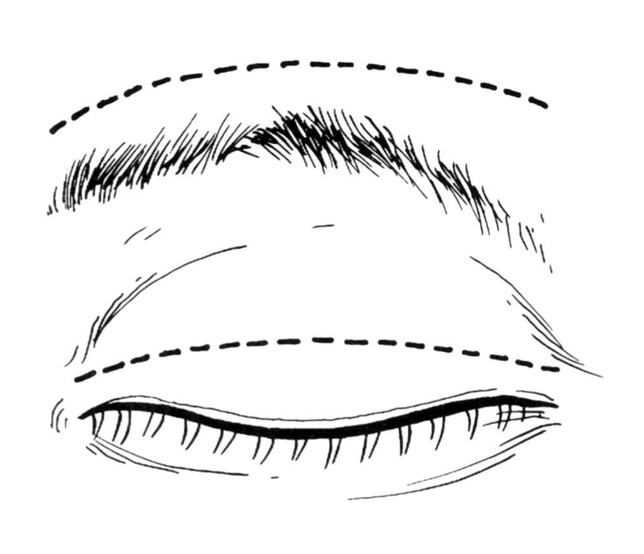

图1-5-12

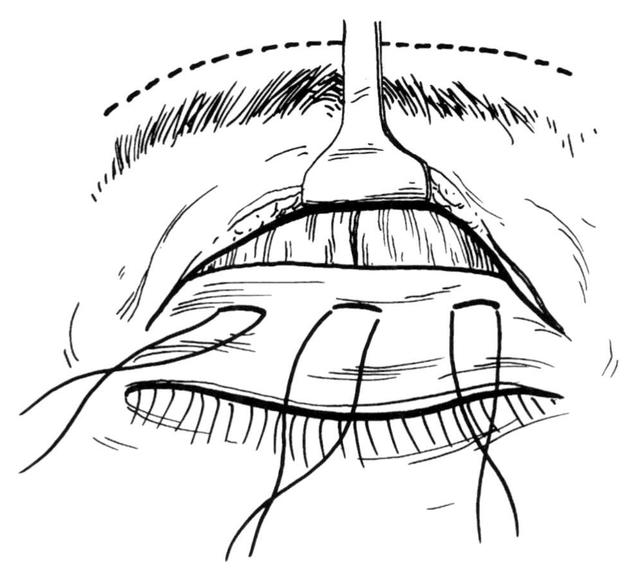

图1-5-13

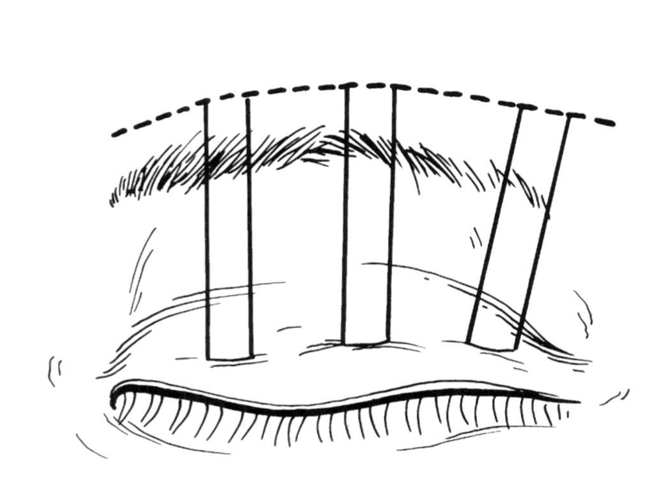

图1-5-14

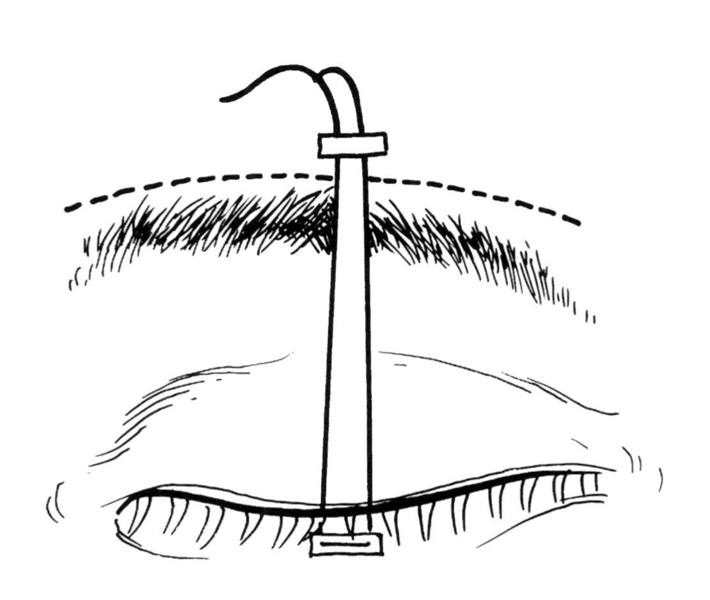

图1-5-15

四　额肌瓣悬吊术

适应证　中、重度先天性上睑下垂，上睑提肌功能在4mm以下者。

禁忌证　同上睑提肌缩短术。

术前准备　做原位、向上注视、向下注视三个位置的术前照相（作为术中参考及术后对照）。检查患者的上睑下垂是否为综合征的一个体征（如先天性小睑裂综合征）或者合并其他眼睑、睫毛异常（如内眦赘皮、眼睑闭合不全、双行睫等）。术前常规眼睑皮肤消毒。

麻　　醉　2%利多卡因3~5ml眉部上、下和眼睑部浸润麻醉；儿童需全身麻醉。

体　　位　手术采取仰卧位。

手术步骤

❶ 沿重睑线切开皮肤，切除一条眼轮匝肌，暴露睑板。

❷ 于眼轮匝肌下方向额部潜行分离（图1-5-16），深达额肌表面（图1-5-17~图1-5-19），并于其两端向上做额肌垂直切口25mm，制成额肌瓣（图1-5-20、图1-5-21）。

❸ 将额肌瓣通过眼轮匝肌下，达睑板面，根据手术要求将额肌瓣缝于睑板上，切除多余部分（图1-5-22），使上睑缘达角膜缘上1~2mm。

❹ 缝合睑缘切口（图1-5-23）。

手术要点

❶ 横切断额肌的位置尽量在切口下部，以便使额肌瓣更加靠近睑板。

❷ 在制作额肌瓣时，注意保护眶上神经。

术后处理　每日换药1次，第6~7日拆线。

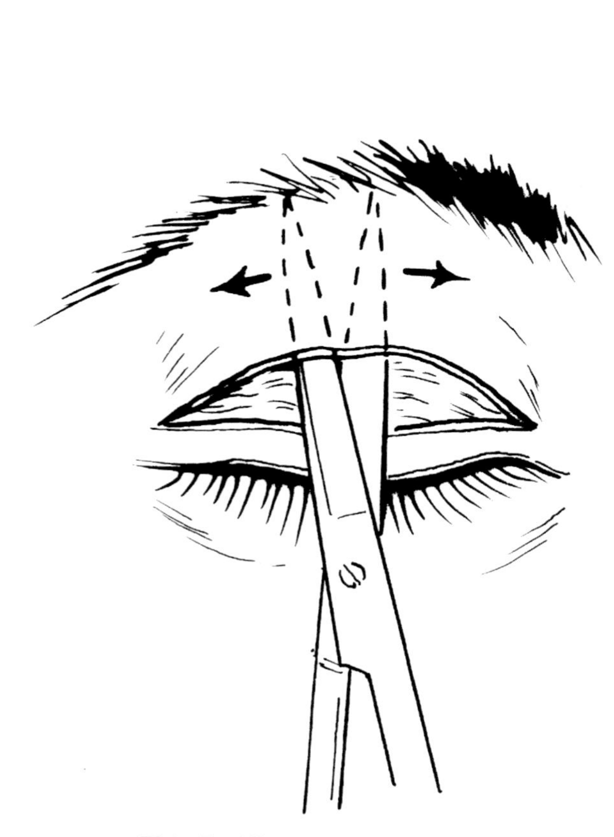
图1-5-16

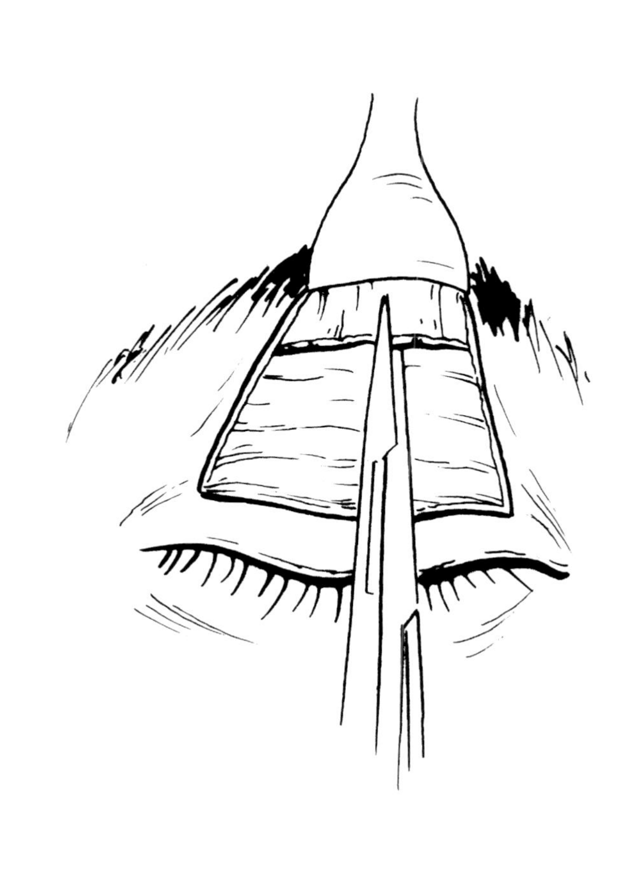
图1-5-17

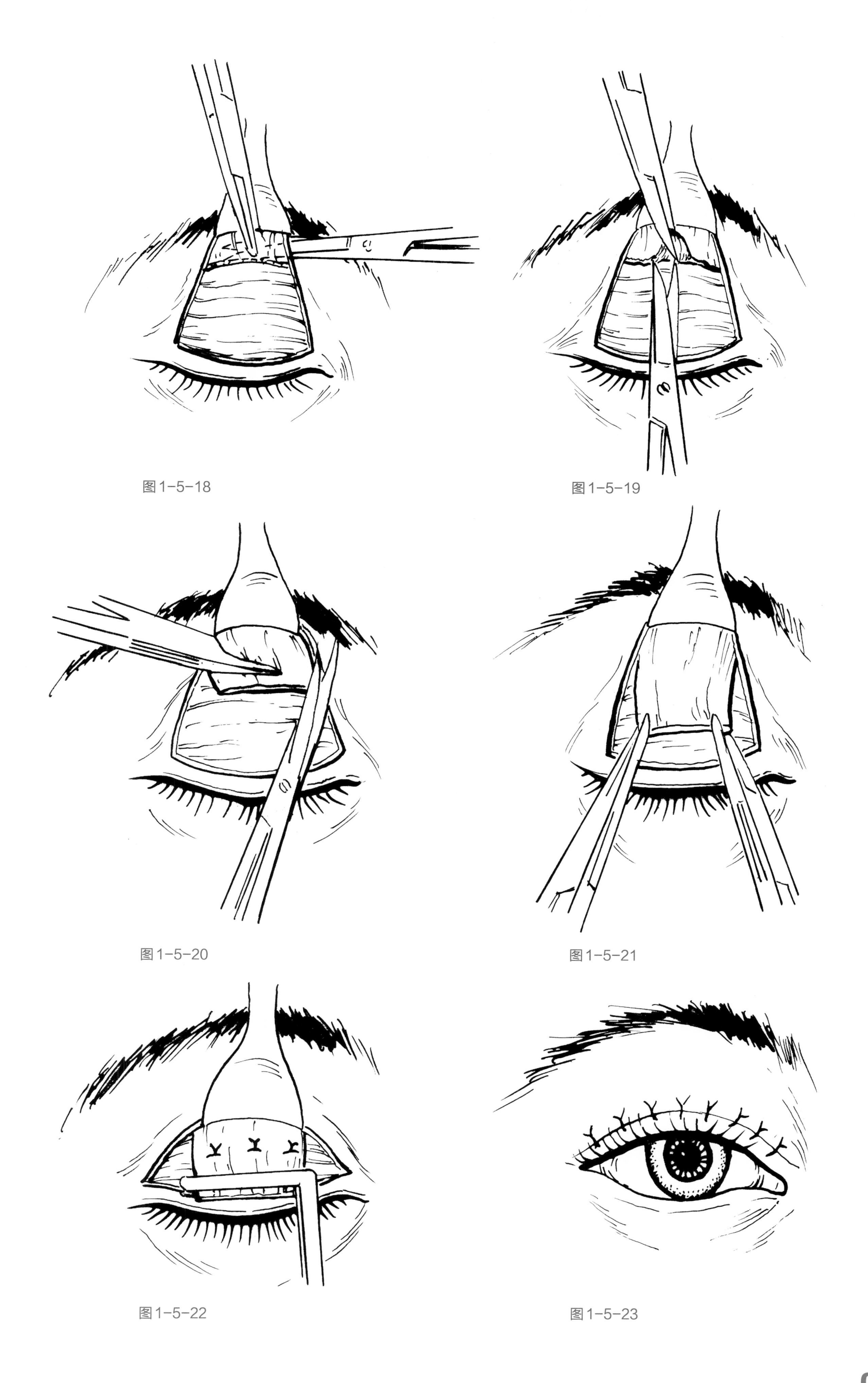

图1-5-18

图1-5-19

图1-5-20

图1-5-21

图1-5-22

图1-5-23

五 联合筋膜鞘悬吊术

适应证 各种程度的上睑下垂患者、既往行上睑下垂矫正术后复发或效果不佳者。

禁忌证 同上睑提肌缩短术。

术前准备 做原位、向上注视、向下注视三个位置的术前照相（作为术中参考及术后对照）。眼睑皮肤消毒。消毒范围：上方达发际，内侧过鼻中线，下方到上唇平面，外侧到耳根部。

麻醉 2%利多卡因3~5ml做穹窿结膜、睑缘、上睑眶缘内、中、外三点局部浸润麻醉；惧怕手术不能很好配合的患者全身麻醉。

体位 手术采取仰卧位。

手术步骤

❶ 沿重睑位置切开皮肤，去除部分皮肤，切除一条眼轮匝肌，分离暴露睑板。

❷ 自睑板上缘向上分离约3mm，暴露上睑提肌和Müller肌复合体，平行睑板上缘剪断复合体约2cm，保留结膜层完整。

❸ 沿结膜和Müller肌之间向上穹窿结膜分离，显露出增厚的带有白色金属反光的联合筋膜鞘（CFS），将CFS与睑板缝合1针，局部麻醉患者睁眼观察上睑缘位置，全身麻醉患者调整至设计位置，再缝合固定2针。

❹ 间断缝合眼睑皮肤切口，行针时穿过上睑提肌腱膜残端。

❺ 下睑皮肤置一牵引缝线。

❻ 结膜囊涂大量氧氟沙星眼膏，牵引线上提固定，轻加压包扎。

手术要点

❶ 分离上睑提肌和Müller肌复合体时动作轻柔，注意解剖结构，保留结膜完整。

❷ 在缝合CFS与睑板的3针固定缝线时注意一定要缝得牢固，以免术后脱线。

术后处理 术后注意观察眼睑闭合情况，注意保护角结膜，观察切口愈合情况及是否有结膜脱垂等并发症，每日换药1次，第7日拆线。

第六节　眼睑肿瘤切除与修复术

一　眼睑缘良性小肿瘤切除与修复术

适应证　肿瘤较小，没有侵犯睑缘灰线以后组织，可以只做睑前半部分皮肤、皮下组织肌肉层切除，并用移行皮瓣覆盖创面者。

禁忌证

❶ 眼睑皮肤存在炎症、感染者。

❷ 有出血倾向以及心、肺、肝、肾等主要器官活动性、进行性疾患者。

术前准备　眼睑皮肤消毒，消毒范围：上方达发际，内侧过鼻中线，下方到上唇平面，外侧到耳根部。

麻　醉　2%利多卡因2~3ml局部浸润麻醉。

体　位　手术采取仰卧位。

手术步骤

方形切除法

❶ 从睑缘灰线处切开，先把眼睑劈为皮肤肌肉层及睑板睑结膜层（图1-6-1）。

❷ 在离肿瘤1~2mm处，分别从两侧做垂直睑缘的切口，然后在瘤体下1~2mm处把肿瘤切除（图1-6-2）。

❸ 平行睑缘延长两侧的皮肤切口，造成两个相对可滑行的皮瓣（图1-6-3）。

❹ 分离皮瓣下组织，使皮瓣可滑动，再将两个皮瓣对位，6-0线做间断缝合（图1-6-4）。

❺ 术毕加眼垫及压力绷带包扎。

V形切除法

❶ 同第一种方法做灰线切开，分离皮肤肌肉层与睑板睑结膜层（图1-6-5）。

❷ 做V形切口将肿瘤完整切除（图1-6-6），然后分离两侧皮下组织，把两侧皮瓣对合，用5-0黑丝线做间断缝合（图1-6-7）。

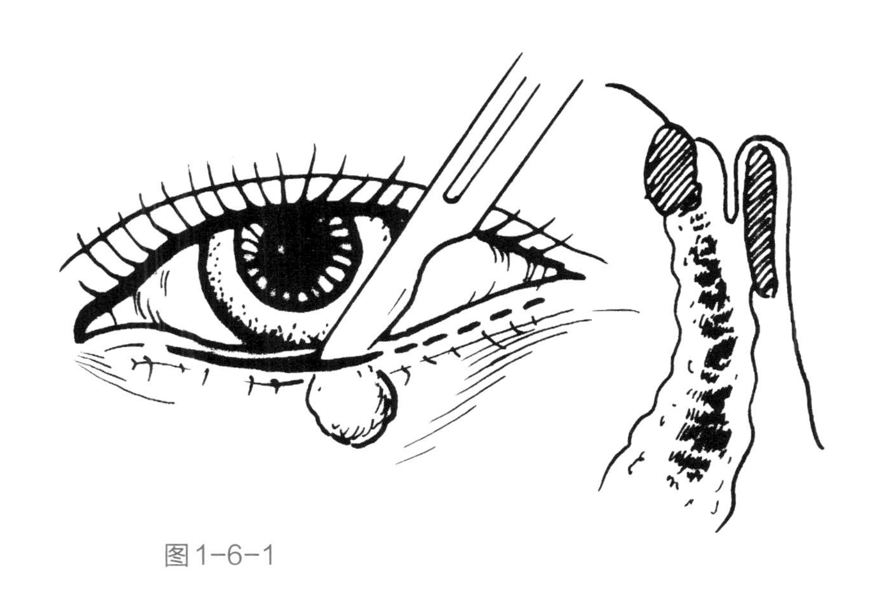
图1-6-1

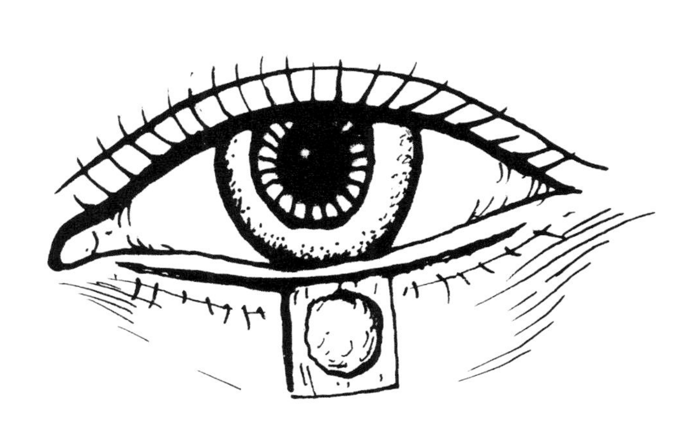
图1-6-2

移行皮瓣切除法

如果切除范围的直径大于6mm，用上述两种方法关闭切口有困难，则可用颞侧移行皮瓣，修补皮肤缺损区（图1-6-8、图1-6-9）。

手术要点 行V形切除法和移行皮瓣切除法时，周围组织的分离要适当充分，以免张力过大，出现眼睑畸形。

术后处理 每日换药1次，第5~7日皮肤切口拆线。

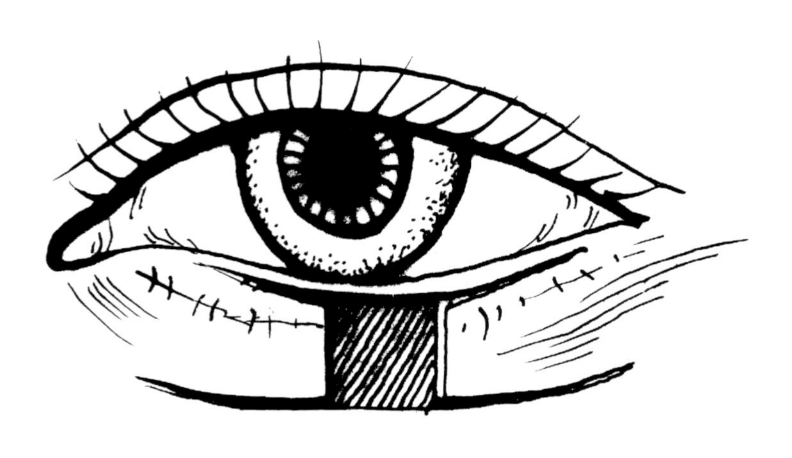

图1-6-3

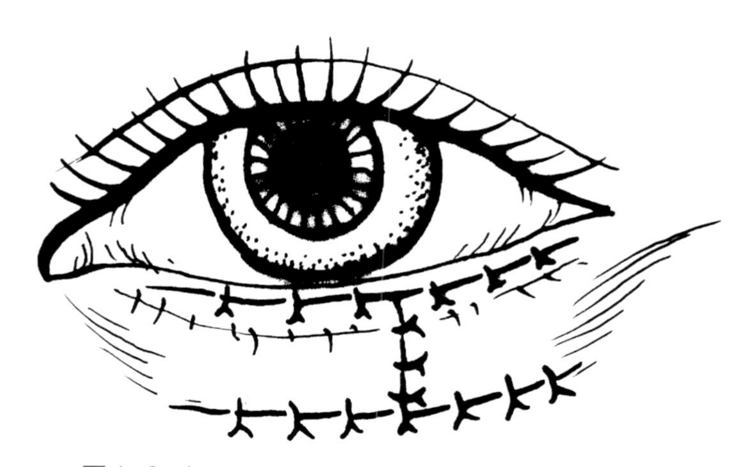

图1-6-4

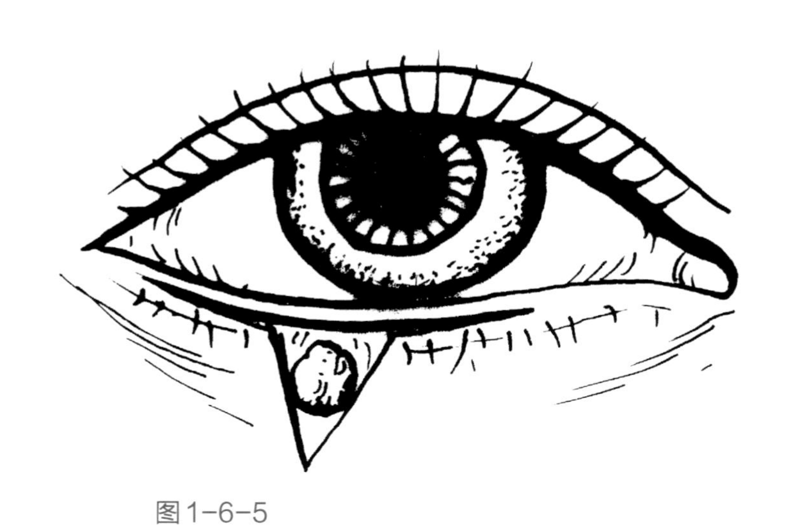

图1-6-5

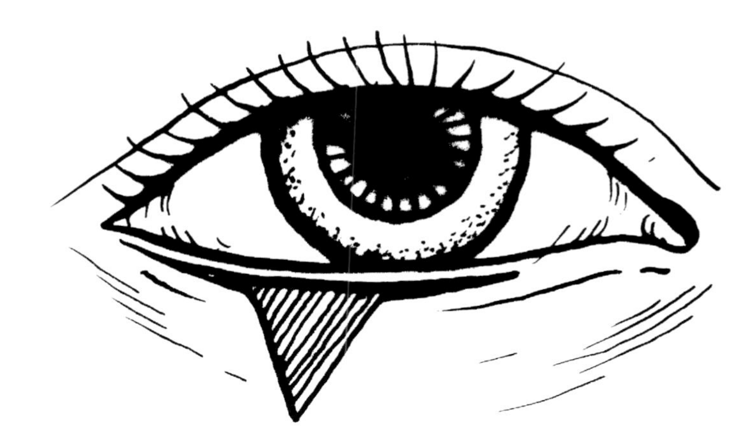

图1-6-6

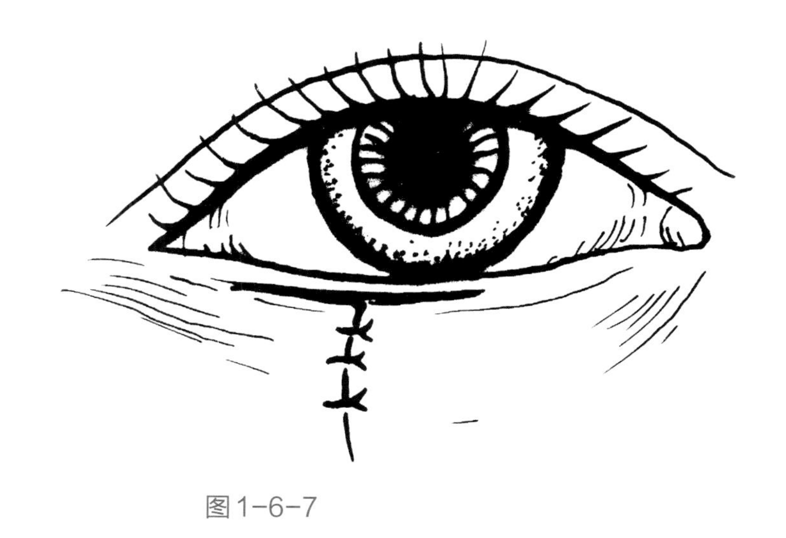

图1-6-7

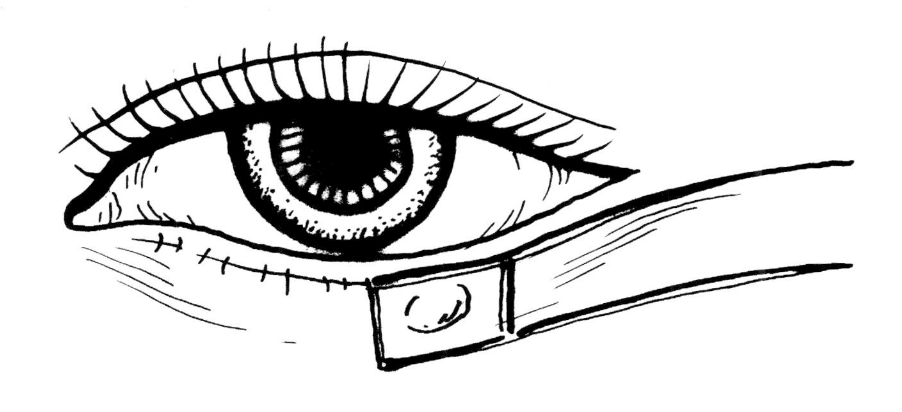

图1-6-8

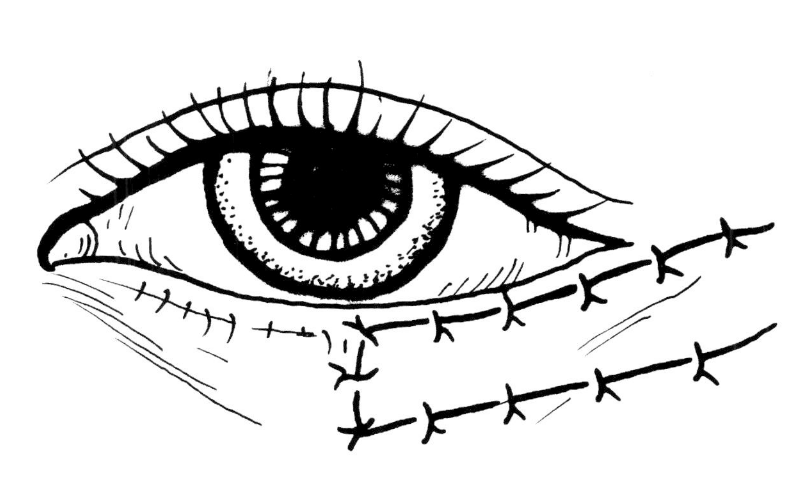

图1-6-9

二　上下睑分裂痣切除与修复术

适应证　分裂痣影响容貌，要求手术者。

禁忌证　同眼睑缘良性小肿瘤切除与修复术。

术前准备　同眼睑缘良性小肿瘤切除与修复术。

麻　　醉　2%利多卡因3~5ml局部浸润麻醉。

体　　位　手术采取仰卧位。

手术步骤　**全切除加游离植皮术**

❶ 切除上、下睑分裂痣，同时切除受累的睑缘（图1-6-10）。睑结膜受累不多亦可一并切除，如受累太多则暂不处理，待Ⅱ期手术。

❷ 用6-0缝线把上、下睑缘创面做连续缝合，缝线两端引出手术野外（图1-6-11）。

❸ 取中厚或全厚游离皮瓣覆盖于皮肤缺损区，以5-0丝线做间断缝合。然后外加消毒棉纱软垫或海绵垫枕，再以皮瓣边缘四周多条相对缝线结扎固定（图1-6-12）。最后外加中等压力绷带包扎。

❹ 术后5~6日解除棉纱软垫枕与压力绷带包扎。观察皮瓣成活后，于术后7~10日拆除缝线，皮瓣成活后再剪开，分离上、下睑。

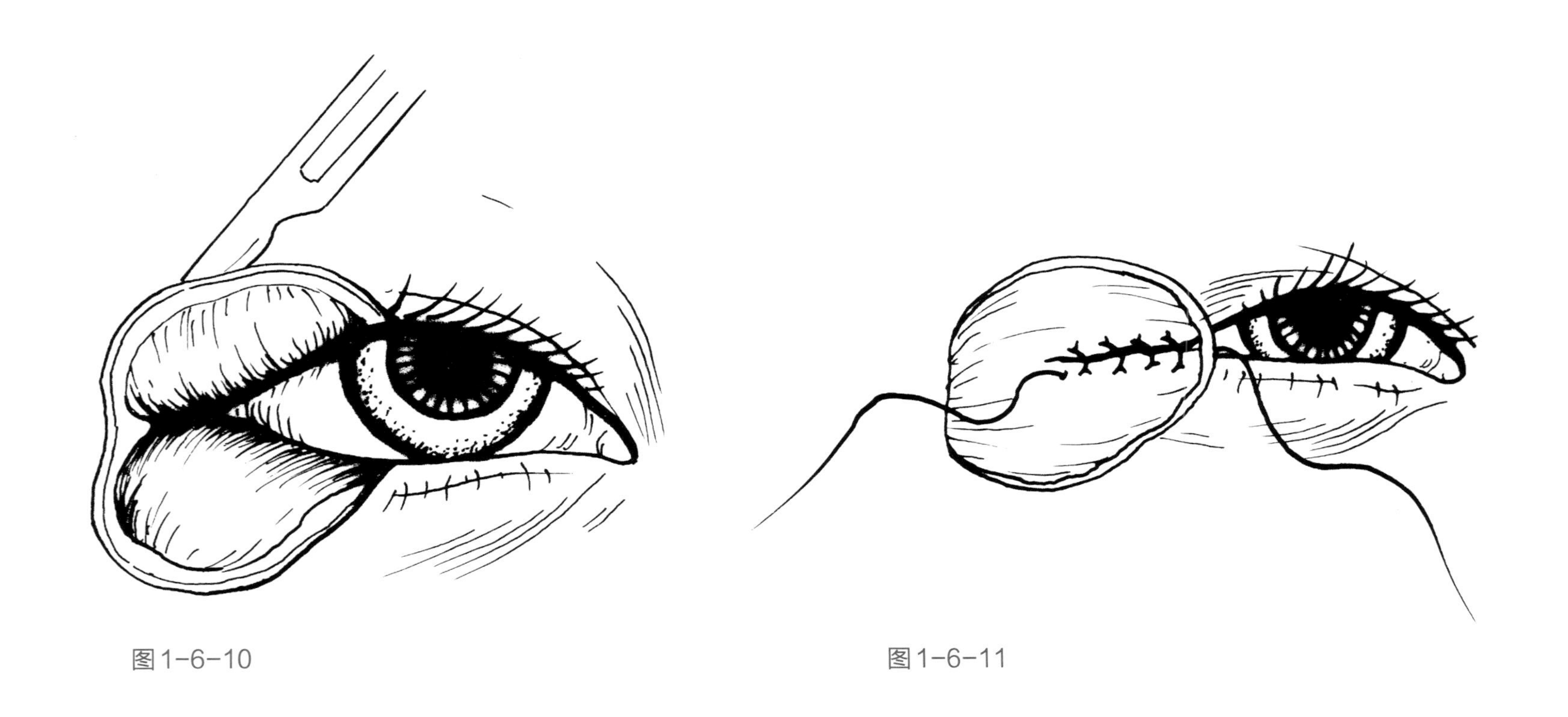

图1-6-10　　图1-6-11

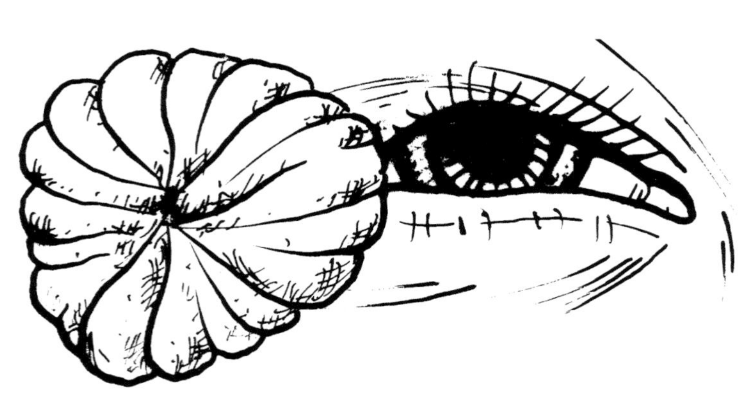

图1-6-12

切除后加移行皮瓣法

如分裂痣较小，亦可在切除后用移行皮瓣方法修复创面。

手术要点

❶ 一般分裂痣多数只侵犯皮肤及睑缘，在痣被切除后适合用中厚或全厚游离皮瓣修复创面。

❷ 分裂痣较小时用移行皮瓣修复有下列优点　①移行皮瓣来自眼睑或面部，其颜色相同，外观无异样；②移行皮瓣带蒂，血运较好，比游离皮瓣更易成活。

术后处理

注意观察皮肤切口愈合情况、移植皮瓣成活情况，每日聚维酮碘（碘伏）棉签消毒，术后7日皮肤切口拆线。

三　累及睑缘全层肿瘤切除与修复术

适 应 证

累及睑缘全层的肿瘤。

禁 忌 证　　同眼睑缘良性小肿瘤切除与修复术。

术前准备　　同眼睑缘良性小肿瘤切除与修复术。

麻　　醉　　根据患者年龄及全身情况给予全身麻醉或2%利多卡因3~5ml局部浸润麻醉。

体　　位　　手术采取仰卧位。

手术步骤　　**切除眼睑长度≤1/4的眼睑修复**

❶ 在肿瘤两侧各做一条牵引缝线，于肿瘤边缘外1~2mm完整切除肿瘤，并送病理检查。切口形状多为三角形或五角形（图1-6-13、图1-6-14）。

❷ 睑板及肌层用两条6-0线缝合，其中一条做“8”字形缝合，缝线经睑板于肌层穿过，两端在睑缘面的切口两侧出针后打结。如切口对合尚不牢固，可在近睑缘处的皮肤再加一针褥式缝合，线从一侧皮肤创缘穿入，先穿过同侧睑板，然后再穿对侧睑板，最后从对侧皮肤创缘面穿出，并在皮肤面打结（图1-6-15、图1-6-16）。

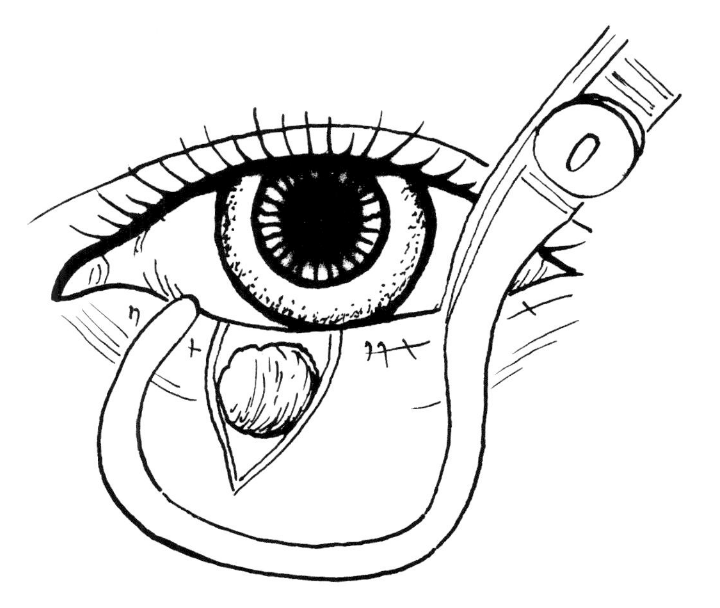

图1-6-13

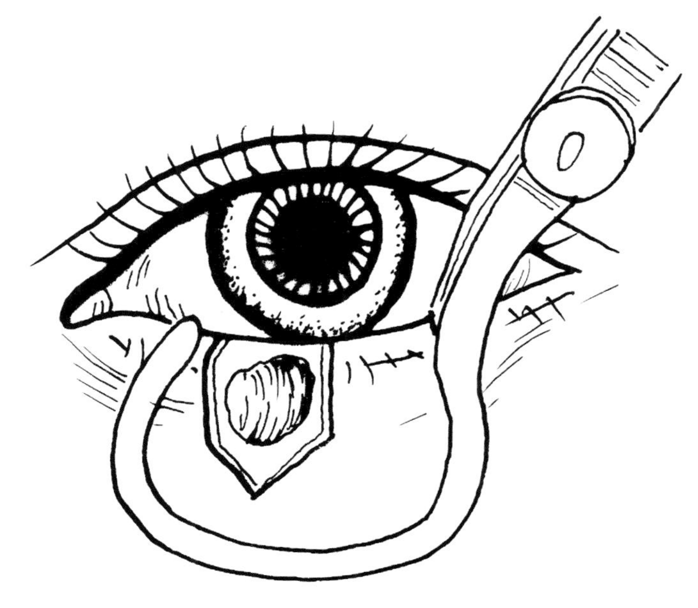

图1-6-14

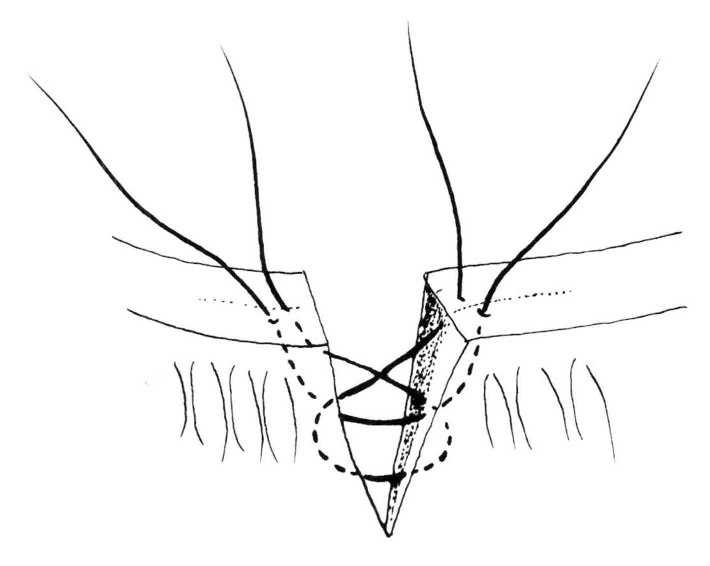

图1-6-15

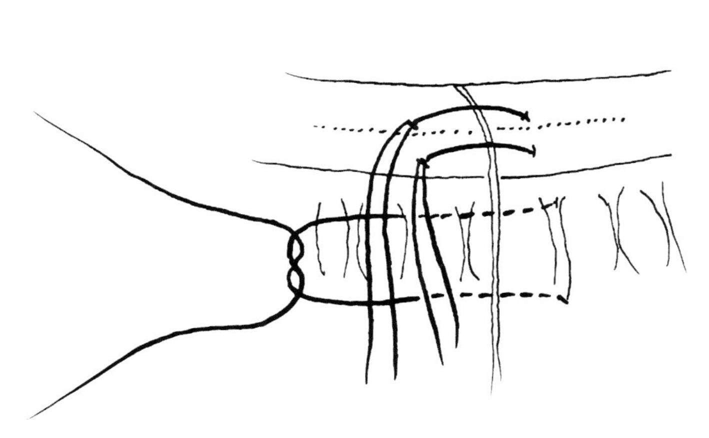

图1-6-16

切除眼睑长度1/3~1/2的眼睑修复

❶ 于肿瘤外1~2mm，做包括肿瘤在内的三角形或五角形全层眼睑切除，并送病理检查。

❷ 切开外眦并向上弯曲延长皮肤切口（图1-6-17），找到外眦韧带，把需要松解的上脚或下脚找到，将其分离后剪断（图1-6-18）。

❸ 把下睑切口颞侧的眼睑组织拉向鼻侧，使两侧切口能对合。

❹ 把眼睑创口两侧对合，如创口不能对合，则把弯向上方的皮肤切口再延伸呈一弧形切口，切口长度可达3~4cm。用剪刀自外眦在弧形切口下行潜行剥离，剥离在外下穹窿结膜与眼轮匝肌之间的组织内进行，使眶隔膜与眶缘骨膜分离，使整个颞颌皮瓣完全松动。充分止血后，把已分离好的皮瓣移向鼻侧切口对合。

❺ 从原外眦韧带的附着骨膜处（即上脚或下脚的剪断处），用一针双臂缝线先穿过骨膜，然后再穿过转移皮瓣并在眦角部位的皮肤面穿出。在相应的皮肤面放置一个胶粒后结扎该缝线（图1-6-19）。把新形成的眼睑（外侧1/2）睑缘，与外侧残留的1/2穹窿结膜做间断或连续缝合，间断缝合的线结应拉出并放在皮肤面上。

❻ 颧部的皮肤切口做间断缝合。如切口下缘较紧张，以至上缘形成皮褶，则可在下缘做一减张的三角形切除后再对位缝合（图1-6-20、图1-6-21）。

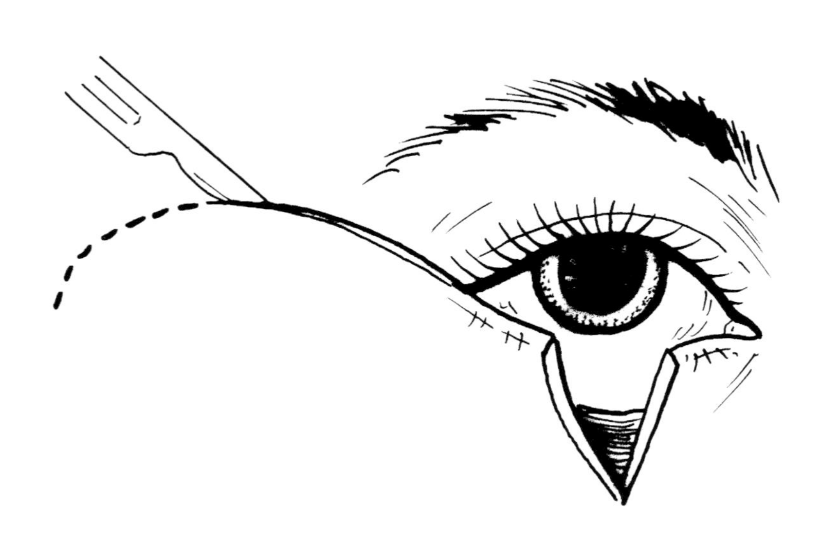

图1-6-17

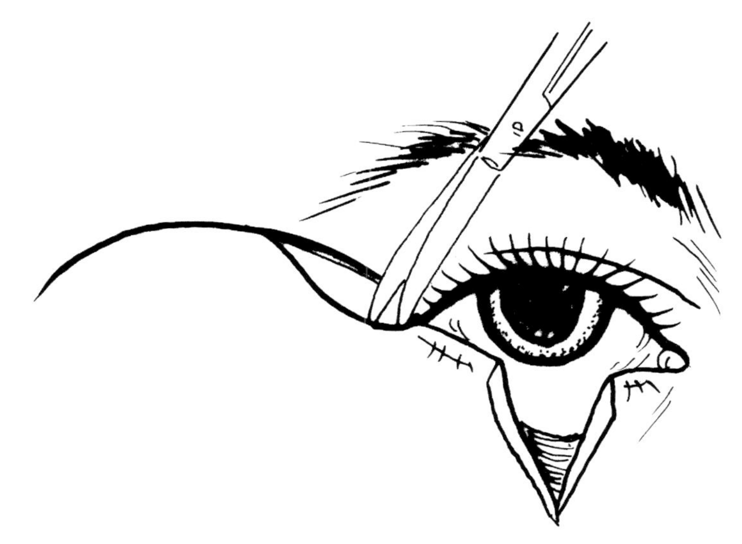

图1-6-18

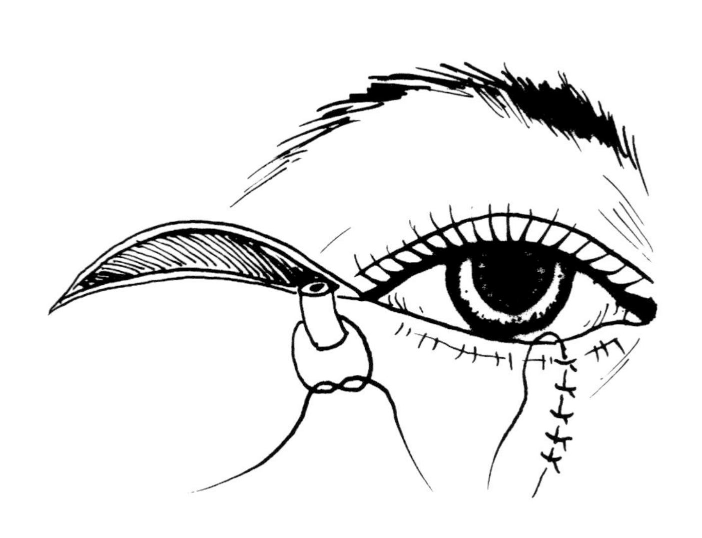

图1-6-19

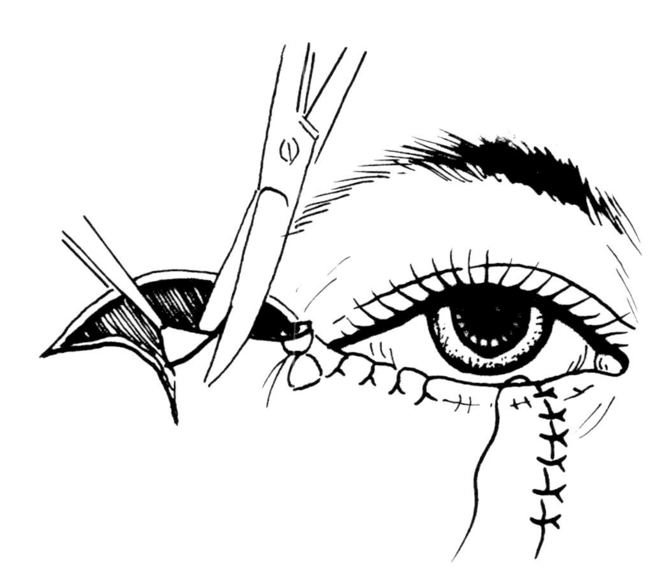

图1-6-20

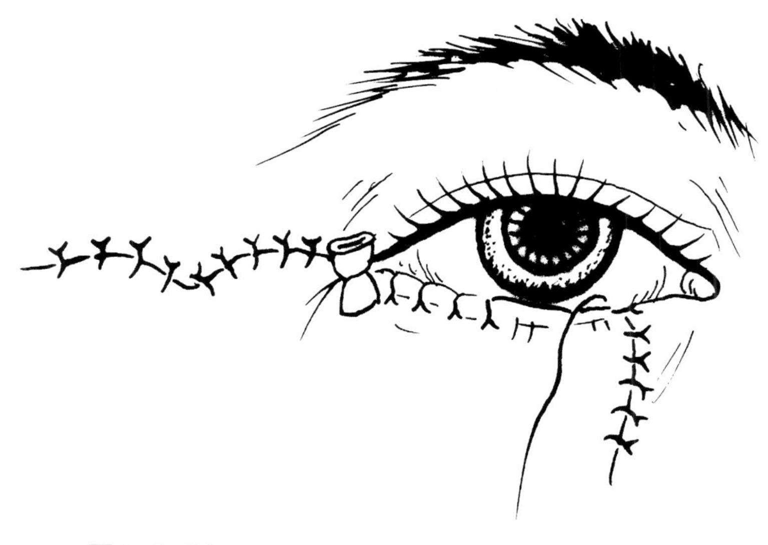

图1-6-21

全上、下睑缺损修复

参考第十二章第三节“眼睑全层缺损矫正术”部分。

手术要点

❶ 肿瘤切除后，睑缘的对合十分重要，周围组织的分离要适当充分，以免张力过大，出现眼睑畸形。

❷ 外眦部向颞侧延伸的皮肤切口应为向上弯曲的弧形切口，以防止术后可能发生的下睑内翻。

术后处理　每日聚维酮碘棉签消毒，术后7日皮肤切口拆线。

四　眦部肿瘤切除与修复术

适 应 证　眦部肿瘤。

禁 忌 证　同眼睑缘良性小肿瘤切除与修复术。

术前准备　同眼睑缘良性小肿瘤切除与修复术。

麻　　醉　根据患者年龄及全身情况给予全身麻醉或2%利多卡因3~5ml局部浸润麻醉。

体　　位　手术采取仰卧位。

手术步骤

外眦部肿瘤

良性小肿瘤因切除范围不大，睑板与外眦韧带未被切除，故可在切除肿瘤后利用颞部皮肤移位修补（图1-6-22、图1-6-23）或用游离皮瓣修复（图1-6-24~图1-6-26）。

良性大而深或恶性肿瘤因切除范围大，且上、下睑板外侧部分切除，外眦韧带也被切除，需用部分睑板睑结膜移植进行修复。

❶ 按肿瘤性质在皮肤上画好切除范围的标记线，沿标记线把肿瘤连同外眦韧带一并切除，并送病理检查（图1-6-27）。

❷ 将上睑翻转，于离上睑缘2mm处，平行睑缘切开睑结膜及睑板，切口

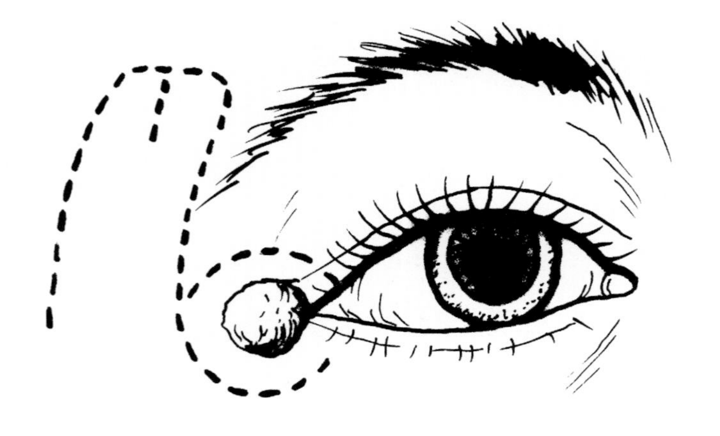
图1-6-22

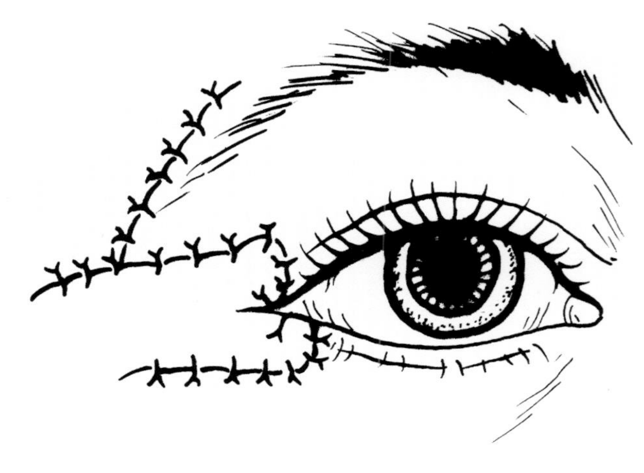
图1-6-23

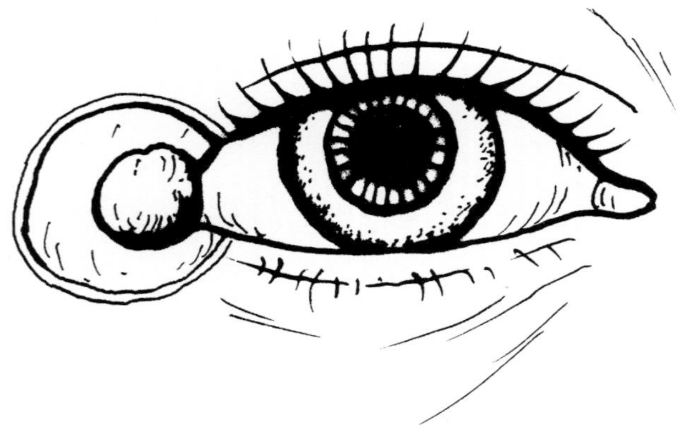
图1-6-24

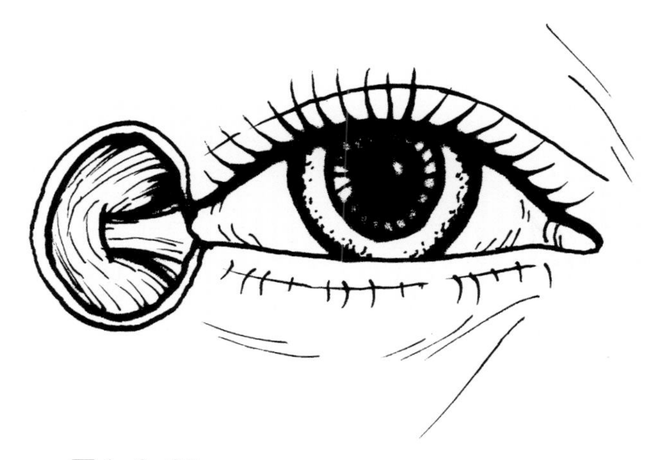
图1-6-25

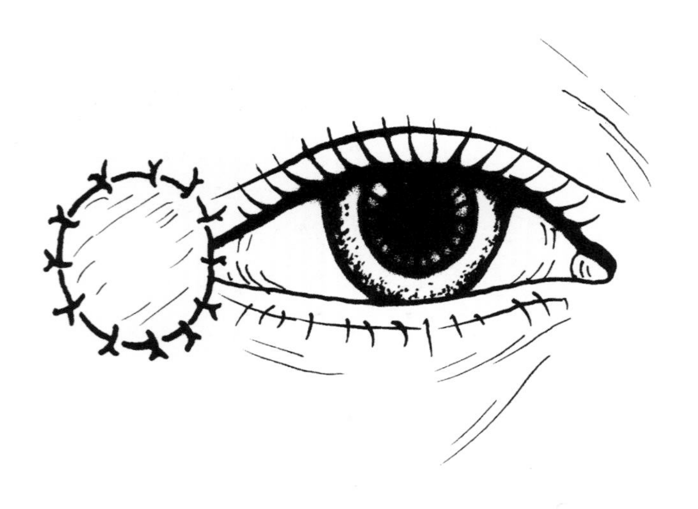
图1-6-26

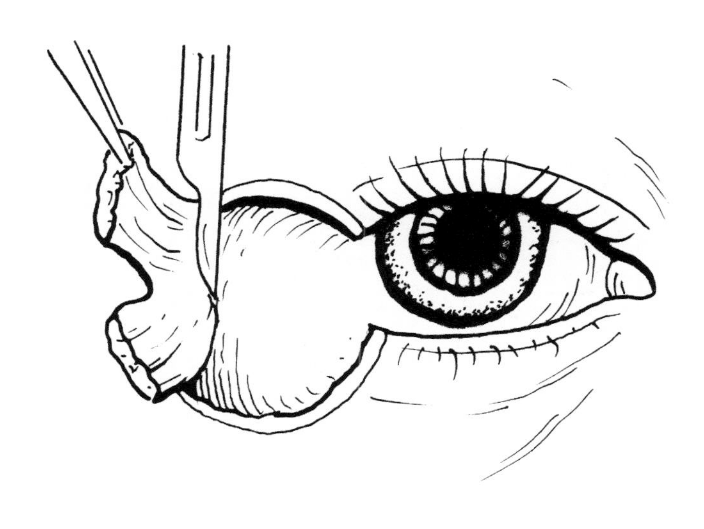
图1-6-27

的长度恰等于下睑缺损的长度。在该切口内端再垂直睑缘转向至上穹窿结膜做切口，然后分离做一条睑结膜睑板瓣。将睑结膜睑板瓣向下翻转（使睑结膜面向眼球），移向下睑外侧的缺损区，并用6-0可吸收缝线做间断缝合，使该瓣的边缘连接缺损区外下方的穹窿结膜（图1-6-28）。

❸ 再在上、下睑缘创口外端的灰线处分别做一小切口，将该处眼睑分离为皮肤肌肉与睑板睑结膜两层。在下睑创口外端用丝线做一针褥式缝合。缝线先从下睑皮肤入针，接着穿过睑结膜睑板瓣内侧缘，最后在下睑小切口内，由后到前再从皮肤出针，当扎紧该褥式缝线时上睑板睑结膜瓣便嵌入下睑的小切口内（图1-6-29）。亦可用尼龙线把上睑结膜直接与下睑创缘做连续缝合（图1-6-30）。

❹ 把颞侧及颞下侧切口周围皮肤分离松解后，再在原外眦韧带外脚附着点处切出一小条眶骨膜瓣，将此骨膜瓣向上翻转，接着经此瓣端做一条褥式缝线，缝线的两端分别从上睑外端的小切口内入针，并从皮肤出针，最后在线下垫以胶粒（图1-6-31）。

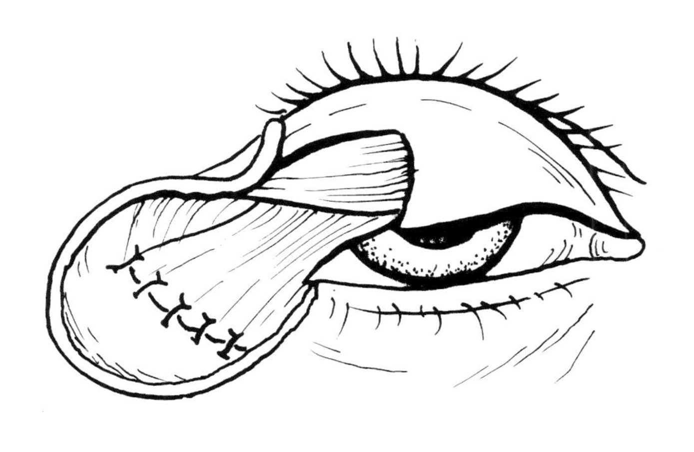

图1-6-28

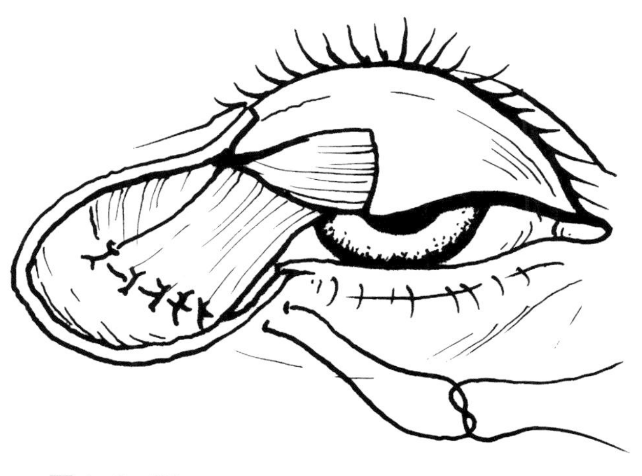

图1-6-29

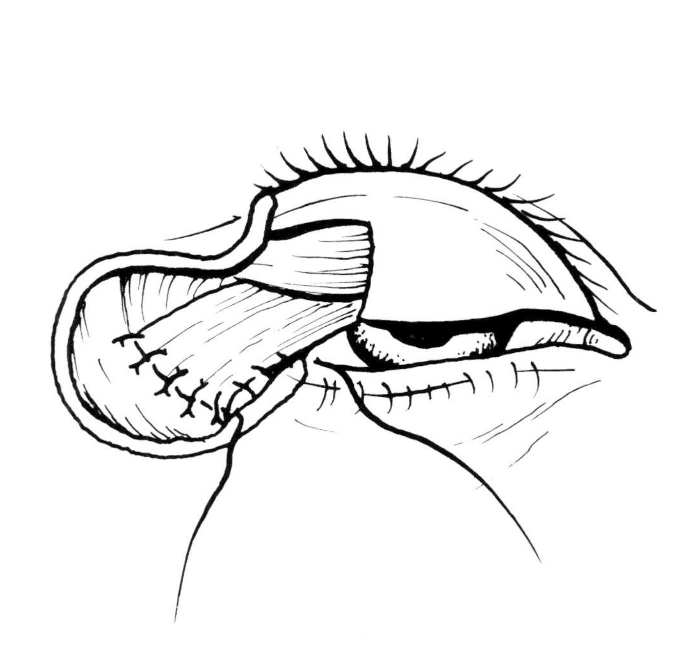

图1-6-30

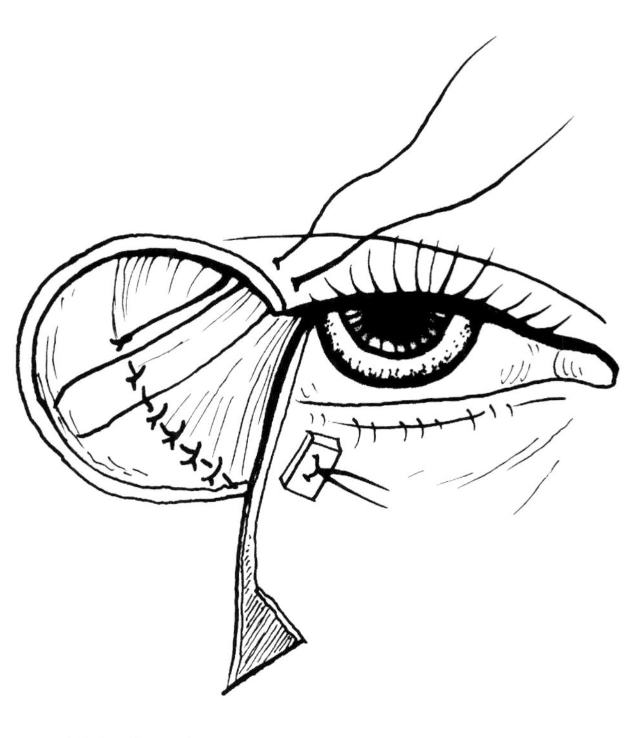

图1-6-31

❺ 沿下睑皮肤切口外端垂直向下延长切口，并在此切口下端的内侧做一三角形皮肤切除，剥离颞下方皮瓣后，将其上移与上睑切口的皮肤创缘对合并用丝线做间断缝合（图1-6-32）。

❻ 术毕用眼垫及压迫绷带包扎3~4日，术后6~7日拆除皮肤缝线，上、下睑外端的两针褥式缝线10日后拆除。术后6~8周，沿睑缘剪开上、下睑连合，如新形成的睑缘有出血，可做前后唇间断缝合。

内眦部肿瘤

❶ 良性小肿瘤与未侵犯深层组织的基底细胞癌等，手术切除可用鼻额部皮瓣做V-Y式切开缝合。肿瘤在3cm以上者，可采用旋转带蒂皮瓣，利用该处皮瓣的一侧修复缺损面（图1-6-33~图1-6-36）。

❷ 如为恶性肿瘤，切除范围较大、较深，此时应和外眦部恶性肿瘤一样需

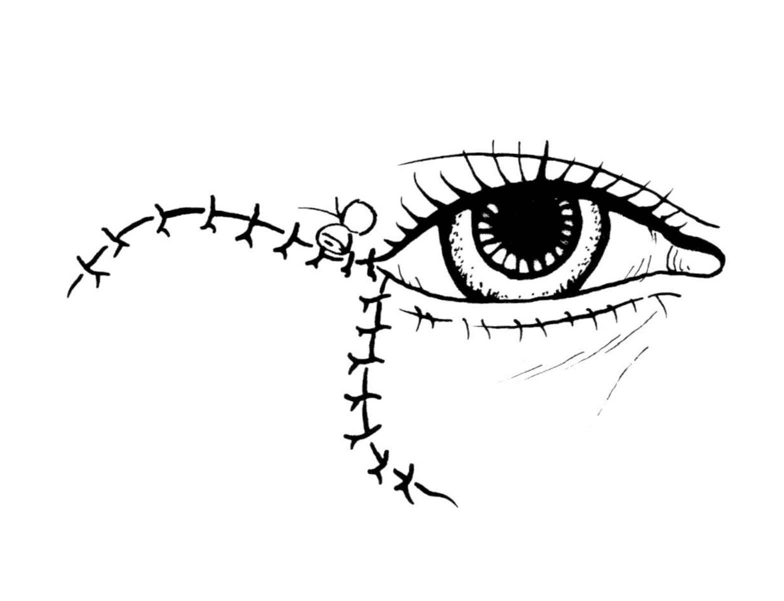

图1-6-32

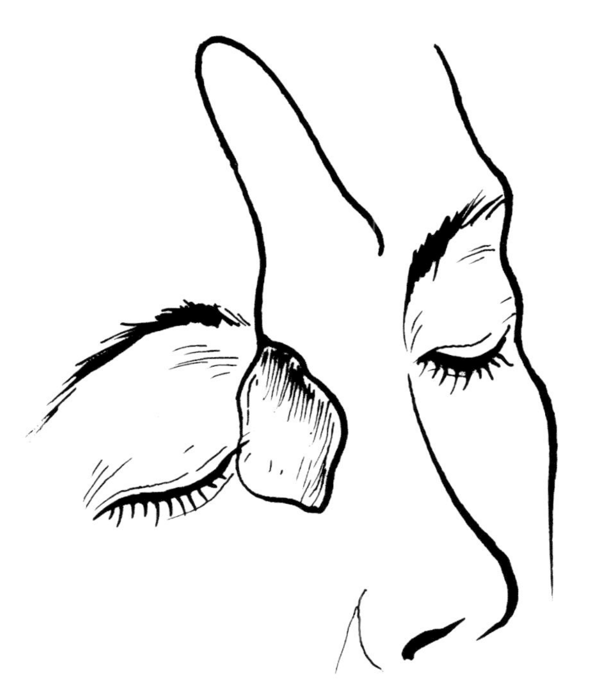

图1-6-33

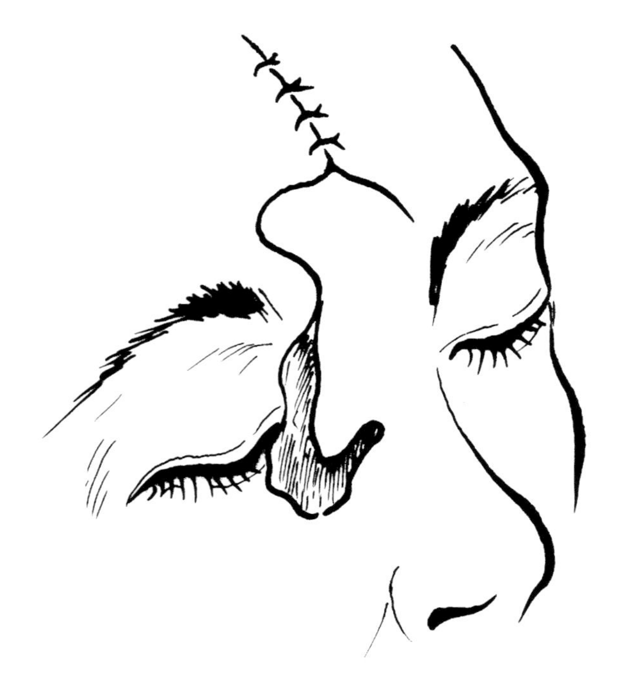

图1-6-34

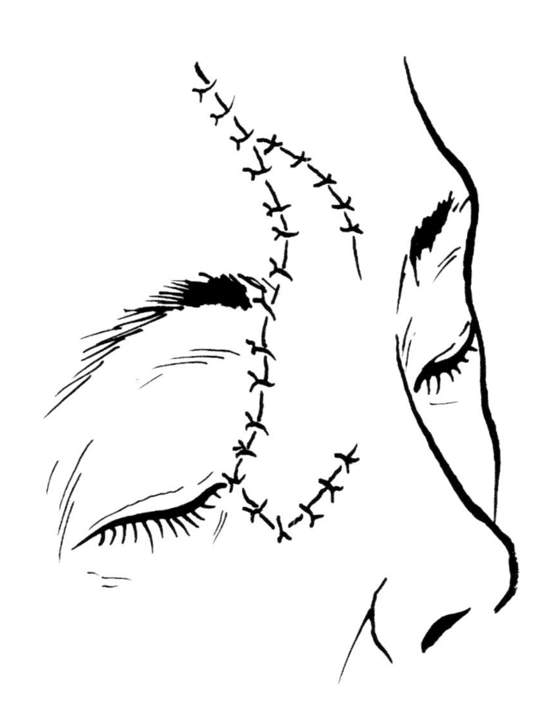

图1-6-35

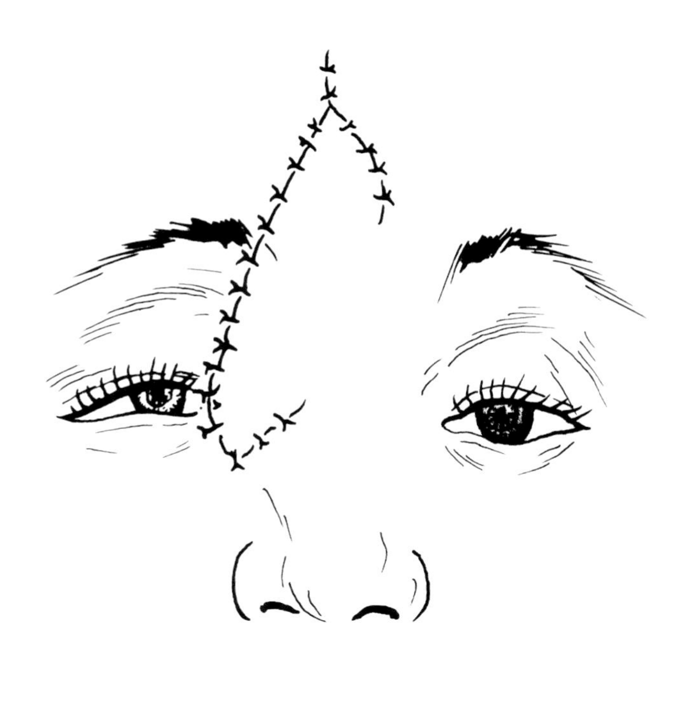

图1-6-36

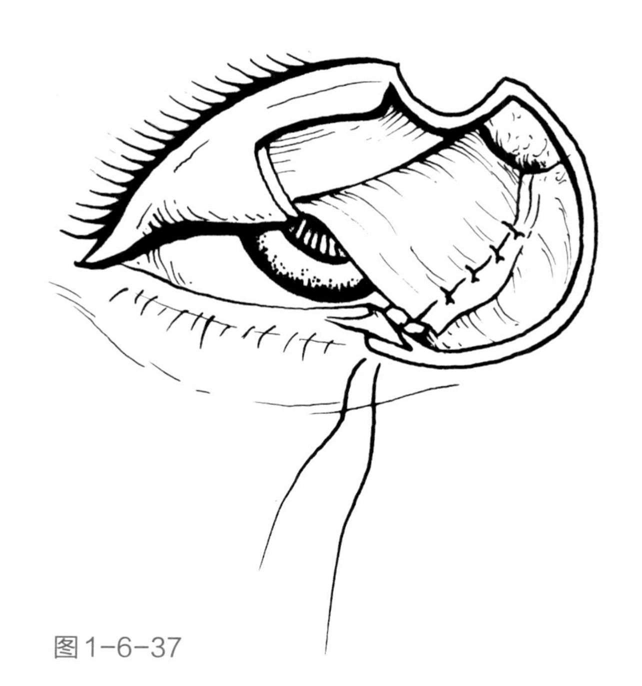

图1-6-37

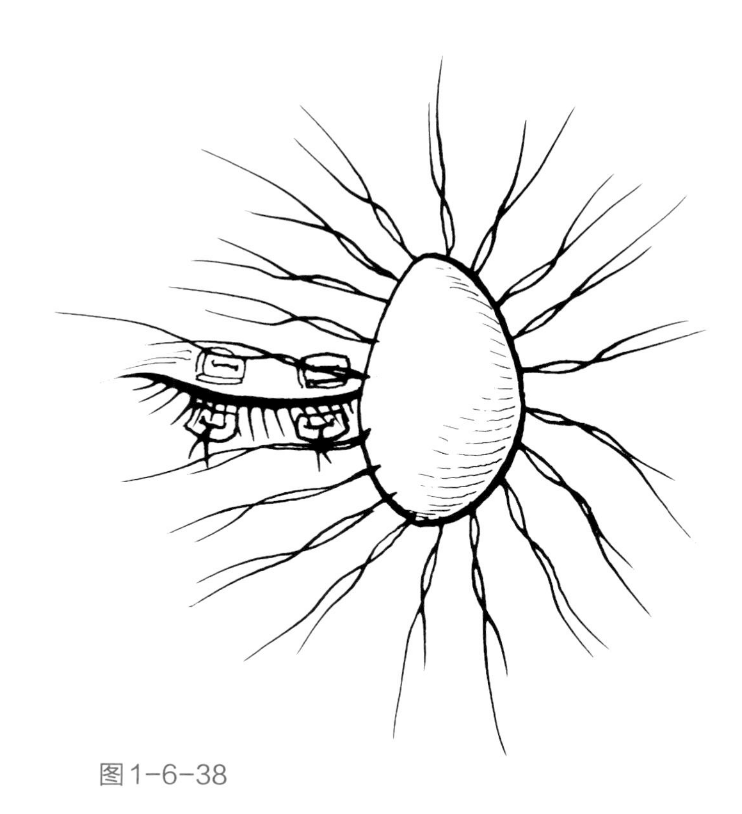

图1-6-38

做上、下睑内侧部分的全层切除，并送病理检查。同时要把向下转移部分上睑睑板睑结膜瓣作为内下方眼睑残端的衬里（图1-6-37），用游离皮瓣修复内眦的缺损面（图1-6-38）。

手术要点

❶ 剥离皮瓣时要层次均匀，蒂部不可过浅，避免皮瓣坏死。

❷ 缝合皮瓣切口时，多余皮可适当修剪，使切口对齐。

❸ 皮瓣松解要充分，以免转位时张力过大，导致矫正不完善。

术后处理

术毕用眼垫及压迫绷带包扎3~4日，打开加压包扎后每日换药，术后7日拆除皮肤切口缝线。

五　离开睑缘的眼睑肿瘤切除与修复术

适应证　　离开睑缘的眼睑肿瘤。

禁忌证　　同眼睑缘良性小肿瘤切除与修复术。

术前准备　　同眼睑缘良性小肿瘤切除与修复术。

麻　　醉　　根据患者年龄及全身情况给予全身麻醉或2%利多卡因3~5ml局部浸润麻醉。

体　　位　　手术采取仰卧位。

手术步骤

❶ 如良性肿瘤切除后缺损面较大，不能直接关闭切口，应用游离皮瓣修补。

❷ 如肿瘤为恶性，切除常深达眶骨膜，故应考虑用带蒂转移皮瓣修补。在上睑可用颞部或前额带蒂转移皮瓣修复；在下睑可用弓形皮瓣修补（图1-6-39）。

手术要点

❶ 剥离皮瓣时要层次均匀，蒂部不可过浅，避免皮瓣坏死。

❷ 缝合皮瓣切口时，多余皮瓣可适当修剪，使切口对齐。

❸ 皮瓣松解要充分，以免转位时张力过大，导致矫正不完善。

术后处理　　每日聚维酮碘消毒，术后7日皮肤切口拆线。

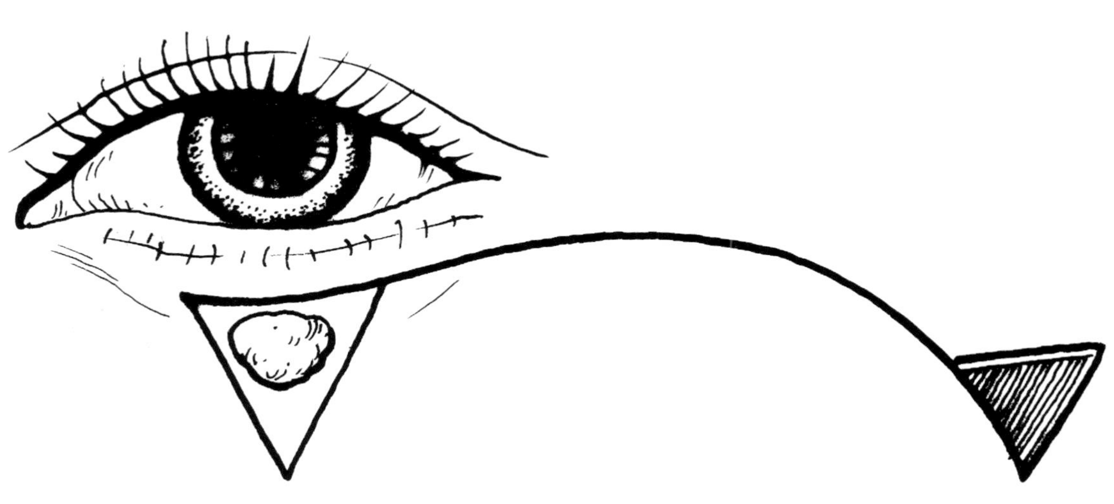

图1-6-39

第七节 眼睑裂伤缝合和修补术

适应证 眼睑裂伤长度大于1cm或创口不能紧密闭合、存在组织缺损者。

禁忌证 生命体征不平稳，情绪不稳定、不能配合者。

术前准备 术前进行仔细的眼部及全身检查，明确是否合并其他严重损伤。术前眼睑皮肤消毒，消毒范围：上方达发际，内侧过鼻中线，下方到上唇平面，外侧到耳根部。

麻醉 2%利多卡因局部浸润麻醉，合并其他伤情必要时全身麻醉。

体位 手术采取仰卧位。

手术步骤

眼睑前层裂伤仅累及眼睑皮肤及眼轮匝肌的修复方法

❶ 内眦区　因内眦张力线呈垂直状态，小的裂伤在垂直的方向缝合。当该区存在缺损区时，采用游离皮瓣移植。供皮部位可来自同侧或对侧上睑、耳后或锁骨上窝。皮瓣的大小要比实际缺损面积大20%，皮瓣必须修薄，除去皮下组织，用7-0丝线缝合于植床（图1-7-1），并用4条留长的缝线（每侧2条），将“烟卷”状敷料牢固地固定于植床处。

❷ 上睑区　顺皮纹方向小于1cm、闭合良好的睑裂伤不必缝合；较大的裂伤可用 6-0线做间断缝合或用8-0尼龙线做表皮下连续缝合；但垂直的裂伤或斜行裂伤，皮肤及肌层应分别做间断缝合。较大的缺损区可通过潜行分离或在伤口旁做水平滑行皮瓣，在水平方向做一期缝合。如关闭近似直角形的缺损区，需从缺口上及下边缘分别向颞侧做平行切口、分离皮瓣（图1-7-2），直到用极小的张力牵拉皮瓣使其滑入缺口为止（图1-7-3）。大的上睑撕脱则需用皮肤移植片修复。

❸ 下睑区　下睑小或中等的撕裂伤应该在水平的方向内缝合。中等到大的撕裂伤在缝合前可能需要在伤口周围行潜行分离（图1-7-4）或事先形成一个滑行皮瓣才能缝合（图1-7-5）。大的下睑撕裂伤或撕脱伤则需要在缺损区内用皮肤移植片修复。

❹ 眉及面颊区　如伤口表浅，可潜行分离松解后一期缝合。缝合时先用6-0可吸收缝线对合皮下组织，然后间断缝合。较大的缺损需要从非邻接区内取移位皮瓣关闭缺损区（图1-7-6、图1-7-7）。

❺ 外眦区　裂伤一期缝合，较大的缺损可用滑行皮瓣。

眼睑全层裂伤的修复

❶ 内眦区　内眦区的深部裂伤可能切断内眦韧带，引起外伤性眦距过远，并常切断上、下泪小管或泪总管。泪小管系统损伤的修复参考第二章，在此仅介绍内眦韧带修复方法。

首先寻找内眦韧带的断端，用5-0不可吸收缝线做褥式缝合直接吻合断端（图1-7-8）。内眦韧带撕脱时需在附着处分离，用5-0不可吸收缝线缝合在附着处予以修复。在有鼻骨骨折和/或内侧眶壁骨折时，可采用

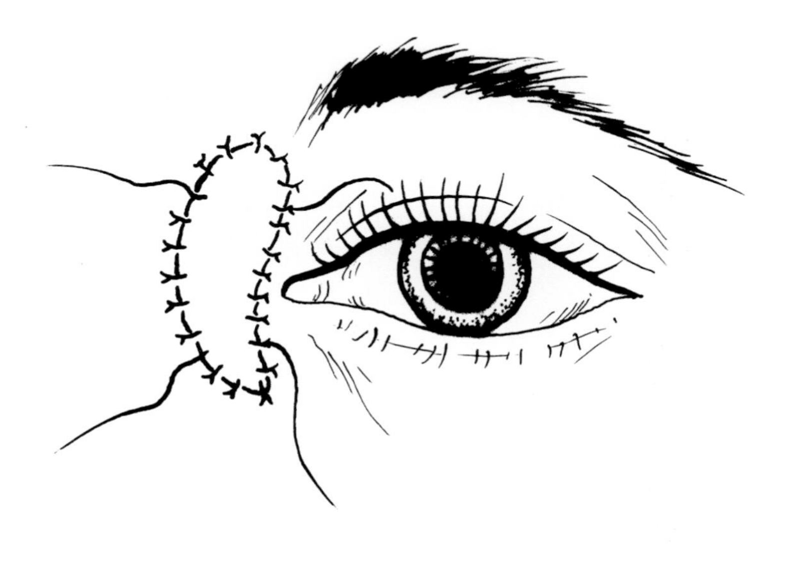

图1-7-1

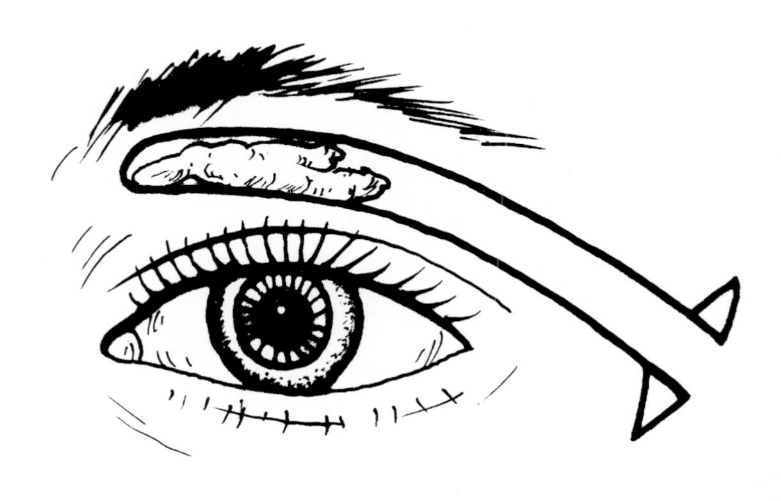

图1-7-2

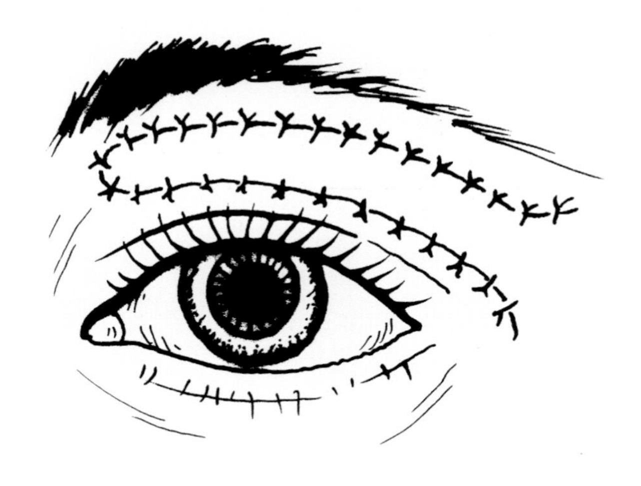

图1-7-3

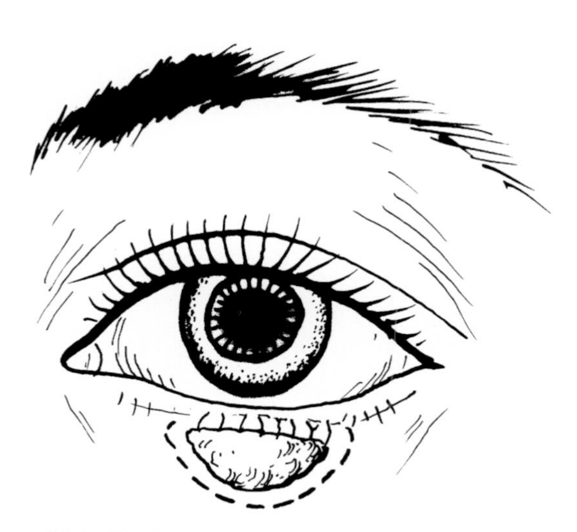

图1-7-4

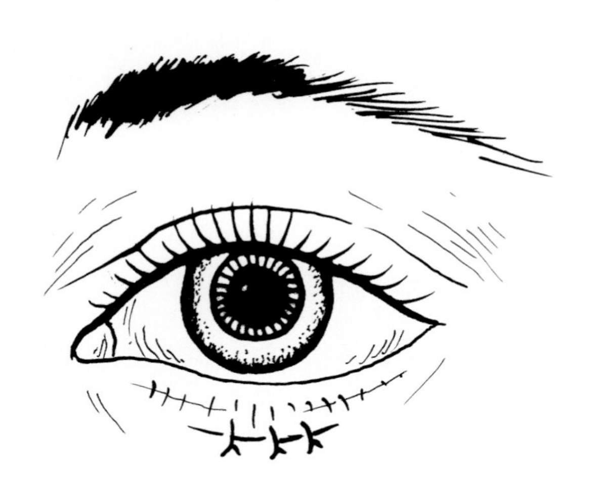

图1-7-5

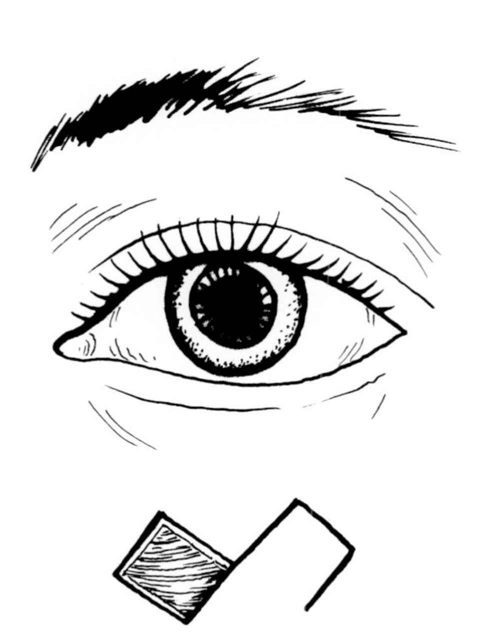

图1-7-6

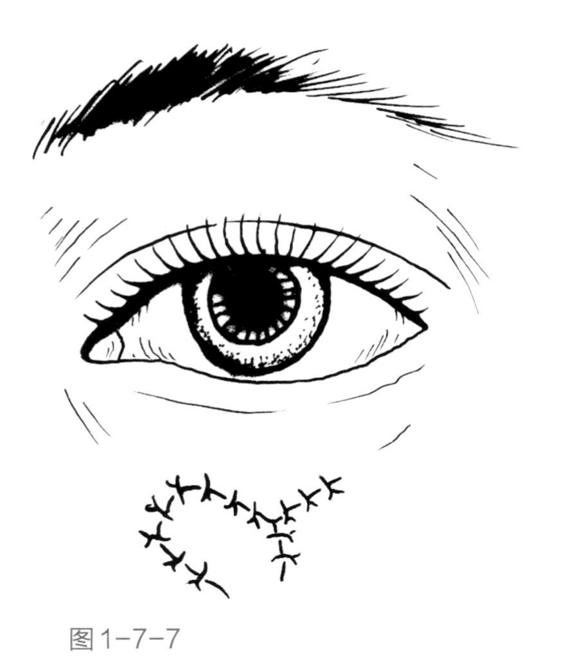

图1-7-7

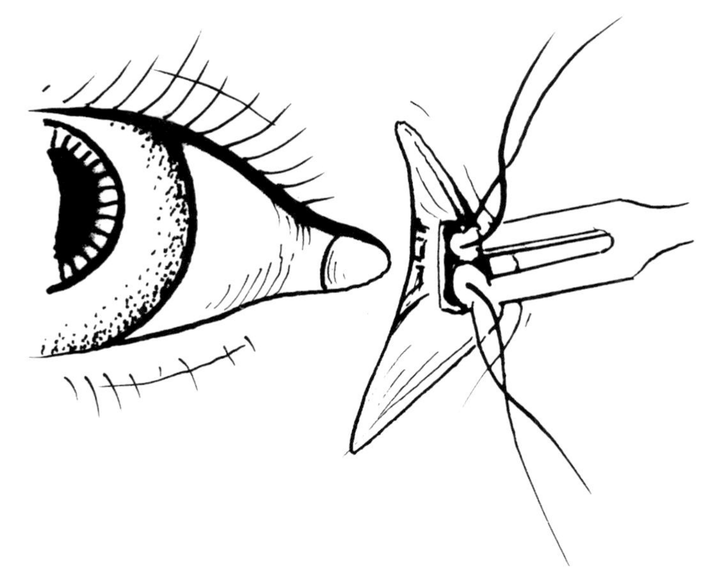

图1-7-8

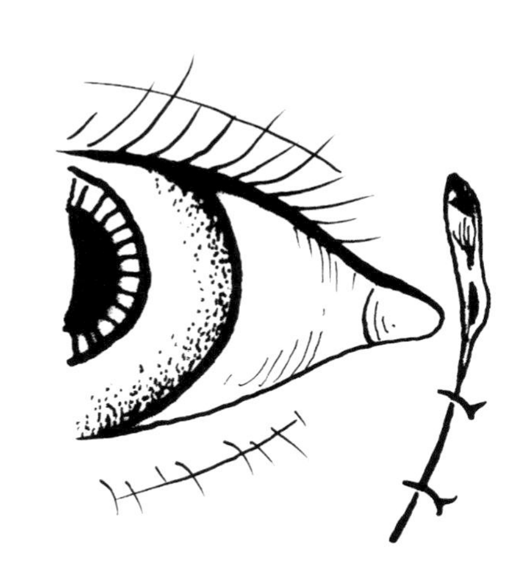

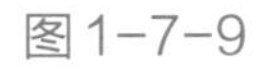

图1-7-9

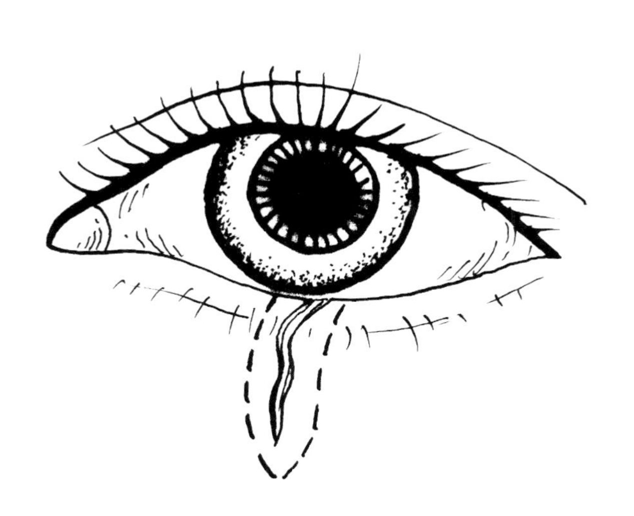

图1-7-10

经泪后嵴或经过鼻骨的金属丝固定。缝合皮下组织、皮肤（图1-7-9）。

❷ 上睑及下睑区

（1）上睑提肌和眼睑缩肌损伤的修复：采用上睑提肌缩短术相似的暴露方法寻找上睑提肌，找到可疑的肌肉断端时，可嘱患者做开睑动作，如此时被抓住的组织收缩或有明显的拉力，则证实为该肌或腱膜的断端。用5-0不可吸收缝线将上睑提肌腱膜缝合在睑板上缘，6-0线间断缝合裂伤的皮肤。下睑眼睑缩肌可用6-0可吸收缝线做间断或褥式缝合，使其固定于下睑板的下缘。

（2）眶隔损伤的修复：裂开的眶隔可用6-0胶原或可吸收缝线修补，眼轮匝肌用6-0可吸收缝线做埋藏间断缝合。若滑车受损，应用6-0尼龙线使其复位于原骨膜处。

（3）累及睑缘全层裂伤的修复：修补先从睑缘开始。分别在睑缘伤口两侧约2mm处，以灰线作为缝合标志经睑缘和睑板用6-0丝线做垂直褥式缝合（图1-7-10、图1-7-11），再做睑缘前唇和眼轮匝肌垂直褥式缝合。检查睑缘对位满意后，缝合睑缘后唇（图1-7-12）。检查睑缘缝合效果满

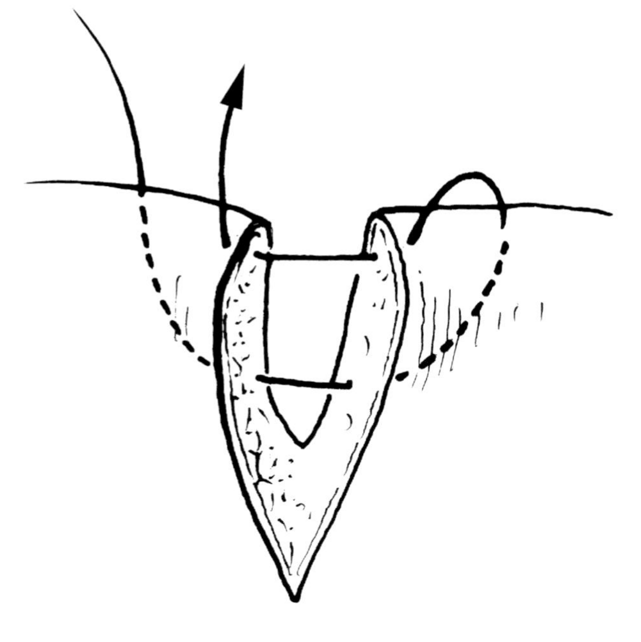

图1-7-11

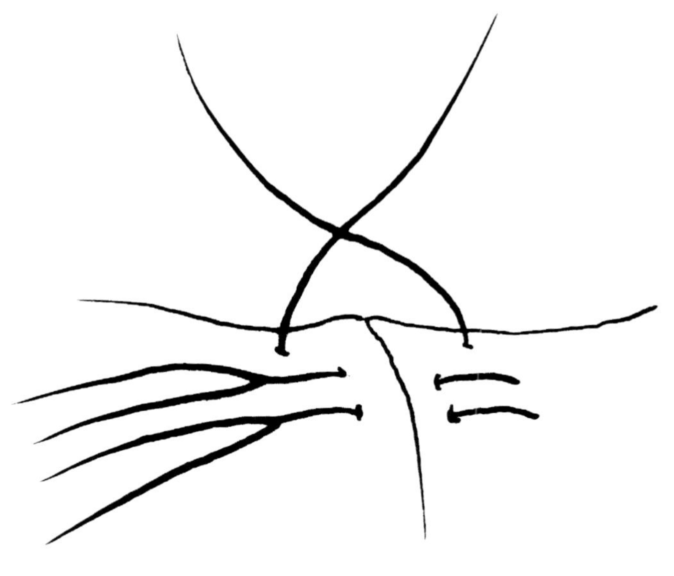

图1-7-12

意后，可吸收缝线不穿透睑结膜缝合睑板断端（图1-7-13）。睑缘的缝线末端均要留长，并向前拉向眼睑皮肤面，以免刺激角膜（图1-7-14），再进一步修补其他伴随的损伤。

（4）眼睑撕脱伤及睑组织缺损的修复：超过1/4眼睑长度的全层睑缺损需要重建手术修复（参考第十二章），小于此量的缺损，在将伤口边缘修齐后可以直接做一期缝合修复。老年患者由于睑组织较松弛，所以通过外眦松解术后，可以将宽度达1/2的睑组织全层缺口直接缝合（图1-7-15~图1-7-17）。

手术要点

❶ 清创要认真、仔细。若异物残留或坏死组织清理不充分，将严重影响眼睑的愈合和恢复。

❷ 在严重外伤的情况下，组织的辨认很重要。

❸ 缝合皮瓣时张力不可过大，蒂部不可过薄，避免皮瓣坏死。

术后处理

注意观察皮肤切口愈合情况，每日聚维酮碘消毒，皮肤面创口5~7日拆线，睑缘创口10~14日拆线。

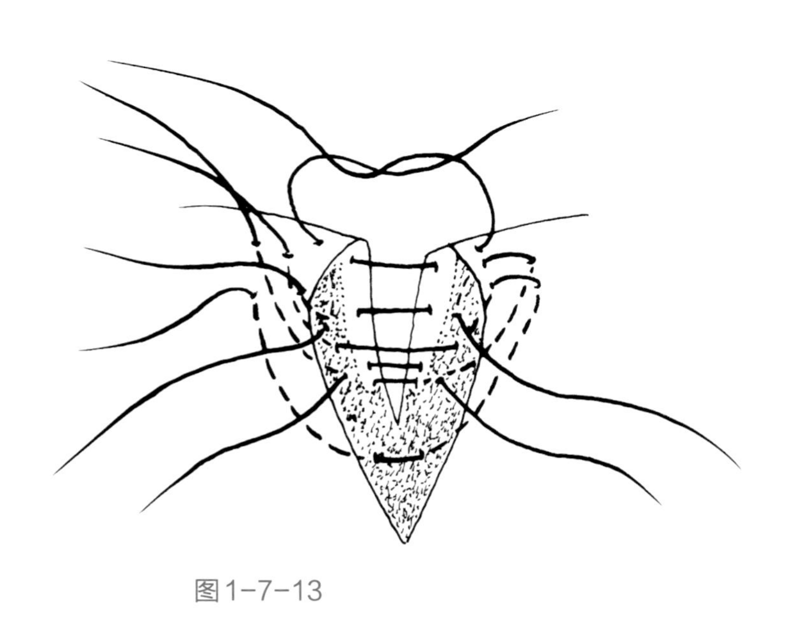

图1-7-13

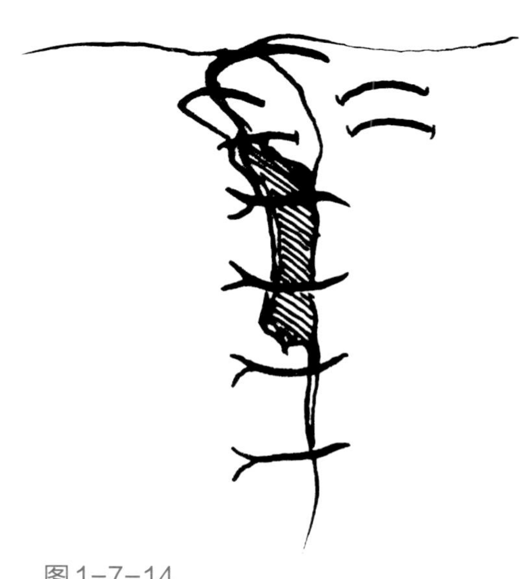

图1-7-14

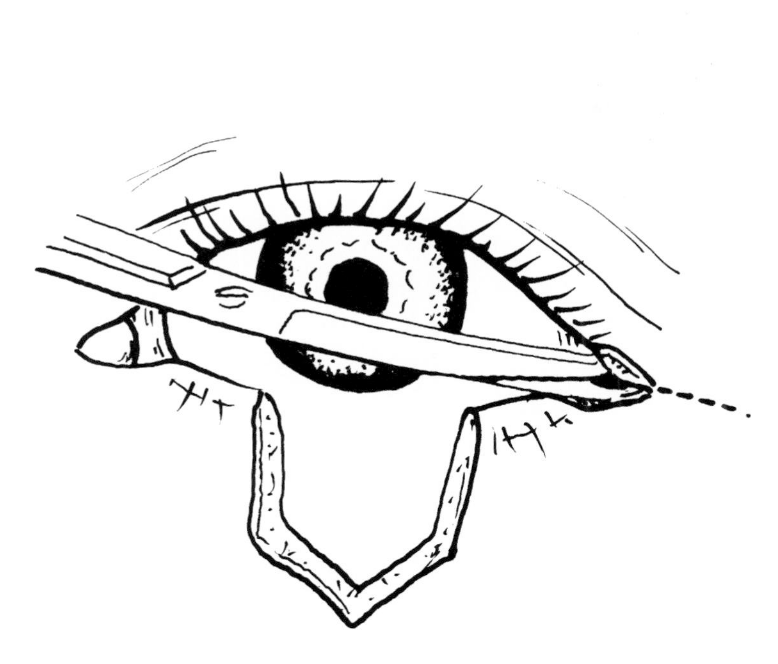

图1-7-15

图1-7-16

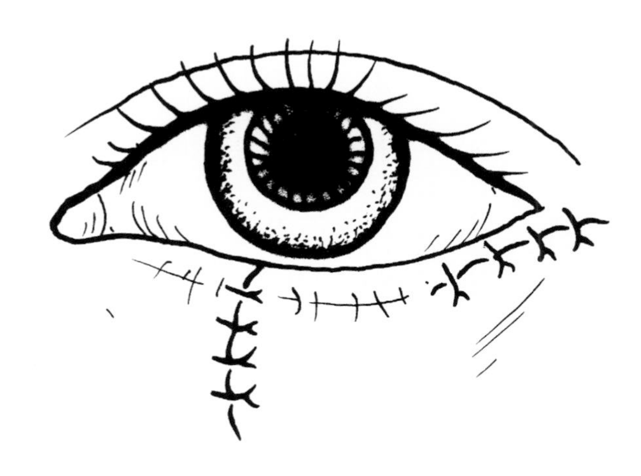

图1-7-17

第二章

泪道手术

扫描二维码，
观看本书所有
手术视频

第一节　泪道探通术

适 应 证

❶ 新生儿泪囊炎，超过6月龄且加压冲洗泪道无效者。

❷ 病程较短（6个月内）的慢性泪囊炎及泪道阻塞者。

禁 忌 证

❶ 严重心、脑血管疾病或对探针探通极度恐惧者。

❷ 急性角膜结膜炎及急性泪囊炎患者。

术前准备

详细询问患者有无既往心、脑血管病史，向患者及家属交代操作风险并完成知情同意书签字。

麻　　醉

泪小点处滴1%盐酸丁卡因或盐酸丙美卡因滴眼液表面麻醉2次。

体　　位

患者取仰卧位或坐位（头部稍向后仰）。

手术步骤

❶ 将泪点扩张器垂直插入泪小点，再水平转向鼻侧并稍用力旋转泪点扩张器，扩大泪小点（图2-1-1）。

❷ 用适当粗细的泪道探针沿已经扩张的泪小点垂直插入泪小管1~2mm（图2-1-2），并用另一只手拇指向外牵拉下睑（避免发生"手风琴"征），探针水平推进10~12mm（图2-1-3），直至遇到眶骨坚硬的抵抗，提示探针已到达泪囊骨壁。

❸ 以到达泪囊骨壁的探针尖端为支点，稍微后退1mm，将探针柄紧贴眼睑平面向上旋转90°，紧贴眉毛内侧将探针垂直（前倾15°~20°）（图2-1-4）稍向外下方沿鼻泪管方向向下推进探通（图2-1-5），成功后，留置探针15~20分钟后拔出。

术中要点

❶ 探通泪道水平部时，一定要向外牵拉固定下睑，使泪小管始终处于拉紧撑直状态，避免泪小管皱褶，形成"手风琴"征。

❷ 探针进入泪囊前，不可在泪管内过早直立或改变水平方向；探针到达泪囊骨壁后稍微后退，即旋转泪道探针，沿鼻泪管方向进针，但切忌用力过猛，造成假道或形成泪囊骨壁损伤。

术后处理

探通后，可以用生理盐水或含庆大霉素的生理盐水（婴幼儿禁用）冲洗泪道。冲洗泪道时应注意有无水流入口腔或眼睑皮下组织引起眼睑肿胀（假道形成），如有假道形成，应停止冲洗。术后左氧氟沙星滴眼液（婴幼儿用妥布霉素滴眼液或盐酸莫西沙星滴眼液）点眼5~7日，点药前挤压泪囊区，尽量排净泪囊分泌物。

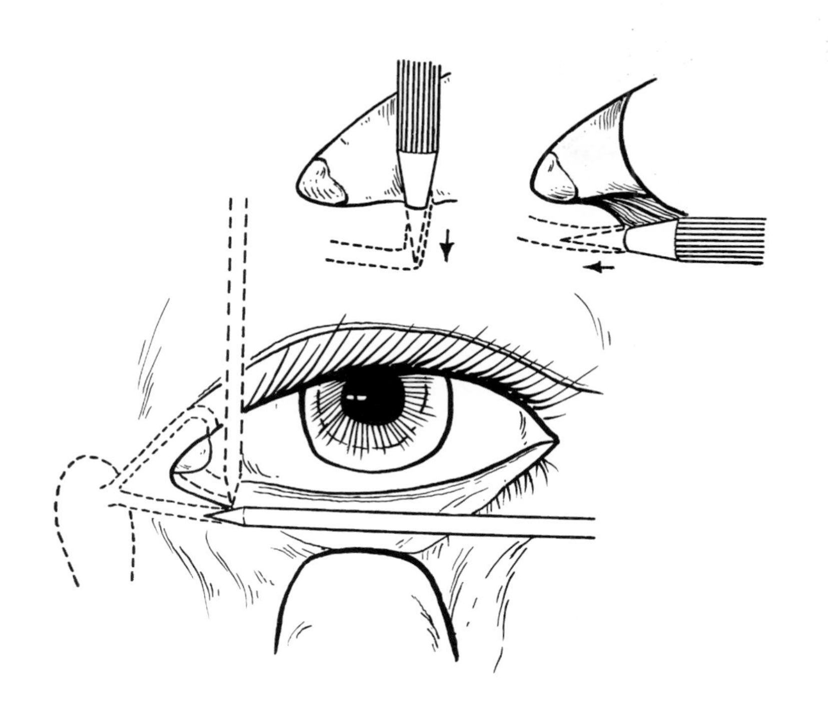

图2-1-1

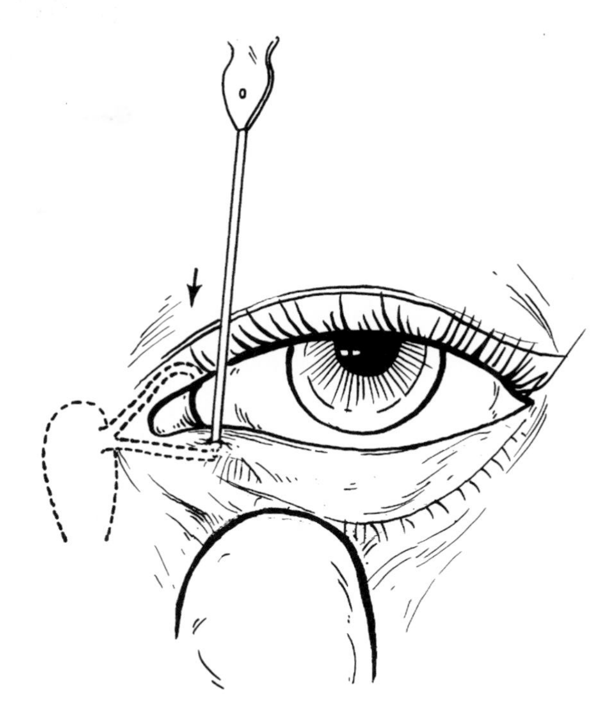

图2-1-2

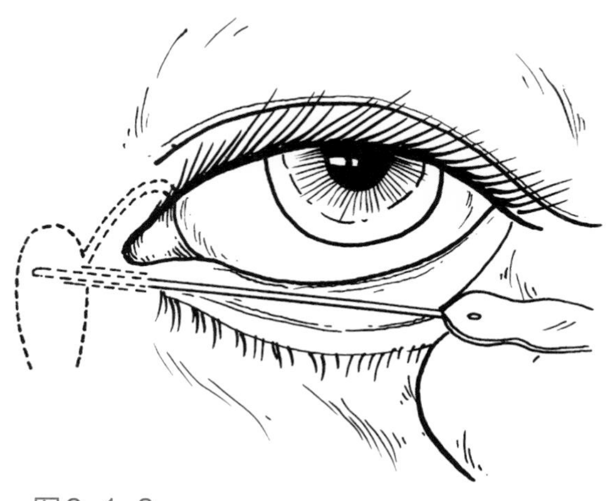

图2-1-3

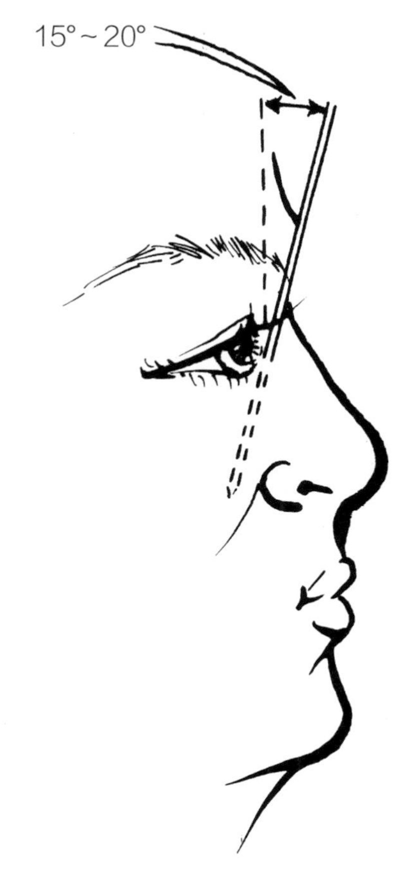

图2-1-4

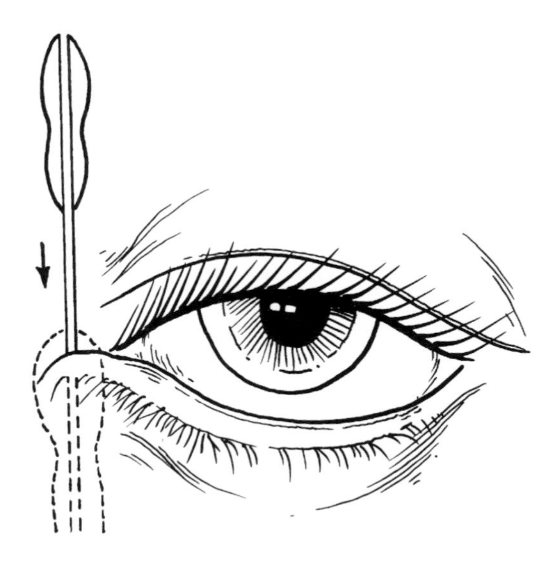

图2-1-5

第二节 泪囊摘除术

适应证

❶ 慢性泪囊炎，但因高龄、全身状态差或罹患鼻腔疾病，不适合行泪囊鼻腔吻合者。

❷ 急性泪囊炎发作后，遗留泪囊瘘管者。

❸ 泪囊黏液囊肿或罹患泪囊肿瘤者。

❹ 慢性泪囊炎伴有角膜外伤或角膜溃疡者。

禁忌证

❶ 严重心、脑血管疾病，无法行全身麻醉或局部麻醉手术者。

❷ 急性泪囊炎。

❸ 新生儿泪囊炎。

术前准备

含庆大霉素的生理盐水溶液冲洗泪道1~2日。术前眼睑皮肤消毒，消毒范围：上方达发际，内侧过鼻中线，下方到上唇平面，外侧到耳根部。

麻醉

2%利多卡因3~5ml泪囊部皮下浸润麻醉,内眦韧带上、下10mm的深部眶缘骨膜面麻醉,滑车下神经阻滞麻醉；惧怕手术不能很好配合者全身麻醉。

体位

患者取仰卧位。

手术步骤

❶ 于距内眦鼻侧3mm处，用尖刀片从内眦韧带上方2~3mm向下方沿皮纹方向切开皮肤，皮肤切口上半部切口略呈垂直，下半部切口稍斜向颞侧，走行大致与泪前嵴平行（图2-2-1），长12~15mm。

❷ 钝性分离皮下组织及眼轮匝肌，置入泪囊撑开器，暴露内眦韧带和泪前嵴，在泪前嵴外2mm处的稍偏颞侧，用尖刀片纵向切断内眦韧带，接着沿泪前嵴切开泪筋膜，此时即暴露出泪囊前壁的一部分，提起韧带的颞侧断端，在其下纤维膜间从泪囊前壁到颞侧壁，用弯剪刀或骨膜剥离子进行钝性分离，直至鼻泪管的移行部附近（图2-2-2）。

❸ 提起内眦韧带的鼻侧断端，顺着鼻侧泪筋膜切口，紧贴泪前嵴骨壁分离，进入泪囊窝，后方到泪后嵴，下方接近鼻泪管移行部（图2-2-3）。

❹ 提起内眦韧带的颞侧断端，沿泪囊窝上部的骨膜面分离泪囊顶部，将游离的泪囊顶部向鼻侧提起，在提起的韧带和泪囊之间，暴露出泪小管或泪总管泪囊移行部，用弯剪刀顶着纤维膜切断泪总管或泪小管（图2-2-4）。

❺ 把泪囊向前方牵引，从后向颞侧剥离，向鼻泪管方向伸入，尽可能使鼻泪管上部游离，用弯剪刀沿泪囊后面尽量深地切断鼻泪管，将泪囊完整摘除（图2-2-5），送术后病理。

❻ 用刮勺尽量向下方刮净残留的鼻泪管黏膜，用聚维酮碘浸泡创腔2~3分钟,沿上、下泪小点做泪小管水平剖开，尽量刮净黏膜组织，用庆大霉素生理盐水冲洗术野。

❼ 间断缝合内眦韧带（图2-2-6），皮内连续缝合皮肤切口。创口处垫一小

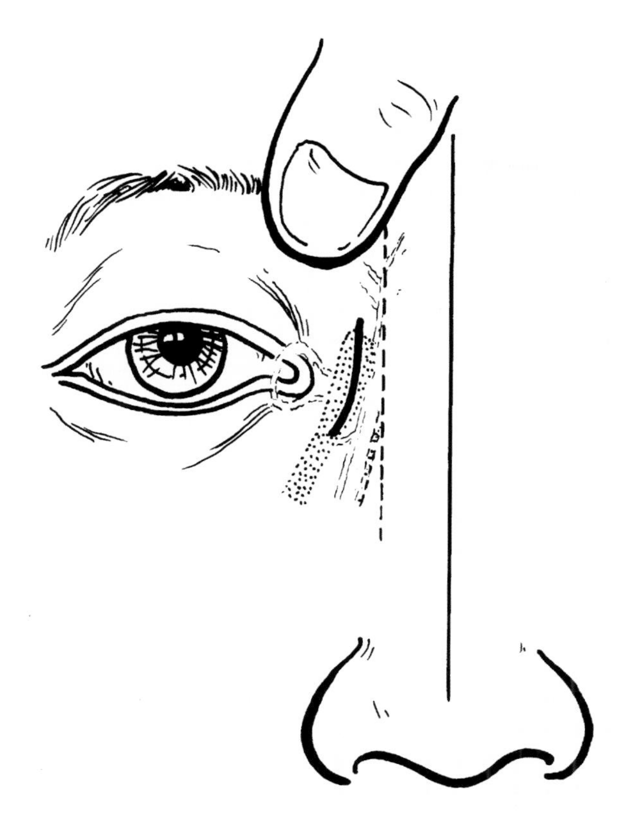
图2-2-1

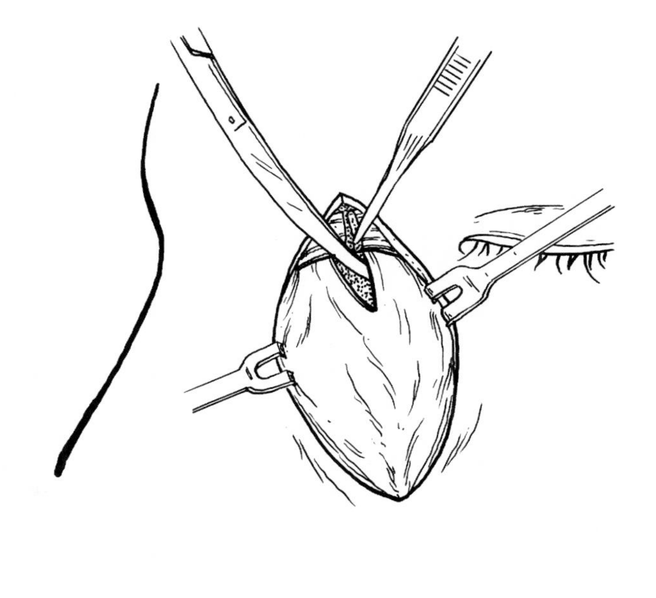
图2-2-2

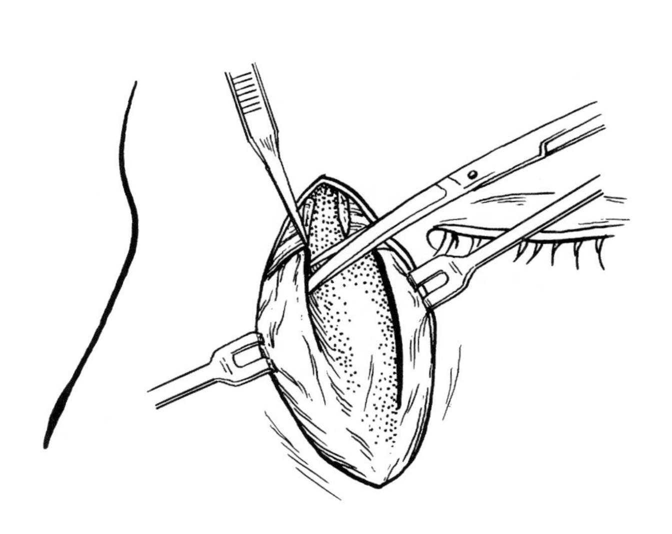
图2-2-3

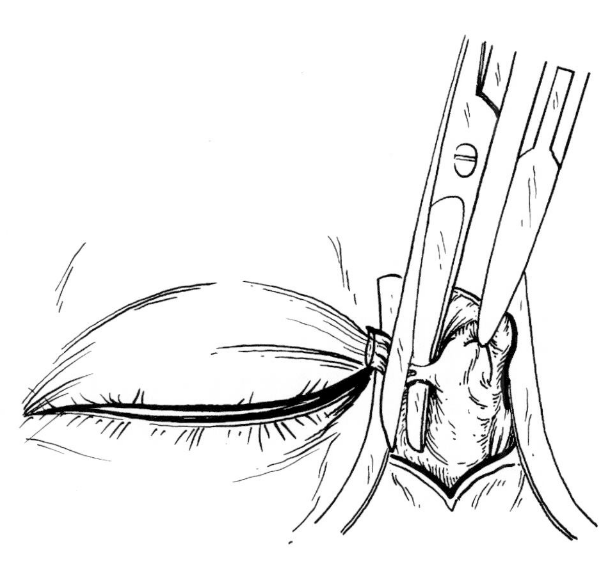
图2-2-4

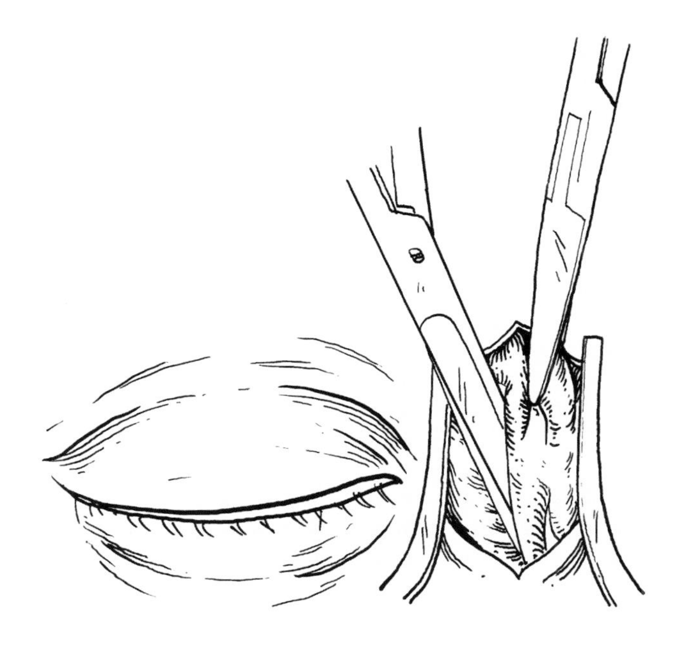
图2-2-5

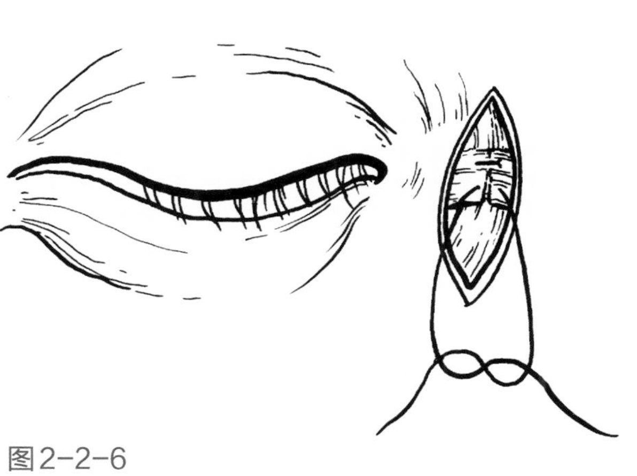
图2-2-6

纱布卷，以消除摘除泪囊后遗留的死腔。结膜囊涂氧氟沙星眼膏，术眼加压包扎。

术中要点

❶ 术中勿损伤内眦动、静脉，皮下分离时不要向鼻侧剥离过大；若损伤出血，可行钳夹或电凝止血，出血严重可放置引流条。

❷ 泪囊后壁与内眦韧带后支为紧密连接，分离时应尽量避免刺破泪囊，完整剥离泪囊。

❸ 在分离泪囊颞侧时，勿向外过多分离，避免穿破眶隔。

❹ 尽量保留泪囊完整性，避免刺破泪囊，导致泪囊黏膜组织残留。

术后处理

❶ 术后局部加压包扎24~48小时，打开加压包扎后每日切口换药。

❷ 术后24小时建议拔除引流条。

❸ 术后7日拆线。

❹ 必要时口服广谱抗生素2~3日。

第三节　泪囊鼻腔吻合术

适 应 证　泪小点位置、形态正常且泪小管通畅的慢性泪囊炎者。

禁 忌 证　泪囊肿瘤、急性泪囊炎、泪囊极度缩小者；严重慢性副鼻窦（鼻旁窦）炎、萎缩性鼻炎、不能矫正的重度鼻中隔偏曲者。

术前准备　完善泪囊造影检查，评价泪囊形态和大小。术前做泪道冲洗，了解泪道是否通畅，明确冲出的分泌物是黏性的还是脓性的，如为脓性的需用含庆大霉素的生理盐水多次冲洗后再手术。术前1日用庆大霉素生理盐水再冲洗1次。术前眼睑皮肤消毒，消毒范围：上方达发际，内侧过鼻中线，下方到上唇平面，外侧到耳根部。

麻　　醉　2%利多卡因3~5ml局部浸润麻醉联合滑车下神经、筛前神经及眶下神经阻滞麻醉，并用浸有1%盐酸丁卡因和1:1 000肾上腺素（或1%麻黄碱）的纱布条或脑棉条填塞术侧中鼻道拟手术位置。

体　　位　患者取仰卧位。

手术步骤　传统经皮肤切口泪囊鼻腔吻合

❶ 于距内眦鼻侧3~5mm处，用尖刀片从内眦韧带上方5mm向下方沿皮纹方向切开皮肤，皮肤切口上半部切口略呈垂直，下半部切口稍斜向颞侧呈弧形，走行大致与泪前嵴平行，长约20mm，深达皮肤全层。

❷ 钝性分离皮下组织及眼轮匝肌，置入泪囊撑开器，暴露内眦韧带和泪前嵴，在泪前嵴前切开骨膜。内眦韧带可视术中暴露情况决定是否切开，

若切开内眦韧带，术毕须将其重新缝合固定。

❸ 用骨膜剥离子紧靠骨壁将骨膜推向外侧，向后达泪后嵴，向上达泪囊顶部，向下达鼻泪管上口。接着用弯血管钳在泪囊窝前下方顶破骨壁，形成小孔（图2-3-1）后，用咬骨钳伸进骨孔咬除周围骨壁（图2-3-2），扩大为10mm × 12mm卵圆形骨孔（图2-3-3）。

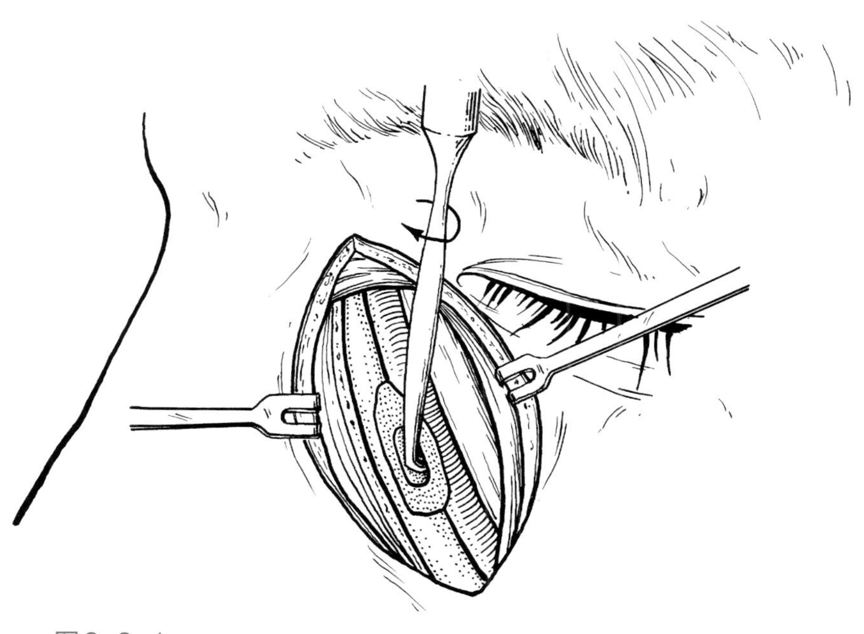

图2-3-1

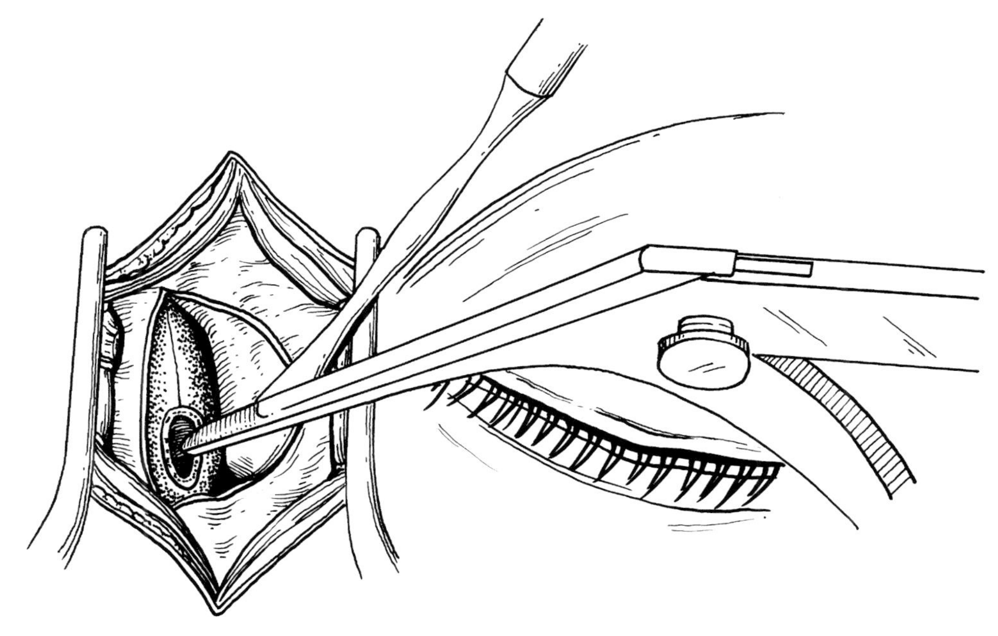

图2-3-2

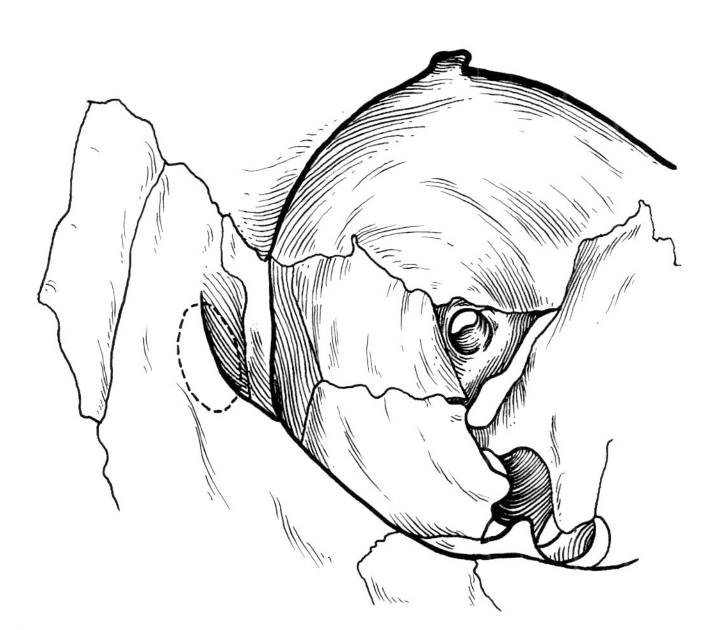

图2-3-3

❹ 用泪道探针自泪小点、泪小管插入，进入泪囊，将泪囊鼻侧壁顶出，在泪囊鼻侧壁顶部做一横切口，并在泪囊部尽可能低处做另一与之平行的切口，在两横切口之间做一垂直切口，形成“I”形切口，同时在鼻黏膜上做一对应切口（图2-3-4），用6-0可吸收缝线缝合泪囊和鼻黏膜后瓣（图2-3-5），间断缝合3针，再用6-0可吸收缝线缝合泪囊和鼻黏膜前瓣，间断缝合3针（图2-3-6）。

❺ 用5-0可吸收缝线缝合骨膜，重新固定内眦韧带于原止点骨膜上，最后间断缝合皮下组织和皮肤。

鼻内镜下泪囊鼻腔吻合

在鼻内镜下，确定泪囊位置，将外侧壁黏膜切开18mm×20mm大小，将黏膜瓣保留于中鼻道，将骨性鼻腔外侧壁和上颌骨额突泪骨前部暴露，见两者之结合骨缝。用咬骨钳或电钻自鼻泪管投影处将骨质

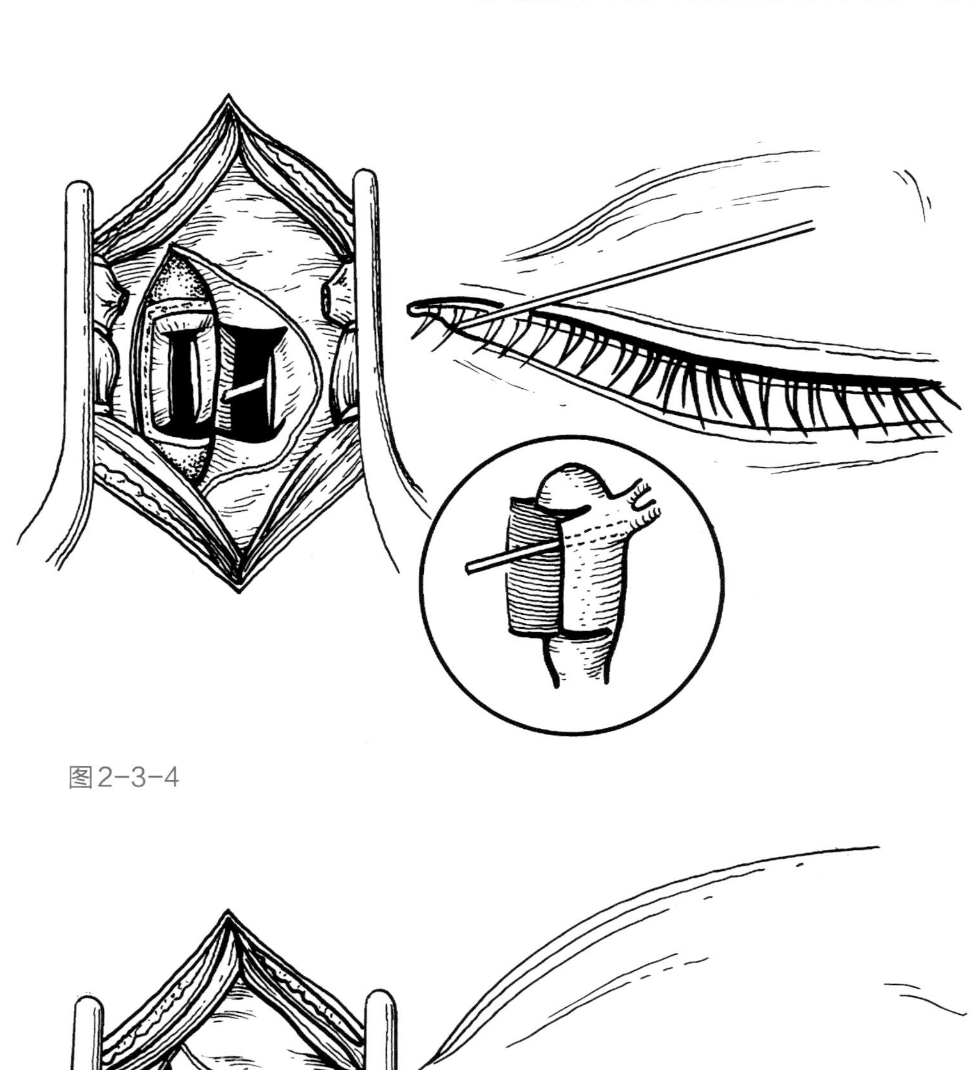

图2-3-4

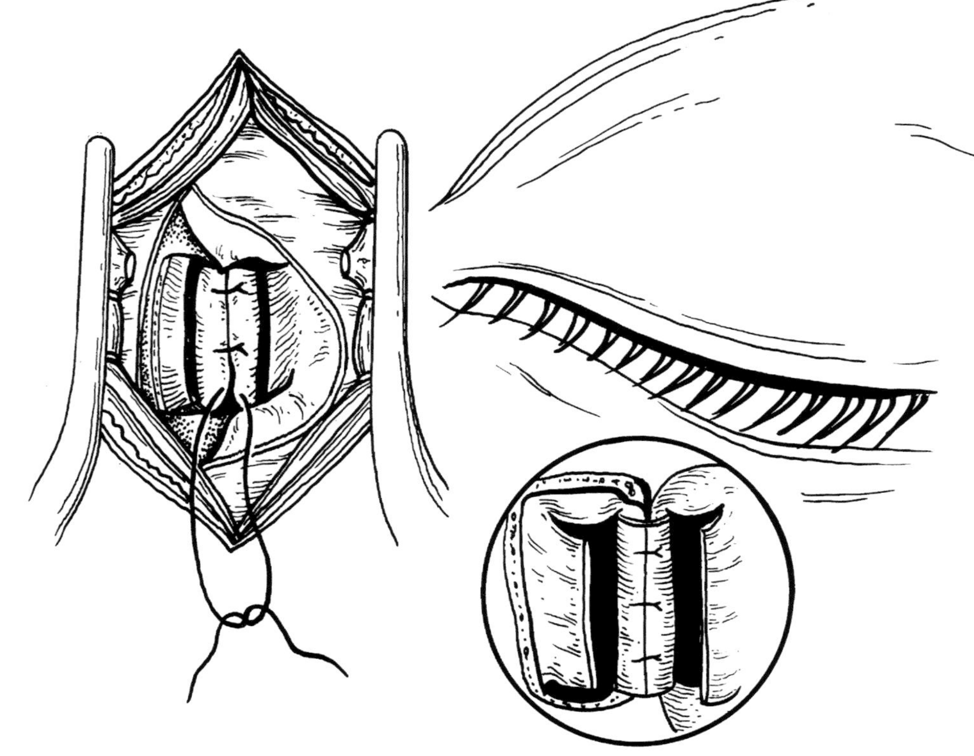

图2-3-5

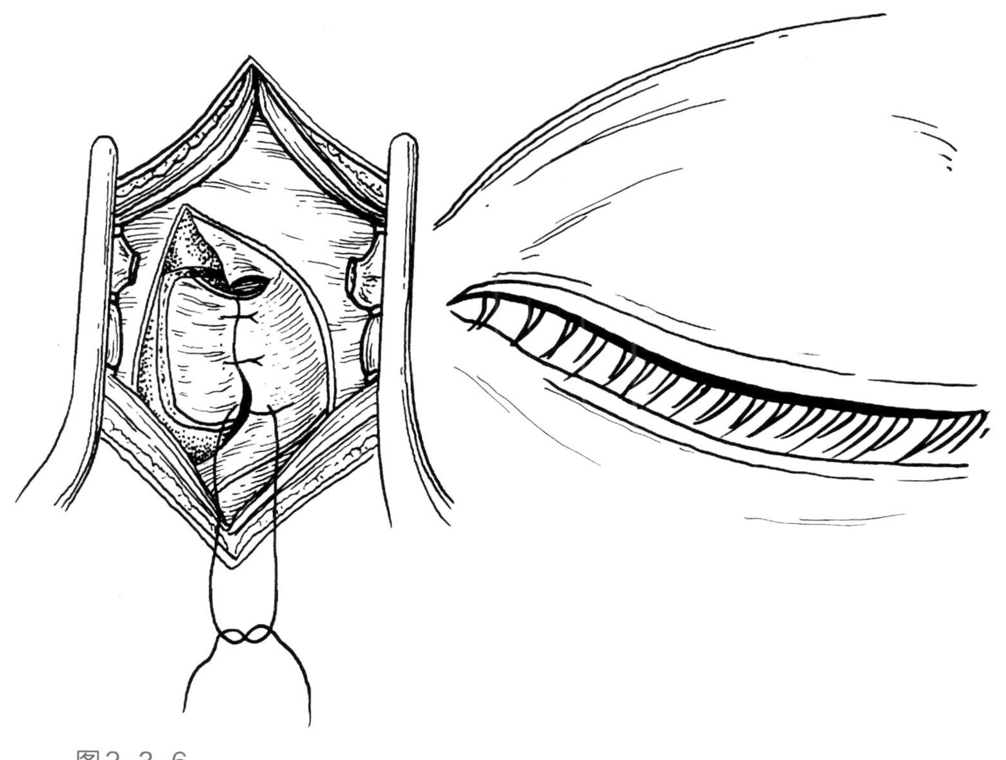

图2-3-6

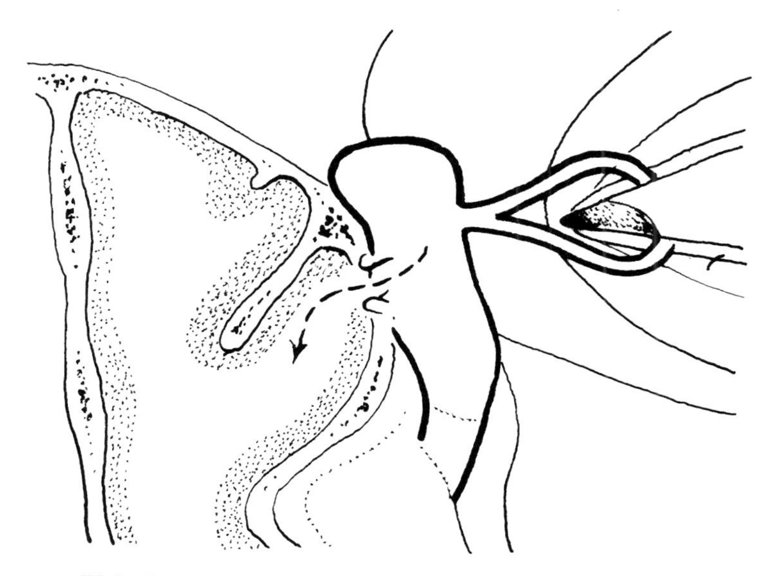

图2-3-7

咬除，沿鼻泪管向上扩大，显露泪囊，用电钻将该处骨质去除，开约10mm×15mm大小骨窗以使泪囊暴露，经下泪小点插入泪道探针至泪囊，再次确定泪囊后，在探针引导下，再用眼科15°穿刺刀切开泪囊，用银夹将泪囊瓣与预留鼻腔黏膜瓣固定（图2-3-7）。术后可予明胶海绵填压术处，若渗血较多可用膨胀海绵加压填塞。

术中要点

❶ 术中造骨孔时，避免使用暴力，以防伤及鼻黏膜后流血不止。

❷ 在分离泪囊时，应仔细、轻柔，以免泪囊壁破裂，吻合困难。

❸ 切开泪囊后，应注意泪总管在泪囊开口处有无异常膜性结构，若伴有泪囊结石，应彻底去除，以提高手术成功率。

❹ 在缝合泪囊前瓣前，可以在前、后瓣之间填塞明胶海绵或留置硅胶泪道引流管，以提高手术成功率。

术后处理

❶ 术后局部只敷眼垫，切勿加压包扎。

❷ 如留置引流条，术后3日拆除，并隔日1次行泪道冲洗3~5次；若有泪道引流管，可留置3~6个月。

❸ 每日换药，术后7日拆皮肤缝线。

第四节　下泪小点外翻矫正术

适应证　下泪小点外翻而泪道冲洗通畅者。

禁忌证　急性角膜结膜炎及眼睑睑缘炎者。

术前准备　询问患者有无既往泪道手术史，术前行泪道冲洗，明确泪道是否通畅。眼睑皮肤消毒，消毒范围：上方达发际，内侧过鼻中线，下方到上唇平面，外侧到耳根部。

麻　　醉　滴1%盐酸丁卡因或盐酸丙美卡因滴眼液表面麻醉2次，2%利多卡因1~2ml泪小点局部和周围睑结膜下浸润麻醉。

体　　位　患者取仰卧位。

手术步骤

❶ 烧灼法　适用于极轻度者。

（1）向外翻转下睑，暴露下睑结膜。

（2）用电灼器的粗针电极在泪小点近睑结膜侧2~3mm处做一排烧灼点，点间距为2~3mm，深达睑板浅层（图2-4-1）。结膜囊内涂抗生素眼膏，加盖眼垫。

❷ 切除法　适用于下泪小点外翻较重者，手术尽量在显微镜下操作。

（1）向外翻转下睑，暴露下睑结膜，在泪小点近睑结膜侧2.5mm处，平行于睑缘做一长约5mm、宽约2mm的梭形切口，切除少量睑结膜和睑板组织，梭形最宽处对准泪小点，8-0可吸收缝线间断缝合（图2-4-2）。结膜囊内涂抗生素眼膏，加盖眼垫。

（2）外翻更重时，可做角形切口（图2-4-3）：在下泪小点后1mm处为中心，在其两侧各2mm处平行睑缘切开。再以中心点后3mm处为标志点，切除三角形的睑结膜及部分睑板组织，轻轻分离结膜瓣，勿损伤泪小管，间断缝合创缘。结膜囊内涂氧氟沙星眼膏，加盖眼垫。

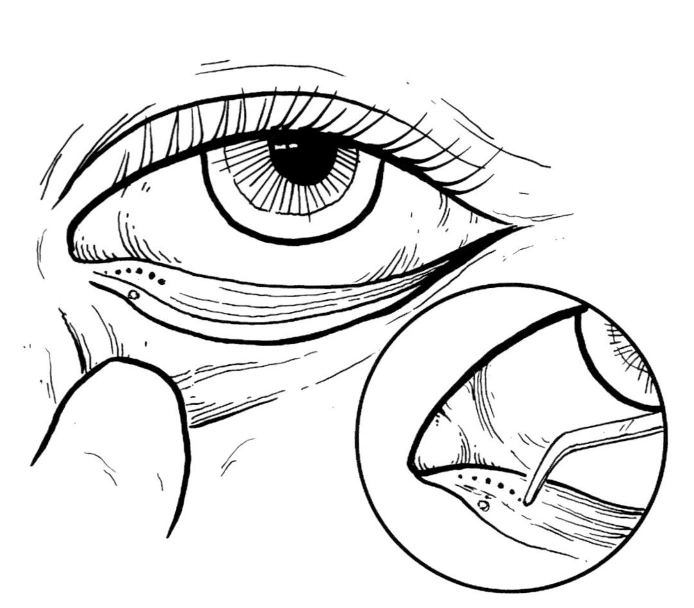

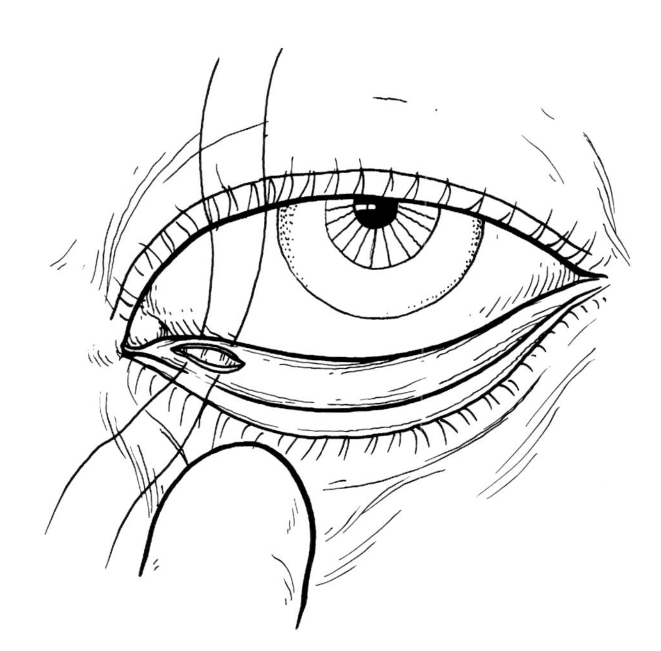

图2-4-1　　图2-4-2

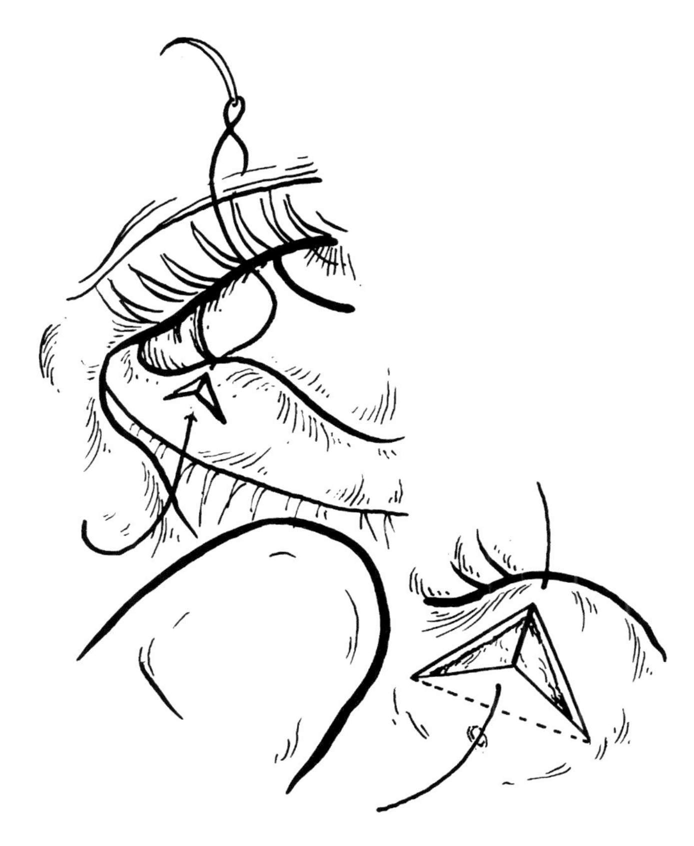

图2-4-3

术中要点　　术中操作轻柔，切勿损伤下泪小点、泪小管。

术后处理　　每日换药，第5~7日拆线，滴用左氧氟沙星滴眼液。

第五节　泪道插管术

适 应 证　　泪小管、泪总管、鼻泪管阻塞及狭窄者。

禁 忌 证
❶ 急性泪囊炎者。
❷ 严重心、脑血管疾病或对探针探通极度恐惧者。

术前准备　　眼睑皮肤消毒，消毒范围：上方达发际，内侧过鼻中线，下方到上唇平面，外侧到耳根部。

麻　　醉　　滴1%盐酸丁卡因或盐酸丙美卡因滴眼液泪小点处表面麻醉2次，2%利多卡因2~3ml眶下神经麻醉及下鼻道、鼻甲表面麻醉。

体　　位　　患者取仰卧位或坐位。

手术步骤
❶ 术者用手指将下睑向外下方推，并固定于外下眶缘，使泪小管拉紧、绷直，扩大泪小点、泪道探通方法同泪道探通术（图2-5-1）。
❷ 将泪道引流管两端分别由上、下泪小点插入，经泪小管、泪囊、鼻泪管直至下鼻道（图2-5-2）。

❸ 可以在窥鼻器或鼻内镜的配合下，将泪道引流管两端由下鼻道勾出，打结固定于鼻孔处鼻翼（图2-5-3、图2-5-4）。

术中要点

术中由下鼻道勾出泪道引流管时应避开下鼻甲并注意保护鼻中隔，避免损伤后出血不止。

术后处理

❶ 术后患眼用左氧氟沙星滴眼液点眼2周。

❷ 泪道引流管留置3~6个月。

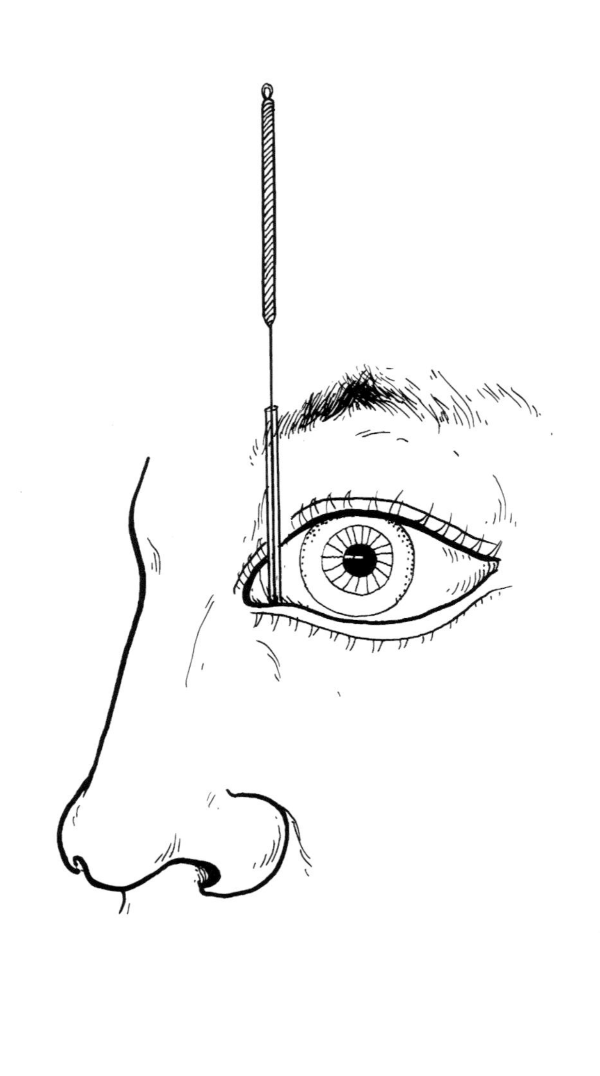

图2-5-1

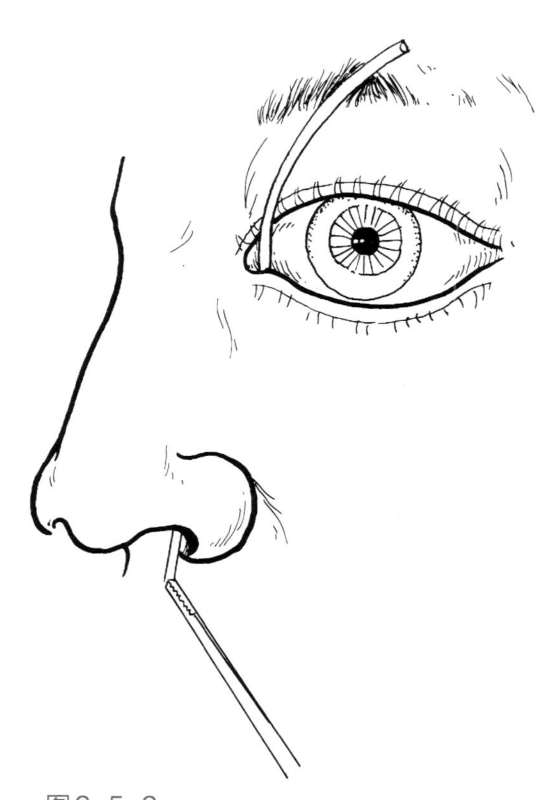

图2-5-2

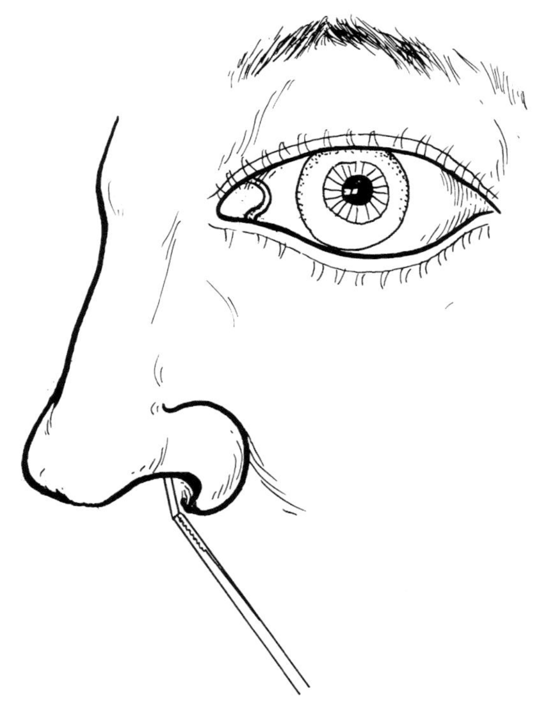

图2-5-3

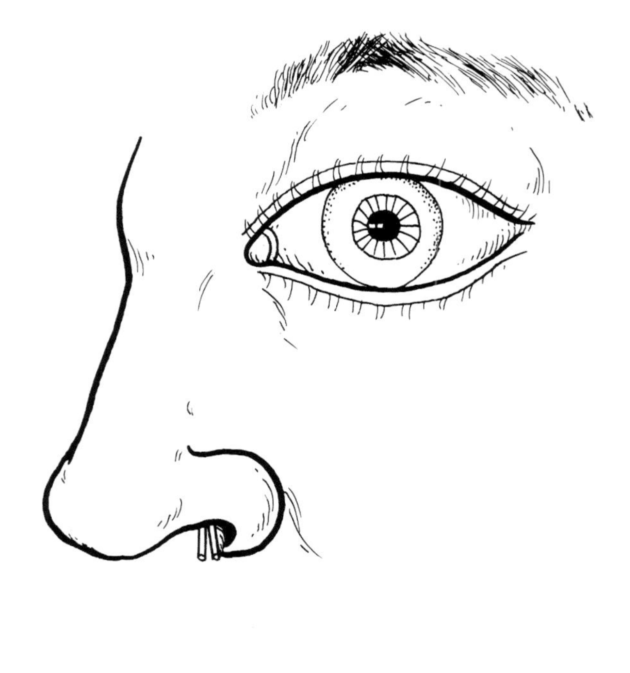

图2-5-4

第六节　泪道激光疏通术

适应证　下泪小管、泪总管、鼻泪管阻塞及狭窄者。

禁忌证

❶ 急性泪囊炎者。

❷ 泪囊肿瘤所致泪道阻塞者。

❸ 先天性泪道缺损或畸形者。

术前准备　常规进行泪小点扩张、泪道冲洗及泪道探通。眼睑皮肤消毒，消毒范围：上方达发际，内侧过鼻中线，下方到上唇平面，外侧到耳根部。

麻　　醉　滴1%盐酸丁卡因或盐酸丙美卡因滴眼液表面麻醉2次，2%利多卡因2~3ml局部浸润麻醉。

体　　位　患者取仰卧位或坐位。

手术步骤

❶ 泪小点阻塞者　在裂隙灯或显微镜下找到泪小点准确位置，用激光激射（能量一般为10~15W，20~30Hz），击通时会有落空感。术后插入硅胶管或塑料管支撑，涂氧氟沙星眼膏。

❷ 泪小管或泪总管阻塞　扩张泪小点后，探针插入泪小管或泪总管，直至阻塞部位（图2-6-1）。确定并标记阻塞位置，将导光纤维的22G钝针头送达阻塞部位，击射至有落空感，用含庆大霉素的生理盐水冲洗。确定泪道通畅后，插入支撑管。

❸ 鼻泪管阻塞　扩大泪小点后，探针探至鼻泪管阻塞部位（图2-6-2），确认阻塞部位后，拔出探针。送入带有导光纤维的中空探针到阻塞部位，击射至有落空感，拔出导光纤维，中空探针继续下探，确认泪道疏通后，拔出探针，冲洗泪道，插入支撑管。

术中要点

❶ 击射泪小管或泪总管阻塞部位时，一定要水平向外撑直泪管，避免造成假道。

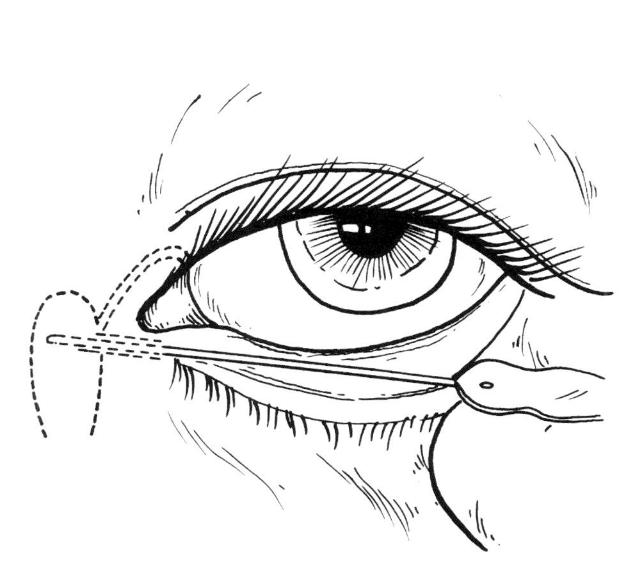

图2-6-1

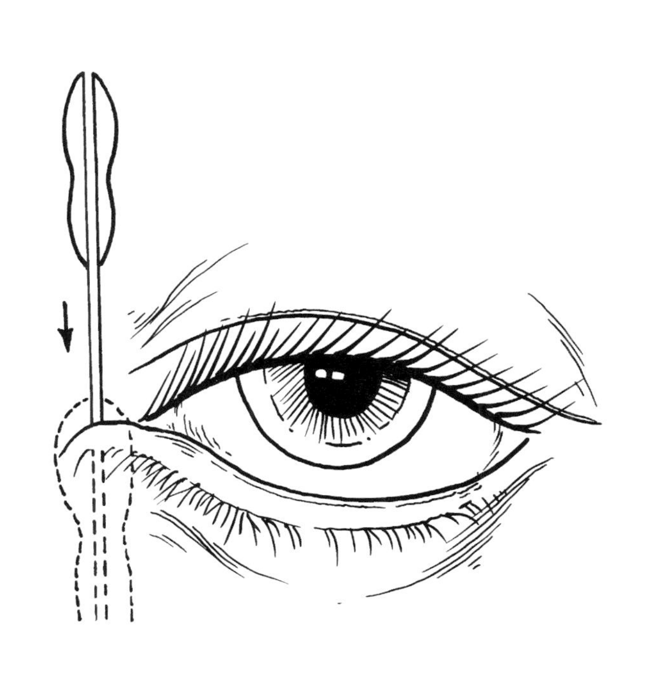

图2-6-2

❷ 处理鼻泪道阻塞用探针探查阻塞部位时，一定要沿着泪道探通进入，避免假道形成。

术后处理

❶ 术后患眼用左氧氟沙星滴眼液点眼2周。

❷ 泪道引流管留置时间　泪小点阻塞者术后3~4周拔管，泪小管或泪总管阻塞者术后1~2个月拔管，鼻泪道阻塞者术后3~6个月拔管。

第七节　泪小管断裂吻合术

适应证　眼睑内侧近内眦部皮肤挫伤或撕裂伤引起泪小管断裂者。

禁忌证　严重颅脑损伤、生命体征不平稳者；严重泪囊及鼻泪道损伤者。

术前准备　眼眶CT检查，询问患者有无既往泪道手术史、有无流泪病史。术前眼睑皮肤消毒，消毒范围：上方达发际，内侧过鼻中线，下方到上唇平面，外侧到耳根部。

麻醉　2%利多卡因3~5ml局部浸润麻醉；年幼或者对局部麻醉不配合者可全身麻醉。

体位　患者取仰卧位。

手术步骤

❶ 彻底清创，充分暴露创口。

❷ 泪小点扩张器扩张泪小点，泪道探针或泪道冲洗针头探查近端泪小管，判断泪小管断端颞侧长度。

❸ 在显微镜下，用微型有齿镊尽量分离暴露，找寻泪小管断端鼻侧开口，呈灰白色喇叭口样外观，灰白色为断端泪小管内膜颜色，与周围鲜红的创面形成明显对比，用泪道冲洗针头由此断端探查并注水，确认其是否通畅。

❹ 以泪道硅胶引流管为支撑（图2-7-1），保证泪小管两侧断端正确对位，达到术后黏膜的良好愈合。

❺ 将泪道引流管放置于合适位置后，首先在泪小管两侧断端的外膜分别予3针褥式缝线，先打结较深部的褥式缝线，使泪小管两断端靠拢（图2-7-2、图2-7-3），进一步做加强缝合，使泪小管断端两侧的软组织紧密靠拢（图2-7-4）。

❻ 硅胶引流管的另一端从上泪小点沿泪道走行插入至鼻泪管（图2-7-5），同泪道插管法，用窥鼻镜和枪状镊，自下鼻道拉出引流管两端（图2-7-6），打结后剪断，引流管残端留置于鼻内。

❼ 分层缝合睑板和皮肤。

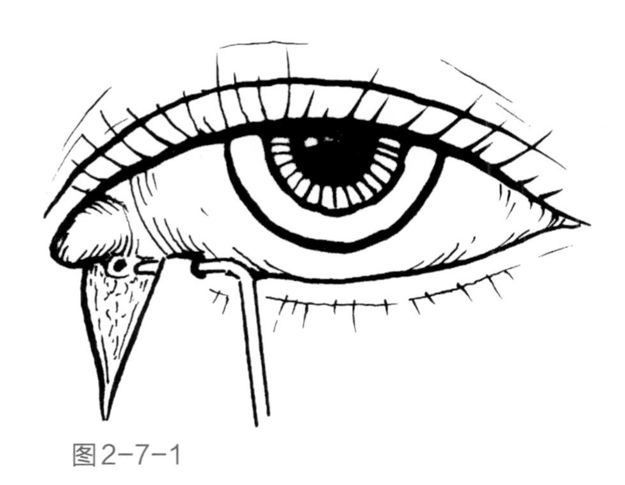

图2-7-1

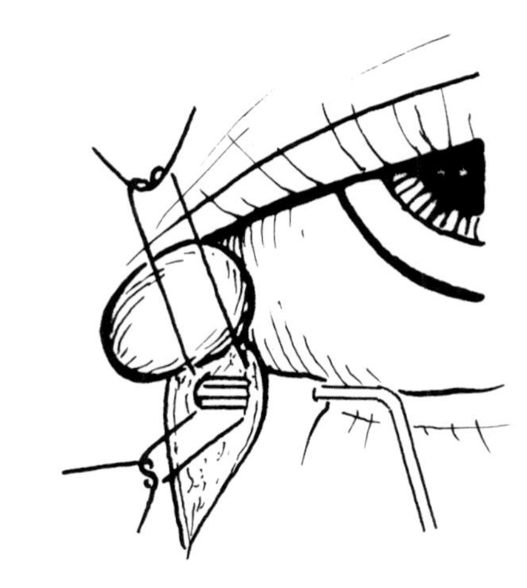

图2-7-2

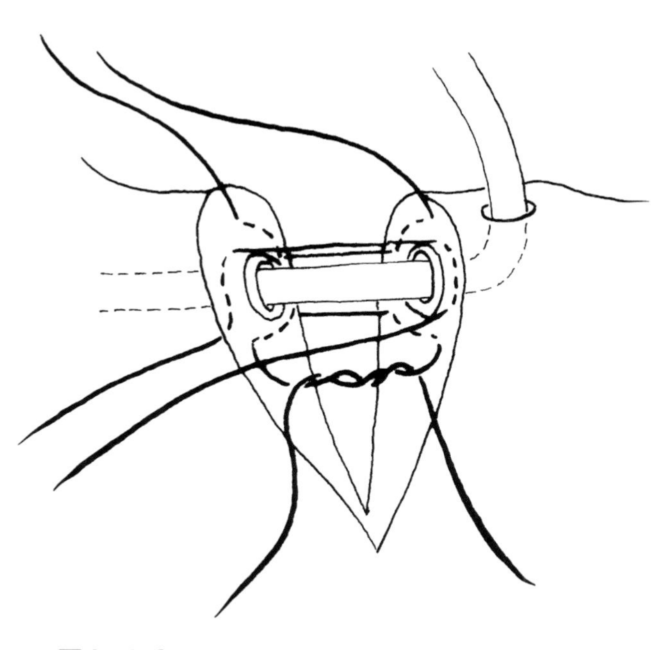

图2-7-3

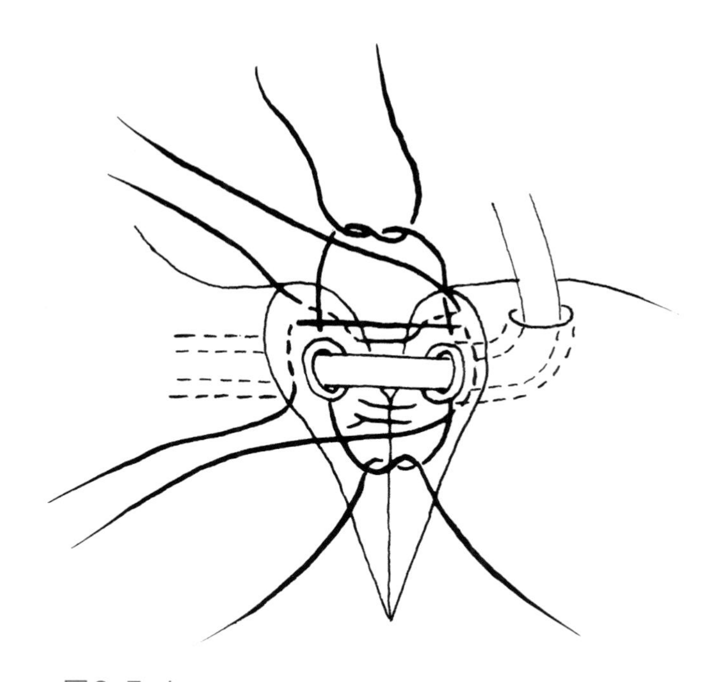

图2-7-4

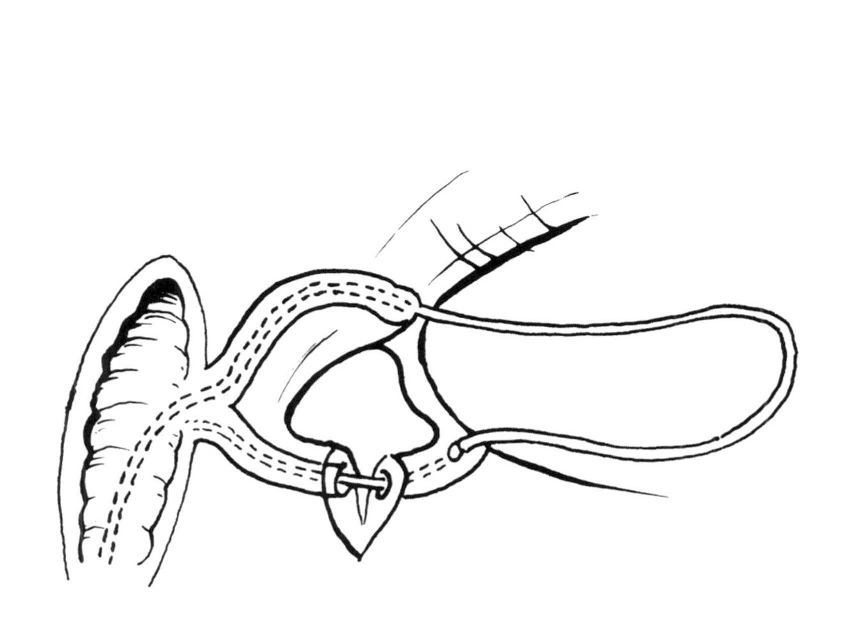

图2-7-5

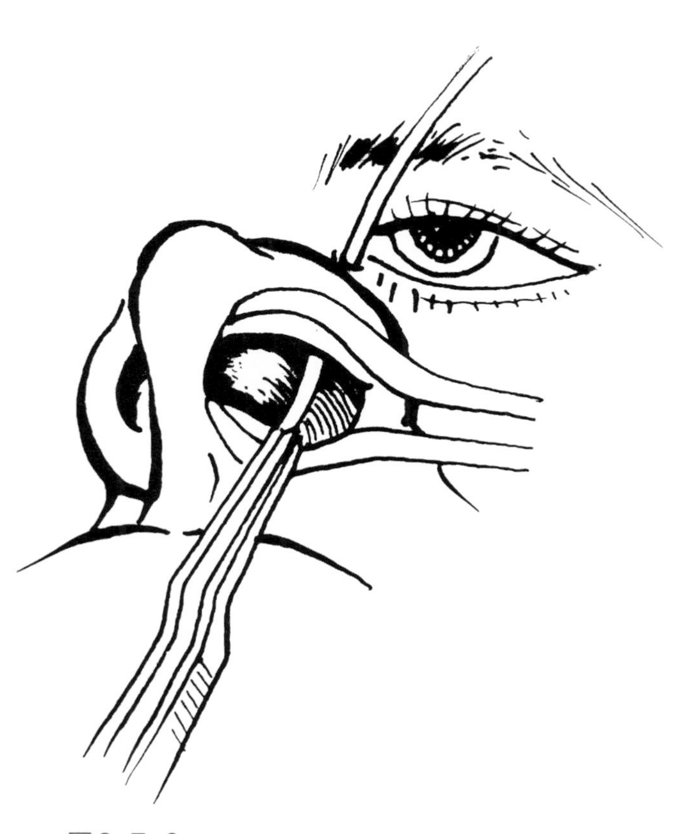

图2-7-6

术中要点

❶ 术中若鼻侧泪小管断端不易找寻，可由另一泪小点注入亚甲蓝进行染色，帮助找寻。

❷ 可以采用“猪尾巴”弯探针协助找寻鼻侧泪小管断端，但切忌用力过猛，以防造成假道。

❸ 若上述方法都无法找到泪小管断端，可采用泪囊切开法逆行插管，但此法损伤较大，操作繁多，较少使用。

术后处理

❶ 泪道插管要保留3个月以上。

❷ 每日换药，眼睑皮肤缝线在术后7日拆除。

❸ 睑缘缝线在术后2周拆除。

第三章

结膜手术

扫描二维码，观看本书所有手术视频

第一节　翼状胬肉切除术

适应证

❶ 进行性胬肉或者接近瞳孔缘威胁患眼视力者。

❷ 对白内障或者角膜移植术有影响的翼状胬肉。

禁忌证

❶ 慢性结膜炎有黏液分泌物、活动性沙眼、慢性泪囊炎及内翻倒睫者。

❷ 近期有药物或者其他过敏史者，应查过敏源，进行脱敏治疗，恢复正常后手术。

术前准备

左氧氟沙星滴眼液点眼2~3日预防感染，术前用含庆大霉素的生理盐水冲洗结膜囊。眼睑皮肤消毒，消毒范围：上方达发际，内侧过鼻中线，下方到上唇平面，外侧到耳根部。

麻醉

1%盐酸丁卡因或盐酸丙美卡因滴眼液表面麻醉2次，2%利多卡因1~2ml结膜下浸润麻醉。

体位

手术采取仰卧位。

手术步骤

❶ 用有齿镊夹持胬肉头部，用小尖刀沿胬肉头部外约0.5mm划开角膜前弹力层，由此做角膜浅层剖开连同胬肉头部分离至角膜缘，再把胬肉体两侧球结膜剪开（图3-1-1、图3-1-2）。

❷ 分离胬肉体部的球结膜及巩膜上组织，然后剪除胬肉头部和体部（图3-1-3）。

❸ 将内直肌止点前缘巩膜面残留的结膜下组织消除干净，如结膜缺失区较少，上、下方结膜切口边缘可直接用8-0缝线缝合1~2针（图3-1-4）；缺失大，可把结膜游离缘直接间断缝合固定于距角膜缘3~4mm的浅层巩膜面上（图3-1-5）。

❹ 结膜囊内涂氧氟沙星眼膏，用眼垫包封术眼。

手术要点

❶ 清除胬肉的所有结膜下组织直至泪阜或内直肌止点前缘。

❷ 术中钝性分离胬肉体部，避免损伤内直肌。

术后处理

❶ 每日换药1次，第7日拆线。

❷ 滴左氧氟沙星或妥布霉素地塞米松（典必殊）滴眼液，每日3~4次，共2~3周。

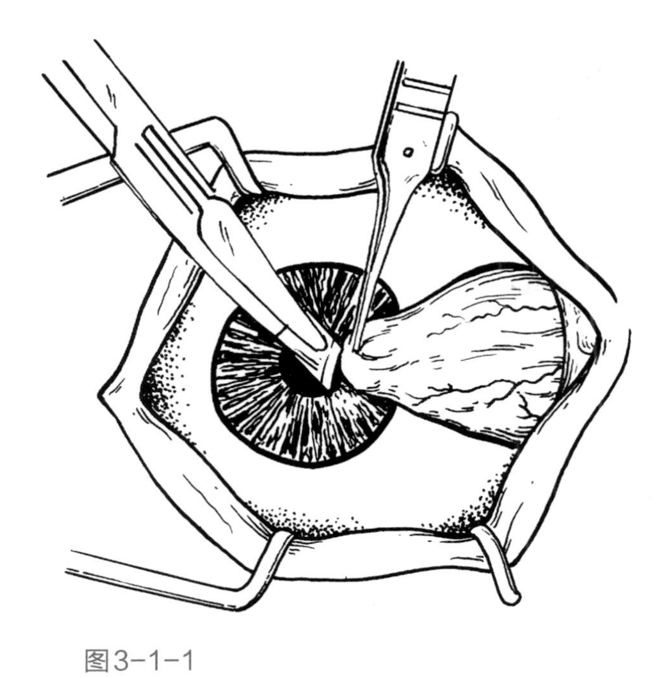
图3-1-1

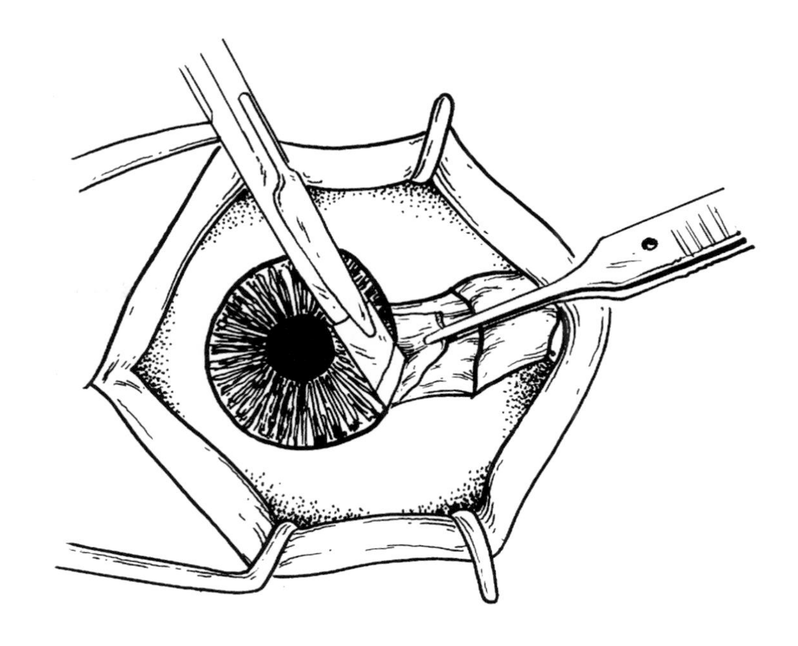
图3-1-2

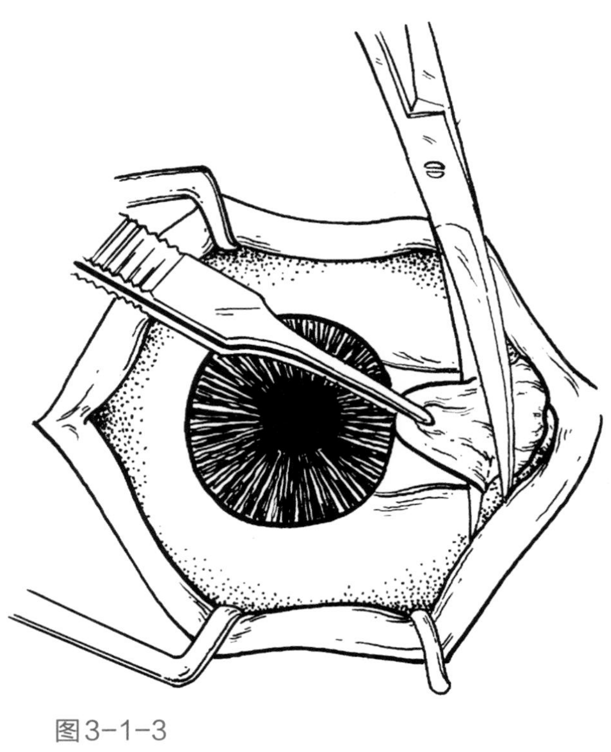
图3-1-3

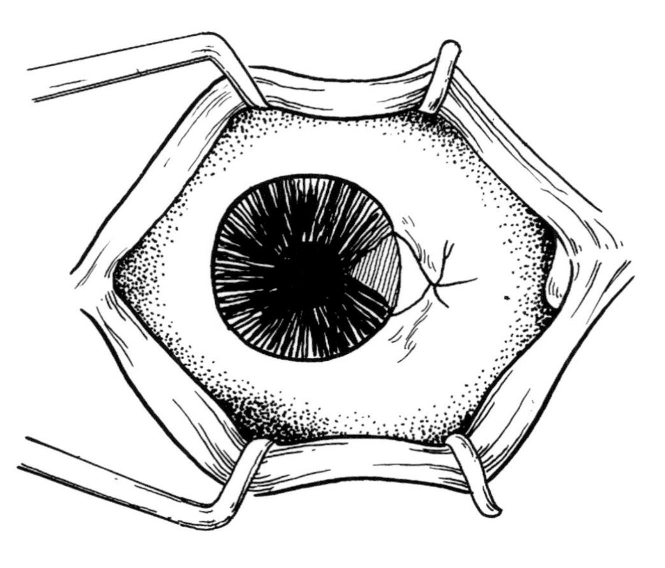
图3-1-4

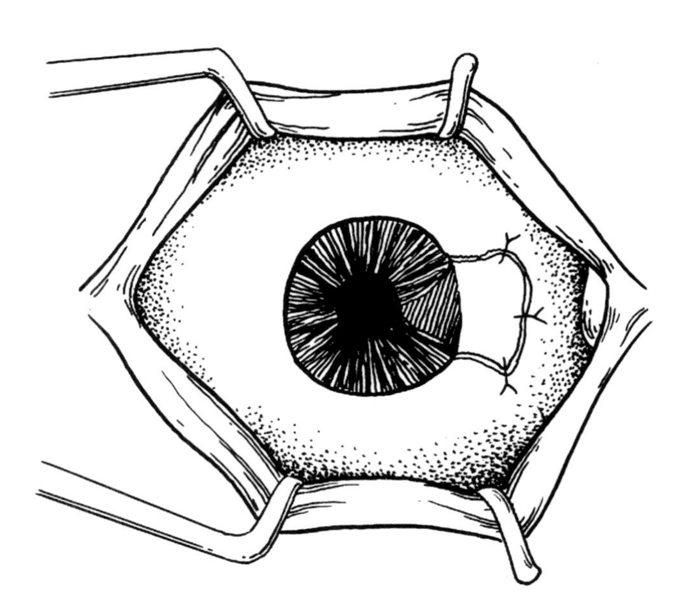
图3-1-5

第二节 翼状胬肉转移术

适应证 ❶ 进行性胬肉或者接近瞳孔缘威胁患眼视力者。

❷ 对白内障或者角膜移植术有影响的翼状胬肉。

禁忌证 同翼状胬肉切除术。

术前准备 同翼状胬肉切除术。

麻醉 同翼状胬肉切除术。

体位 手术采取仰卧位。

手术步骤 ❶ 同翼状胬肉切除术分离胬肉头部和颈部。

❷ 沿胬肉体部上、下侧切开结膜，下方切口长约5mm，上方切口长约7mm，将胬肉与其下方巩膜钝性分离（图3-2-1）。

❸ 用尖头剪伸入下方球结膜下，做结膜下分离8mm×5mm区域，6-0缝线在胬肉头部做一褥式缝线，针头由内下方穹窿结膜穿出，即将胬肉埋入穹窿结膜下（图3-2-2、图3-2-3）。

手术要点 术中钝性分离胬肉体部，避免损伤内直肌。

术后处理 ❶ 每日换药1次，7日拆线。

❷ 滴左氧氟沙星或妥布霉素地塞米松滴眼液，每日3~4次，共2~3周。

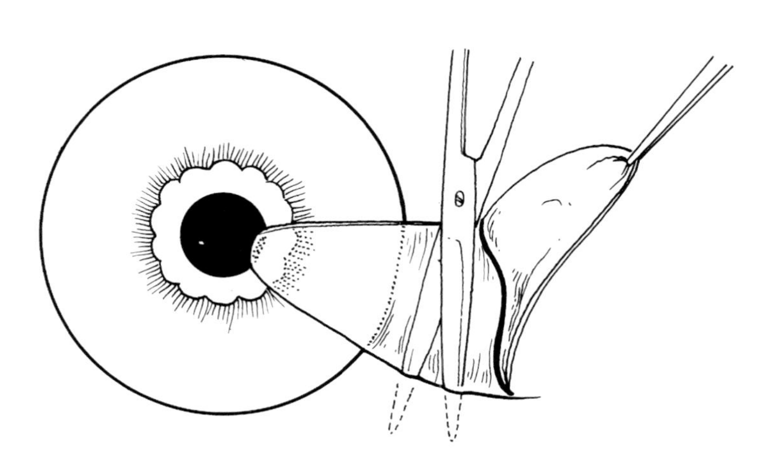

图3-2-1

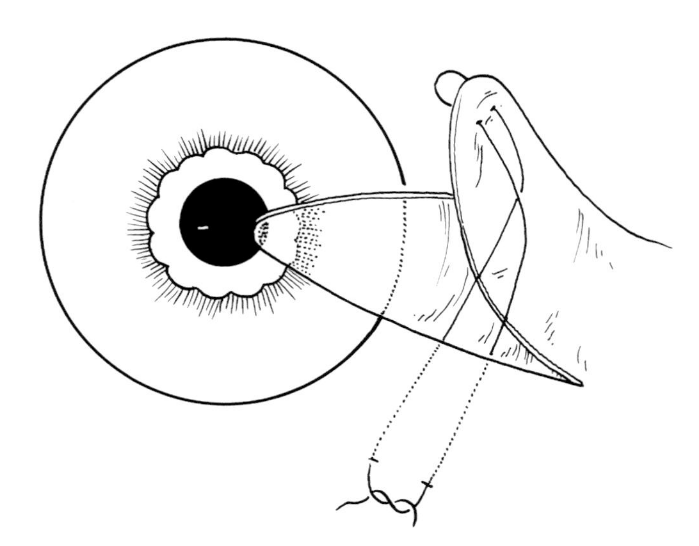

图3-2-2

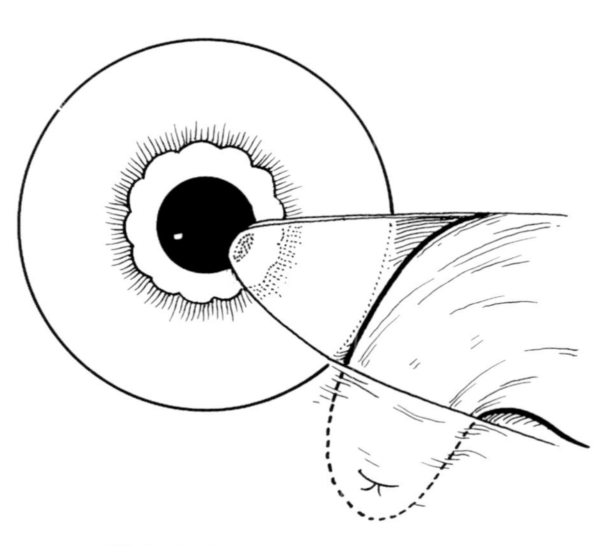

图3-2-3

第三节 翼状胬肉切除联合游离结膜移植术

适应证

❶ 翼状胬肉较大，充血、肥厚、生长较快者。

❷ 翼状胬肉切除术中结膜缺失较多者。

禁忌证 同翼状胬肉切除术。

术前准备 同翼状胬肉切除术。

麻醉 同翼状胬肉切除术。

体位 手术采取仰卧位。

手术步骤

❶ 分离、切除翼状胬肉同翼状胬肉切除术。

❷ 采用颞上方的球结膜做结膜瓣（图3-3-1）。

❸ 嘱患者将眼球转向翼状胬肉对侧，8-0或10-0缝线把结膜移植片与远离角膜边缘的结膜创缘做间断缝合，然后分别将移植片的上缘和下缘与结膜创缘做间断缝合，移植片距角膜缘3mm做间断缝合固定于浅层巩膜上（图3-3-2）。

❹ 取结膜瓣后留下的创面不必缝合，可自行修复。

手术要点

❶ 球结膜游离移植时，结膜正、反面要做好标记不能搞混。

❷ 取游离结膜前可先用利多卡因注射液做局部位置的浅层结膜下注射，更易于分离结膜及其下筋膜层，以便于移植结膜不带眼球筋膜。

术后处理

❶ 每日换药1次，第7日拆线。

❷ 滴左氧氟沙星或妥布霉素地塞米松眼液，每日3~4次，共2~3周。

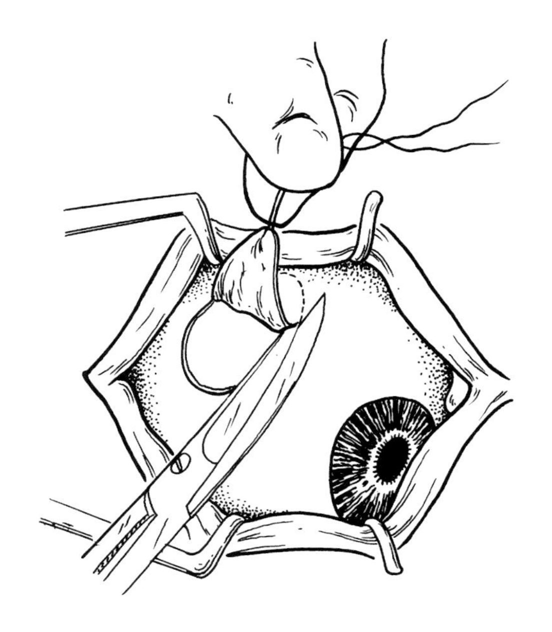

图3-3-1

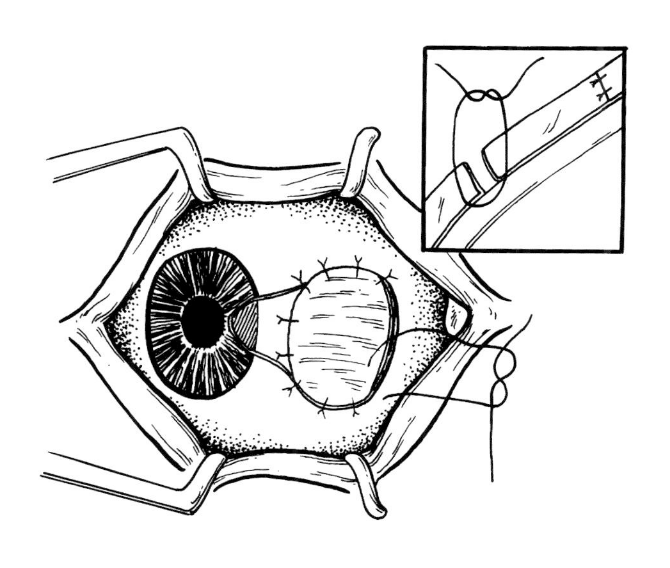

图3-3-2

第四节 翼状胬肉切除联合带蒂结膜瓣移植术

适应证

❶ 翼状胬肉较大，充血、肥厚、生长较快者。

❷ 翼状胬肉切除术中结膜缺失较多者。

禁忌证

同翼状胬肉切除术。

术前准备

同翼状胬肉切除术。

麻醉

同翼状胬肉切除术。

体位

手术采取仰卧位。

手术步骤

❶ 分离、切除翼状胬肉同翼状胬肉切除术。

❷ 分离切口旁的结膜下组织后，自结膜切口缘向上平行角膜缘剪开，做宽约6mm舌状结膜瓣（图3-4-1），ab与AB等长。

❸ 将结膜瓣牵拉至暴露的巩膜面，8-0线将结膜瓣边缘先与下方结膜创缘缝合，将b缝在B处，a缝在A处，（图3-4-2），近角膜缘侧的结膜固定缝合于距角膜缘3mm的浅层巩膜上（图3-4-3）。

术后处理

❶ 每日换药1次，第7日拆线。

❷ 滴左氧氟沙星或妥布霉素地塞米松滴眼液，每日3~4次，共2~3周。

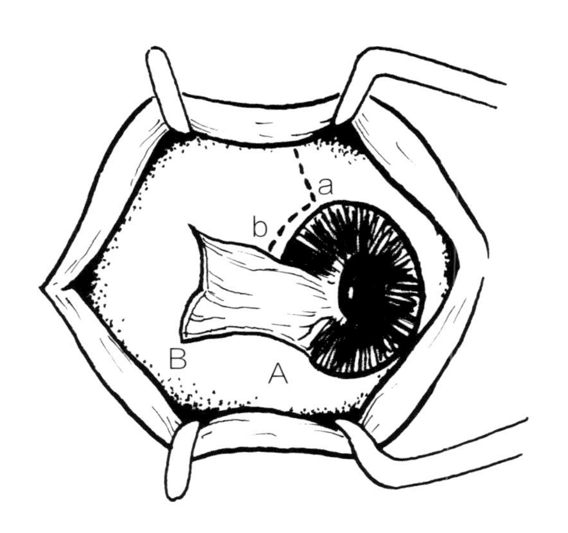

图3-4-1

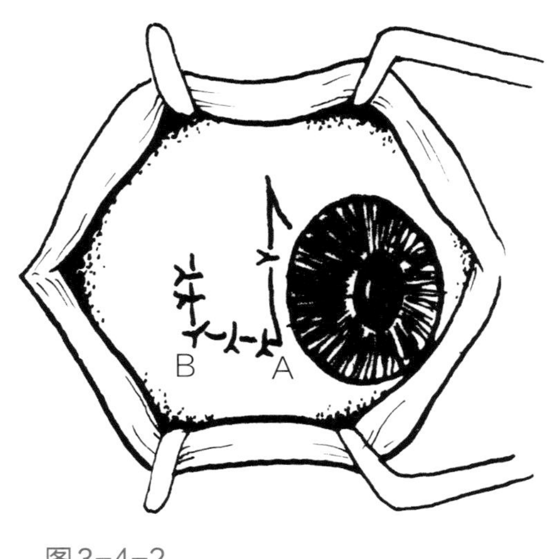

图3-4-2

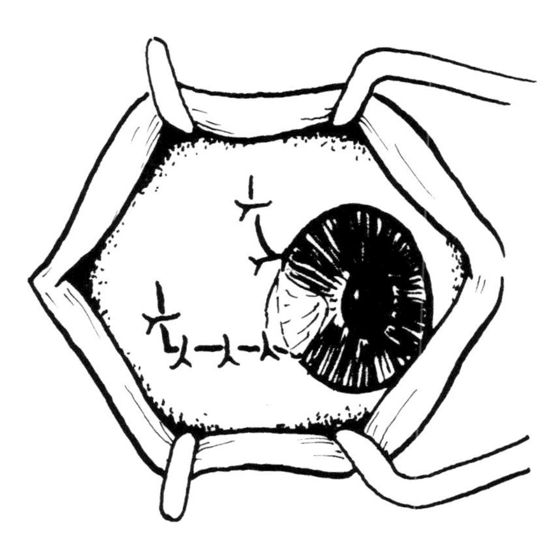

图3-4-3

第五节 翼状胬肉切除联合羊膜移植术

适应证

❶ 翼状胬肉较大，充血、肥厚、生长较快者。

❷ 翼状胬肉（包括复发胬肉）切除术中结膜缺失较多，没有足够的结膜移植者。

❸ 将要行青光眼手术的患者，需要保留上方结膜者。

禁忌证 同翼状胬肉切除术。

术前准备 同翼状胬肉切除术。

麻醉 同翼状胬肉切除术。

体位 手术采取仰卧位。

手术步骤

❶ 分离、切除翼状胬肉同翼状胬肉切除术。

❷ 手术方法同结膜移植。将复水的羊膜覆盖在眼表，基质面向下，基底面向上。按照需要的大小剪出合适的羊膜置于巩膜暴露区的表面，用10-0尼龙线缝合于巩膜、角膜浅层。

手术要点 复水后的羊膜覆盖在眼表时需基质面向下，基底面向上。

术后处理

❶ 每日换药1次，第7日拆线。

❷ 滴左氧氟沙星或妥布霉素地塞米松滴眼液，每日3~4 次，共2~3周。

第六节 角膜缘干细胞移植术

适应证 翼状胬肉、复发性翼状胬肉。

禁忌证

❶ 慢性结膜炎有黏液分泌物、活动性沙眼、慢性泪囊炎及内翻倒睫者。

❷ 近期有药物或者其他过敏史者，应查过敏原，进行脱敏治疗，恢复正常后手术。

术前准备 同翼状胬肉切除术。

麻醉 同翼状胬肉切除术。

体位 手术采取仰卧位。

手术步骤

❶ 做翼状胬肉切除。

❷ 清除角膜瘢痕组织，直至露出透明的角膜和光滑的巩膜。在巩膜热凝烧灼血管。

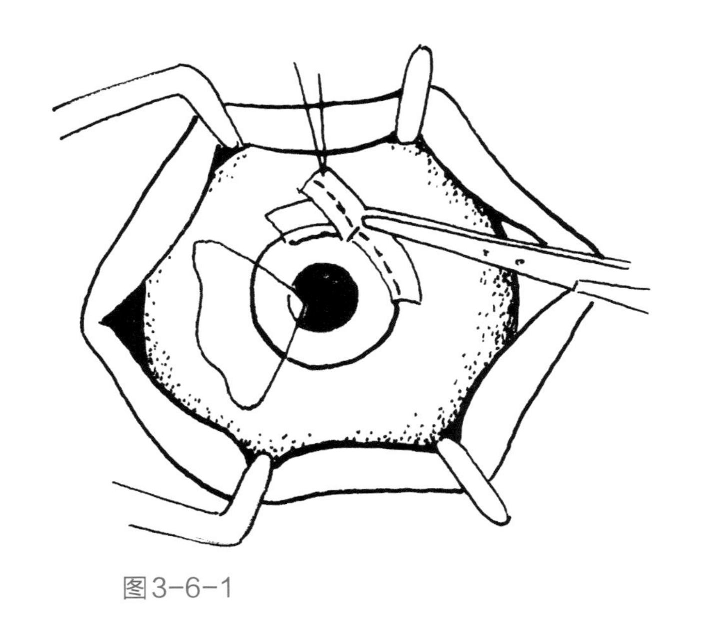

图3-6-1

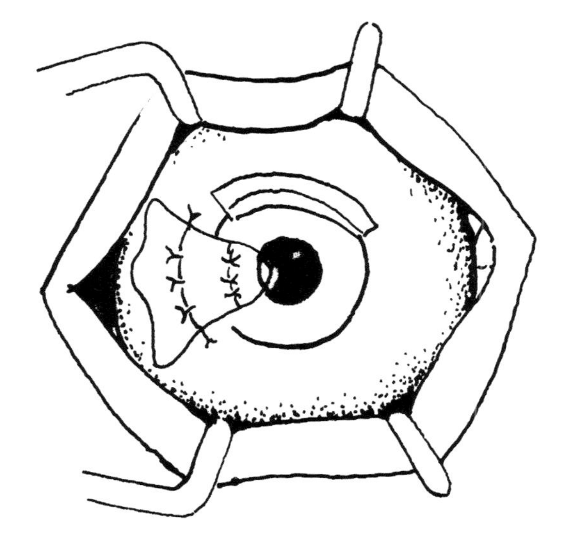

图3-6-2

❸ 取患眼或健眼上方角膜缘组织作为植片，宽3mm（1mm角膜缘和2mm结膜）（图3-6-1）。

❹ 将角膜缘植片置于已清除干净的角巩膜缘上，植片的角膜缘侧与患眼的角膜缘侧相吻合。用10-0无创伤缝线做间断缝合（图3-6-2）。

手术要点

❶ 清除角膜瘢痕组织时动作仔细轻柔，避免造成角膜穿孔等副损伤。

❷ 固定植片的缝线一定要固定在巩膜表层，以防缝线移动或脱落。

术后处理

❶ 单眼加压包扎2~3日，打开加压包扎后每日换药，局部涂氧氟沙星及素高捷疗眼膏。

❷ 第14日拆除缝线，滴妥布霉素地塞米松滴眼液1~2周。

第七节 桥形结膜瓣遮盖术

适应证　中央角膜溃疡穿孔或难治性角膜溃疡无角膜移植条件者。

禁忌证　一般情况下无禁忌证，患者全身状况严重不佳时，慎重考虑。

术前准备　同翼状胬肉切除术。

麻醉　同翼状胬肉切除术。

体位　手术采取仰卧位。

手术步骤

❶ 刮除角膜病灶区的坏死组织和病灶区邻近的角膜上皮。

❷ 在上方球结膜做比病灶宽2~3mm的周边部弧形剪开，弧长相当于10点~2点方位，沿上方角膜缘做8点~4点方位的球结膜剪开，将结膜分离，形成一桥形结膜瓣（图3-7-1）。

❸ 将桥形结膜瓣移至角膜中央区，桥形结膜瓣的两端各缝2~3针固定于浅

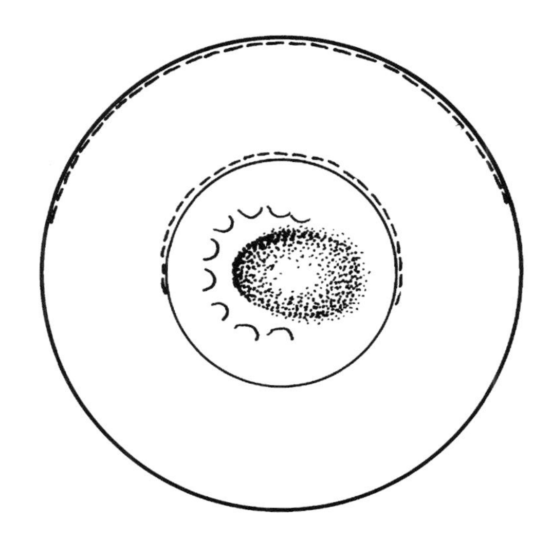

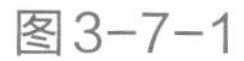

图3-7-1

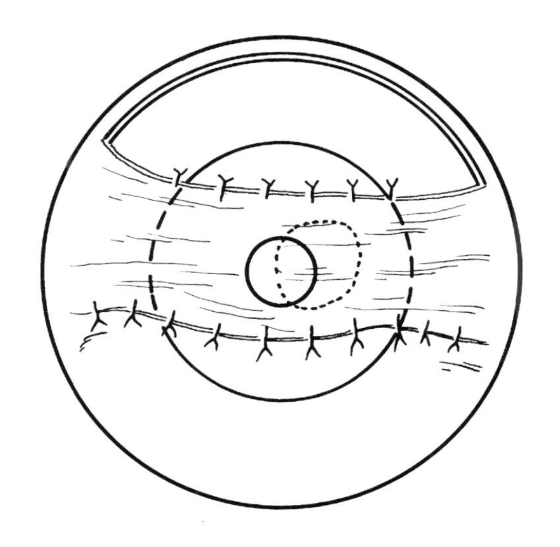

图3-7-2

层巩膜上，其中一针缝于角膜缘处，遮盖角膜病灶区的结膜瓣上、下缘分别与相应的角膜浅层各间断缝合1~2针（图3-7-2）。

手术要点

❶ 结扎缝线前应对角膜溃疡面进行刮除和灼烧，以利于创面与结膜愈合。

❷ 固定结膜瓣的缝线一定要固定在巩膜表层，以防缝线移动或脱落。

术后处理

❶ 每日换药1次，共3~5日；2~4周拆线。

❷ 滴左氧氟沙星与妥布霉素地塞米松滴眼液，每日3~4次，共4~5周。

第八节 头巾式结膜瓣移位遮盖术

适 应 证 边缘性角膜溃疡，角膜边缘性变薄者，边缘性溃疡穿孔或角膜瘘，蚕蚀性角膜溃疡。

禁 忌 证 一般情况下无禁忌证，患者全身状况严重不佳时，慎重考虑。

术前准备 同翼状胬肉切除术。

麻　　醉 同翼状胬肉切除术。

体　　位 手术采取仰卧位。

手术步骤

❶ 在靠近病灶区角膜缘剪开球结膜，分离结膜下组织（图3-8-1）。

❷ 刮除角膜病变组织后，用两把无齿镊拉起分离后的结膜瓣两端向角膜方向牵引，使其能遮盖角膜病灶。

❸ 将结膜瓣拉至角膜创面上，两侧末端与浅层巩膜缝合结扎（图3-8-2）。

❹ 用10-0无损伤线将结膜瓣边缘与角膜浅层缝合（图3-8-3）。

手术要点 结扎缝线后结膜瓣的松紧度要适宜，如过度紧张，可在结膜瓣底部平行角膜缘酌情剪开少许以消除张力，被拉下的结膜必须超过病损区2~3mm。

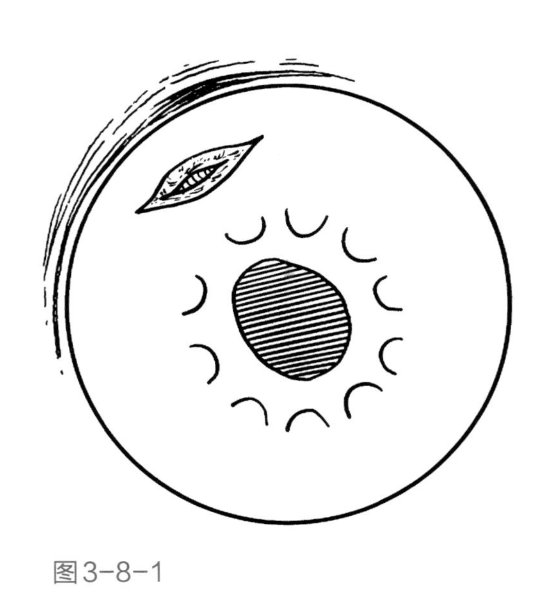

图3-8-1

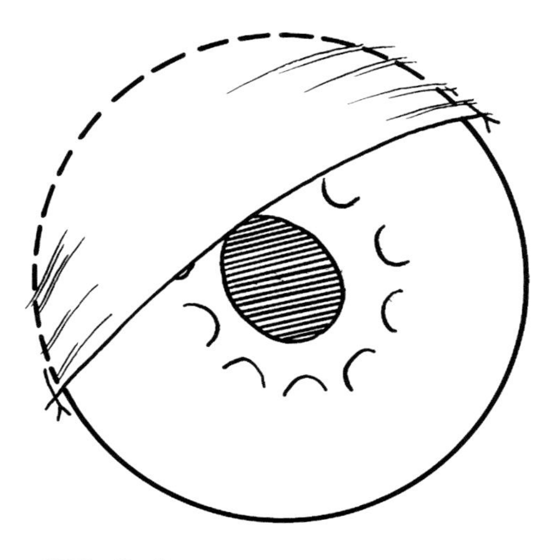

图3-8-2

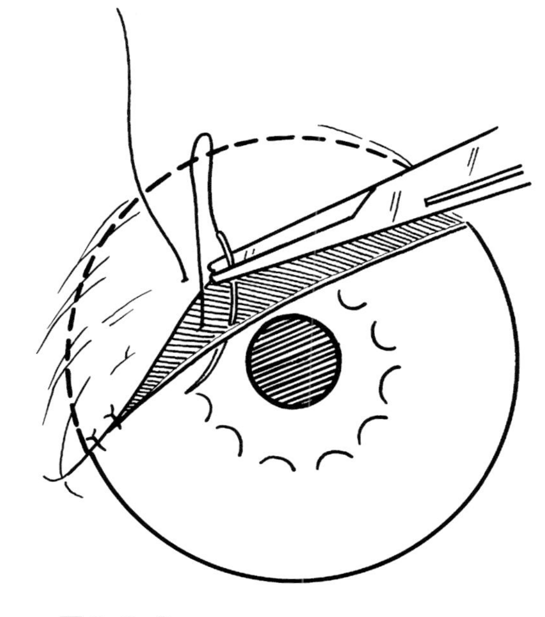

图3-8-3

术后处理　每日换药，共7次，2~4周拆线。

第九节　结膜囊肿切除术

适应证　潴留囊肿、上皮植入性囊肿。

禁忌证　一般情况下无禁忌证，患者全身状况严重不佳时，慎重考虑。

术前准备　同翼状胬肉切除术。

麻醉　同翼状胬肉切除术。

体位　手术采取仰卧位。

手术步骤

❶ 显微镜下剪开结膜囊肿表面结膜（图3-9-1）。

❷ 小心分离，将囊肿完整地剥离（图3-9-2）。

❸ 缝合结膜，结膜囊内涂抗生素眼膏。

手术要点　应在显微镜下手术，尽可能避免囊膜分离时破裂。一旦囊膜破裂，应抓住囊膜的边缘，尽可能将囊壁摘除，防止复发。

术后处理

❶ 每日换药，涂氧氟沙星眼膏。

❷ 术后5日拆线。

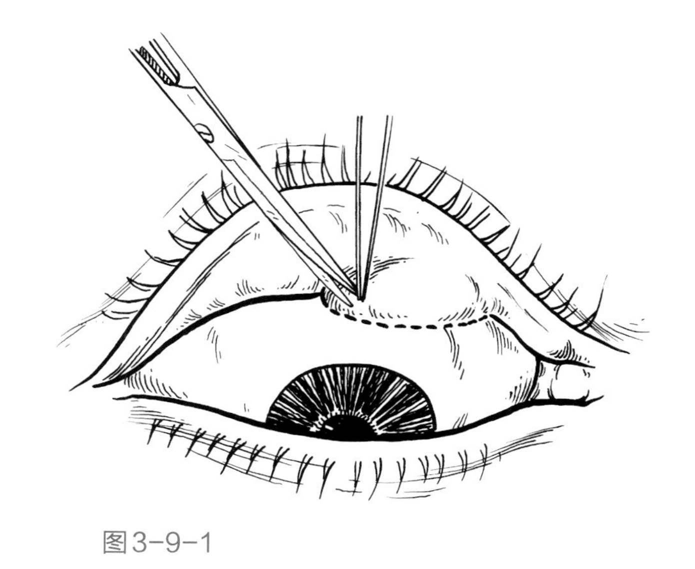

图3-9-1

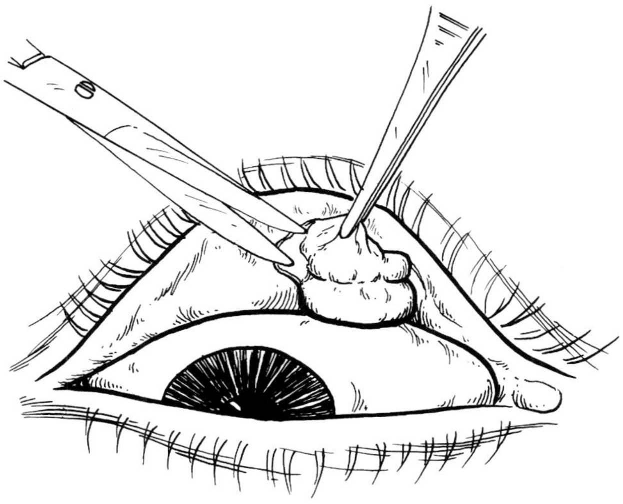

图3-9-2

第十节　结膜恶性肿瘤切除术

适应证　Bowen病、恶性黑色素瘤、结膜上皮癌。

禁忌证　一般情况下无禁忌证，患者全身状况严重不佳时，慎重考虑。

术前准备　同翼状胬肉切除术。

麻醉　滴1%盐酸丁卡因或盐酸丙美卡因滴眼液表面麻醉2次，2%利多卡因1~2ml结膜下浸润麻醉；惧怕手术不能很好配合者全身麻醉。

体位　手术采取仰卧位。

手术步骤

❶ 分离，切除范围应包括病变区外4~5mm的结膜及结膜下组织（图3-10-1）。送病理检查。

❷ 切除受累的浅层巩膜和板层角膜（图3-10-2）。

❸ 切除可能受累的肿物底部组织（图3-10-3）。

❹ 切除后的角膜、巩膜缺损区应用板层角膜、巩膜移植修复（图3-10-4）。

手术要点

❶ 当巩膜暴露区过大，最好用转位或游离结膜瓣遮盖。

❷ 术毕可在肿瘤切除周围的结膜下注射博来霉素。

术后处理

❶ 术后在眼球表面涂氧氟沙星眼膏并用眼垫包眼。

❷ 如联合做板层角膜移植或游离结膜瓣移植，最好用绷带包扎2~3日，每隔1~2日换药一次，术后7日拆除结膜缝线，角膜缝线于3个月后拆除。

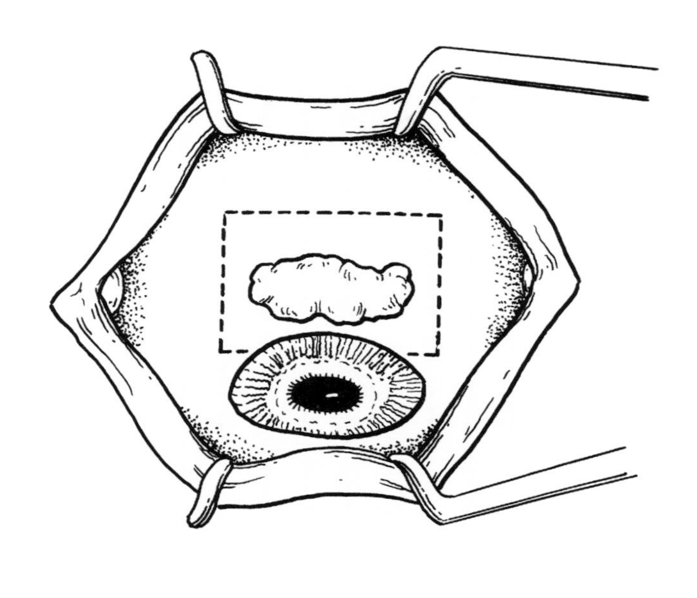

图3-10-1

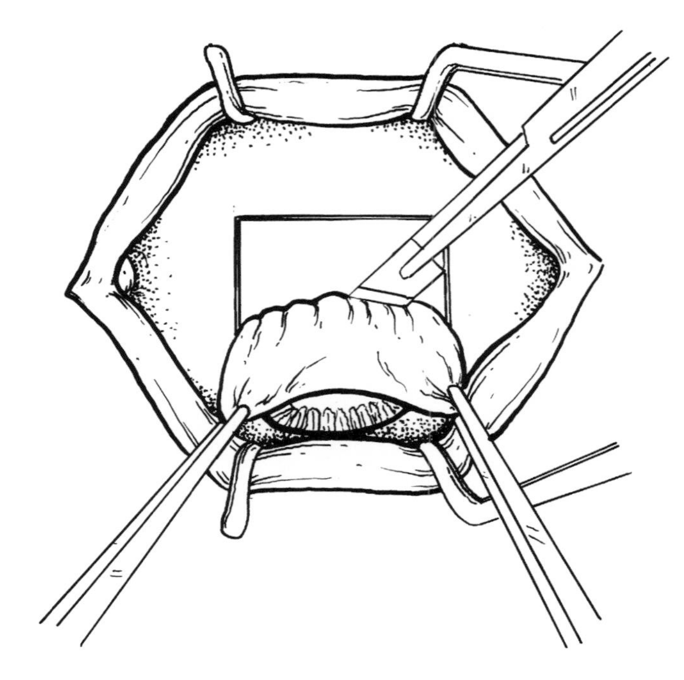

图3-10-2

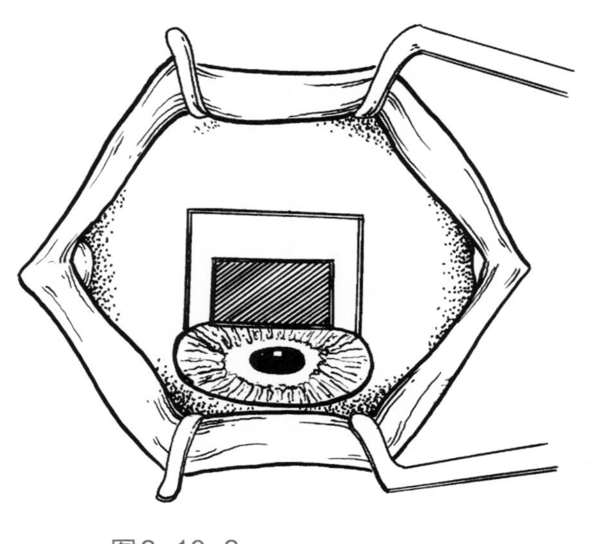

图3-10-3

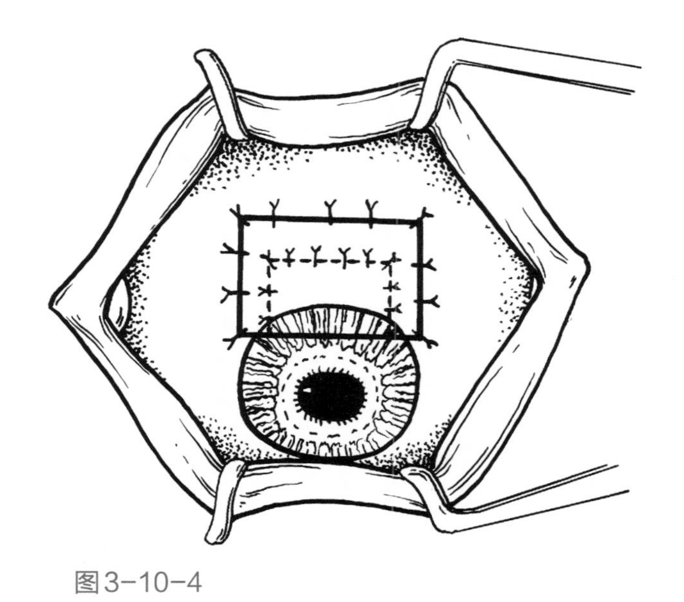

图3-10-4

第四章

眼外肌手术

第一节

直肌减弱术

第二节

直肌加强术

第三节

直肌移位与联结术

第四节

斜肌手术

第五节

A-V型综合征矫正术

扫描二维码，
观看本书所有
手术视频

第一节　直肌减弱术

一　直肌后退术

适应证　直肌功能亢进者或者配偶肌功能减弱者。

禁忌证

❶ 急、慢性结膜炎有黏液分泌物及眼睑睑缘炎，慢性泪囊炎及内翻倒睫者。

❷ 有出血倾向以及心、肺、肝、肾等主要器官活动性、进行性疾患者。

术前准备　左氧氟沙星滴眼液点眼2~3日预防感染,术前庆大霉素生理盐水冲洗结膜囊。术前眼睑皮肤消毒，消毒范围：上方达发际，内侧过鼻中线，下方到上唇平面，外侧到耳根部。

麻　　醉　根据患者年龄及全身情况给予全身麻醉或滴1%盐酸丁卡因或盐酸丙美卡因滴眼液结膜表面麻醉2次，2%利多卡因2~3ml结膜下浸润麻醉。

体　　位　手术采取仰卧位。

手术步骤

❶ 在颞下、鼻下方，距角巩膜缘10~12mm处近穹窿结膜做平行于角巩缘的长6~8mm弧形切口，切口应与穹窿结膜皱襞相平行，贯穿结膜、筋膜囊及肌间膜，直至巩膜表面（图4-1-1）。分离节制韧带，节制韧带是肌鞘膜与眼球筋膜的纤维组织，为使带有肌鞘膜的肌腱组织获得充分暴露，应以尖剪刀靠近筋膜囊侧做锐性分离（图4-1-2）。一般分离至肌肉后8~10mm。

❷ 肌间膜与肌鞘组成筋膜囊，在做直肌的后退和缩短术时，必须适当地离断肌间膜，解除肌间膜与筋膜囊直肌的联系和牵制。在肌止端后1~2mm、肌腱上、下缘分别用小镊子提起肌间膜，用尖剪刀剪一小口直达巩膜面，由一侧剪口深入斜视钩，紧贴巩膜横过肌底部从对侧剪口穿出（图4-1-3），使肌肉完全被斜视钩钩住，再沿肌肉上、下缘剪开肌间膜，直至术肌后退或缩短范围至后方1~2mm处（图4-1-4）。在充分分离和暴露拉出肌肉后，用斜视钩拉出全部直肌的肌束（图4-1-5）。

❸ 向后延长剪开肌间膜10mm，在肌肉近止端1~2mm处用6-0缝线缝套环缝线两针（图4-1-6），将肌肉睫状前动脉包在线圈内，收紧结扎。

❹ 在双套环缝线前肌止端剪断直肌（图4-1-7）。

❺ 在巩膜上用规尺量出新的肌止点。

❻ 将肌肉断端缝合于巩膜上新的肌止点处（图4-1-8）。

❼ 连续缝合结膜切口。

手术要点

❶ 直肌常规后退量　内直肌2.5~5mm，外直肌5~7mm。

❷ 充分分离内直肌与泪阜的联系，以免发生泪阜后退。

❸ 新肌肉附着点应与原附着点等宽，与角膜缘平行。

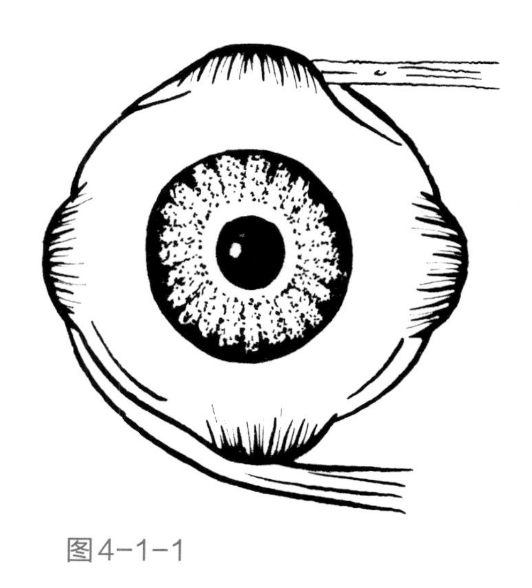
图4-1-1

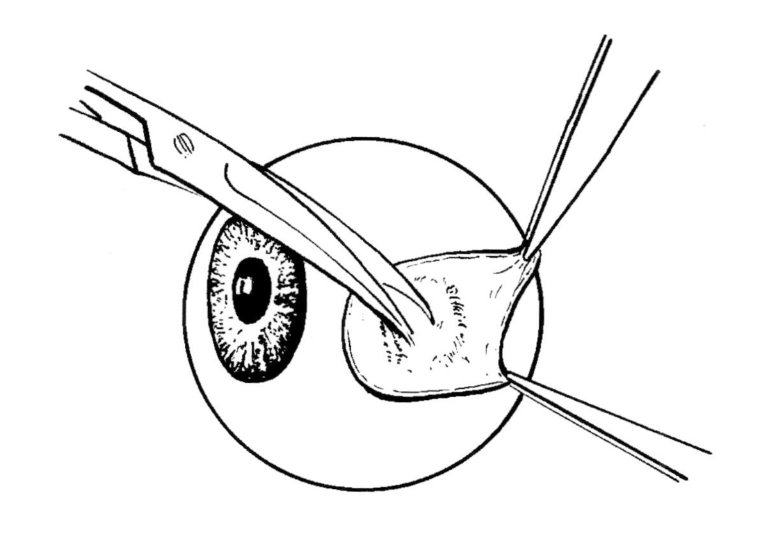
图4-1-2

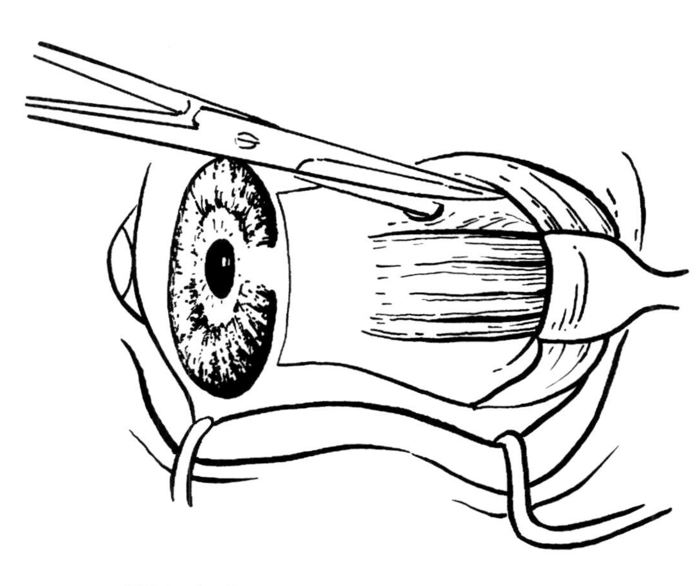
图4-1-3

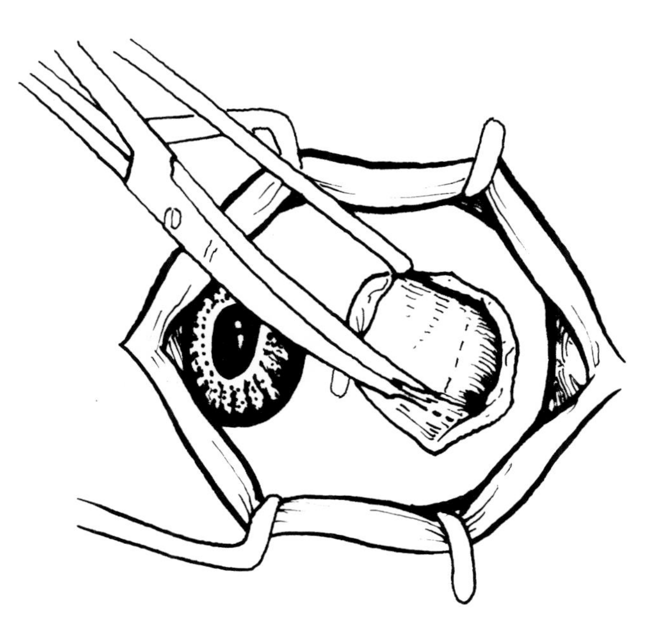
图4-1-4

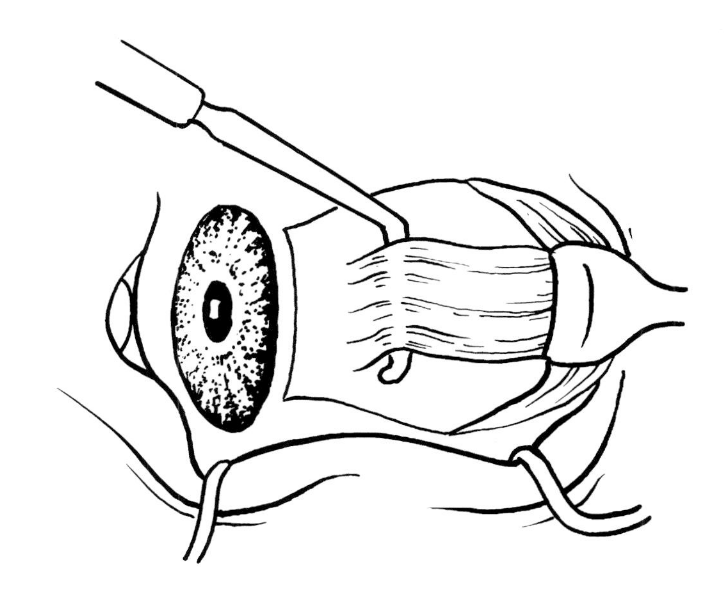
图4-1-5

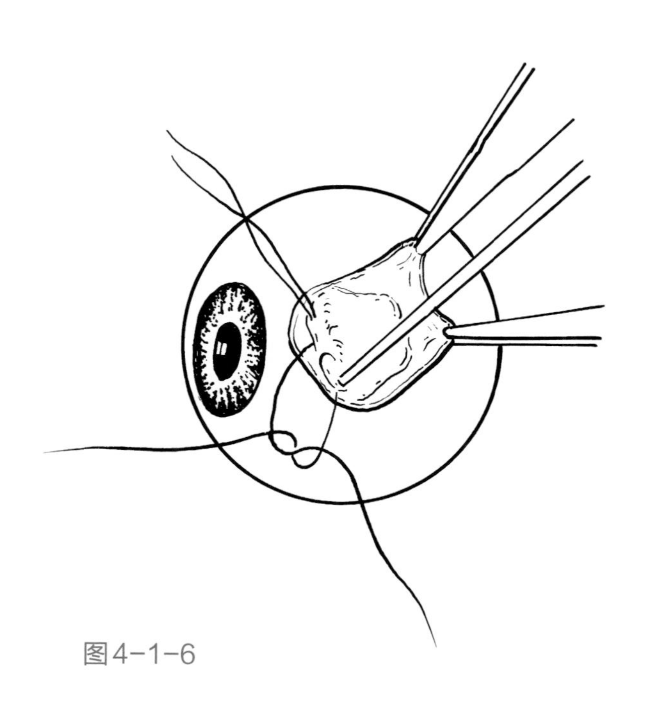
图4-1-6

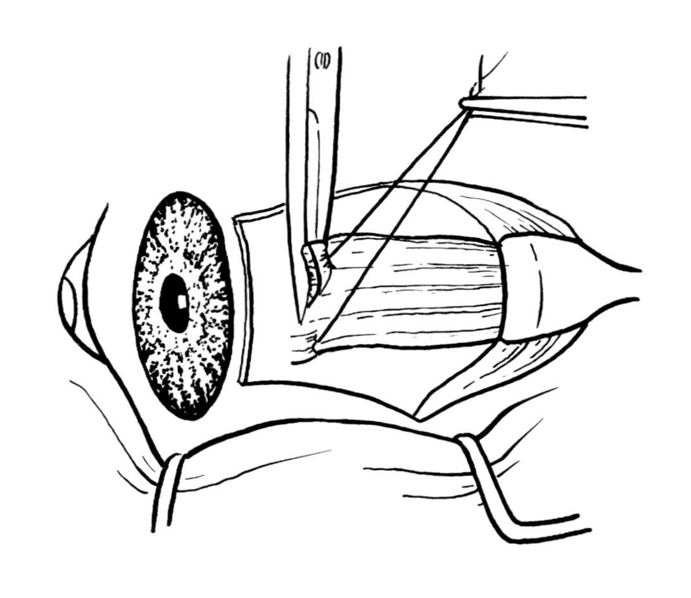

图4-1-7

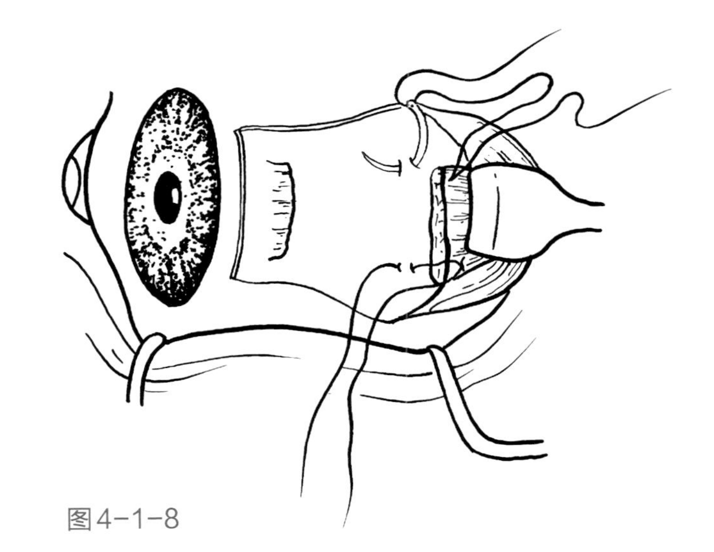

图4-1-8

❹ 缝针穿过巩膜以宽1.5mm、深隐约可透见为宜，防止穿通巩膜。

术后处理　　术后注意观察眼位情况、局部炎症反应及结膜切口愈合情况，每日换药，左氧氟沙星滴眼液每日3~4次点眼，5~7日拆线。

二　直肌断腱术

适 应 证　　直肌断腱术是一种古老的直肌减弱术，仅在某些特殊病例，如固定性斜视，因斜度极大、肌肉挛缩时偶尔使用。

禁 忌 证　　同直肌后退术。

术前准备　　同直肌后退术。

麻　　醉　　同直肌后退术。

体　　位　　手术采取仰卧位。

手术步骤

❶ 在充分分离和暴露拉出肌肉后，在肌肉近止端1~2mm处缝套环缝线两针（图4-1-9）。

❷ 于附着点分次剪断肌肉（图4-1-10）。

❸ 在巩膜上测量出徙后距离（图4-1-11）。

❹ 将套环缝线穿过肌止残端，使肌肉位于预定后退处之后，结扎缝线（图4-1-12）。

术后处理　　术后注意观察眼位情况、局部炎症反应及结膜切口愈合情况，每日换药，左氧氟沙星滴眼液每日3~4次点眼，第5~7日拆线。

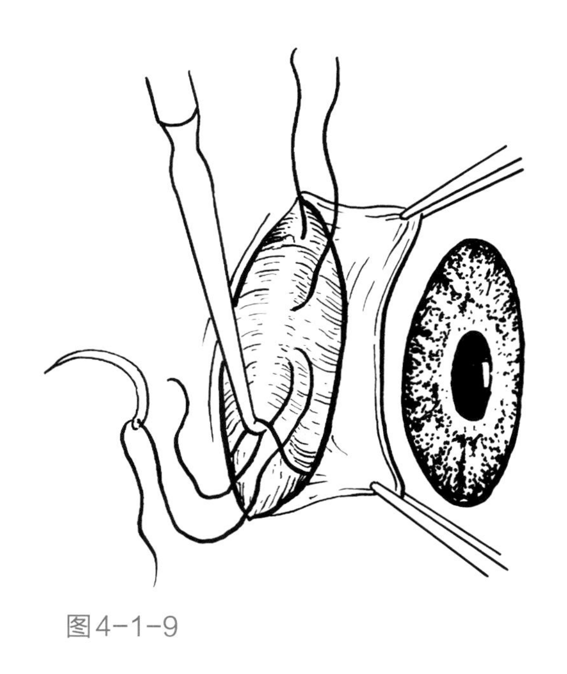

图4-1-9

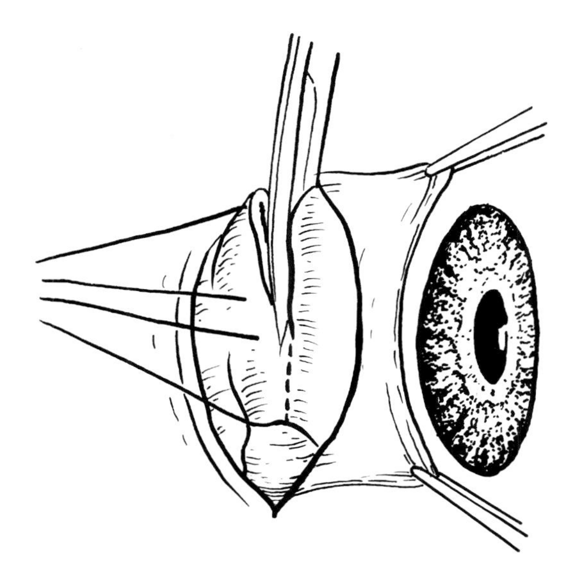

图4-1-10

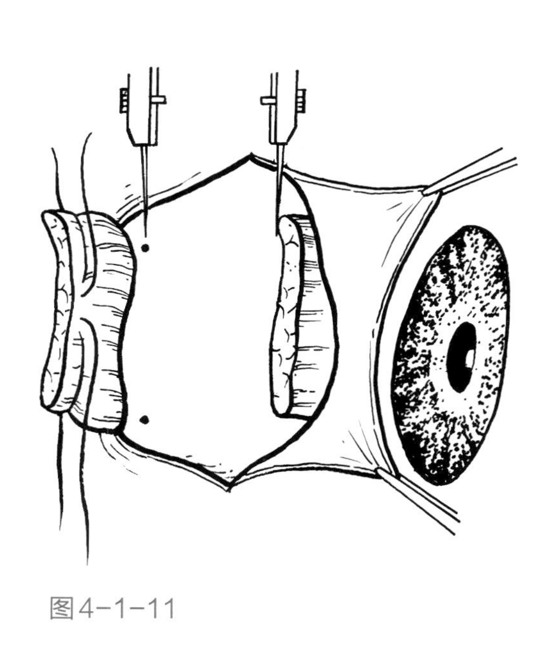

图4-1-11

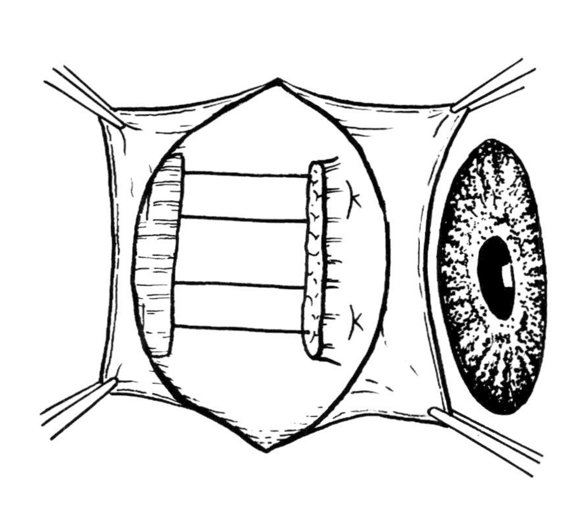

图4-1-12

三　肌腱延长术

适应证　肌腱延长术是借助切除两边缘部分肌腱，使肌腱延长，以达到减弱肌力目的，是一种适合任意直肌的减弱术。主要用于小角度斜视或斜视术后残余斜度；重度斜视时与其他术式同时进行，加强矫正效果。

禁忌证　同直肌后退术。

术前准备　同直肌后退术。

麻醉　同直肌后退术。

体位　手术采取仰卧位。

手术步骤

❶ 在充分分离和暴露拉出肌肉后，用两把止血钳从肌肉两侧缘、相距4mm夹压预定的肌肉切开处（图4-1-13）。

❷ 用剪刀剪开钳夹处，宽度为肌肉的80%（图4-1-14、图4-1-15）。

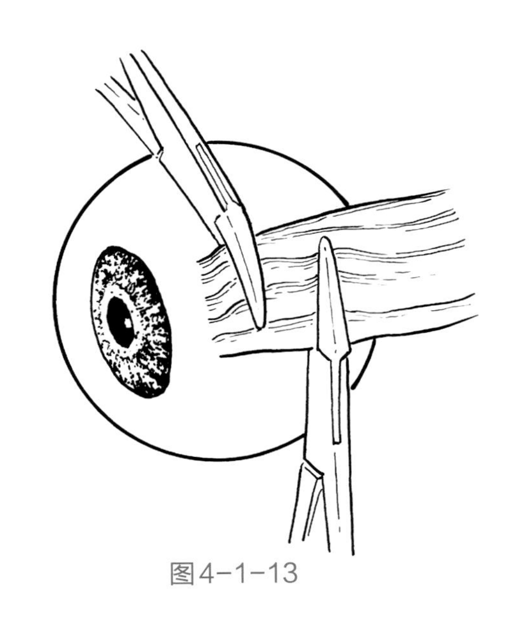
图4-1-13

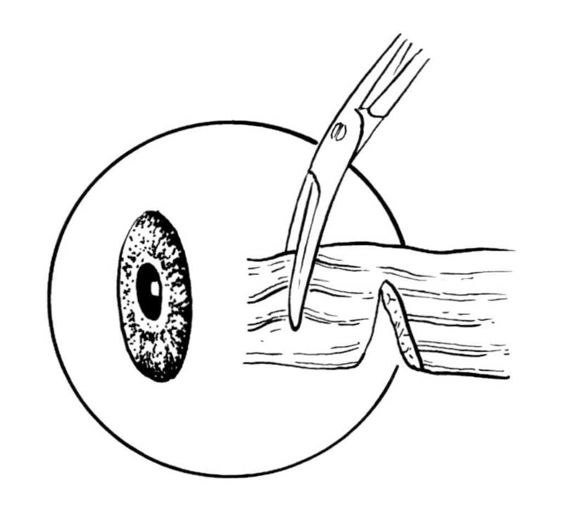
图4-1-14

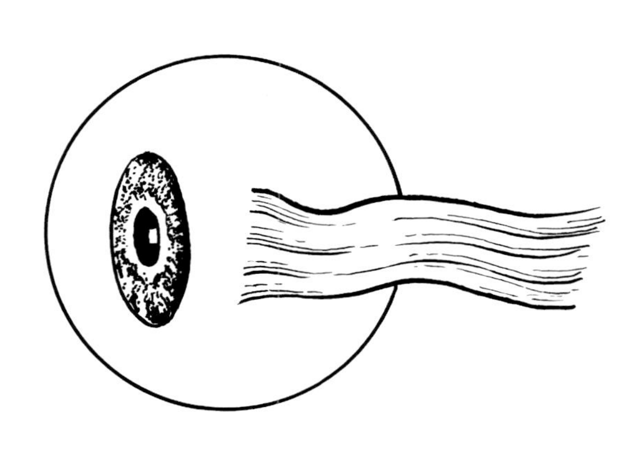
图4-1-15

❸ 缝合结膜。

手术要点　肌边缘切开宽度在70%~80%，不超过80%。

术后处理　术后注意观察眼位情况、局部炎症反应及结膜切口愈合情况，每日换药，左氧氟沙星滴眼液每日3~4次点眼，第5~7日拆线。

四　后固定缝线术

适 应 证　此术式不剪断肌肉，而是用缝线将位于赤道后部的肌肉缝合固定于相应巩膜上，该肌有效接触弧减少，从而达到削弱该肌的杠杆作用，以达到减弱该肌收缩时力量的目的。本术式适用于分离性垂直偏斜，先天性眼球震颤、Duane桡骨线综合征等。

禁 忌 证　同直肌后退术。

术前准备　同直肌后退术。

麻　　醉　同直肌后退术。

体　　位　手术采取仰卧位。

手术步骤（以上直肌后固定为例）

❶ 附着点后15~16mm，在分离时应用深部拉钩和牵引眼球使术野充分暴露。

❷ 以5-0线在肌附着点后12~16mm处肌肉两侧做套环缝线，并分别于相应处与浅层巩膜缝合，将肌肉固定于巩膜上（图4-1-16、图4-1-17）。

❸ 缝合结膜。

手术要点

❶ 手术区域近球后部，难度较大，暴露要充分。

❷ 4条直肌做后固定缝线时距肌止缘位置　内直肌12~15mm，外直肌13~16mm，上直肌11~16mm，下直肌11~12mm。

术后处理　术后注意观察眼位情况、局部炎症反应及结膜切口愈合情况，每日换药，左氧氟沙星滴眼液每日3~4次点眼，第5~7日拆线。

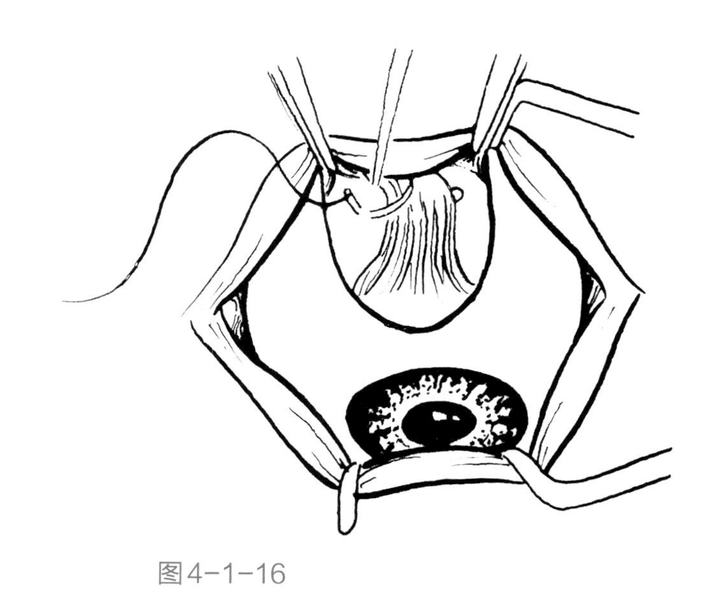

图4-1-16

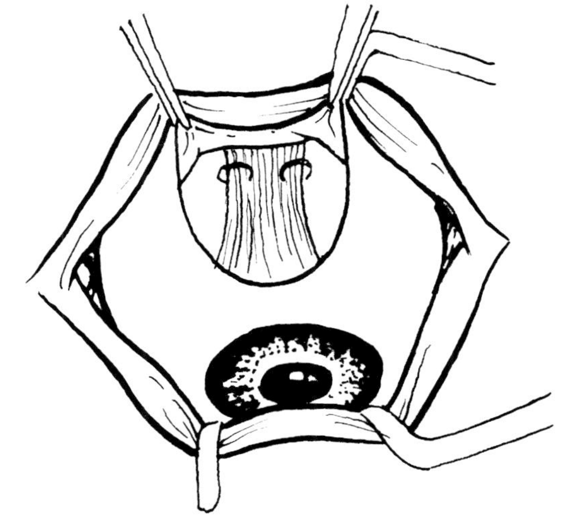

图4-1-17

第二节 直肌加强术

一 直肌缩短术

适应证 直肌功能减弱者。

禁忌证
❶ 急、慢性结膜炎有黏液分泌物及眼睑睑缘炎，慢性泪囊炎及内翻倒睫者。
❷ 有出血倾向以及心、肺、肝、肾等主要器官活动性、进行性疾患者。

术前准备 左氧氟沙星滴眼液点眼2~3日预防感染，术前庆大霉素生理盐水冲洗结膜囊；眼睑皮肤消毒，消毒范围：上方达发际，内侧过鼻中线，下方到上唇平面，外侧到耳根部。

麻醉 根据患者年龄及全身情况给予全身麻醉或1%盐酸丁卡因或盐酸丙美卡因滴眼液结膜表面麻醉，2%利多卡因结膜下浸润麻醉。

体位 手术采取仰卧位。

手术步骤
❶ 结膜切口、肌肉分离与暴露方法同前，在肌肉预计缩短量后1.5mm处以6-0缝线预置两针套环肌肉缝线（图4-2-1）。
❷ 用止血钳夹压之后剪去切除的肌肉（图4-2-2）。
❸ 将预置套环缝线结扎于肌止端根部（图4-2-3）。
❹ 缝合结膜。

手术要点
❶ 直肌常规缩短量 内直肌 4~8mm，外直肌5~10mm。
❷ 节制韧带和肌间膜松解约10mm范围。
❸ 肌止端缝线应靠巩膜以免滑脱。

术后处理 术后注意观察眼位情况、局部炎症反应及结膜切口愈合情况，每日换药，左氧氟沙星滴眼液每日3~4次点眼，第5~7日拆线。

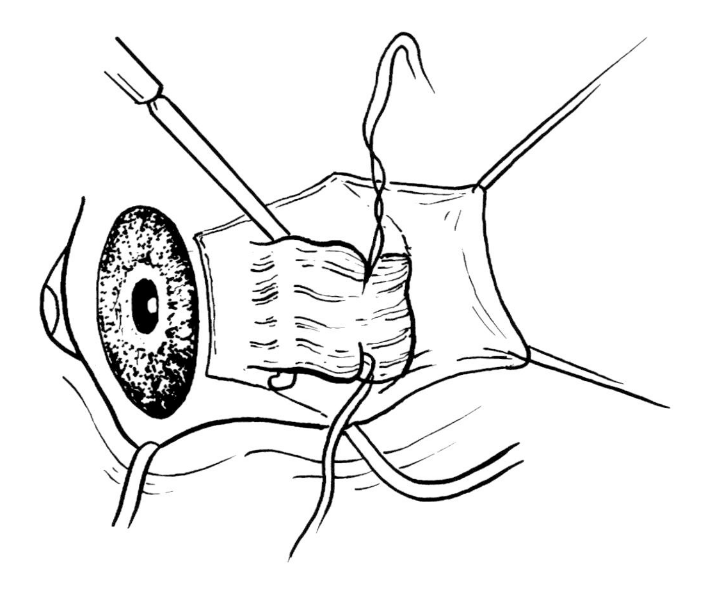
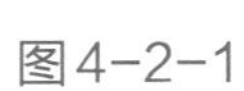
图4-2-1

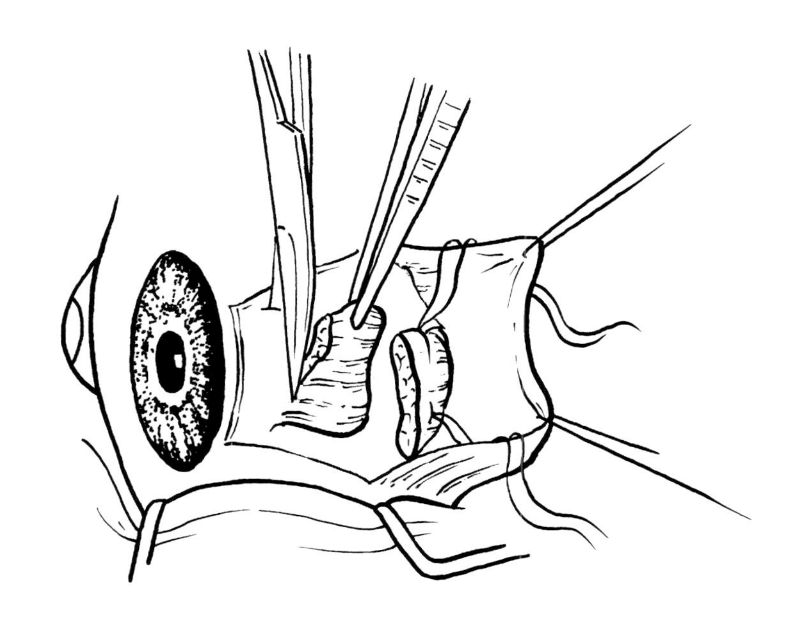
图4-2-2

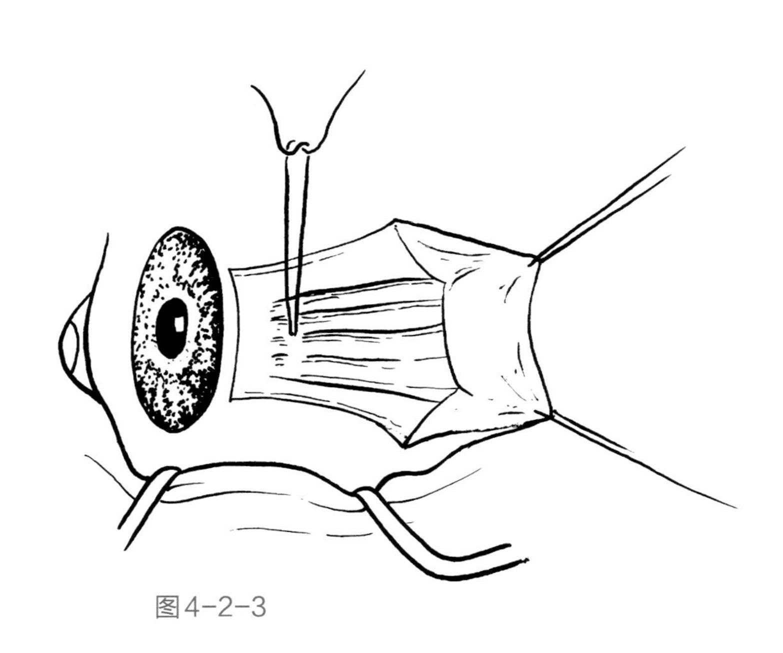
图4-2-3

二　直肌折叠术

适应证	直肌功能减弱者。直肌折叠术是将部分肌肉折叠在一起，使肌肉缩短以达到增加肌张力的效果。
禁忌证	同直肌缩短术。
术前准备	同直肌缩短术。
麻醉	同直肌缩短术。
体位	手术采取仰卧位。
手术步骤	❶ 分离及暴露肌肉同前，用斜视钩钩取肌肉，并将肌肉上提成等腰三角形的两边，移动斜视钩，以规尺量出予以折叠的距离，以4-0缝线在肌肉两侧3~4mm宽度做两针间断对合缝线（图4-2-4）。 ❷ 折叠肌肉顶端的1~2针间断缝合于肌肉的后面（图4-2-5）。 ❸ 缝合结膜。
手术要点	折叠缝合时注意保持肌肉平整，以免造成手术区域内肥厚臃肿。
术后处理	术后注意观察眼位情况、局部炎症反应及结膜切口愈合情况，每日换药，左氧氟沙星滴眼液每日3~4次点眼，第5~7日拆线。

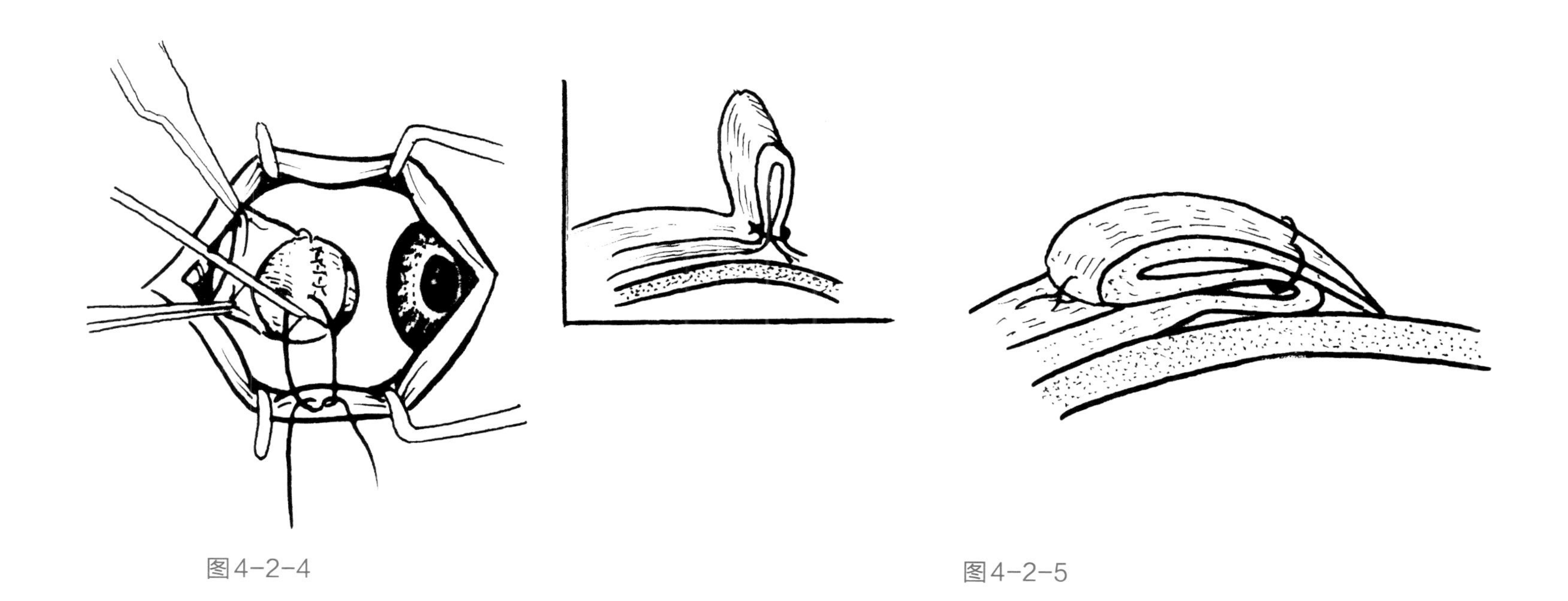

图4-2-4　　图4-2-5

三　直肌前徙术

适 应 证　直肌功能减弱者。将一部分肌腱或肌肉切除并将肌肉附着点向前移，借此加强直肌的效果。

禁 忌 证　同直肌缩短术。

术前准备　同直肌缩短术。

麻　　醉　同直肌缩短术。

体　　位　手术采取仰卧位。

手术步骤　方法同直肌缩短术，不同的是在切除部分肌肉后，断端不缝合于原肌止点，而是前移至肌止缘前2~3mm处巩膜上（图4-2-6）。

术后处理　术后注意观察眼位情况、局部炎症反应及结膜切口愈合情况，每日换药，左氧氟沙星滴眼液每日3~4次点眼，第5~7日拆线。

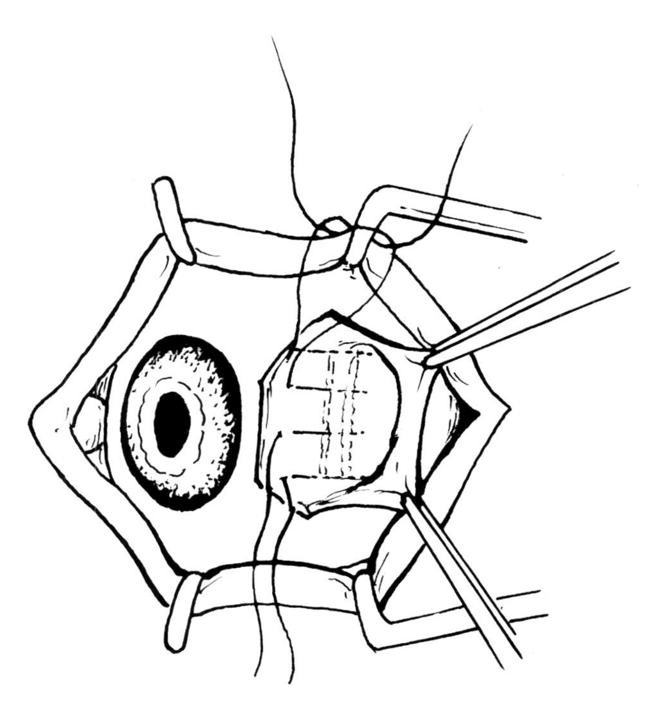

图4-2-6

第三节　直肌移位与联结术

一　直肌移位术

适 应 证

❶ 四条直肌中任何一条直肌稳定的完全性麻痹者。

❷ 因为外伤或手术失误无法找到肌肉断端者。

❸ 先天性一条直肌缺如者。

禁 忌 证

❶ 急、慢性结膜炎有黏液分泌物及眼睑睑缘炎，慢性泪囊炎及内翻倒睫者。

❷ 有出血倾向以及心、肺、肝、肾等重要器官活动性、进行性疾患者。

术前准备

左氧氟沙星滴眼液点眼2~3日预防感染，术前庆大霉素生理盐水冲洗结膜囊；眼睑皮肤消毒，消毒范围：上方达发际，内侧过鼻中线，下方到上唇平面，外侧到耳根部。

麻　　醉

根据患者年龄及全身情况给予全身麻醉或滴1%盐酸丁卡因或盐酸丙美卡因滴眼液结膜表面麻醉2次，2%利多卡因2~3ml结膜下浸润麻醉。

体　　位

手术采取仰卧位。

手术步骤

以外直肌麻痹为例，行上、下直肌移位术。

❶ 暴露整个颞侧术野，分离暴露上、下直肌，用斜视钩把上、下直肌从中间分成两束，向后分离12mm（图4-3-1）。

❷ 在上、下直肌颞侧束止端1~2mm处预置一针套环缝线，然后剪断该束肌肉。

❸ 将上、下直肌颞侧束缝于外直肌止点的上、下两侧缘的巩膜上（图4-3-2）。

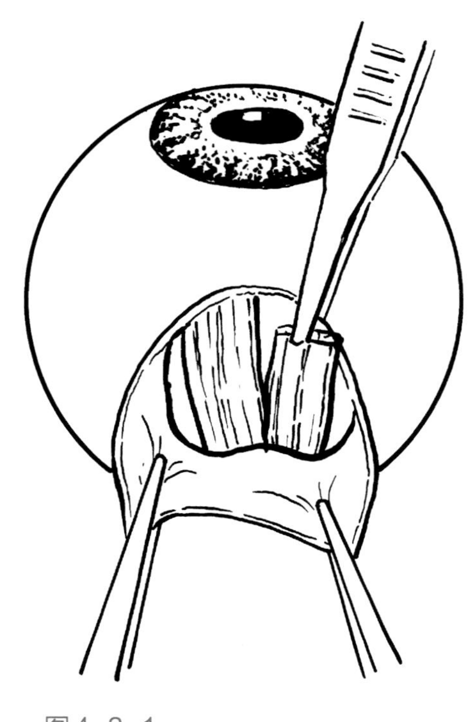

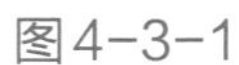

图4-3-1

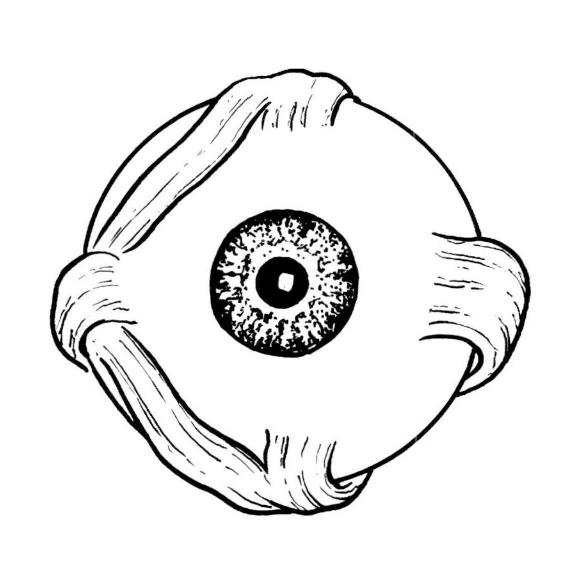

图4-3-2

❹ 缝合结膜。

手术要点

❶ 如需联合对抗肌减弱时，应分两步进行，先做直肌移位，3个月后根据残留斜视度行对抗肌后退术。

❷ 麻痹肌的对抗肌如有挛缩和纤维化，应先解除挛缩和纤维化，然后再考虑行直肌移位术问题。

术后处理

术后注意观察眼位情况、局部炎症反应及结膜切口愈合情况，每日换药，左氧氟沙星滴眼液每日3~4次点眼，第5~7日拆线。

二　直肌联结术

适 应 证　加强薄弱眼外肌的力量，适用于直肌麻痹。

禁 忌 证　同直肌移位术。

术前准备　同直肌移位术。

麻　　醉　同直肌移位术。

体　　位　手术采取仰卧位。

手术步骤　以外直肌麻痹为例。

❶ 在外侧角膜缘做梯形结膜切口，分离暴露上、下直肌。

❷ 用斜视钩由肌止端开始沿肌肉走行，把上、下、外直肌从中间劈开12mm，分成两束（图4-3-3）。

❸ 用丝线将上、下直肌的外侧束分别与外直肌的上、下束结扎在一起。将线结推到眼球赤道部（图4-3-4）。

❹ 缝合结膜。

手术要点

❶ 涉及的肌肉应该分离、暴露清楚，分离肌间膜略超过眼球赤道部，但后

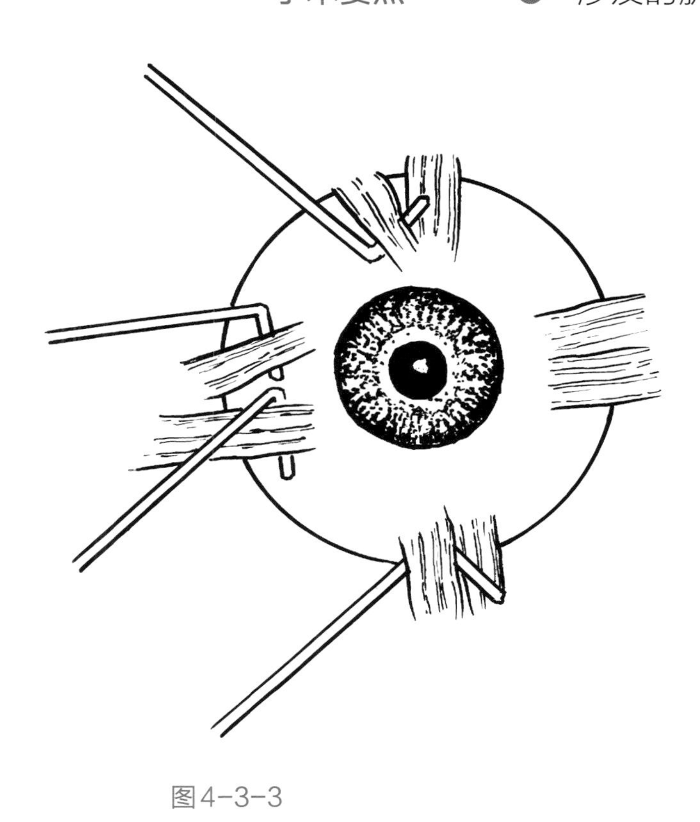

图4-3-3

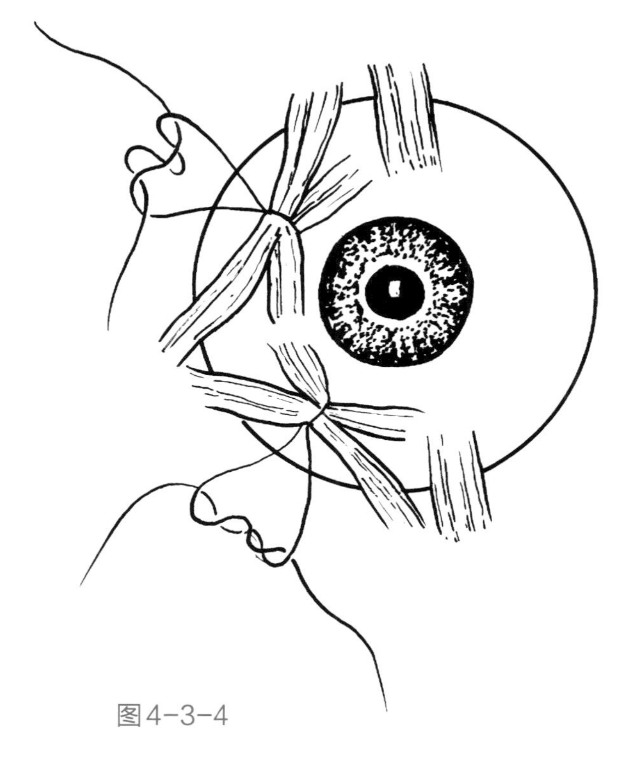

图4-3-4

部肌鞘尽量保留，分离肌肉时勿损伤斜肌和上睑提肌。

❷ 肌肉联结的线结要松紧适度，使两肌束接触而且线结不向前滑即可，结扎过紧会导致血流中断引起肌肉坏死或眼前段坏死。

术后处理　术后注意观察眼位情况、局部炎症反应及结膜切口愈合情况，每日换药，左氧氟沙星滴眼液每日3~4次点眼，第5~7日拆线。

第四节　斜肌手术

一　下斜肌后退术

适 应 证　下斜肌功能亢进者或上斜肌功能不足者。

禁 忌 证　❶ 急、慢性结膜炎有黏液分泌物及眼睑睑缘炎，慢性泪囊炎及内翻倒睫者。

❷ 有出血倾向以及心、肺、肝、肾等主要器官活动性、进行性疾患者。

术前准备　左氧氟沙星滴眼液点眼2~3日预防感染,术前庆大霉素生理盐水冲洗结膜囊；眼睑皮肤消毒，消毒范围：上方达发际，内侧过鼻中线，下方到上唇平面，外侧到耳根部。

麻　　醉　根据患者年龄及全身情况给予全身麻醉或滴1%盐酸丁卡因或盐酸丙美卡因滴眼液结膜表面麻醉2次，2%利多卡因2~3ml结膜下浸润麻醉。

体　　位　手术采取仰卧位。

手术步骤　❶ 剪开颞下方球结膜（图4-4-1），暴露巩膜，将斜视钩尖朝下直肌方向，在下直肌、外直肌之间，平贴巩膜向下滑入10~15mm，触及眶下壁后原位旋转斜视钩，将钩尖朝向眶骨，向上提拉斜视钩即可钩出下斜肌（图4-4-2）。

❷ 在外直肌下缘附近的下斜肌两侧各预置一针套环缝线（图4-4-3），预置缝线后剪断肌肉（图4-4-4）。

❸ 将下斜肌残端的上角缝合在下直肌附着点颞侧2mm，下方3mm处的巩膜上，下角向垂直角膜缘方向展开缝合（图4-4-5）。

❹ 缝合结膜。

手术要点　❶ 后退全部的肌纤维，不能残留肌束。

❷ 术中新肌附着点适合中等程度的下斜肌功能亢进。

术后处理　术后注意观察眼位情况、局部炎症反应及结膜切口愈合情况，每日换药，左氧氟沙星滴眼液每日3~4次点眼，5~7日拆线。

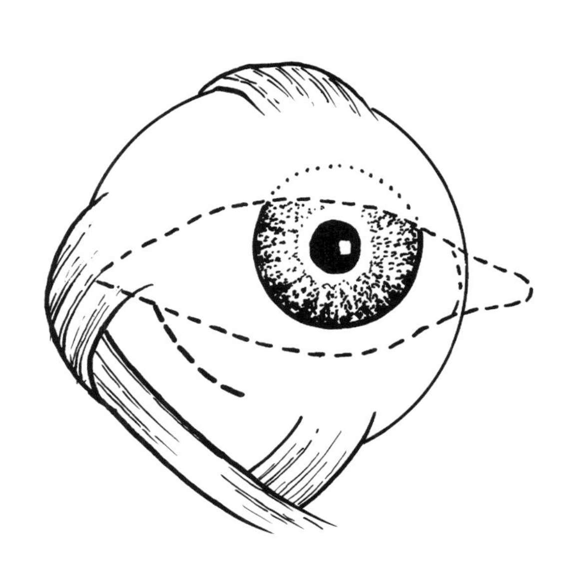

图4-4-1

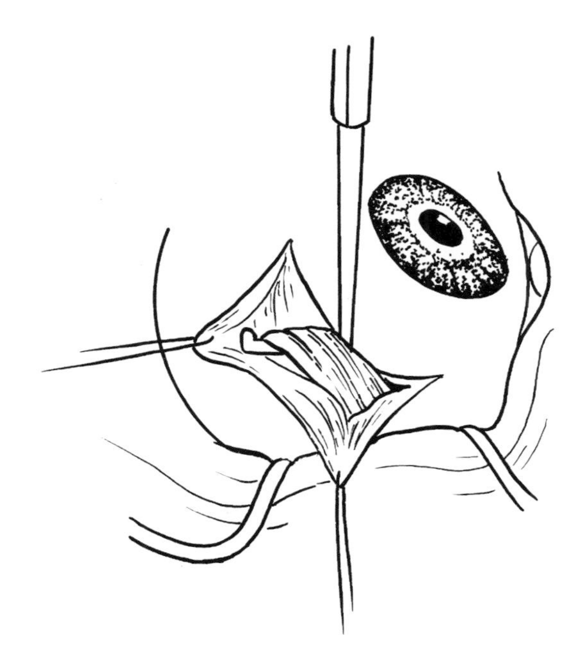

图4-4-2

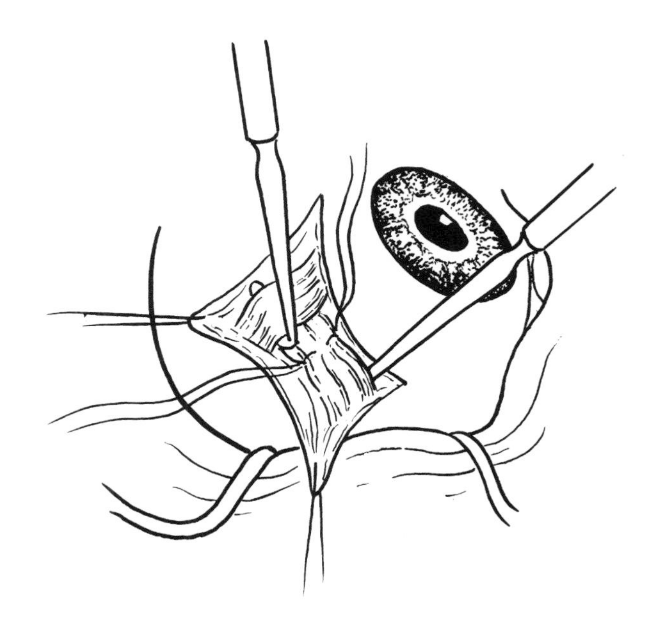

图4-4-3

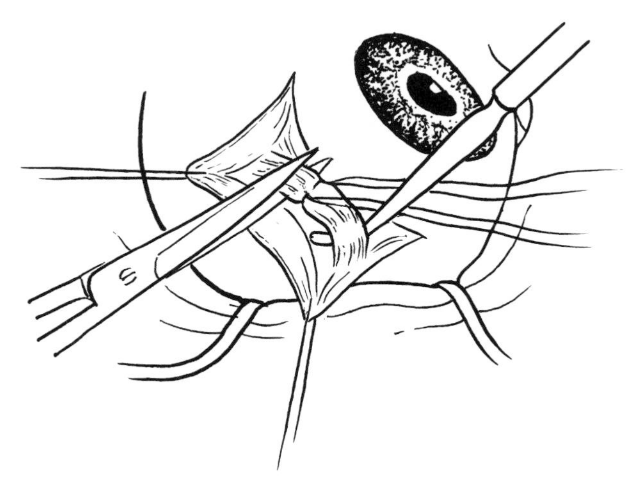

图4-4-4

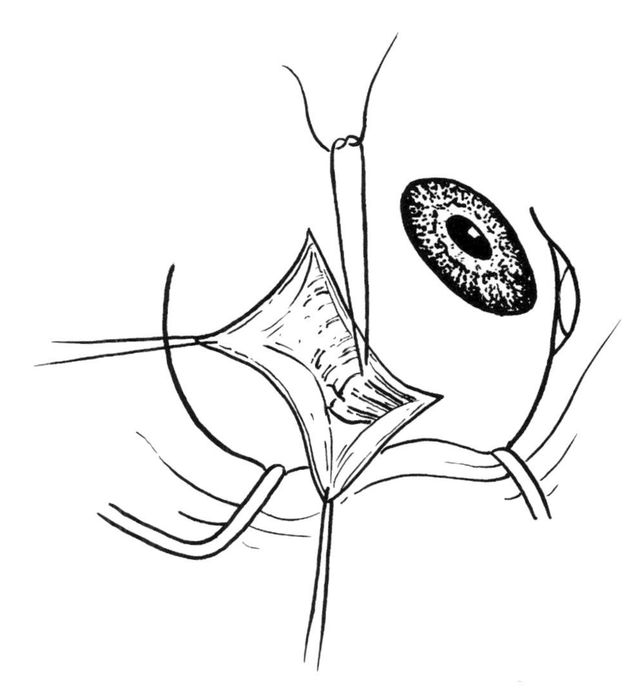

图4-4-5

二　下斜肌前转位术

适应证　下斜肌功能亢进者。

禁忌证　同下斜肌后退术。

术前准备　同下斜肌后退术。

麻醉　同下斜肌后退术。

体位　手术采取仰卧位。

手术步骤　切口、分离、钩取、剪断下斜肌同下斜肌后退术，不同的是把近端的下斜肌缝合于下直肌止端的颞侧旁（图4-4-6）。

术后处理　术后注意观察眼位情况、局部炎症反应及结膜切口愈合情况，每日换药，左氧氟沙星滴眼液每日3~4次点眼，第5~7日拆线。

三　上斜肌断腱术

适应证　上斜肌功能亢进者。是较常用的上斜肌减弱的术式，虽然可做肌后退术，但因肌止缘特别靠后，除非切断上直肌，否则很难满意暴露上斜肌，所以常用鞘内断腱兼部分肌肉切除术式代替。

禁忌证　同下斜肌后退术。

术前准备　同下斜肌后退术。

麻醉　同下斜肌后退术。

体位　手术采取仰卧位。

手术步骤

❶ 在上直肌止端、平行角膜缘切开结膜10mm，暴露巩膜。

❷ 用斜视钩钩住上直肌，再用一个斜视钩沿上直肌附着点鼻侧缘紧贴巩膜，向后方伸入10mm，原位旋转斜视钩，使钩尖向上触及眶壁，向下方提拉斜视钩即可钩住上斜肌反转腱肌鞘膜（图4-4-7）。

❸ 分离筋膜暴露上斜肌肌鞘（图4-4-8）。

❹ 用剪刀剪开肌鞘前壁，用斜视钩分离肌肉与肌鞘的联系，范围5~8mm（图4-4-9）。

❺ 在上直肌鼻侧缘附近、肌鞘内剪断肌腱（图4-4-10）。如需要较明显效果，可将肌肉切除3~8mm（图4-4-11）。

❻ 缝合结膜。

手术要点

❶ 钩出上斜肌后，示指在睑内侧压迫滑车部，另一手牵拉斜视钩时有条带感可确认是上斜肌。

❷ 切除肌腱要完全，并且不能损伤肌鞘。

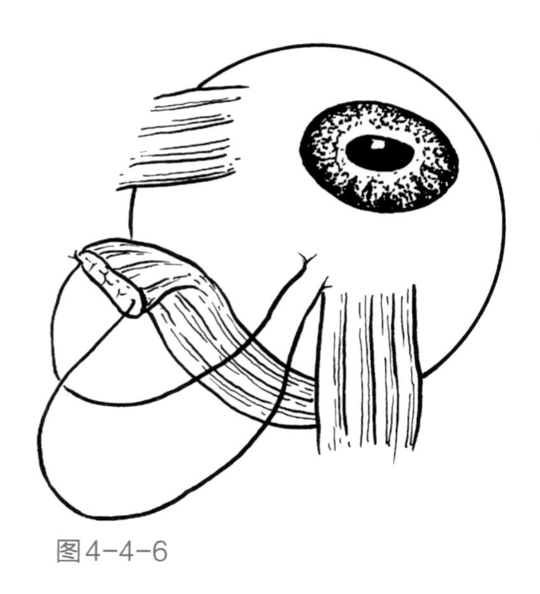
图4-4-6

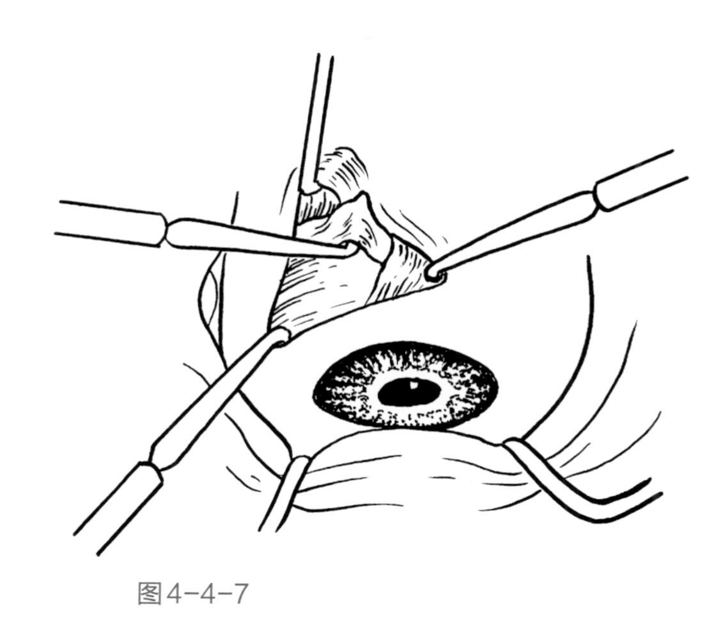
图4-4-7

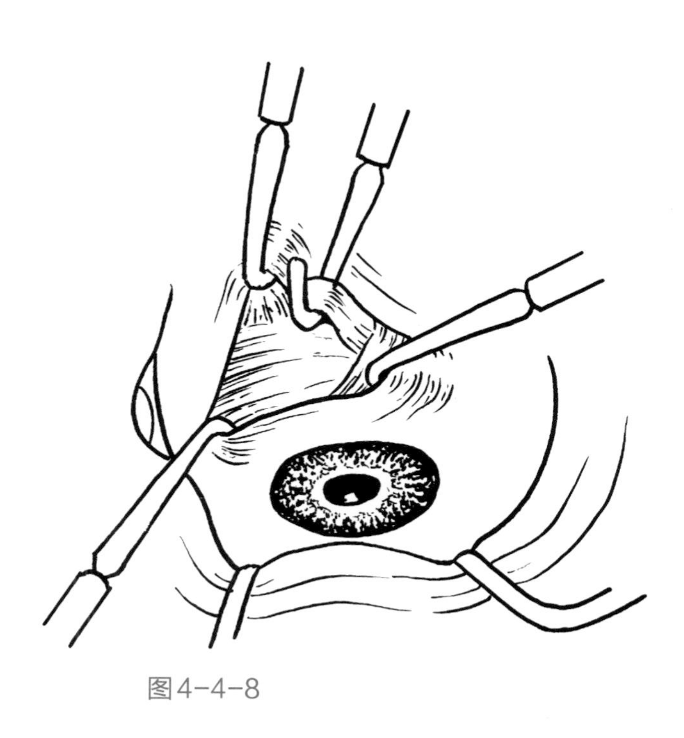
图4-4-8

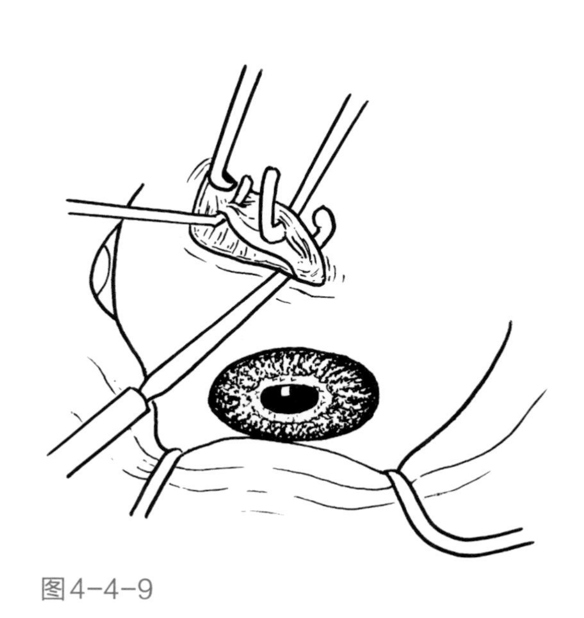
图4-4-9

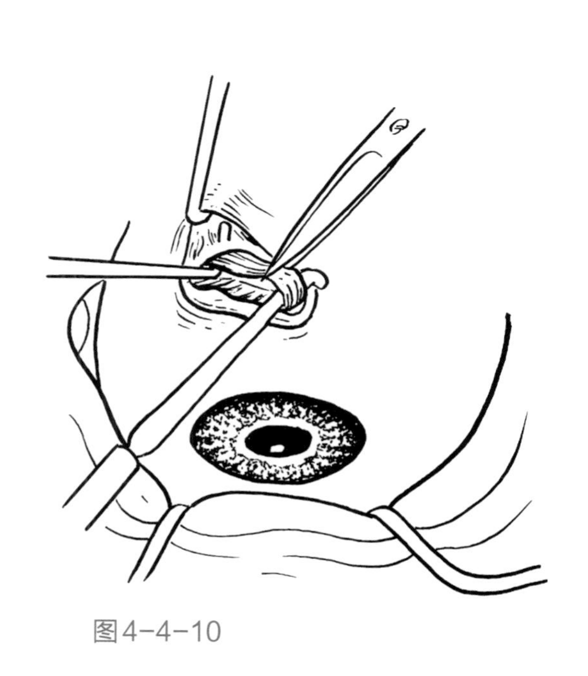
图4-4-10

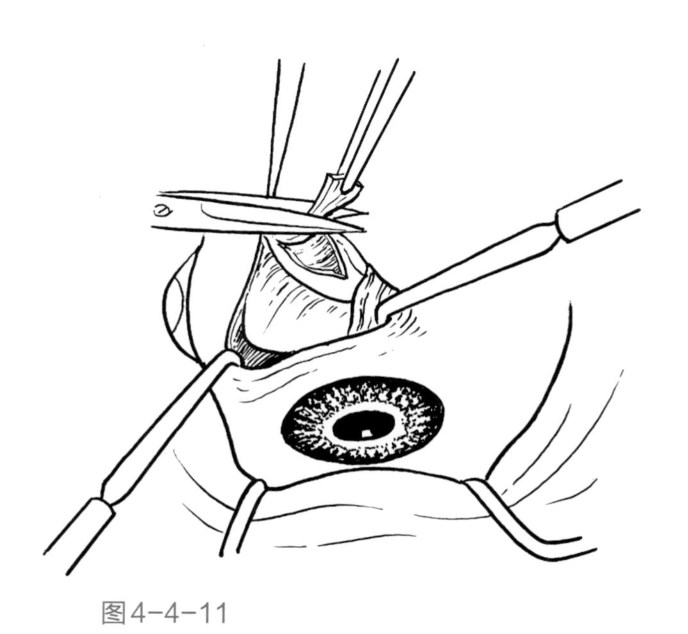
图4-4-11

❸ 切除部位越靠近滑车，效果越明显。但不能贴近滑车，否则会造成肌肉通过滑车障碍。

❹ 切除5mm肌腱可矫正10°以下斜视。

术后处理　术后注意观察眼位情况、局部炎症反应及结膜切口愈合情况，每日换药，左氧氟沙星滴眼液每日3~4次点眼，第5~7日拆线。

四　上斜肌折叠术

适 应 证　上斜肌功能不足者。

禁 忌 证　同下斜肌后退术。

术前准备　同下斜肌后退术。

麻　　醉　同下斜肌后退术。

体　　位　手术采取仰卧位。

手术步骤

❶ 从上直肌附着点颞侧缘、平行角膜缘切开结膜10mm，分离球筋膜及肌间膜，暴露上直肌。

❷ 钩住上直肌，分离肌旁筋膜，向前牵拉眼球，在上直肌止端后4~5mm、上直肌颞侧缘内1mm左右可见白色上斜肌肌腱。

❸ 用斜视钩分离上斜肌及其肌鞘，用折叠器钩起肌肉及肌鞘（图4-4-12），将上斜肌折叠缝合（图4-4-13），折叠部按其走行平铺于巩膜，缝合1针固定于巩膜（图4-4-14）。

❹ 缝合结膜。

手术要点

❶ 连同肌鞘一同折叠，折叠头部要铺平。

❷ 折叠量为两侧之和，折叠5mm可矫正5个三棱镜度，折叠10mm可矫正10个三棱镜度。

术后处理　术后注意观察眼位情况、局部炎症反应及结膜切口愈合情况，每日换药，左氧氟沙星滴眼液每日3~4次点眼，第5~7日拆线。

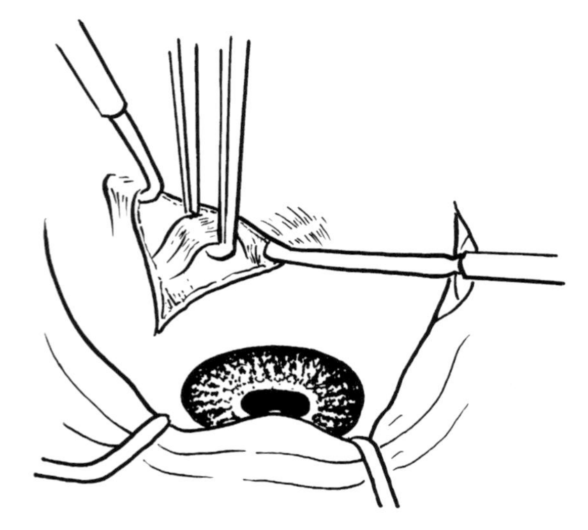

图4-4-12

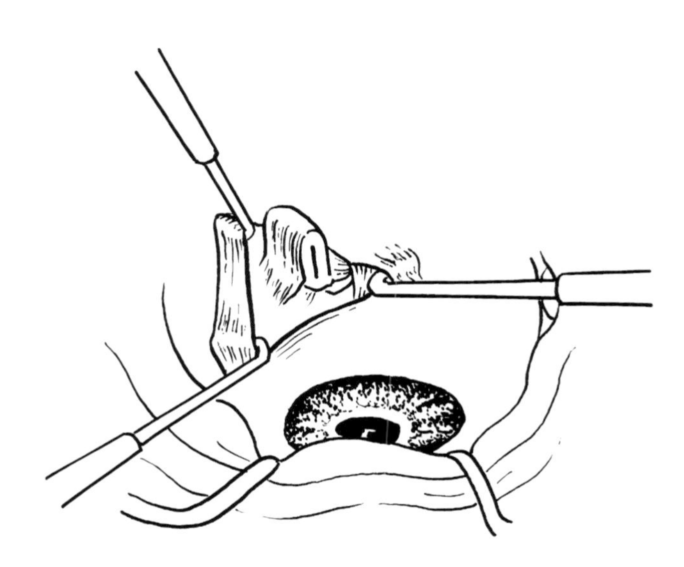

图4-4-13

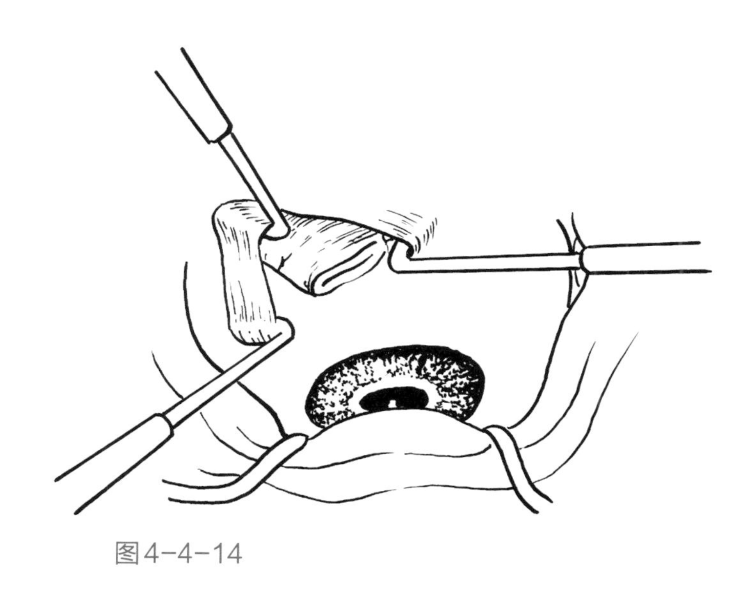

图4-4-14

五　上斜肌缩短术

适 应 证　上斜肌功能不足者。

禁 忌 证　同下斜肌后退术。

术前准备　同下斜肌后退术。

麻　　醉　同下斜肌后退术。

体　　位　手术采取仰卧位。

手术步骤

❶ 切口及分离暴露同上斜肌折叠术，在上直肌止点后1.5mm处缝预置套环缝线，在肌止点处将上直肌暂时切断。

❷ 分离上斜肌，测量欲切除的量，在欲切除线后1.5mm处预置两针套环缝线。

❸ 剪除要切除的肌肉段，将上直肌缝回原止点。

❹ 缝合结膜。

手术要点　勿分离肌鞘。

术后处理　术后注意观察眼位情况及局部炎症反应及结膜切口愈合情况，每日换药，左氧氟沙星滴眼液每日3~4次点眼，第5~7日拆线。

六　上斜肌前部前徙术

适 应 证　上斜肌前半支麻痹者。

禁 忌 证　同下斜肌后退术。

术前准备　同下斜肌后退术。

麻　　醉　同下斜肌后退术。

体　　位　　手术采取仰卧位。

手术步骤

❶ 颞上方角膜缘后7~8mm平行角膜缘切开结膜8mm，分离球筋膜。

❷ 在角膜缘12点方位做浅层巩膜牵引线，将眼球向下牵引。

❸ 用斜视钩将上直肌分为前、后两部分（图4-4-15），在前部肌腱上、距附着点2~3mm处预置套环缝线一针（图4-4-16）。

❹ 在附着点剪断前部肌腱，将其固定在沿上斜肌走行肌止端5~8mm处的巩膜上（图4-4-17）。

❺ 缝合结膜。

术后处理　　术后注意观察眼位情况、局部炎症反应及结膜切口愈合情况，每日换药，左氧氟沙星滴眼液每日3~4次点眼，第5~7日拆线。

七　上斜肌转位术

适 应 证　　联合患眼外直肌后退、内直肌缩短术矫正动眼神经麻痹导致的外斜。

禁 忌 证　　同下斜肌后退术。

术前准备　　同下斜肌后退术。

麻　　醉　　同下斜肌后退术。

体　　位　　手术采取仰卧位。

手术步骤

❶ 内上方角膜缘梯形结膜切口，暴露上直肌、内直肌。

❷ 用同上斜肌断腱术方法钩出上斜肌。在上直肌鼻侧缘剪断上斜肌（图4-4-18）。

❸ 将眼球置于内上转位，把上斜肌较紧张地固定于内直肌附着点上缘（图4-4-19）。

❹ 将多余肌肉剪除（图4-4-20）。

❺ 缝合结膜。

手术要点

❶ 矫正动眼神经麻痹导致的外斜时，根据情况还需做患眼外直肌后退、内直肌缩短术，必要时做健眼水平肌后退及缩短。

❷ 外直肌后退量要大，至少14mm。

❸ 上斜肌移位后应使眼球为正位或轻度内转位。

术后处理　　术后注意观察眼位情况、局部炎症反应及结膜切口愈合情况，每日换药，左氧氟沙星滴眼液每日3~4次点眼，第5~7日拆线。

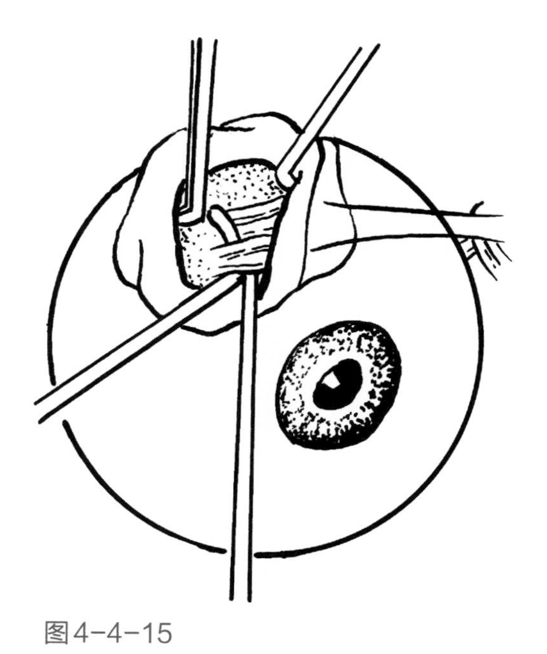

图4-4-15

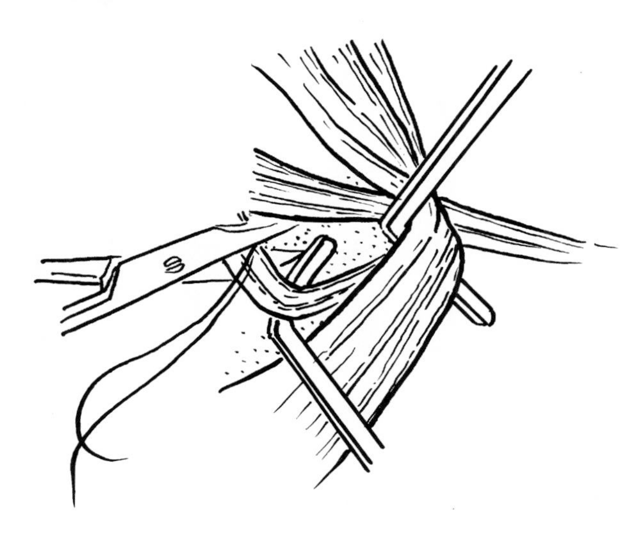

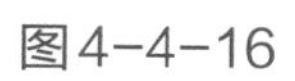

图4-4-16

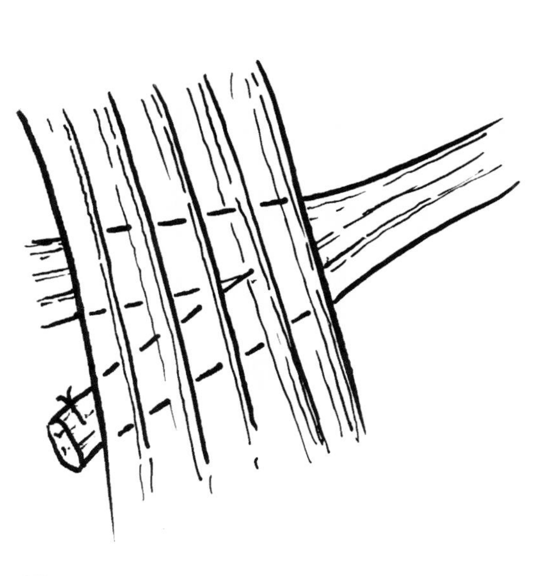

图4-4-17

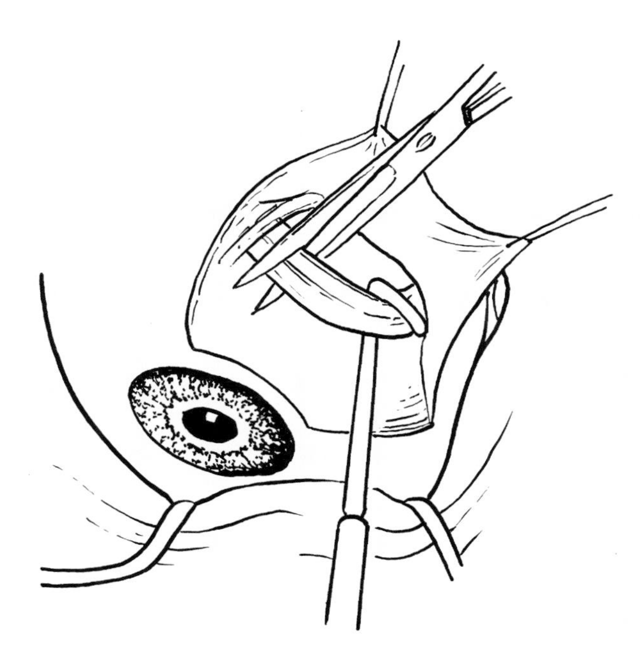

图4-4-18

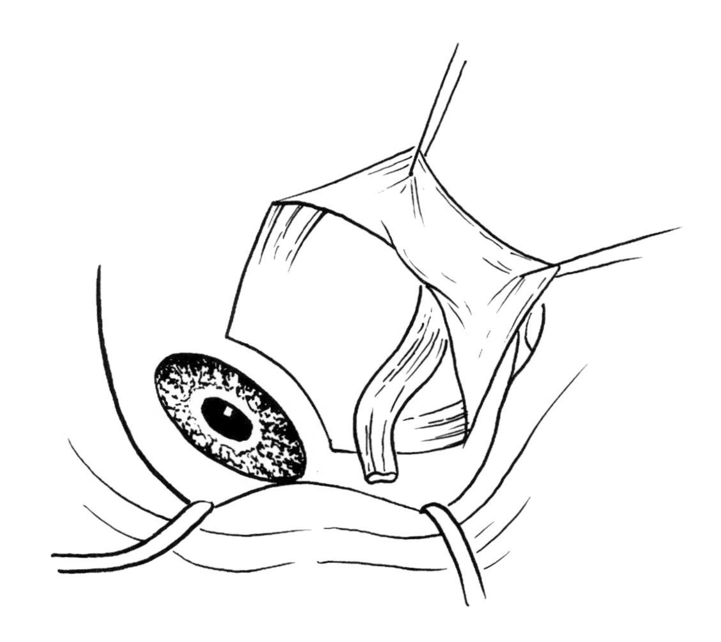

图4-4-19

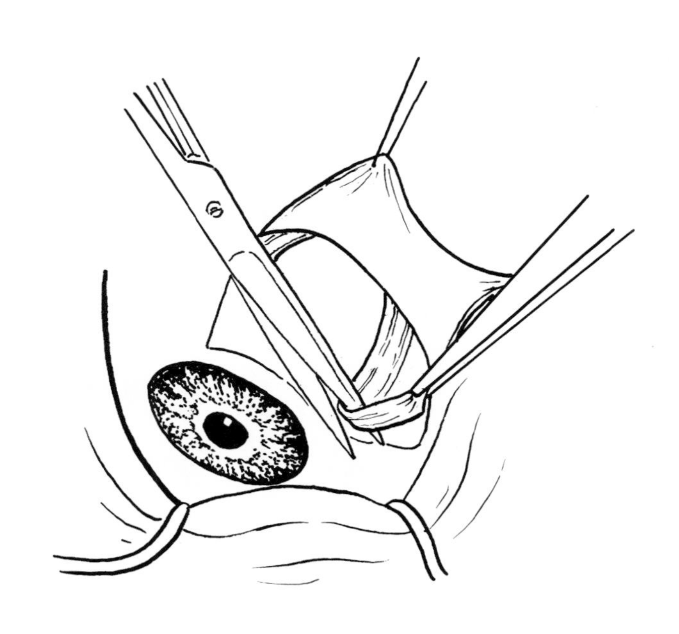

图4-4-20

第五节　A–V型综合征矫正术

适 应 证　眼球运动过程中产生A征或V征者。

禁 忌 证　同下斜肌后退术。

术前准备　同下斜肌后退术。

麻　　醉　同下斜肌后退术。

体　　位　手术采取仰卧位。

手术步骤

❶ 轻度A–V型综合征只矫正水平斜即可。

❷ V型内斜　行双眼内直肌后退术和附着点下移术（图4–5–1），或行单眼内直肌后退、附着点下移加外直肌缩短、附着点上移术（图4–5–2）。伴有上斜肌过弱时，除行水平矫正术外，还需加施上斜肌加强手术。同理，伴有下直肌过强时，还需加行下直肌减弱术。

❸ V型外斜　行双眼外直肌后退和附着点上移术（图4–5–3），或行单眼外直肌后退、附着点上移和内直肌缩短、附着点下移术（图4–5–4）。伴有下斜肌过强时，除行水平矫正术外，还需加施下斜肌减弱术。同理，伴有上直肌过弱时，还需加行上直肌加强术。

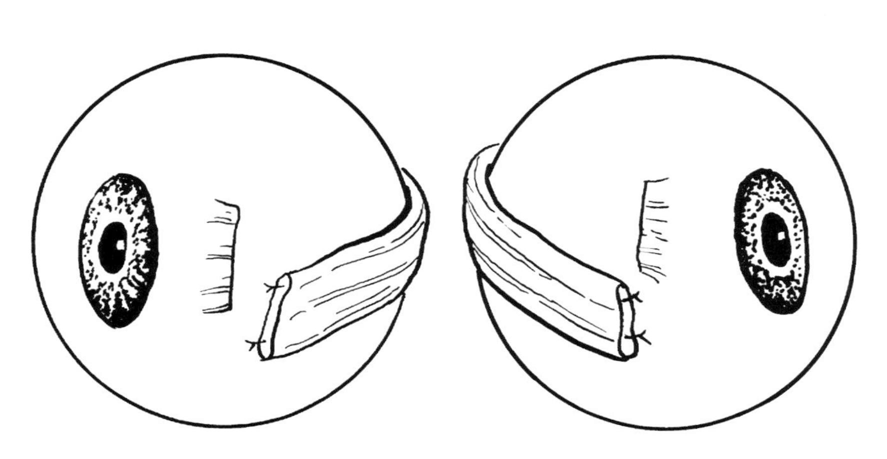

图4–5–1

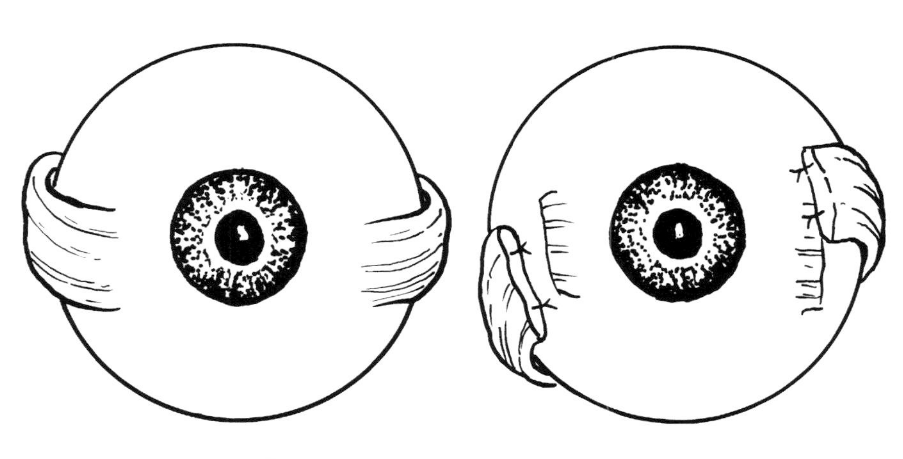

图4–5–2

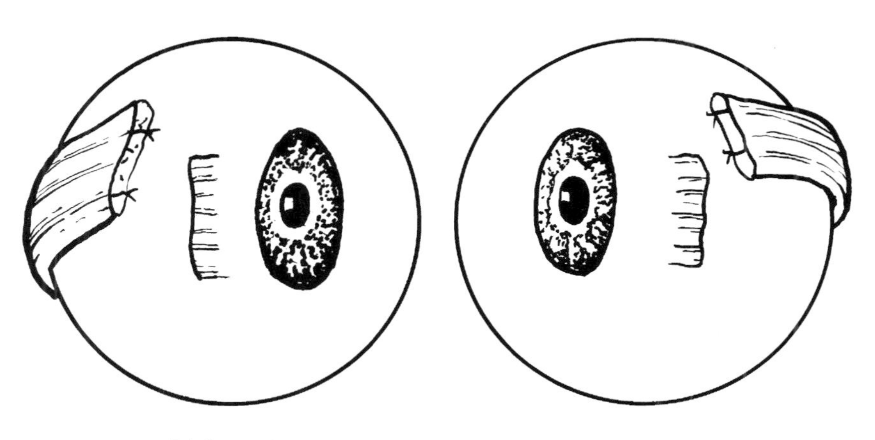

图4-5-3

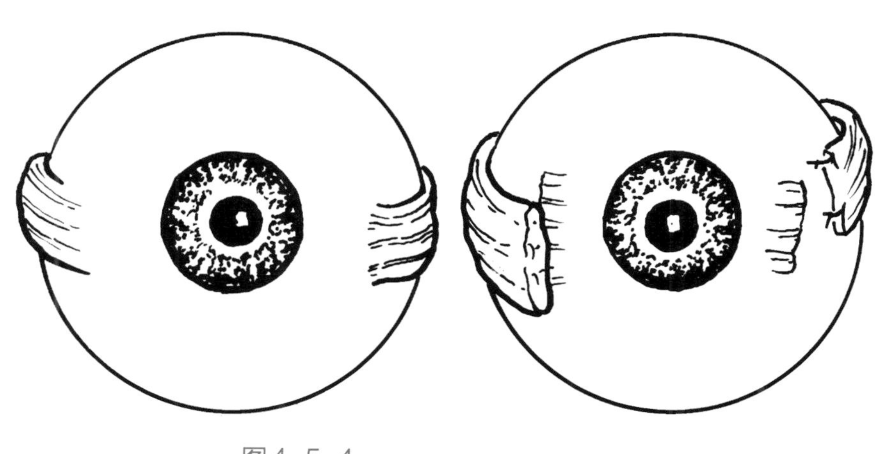

图4-5-4

❹ A型内斜　行双眼外直肌缩短和附着点下移术（图4-5-5），或行单眼内直肌后退、附着点上移和外直肌缩短、附着点下移术（图4-5-6）。伴有下斜肌过弱时，除行水平矫正术外，还需加施下斜肌加强术。同理，伴有上直肌过强时，还需加行上直肌减弱术。

❺ A型外斜　行双眼内直肌缩短和附着点上移术（图4-5-7），或行单眼外直肌后退、附着点下移加内直肌缩短、附着点上移术（图4-5-8）。伴有上斜肌过强时，除行水平矫正术外，还需加施上斜肌减弱术。同理，伴有下直肌过弱时，还需加行下直肌加强术。

手术要点

❶ 内直肌总是向字母闭合的方向移位，外直肌总是向字母分开的方向移位。

❷ 水平肌移位时，新附着点向上或向下移位5~10mm，新肌肉附着线要平行于角膜缘。

术后处理

术后注意观察眼位情况、局部炎症反应及结膜切口愈合情况，每日换药，左氧氟沙星滴眼液每日3~4次点眼，第5~7日拆线。

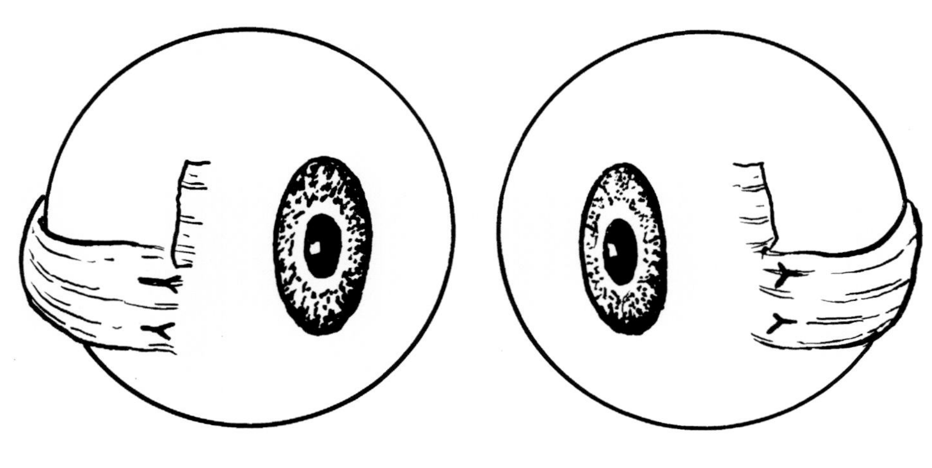

图4-5-5

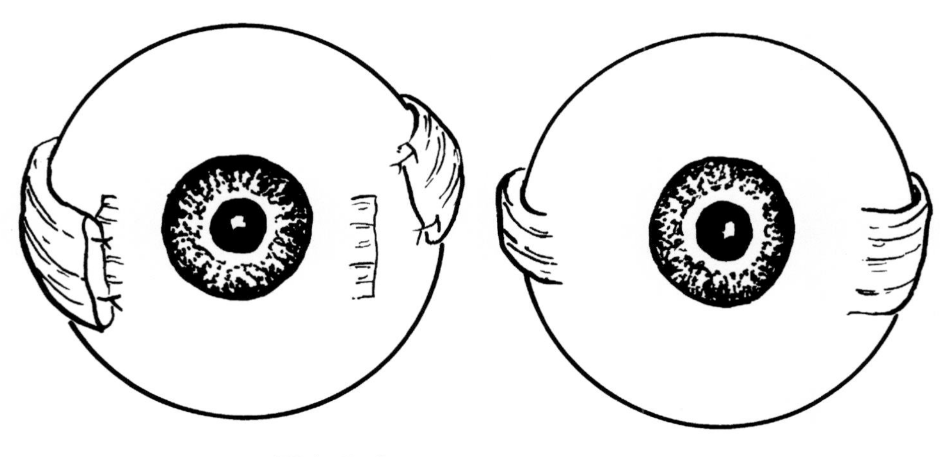

图4-5-6

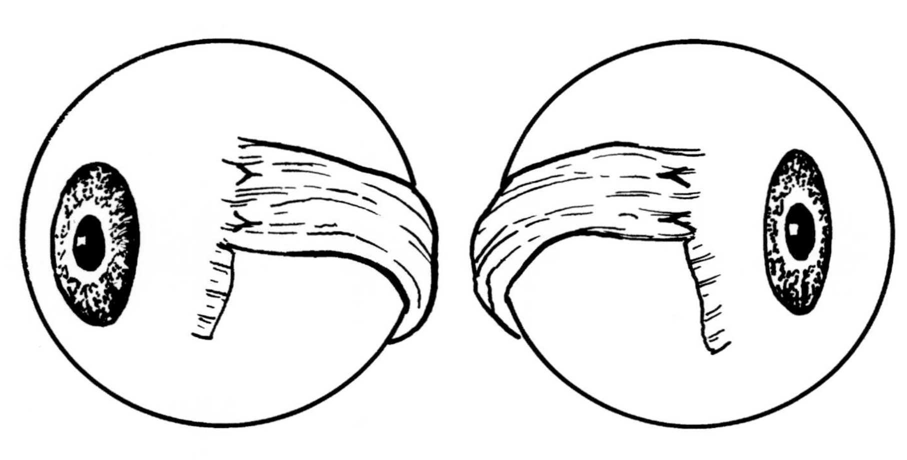

图4-5-7

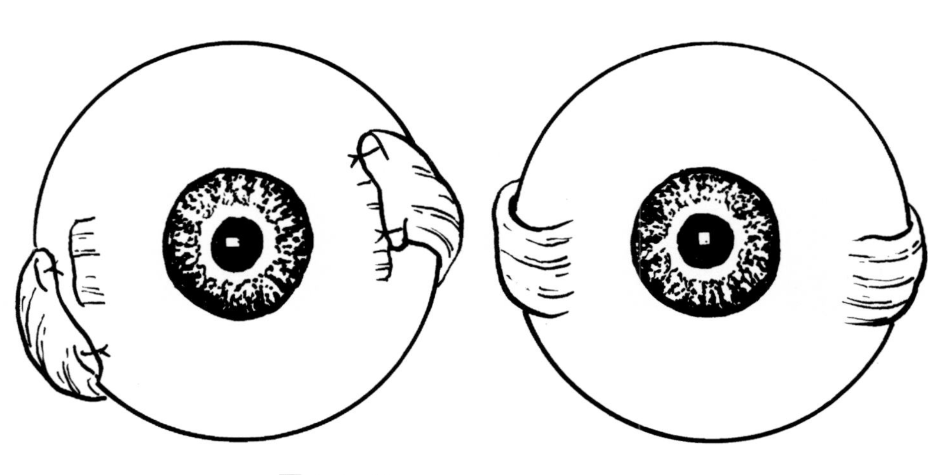

图4-5-8

第五章

角膜手术

第一节

穿透性角膜移植术

第二节

桥状穿透性角膜移植术

第三节

眼前节重建术

第四节

光学性板层角膜移植术

第五节

新月形板层角膜移植术

第六节

指环状板层角膜移植术

第七节

全板层角膜移植术

第八节

角膜内皮移植术

第九节

放射状角膜切开术

第十节

准分子激光屈光性角膜切削术

第十一节

准分子激光原位角膜磨削术

第十二节

飞秒激光角膜屈光手术

扫描二维码，
观看本书所有
手术视频

第一节　穿透性角膜移植术

适 应 证

❶ 光学性角膜移植　各种原因所致的角膜混浊、大泡性角膜病变、圆锥角膜、角膜变性及营养不良等，以提高视力为目的。

❷ 成形性角膜移植　修复缺损的角膜组织，如角膜穿孔、角膜葡萄肿等。

❸ 治疗性角膜移植　切除对药物治疗不敏感的角膜病变组织，防止眼内容物脱出，为挽救眼球而手术。

❹ 美容性角膜移植　改善患眼的外观。

禁 忌 证

❶ 严重的角膜化学伤、热烧伤等造成的杯状细胞丢失，黏蛋白缺乏，泪膜不稳定，泪腺开口瘢痕、阻塞，眼表干燥；角膜缘干细胞缺失；植床严重血管化者。

❷ 其他全身或局部疾病会引起愈合不良者。

术前准备

左氧氟沙星滴眼液点眼3日预防感染。术前应用毛果芸香碱滴眼液充分缩瞳、20%甘露醇静脉滴注降眼压。术眼剪睫毛、清洁结膜囊、眼睑皮肤消毒，消毒范围：上方达发际，内侧过鼻中线，下方到上唇平面，外侧到耳根部。

麻　　醉

❶ 滴1%盐酸丁卡因或盐酸丙美卡因滴眼液角膜表面麻醉2次，2%利多卡因2ml球后阻滞麻醉。

❷ 2%利多卡因2ml面神经阻滞麻醉。

❸ 2%利多卡因2ml球周麻醉。

❹ 配合困难的患者可采用全身麻醉。

体　　位

手术采取仰卧位。

手术步骤

❶ 供体角膜植片的制取

（1）将保存新鲜的眼球消毒后，纱布裹紧固定。用大于植床0.25~0.5mm环钻竖直放在角膜正中轻压旋转，用力均匀，最好完整地将植片钻下（图5-1-1）。

（2）如有未穿透部分用显微剪刀完成，剪刀垂直向外轻压，保证植片边缘垂直同时不损伤角膜内皮（图5-1-2）。

（3）另一种方法：用剪刀剪下带2mm宽巩膜的角膜片，内皮朝上置于钻孔座凹面上，用环钻冲压切出植片，此方法可减少角膜内皮的损失（图5-1-3）。

（4）将角膜植片放于玻璃皿上，内皮朝上，滴平衡液或M-K液于植片上，并加盖待用。

❷ 受体角膜植床的制作

（1）为防止眼球穿透后角膜塌陷，可先缝制巩膜环以支撑眼球。将合适的巩膜环放置于角膜缘后2~3mm，用5-0尼龙线间断缝合8针，稍带浅层巩膜以固定巩膜环，结扎适中，避免角膜变形造成术后散光（图5-1-4）。

（2）角膜中心定位。术前缩瞳有利于准确的定位（图5-1-5）。

（3）通过显微镜垂直放置环钻并看到角膜，拇指及示指捻转环钻匀速持续加压，中途不停顿，如有落空感或房水流出，停止旋转（图5-1-6）。

（4）未穿透部分用显微角膜剪刀完成。如虹膜正常，不必处理；虹膜后粘连或移植片大于8mm以上考虑行周边虹膜切除，虹膜周边前粘连，应分离前粘连。

❸ 缝合

（1）将准备好的角膜植片置于植床上，在放植片前可向前房滴入黏弹剂以防损伤植片内皮。用10-0铲形针先缝合12点方位，进针呈垂直放射状，深度为角膜厚度的3/4，跨度为植片、植床各1mm宽，再依次缝合6点、3点、9点方位（图5-1-7）。

（2）缝合的4针使角膜皱褶呈正方形，表明各缝线松紧适宜均匀。

（3）连续缝合：缝线路径呈正弦波形，缝合16针，调整缝线松紧，检查无散光现象。结扎缝线，线头埋藏于切口内（图5-1-8、图5-1-9）。

（4）也可间断缝合，适用于新生血管多、部分变薄的角膜（图5-1-10）。

❹ 重建前房　用5号钝弯针头由植床切口间隙进入前房注入液体或空气，形成前房。检查切口是否达到水密或气密状态，防止虹膜前粘连。

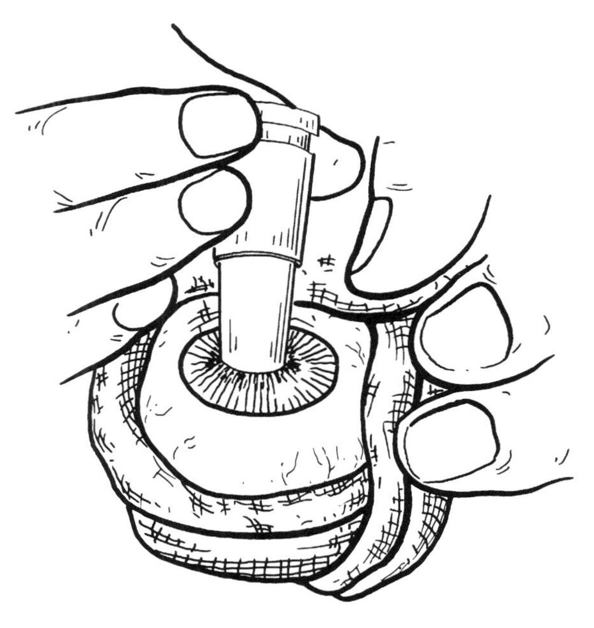

图5-1-1

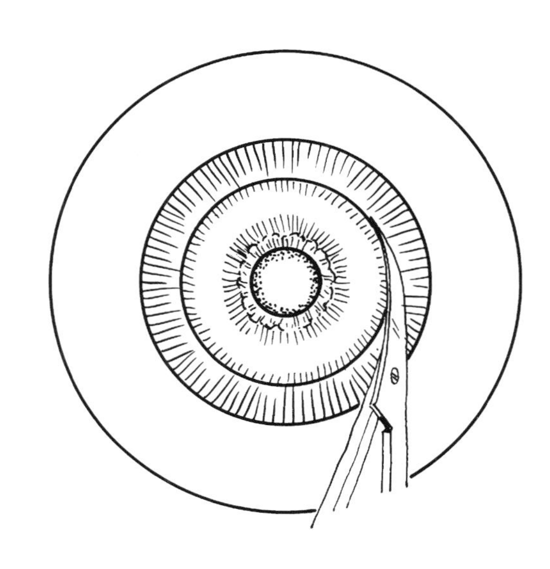

图5-1-2

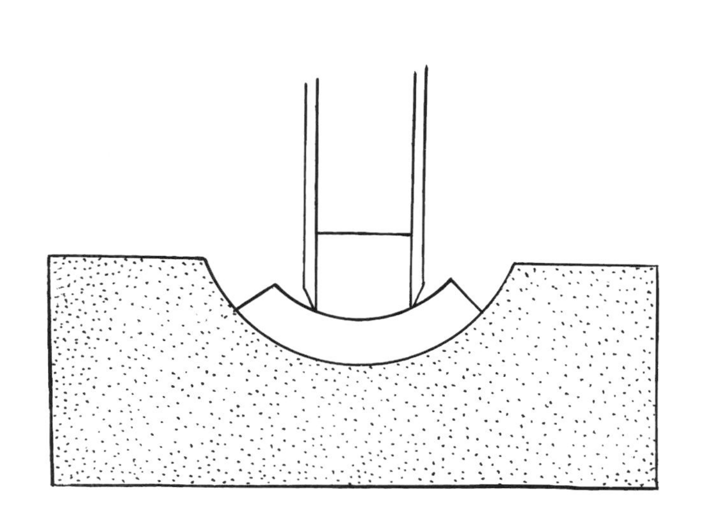

图5-1-3

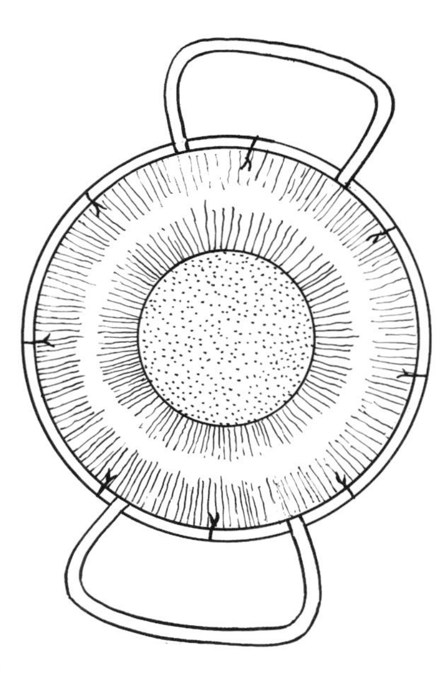

图5-1-4

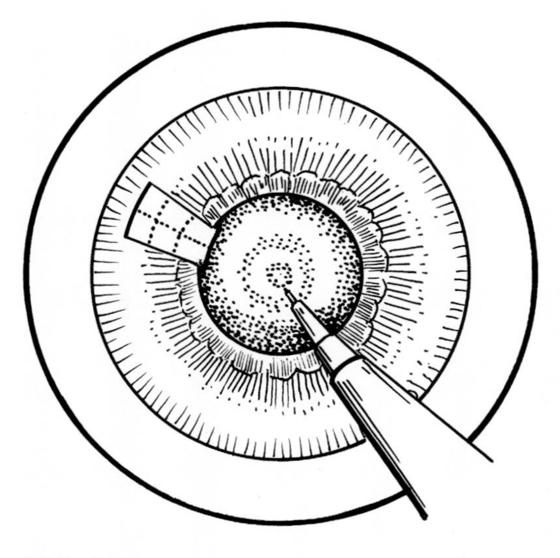
图5-1-5

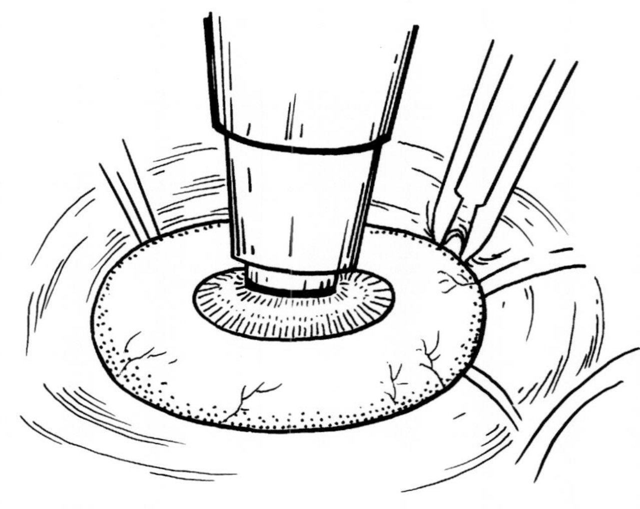
图5-1-6

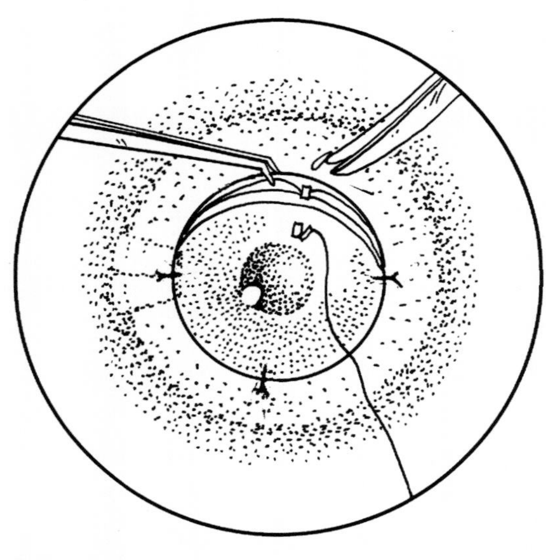
图5-1-7

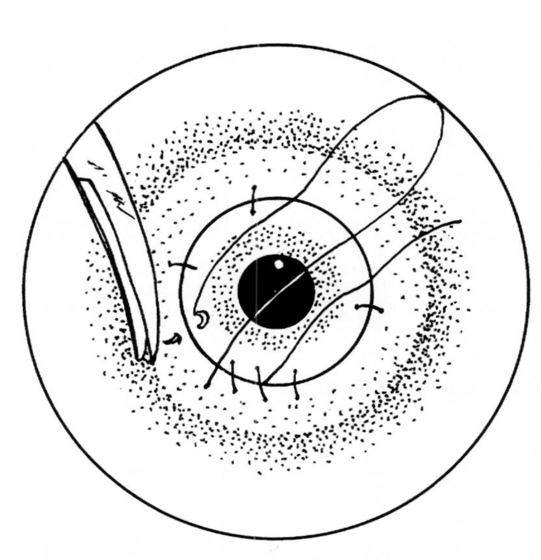
图5-1-8

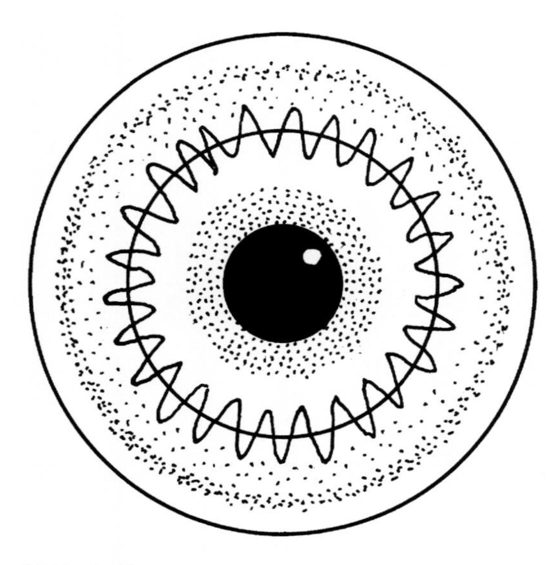
图5-1-9

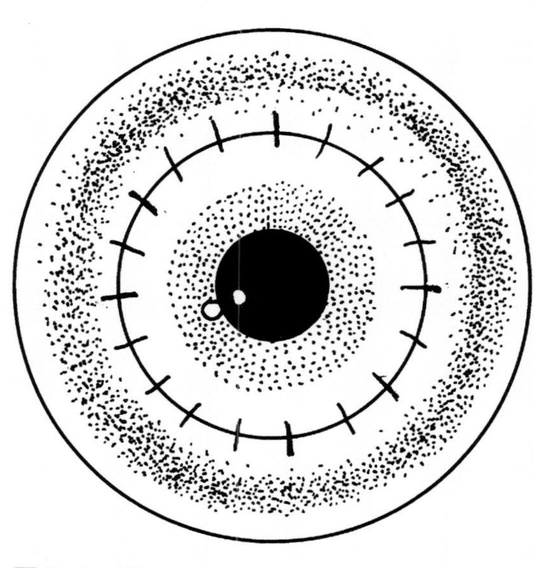
图5-1-10

手术要点

❶ 充分降低眼压软化眼球。
❷ 植片与植床边沿整齐。
❸ 缝线均匀适度。
❹ 术后重建前房，使切口达水密状态。

术后处理

❶ 术后绷带包扎双眼至上皮完全愈合或配戴角膜接触镜。
❷ 常规全身给予广谱抗生素和糖皮质激素3日。
❸ 上皮修复后局部点左氧氟沙星和妥布霉素地塞米松滴眼液。
❹ 一般不散瞳，如前房炎症明显可散瞳。
❺ 如术后出现高眼压，应及时给予20%甘露醇、乙酰唑胺、盐酸卡替洛尔等抗青光眼药物。
❻ 术后6个月拆线。如缝线已变松弛隆起、缝线处血管化、深基质层血管化、缝线导致明显炎症反应者可考虑提早拆线。
❼ 术后3~5日每日换药。
❽ 如出现排斥反应、糖皮质激素控制不佳时，可应用免疫抑制剂环孢素。

第二节　桥状穿透性角膜移植术

适 应 证

❶ 单纯疱疹性角膜炎活动期或化脓性角膜感染，药物治疗无效，不得不行穿透性角膜移植者。
❷ 角膜大穿孔，术前无前房者。
❸ 大泡性角膜病变及角膜内皮功能不良的一些植床比植片明显厚的病例，为减少虹膜或玻璃体与植片粘连等并发症，提高植片透明率。

禁 忌 证

❶ 严重的角膜化学伤、热烧伤等造成的杯状细胞丢失，黏蛋白缺乏，泪膜不稳定，泪腺开口瘢痕、阻塞，眼表干燥；角膜缘干细胞缺失；植床严重血管化者。
❷ 其他全身或局部疾病会引起愈合不良者。

术前准备　同穿透性角膜移植术。

麻　　醉　同穿透性角膜移植术。

体　　位　手术采取仰卧位。

手术步骤

❶ 供体角膜植片的制取，一般不小于7mm。
❷ 制作植孔略大于角膜病灶深达角膜3/4（近后弹力层）的板层植床。以较前植孔小1~2mm的环钻，在此板层植床中央钻透角膜，或只钻透一部分，再用角膜剪完全穿透植孔（图5-2-1）。
❸ 将植片用10-0尼龙线连续或间断缝合（图5-2-2）。

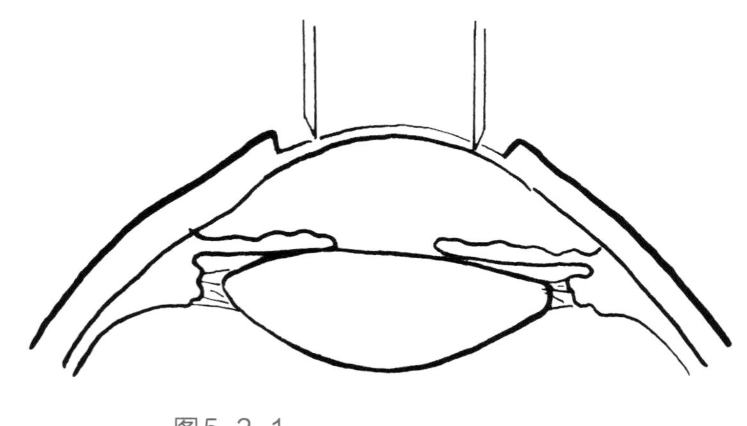
图5-2-1

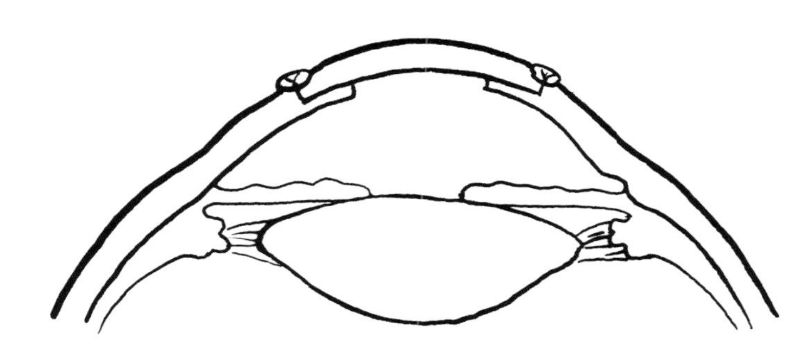
图5-2-2

术后处理

❶ 控制原发病、抗感染等。
❷ 如术后出现高眼压，应及时给予20%甘露醇、乙酰唑胺、盐酸卡替洛尔等抗青光眼药物。
❸ 术后6个月拆线。如缝线已变松弛隆起、缝线处血管化、深基质层血管化、缝线导致明显的炎症反应者可考虑提早拆线。
❹ 局部点左氧氟沙星和妥布霉素地塞米松滴眼液。
❺ 一般不散瞳，如前房炎症明显可散瞳。
❻ 术后3~5日每日换药。
❼ 如出现排斥反应、糖皮质激素控制不佳时，可应用免疫抑制剂环孢素。

第三节 眼前节重建术

适应证

❶ 感染性角膜炎累及全角膜或部分巩膜，难以进行常规角膜移植术者。
❷ 全角膜粘连性白斑，陈旧性眼外伤累及虹膜、晶状体者。
❸ 全角膜葡萄肿。

禁忌证

❶ 严重的角膜化学伤、热烧伤等造成的杯状细胞丢失，黏蛋白缺乏，泪膜不稳定，泪腺开口瘢痕、阻塞，眼表干燥；角膜缘干细胞缺失；植床严重血管化者。
❷ 其他全身或局部疾病会引起愈合不良者。

术前准备　同穿透性角膜移植术。

麻醉　同穿透性角膜移植术。

体位　手术采取仰卧位。

手术步骤

❶ 沿角膜缘剪开球结膜，暴露巩膜，缝巩膜环以支撑眼球。
❷ 在近Schlemm管（巩膜静脉窦）位置切开眼球，剪除全角膜，也可在角膜缘后4~5mm做全周板层巩膜切开，分离至角膜缘，再沿

Schlemm管处剪出角膜（图5-3-1）。

❸ 如果有虹膜前粘连，根据具体情况予以分离或切除，晶状体混浊（白内障）可同时做白内障联合手术。如果虹膜完整，一般做虹膜周切。

❹ 取供眼带4~5mm巩膜瓣的全厚角膜片放于植床，10-0尼龙线连续或间断缝合角膜和巩膜瓣（图5-3-2、图5-3-3）。

术后处理

❶ 控制原发病、抗感染、真菌、病毒等。

❷ 如术后出现高眼压，应及时给予20%甘露醇、乙酰唑胺、盐酸卡替洛尔等抗青光眼药物。

❸ 排斥反应的处理用药要早、足，一般情况下环孢素用1年以上，有条件者口服环孢素半年以上。

❹ 继发性青光眼以药物治疗为主，药物无法控制，可考虑青光眼阀植入。

❺ 局部点左氧氟沙星滴眼液，上皮愈合后点妥布霉素地塞米松滴眼液。

❻ 术后3~5日每日换药。

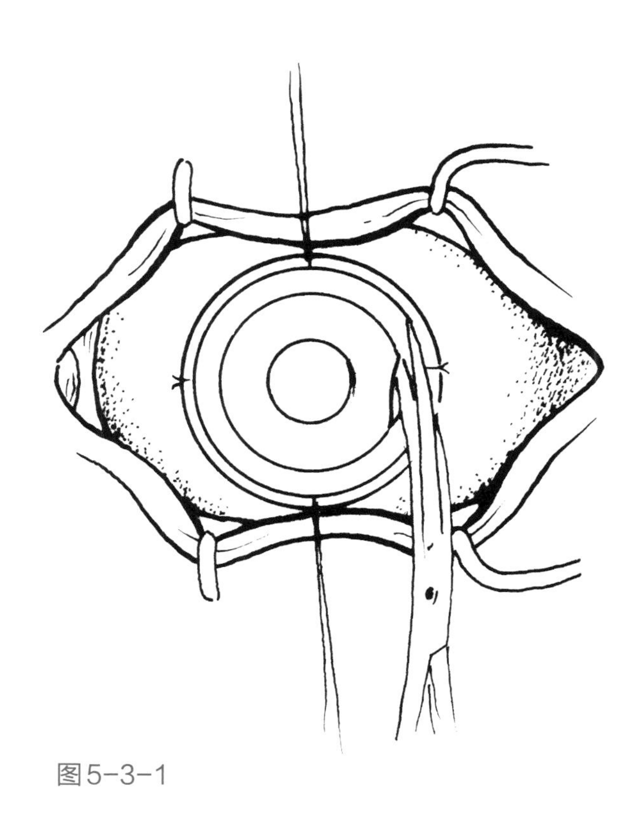

图5-3-1

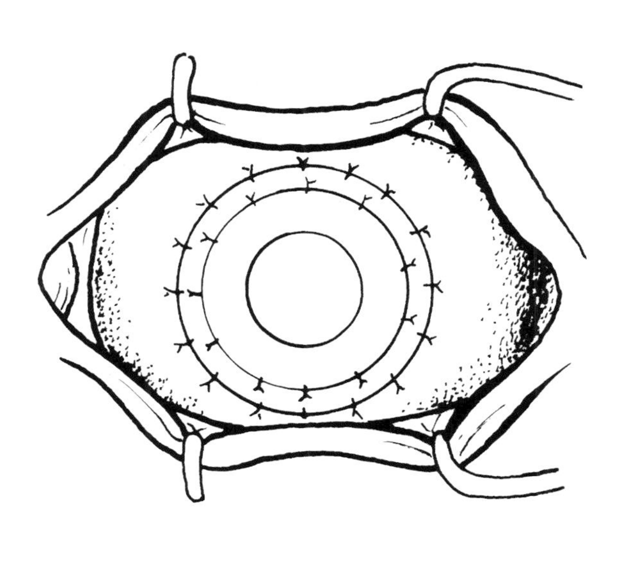

图5-3-2

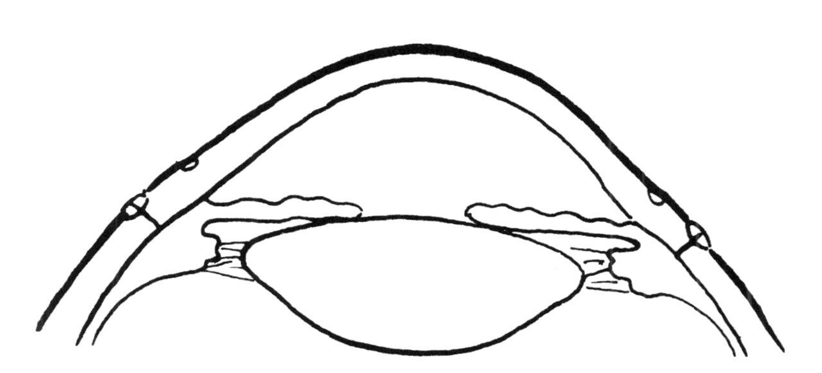

图5-3-3

第四节　光学性板层角膜移植术

适应证

❶ 中、浅层角膜白斑，实质浅层的角膜营养不良与变性，直径<6mm最佳。

❷ 病变未累及角膜深基质层及后弹力层，内皮细胞功能正常。

禁忌证

粘连性角膜白斑、角膜深层活动性感染病灶、严重干眼症（眼干燥症）不宜做板层角膜移植。

术前准备

同穿透性角膜移植术。

麻醉

同穿透性角膜移植术。

体位

手术采取仰卧位。

手术步骤

❶ 植床的制作　做板层角膜移植应遵守先制植床再制植片的原则。

（1）用环钻垂直于角膜标记出角膜移植的界限，植床直径一般为7.5~8mm，钻切角膜的深度为0.3~0.4mm。

（2）用角膜镊提起环钻切口边缘，使用尖刀片，垂直所需深度剥离出一个作业平面。按这一板层平面进行剖切，剖切过程保持角膜干燥，看清剖切界面（图5-4-1）。

（3）完成环钻标记的植床剖切后，超过环钻标出界限，然后用弯显微角膜剪沿环钻界限垂直剪除已剖开的板层组织，使植床边界垂直、整齐，以利于植片、植床的良好吻合（图5-4-2）。

❷ 供体植片的制作　植片通常比植床大0.1~0.2mm，全板层植片比植床大1mm或更多，有时需包括一些巩膜组织。临床上植片可稍薄，避免过厚，0.5mm适用于大多数情况。

（1）开放式剥离技术：用环钻标记供眼板层角膜，用刀片按同一板层剥离，其操作过程中主要是撕，而不是割，拉紧植片，见界面处纤维发泡，用刀尖扫断发泡纤维，则容易沿一个平面分离。

（2）密闭式剥离技术：用纱布裹紧眼球，用刀片在角膜缘做一深度适宜的板层小切口。用睫状体分离器或虹膜整复器由切口底部伸入，在板层间做左右往复式分离，用钝性力量撕开板层角膜，此法快捷、可靠，剥离面较光滑（图5-4-3）。

（3）电动角膜刀剖切术：用纱布裹紧眼球，距角膜缘2~3mm处做一板层巩膜切口，深度约0.5mm，电刀装上0.5mm厚度板，进行剖切。此法植片厚度均匀、剥离面光滑（图5-4-4）。

（4）以环钻将植片钻切下（图5-4-5）。

❸ 缝合　冲洗干净植床面，将植片覆于植床上，用10-0铲形针间断或连续缝合。缝针由植片边缘内1mm处穿过全层，再经植床边缘底部由植片边缘外1mm处穿出，呈放射状。对角膜组织水肿或全板层移植一般采用间断缝合。缝线头埋藏于层间以减少刺激，连续缝合适用于光学性部分板层角膜移植。

手术要点

❶ 植床剥离时要以彻底切除病变组织为主要原则，避免后板层穿透。

❷ 植片制作厚度要适中，避免过厚。

术后处理

❶ 术后绷带包扎术眼，维持5~6日，以利于植片植床平整愈合。

❷ 常规点左氧氟沙星滴眼液，上皮愈合后点妥布霉素地塞米松滴眼液。

❸ 术后3~6个月拆线，如发现新生血管长入缝线区或缝线松动，可提前拆除缝线。

❹ 术后3~5日每日换药。

❺ 如出现排斥反应、糖皮质激素控制不佳时，可应用免疫抑制剂环孢素。

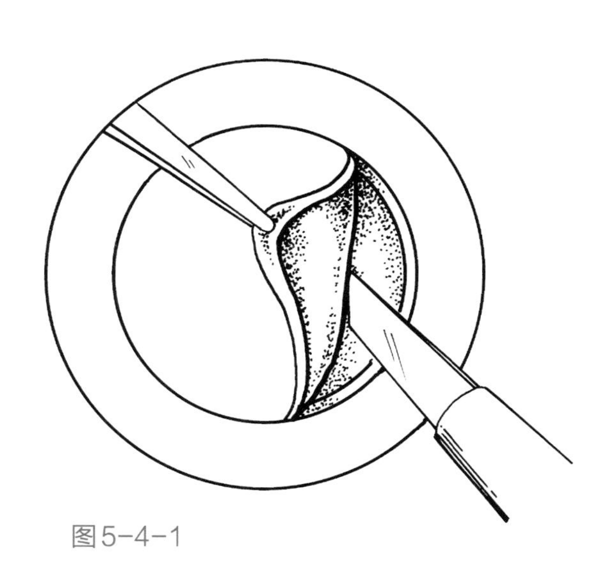

图5-4-1

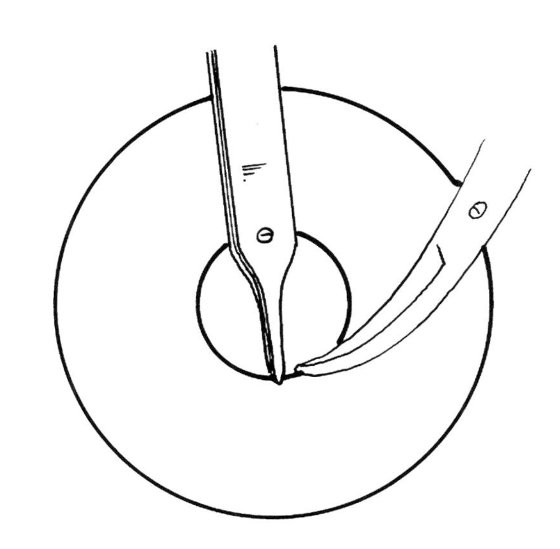

图5-4-2

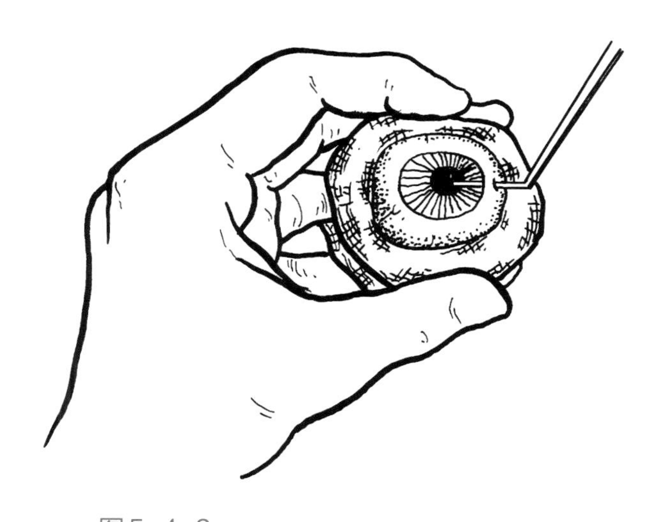

图5-4-3

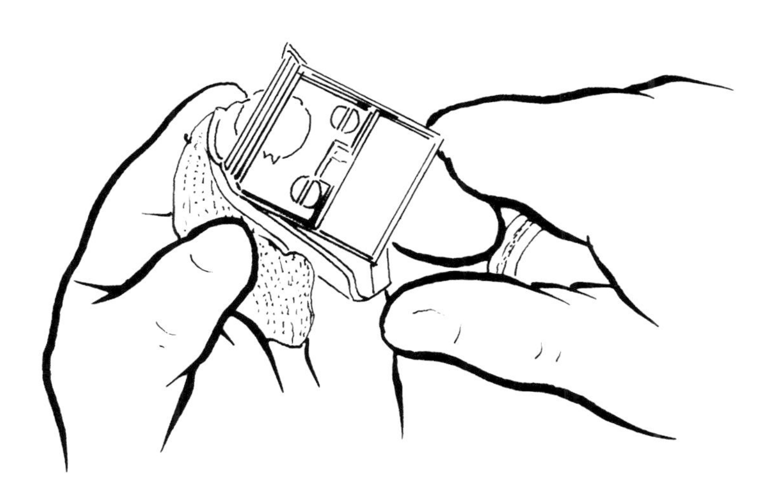

图5-4-4

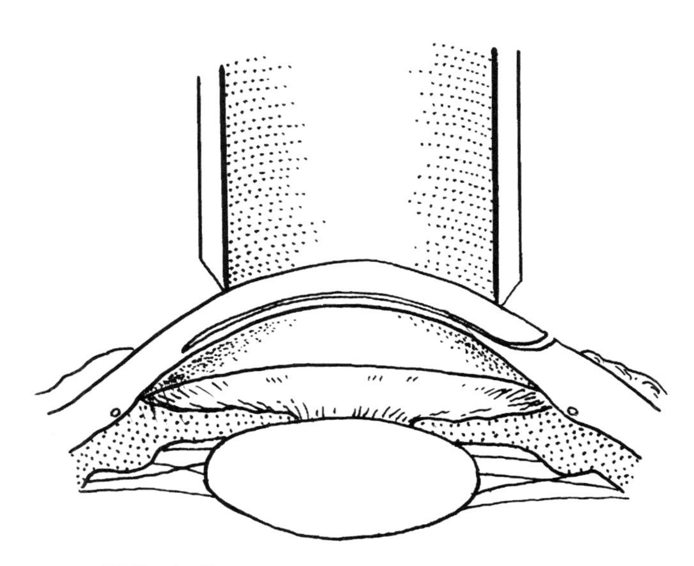

图5-4-5

第五节 新月形板层角膜移植术

适应证 病灶位于角膜周边部，病变范围在角膜1/2周以内，溃疡深，有穿孔危险的蚕食性角膜或周边角膜明显变薄的边缘性角膜变性。

禁忌证 粘连性角膜白斑、角膜深层活动性感染病灶、严重干眼症不宜做板层角膜移植。

术前准备 同穿透性角膜移植术。

麻醉 同穿透性角膜移植术。

体位 手术采取仰卧位。

手术步骤

❶ 开睑器开睑，上、下直肌牵引缝线固定眼球。沿角膜缘剪开病变区球结膜，并剪除变性球结膜，暴露巩膜（图5-5-1）。

❷ 在角膜病灶外2mm健康区域做一向心性弧形切口，深度约0.3mm。如巩膜病变不明显，则于角巩膜缘外2mm做弧形切口（图5-5-2）。

❸ 刀片剥除病变组织，深度以能彻底清除病灶为准。如果巩膜也存在溃烂，亦做板层巩膜切除（图5-5-3）。

❹ 对于边缘性变性者，如局部角膜已经非常薄，则仅刮除上皮层，与健康组织相邻的切口处做板层切除（图5-5-4）。

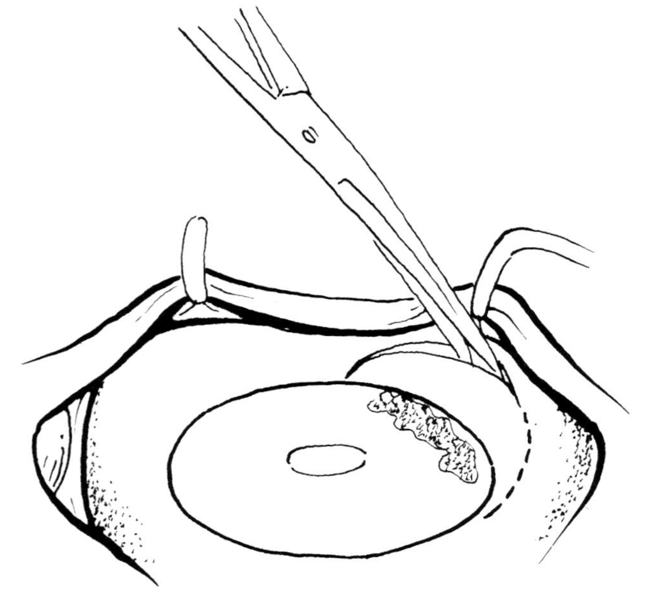

图5-5-1

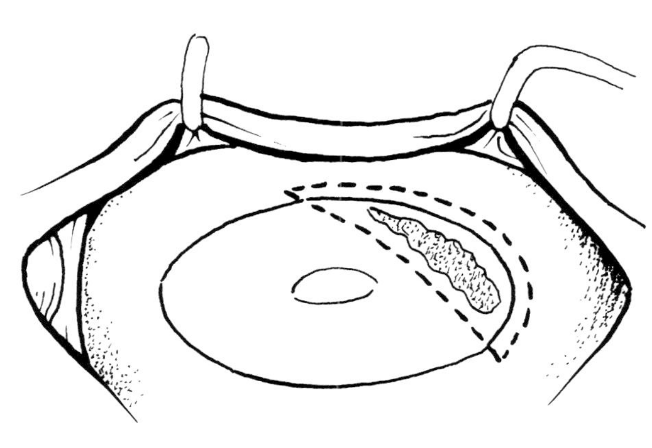

图5-5-2

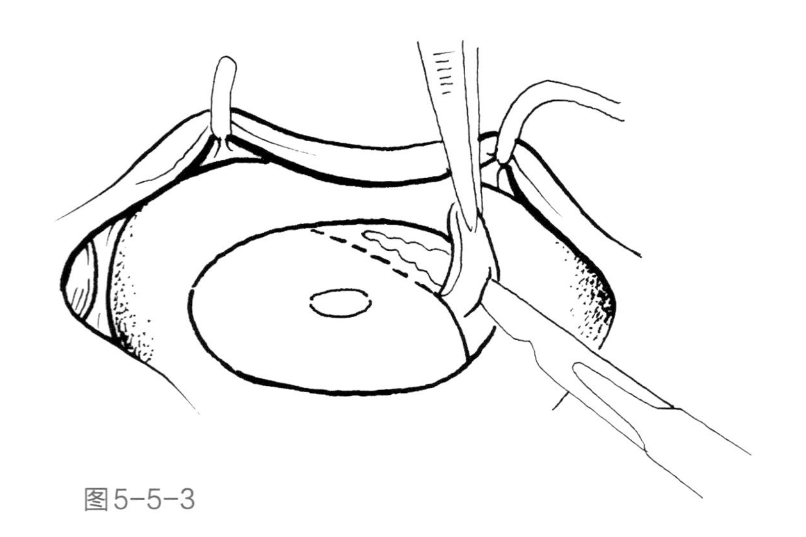

图5-5-3

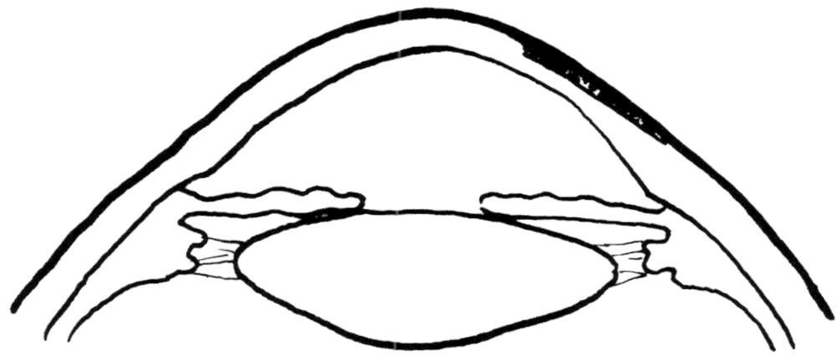

图5-5-4

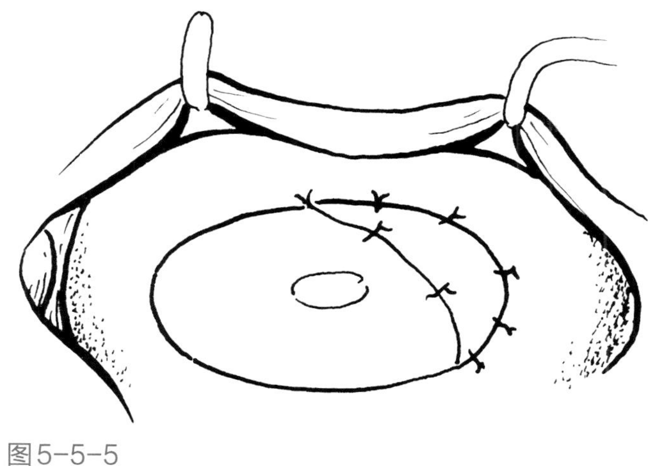
图5-5-5

❺ 取植片与植床等大、同形，用10-0尼龙线间断缝合。缝合时尽可能避开瞳孔区。缝合球结膜（图5-5-5）。

手术要点

❶ 植床剥离时要以彻底切除病变组织为主要原则，避免后板层穿透。

❷ 边缘变性病例缝合时应较紧，以保持角膜正常曲率。

术后处理

同光学性板层角膜移植术。

第六节 指环状板层角膜移植术

适应证

病变范围超过角膜2/3周，但角膜中央8mm区域未被侵犯的蚕蚀性角膜溃疡。

禁忌证

同新月形板层角膜移植术。

术前准备

同穿透性角膜移植术。

麻醉

同穿透性角膜移植术。

体位

手术采取仰卧位。

手术步骤

❶ 开睑器开睑，上、下直肌牵引缝线固定眼球。沿角膜缘剪开全周球结膜，向后分离约5mm暴露巩膜，止血。

❷ 用7.0~7.5mm环钻在角膜中央划界，深约0.3mm。再用刀片在巩膜上划界，范围依巩膜病变范围而定（图5-6-1）。

❸ 环形剥除病变组织（图5-6-2）。

❹ 制作全板层角膜植片，然后用同角膜中央岛等大直径的环钻在切割砧上钻切内环。将植片套入植床，用10-0尼龙线间断缝合内环后，依据植床外环剪除多余的植片组织，缝合外环（图5-6-3）。球结膜缝合在角膜缘后2mm处。

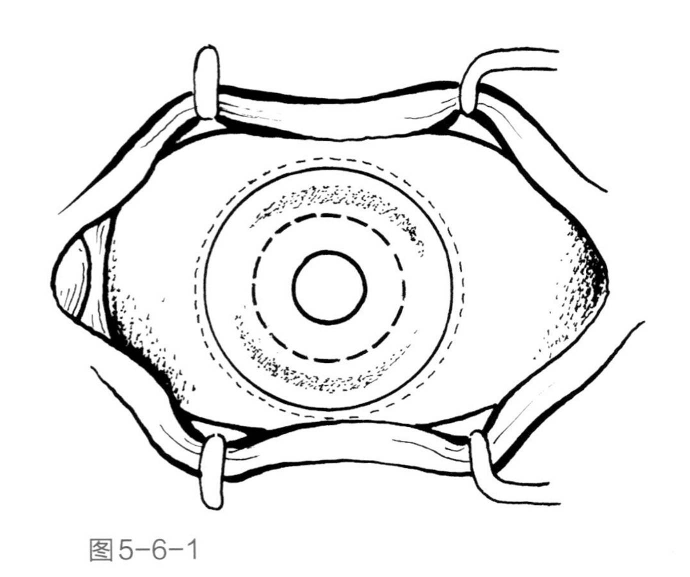
图5-6-1

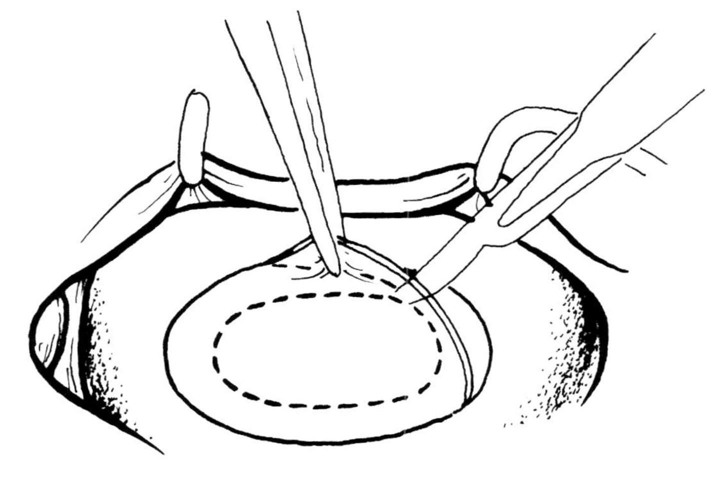
图5-6-2

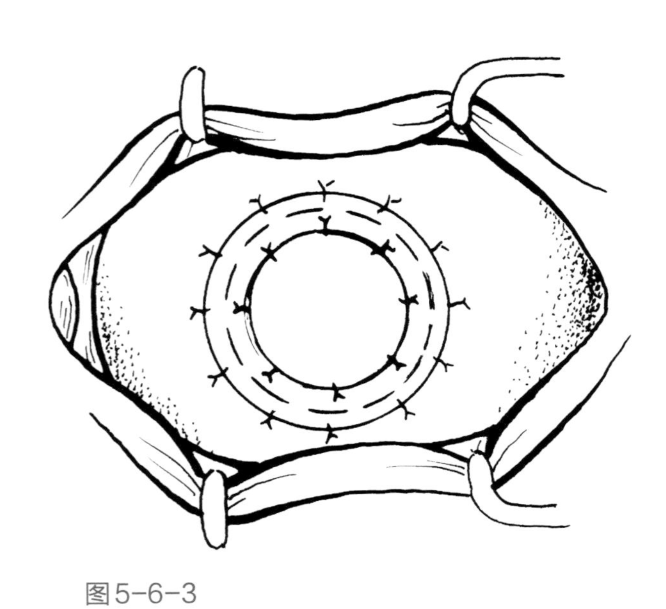
图5-6-3

手术要点

❶ 中央健康角膜小于6mm直径者不适宜该手术，应做全板层角膜移植。

❷ 中央区缝合只需固定4~8针即可。

术后处理　同新月形板层角膜移植术。

第七节　全板层角膜移植术

适 应 证

❶ 适用于病变范围大，单纯部分板层角膜移植不能彻底清除病变组织者。

❷ 锥底直径大于8mm的未瘢痕化的圆锥角膜。

禁 忌 证　粘连性角膜白斑、角膜深层活动性感染病灶、严重干眼症不宜做板层角膜移植。

术前准备　同穿透性角膜移植术。

麻　　醉　同穿透性角膜移植术。

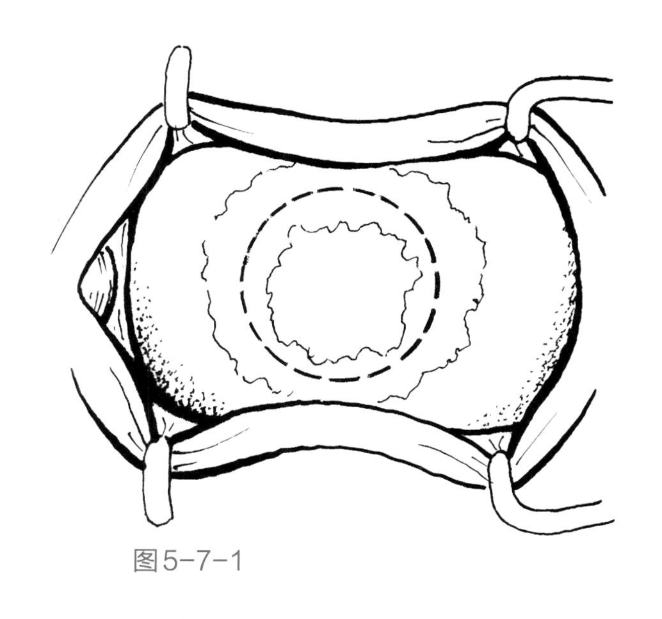

图5-7-1

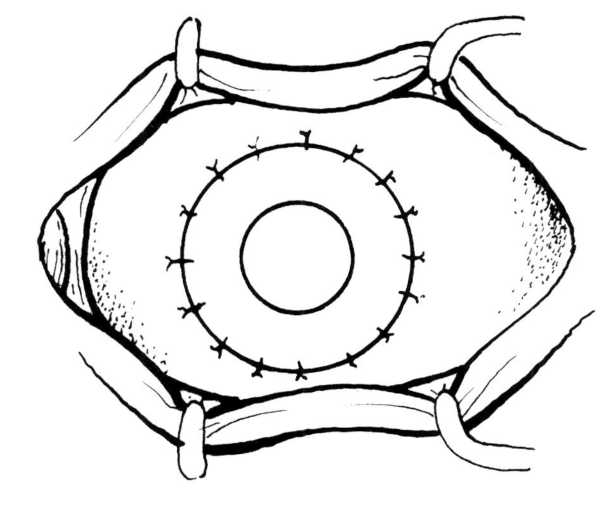

图5-7-2

体　　位　　手术采取仰卧位。

手术步骤

❶ 开睑器开睑，上、下直肌牵引缝线固定眼球。沿角膜缘剪开全周球结膜，暴露巩膜，止血。在角巩膜缘划界，深约0.3mm。如果病变累及巩膜，也可在巩膜上划界，范围依巩膜病变范围而定（图5-7-1）。

❷ 在同一层面环形剥除病变组织，取大小相同的植片，用10-0尼龙线间断缝合，缝合球结膜（图5-7-2）。

手术要点　　缝合时，缝线一定要紧，使植片与植床紧密相贴，减少层间出血机会，以利于愈合。

术后处理　　同光学性板层角膜移植术。

第八节　角膜内皮移植术

适 应 证　　角膜内皮功能失代偿的疾病，如：Fuchs角膜内皮营养不良及其他内眼术后大泡性角膜病变、眼外伤所致的大泡性角膜病变以及虹膜角膜内皮综合征、后部多形性角膜内皮病变。

禁 忌 证　　角膜基质混浊明显的内皮病变患者不适合行内皮移植，应该行穿透性角膜移植术，其余禁忌证同穿透性角膜移植术。

术前准备　　同穿透性角膜移植术。

麻　　醉　　同穿透性角膜移植术。

体　　位　　手术采取仰卧位。

手术步骤

❶ 植床的制备　角膜上皮严重水肿或伴有纤维化者需行角膜上皮刮除。根据角膜的大小用直径7.5~8.5mm的标记环在角膜中央压出印痕，用标

记笔标记角膜后弹力膜剥除的范围。在上方或颞侧角膜缘外1mm处做5.0mm宽水平切口，深度约2/3角巩膜厚度，层间隧道分离入透明角膜约1mm穿透进前房。主切口两侧用穿刺刀做两个辅助侧切口（同晶状体超声乳化术）。前房内注入黏弹剂支撑前房，用角膜后弹力膜钩沿标记线环形划开角膜后弹力层，用宽剥离钩将标记范围内的后弹力层从后基质表面完整剥下。

❷ 供体角膜后基质内皮植片的制备　将带有巩膜环的角膜片放在人工前房装置下，放上密封环后保证足够的人工前房内压力。去除角膜上皮，用300μm深度的角膜刀进行角膜层间切削，将切削下的角膜前基质复位，取下供体角膜片，内皮面向上放置在负压角膜刻切枕上，用与植床等大的直径为8mm的负压环钻钻切角膜，在植片中央滴入少许黏弹剂，沿切削层间将内皮植片与前基质层分开，角膜内皮移植片的内皮面向内对折待用。

❸ 移植　前房内注入平衡盐溶液（BSS）加深前房，用专用植入镊夹住植片，自角膜缘主切口植入前房。10-0尼龙线缝合主切口3针，自侧切口注入BSS加深前房，再注入消毒空气使植片展开，不能展开时用后弹力层剥离钩推动植片边缘帮助展开，待全部展开后用剥离钩调整位置，使其刚好贴附于后弹力层剥离区，自侧切口向前房内补注消毒空气，刚好超过植片边界，在角膜上皮面用推压器推压角膜，排挤出植片和植床层间的液体。

术后处理

❶ 术后仰卧位维持4小时。

❷ 局部妥布霉素地塞米松及环孢素液点眼。

❸ 可不拆除切口缝线。

第九节　放射状角膜切开术

适应证

年龄在18~50岁的健康者。屈光度在-2.0~-8.0D并稳定1年以上，矫正视力1.0。无角膜疾患者。随着准分子激光屈光性角膜切削术的兴起和发展，放射状角膜切开术现在已经很少应用。

禁忌证

❶ 进行性近视。

❷ 圆锥角膜。

❸ 患有其他眼部疾病，如青光眼、白内障、干眼症等。

术前准备

❶ 提前停戴接触镜（隐形眼镜）。

❷ 检查角膜厚度、角膜曲率、眼轴、眼压、屈光度。根据参数，确定手术

方案，包括中央光学区大小、切口条数及切口深度。

❸ 术前清洁结膜囊，眼睑皮肤消毒，消毒范围：上方达发际，下方到上唇平面，外侧到耳根部。

麻　　醉

❶ 滴1%盐酸丁卡因或盐酸丙美卡因滴眼液角膜表面麻醉2次、2%利多卡因1ml结膜下浸润麻醉。

❷ 2%利多卡因2ml球后阻滞麻醉。

❸ 2%利多卡因1ml球周麻醉。

❹ 配合困难的患者可采用全身麻醉。

体　　位

手术采取仰卧位。

手术步骤

❶ 光学中心定位　令患者注视显微镜，看准角膜反射点为视轴的位置，以此为光学中心（图5-9-1）。

❷ 光学区定位　用光学定位器十字交叉点对准已标记好的光学中心，轻压角膜留下环形痕迹（图5-9-2）。

❸ 切口标记　用切口标记器亚甲蓝染色对准光学区定位印迹，轻压角膜，标记角膜切口的条数（图5-9-3）。

❹ 角膜切口　用有齿镊子抓紧角膜缘球结膜固定眼球，用一调整好深度的金刚钻石刀沿已标记的切口放射状切开角膜，切口外止点位于角膜缘内0.5mm,不要损伤Vogt栅栏和角膜缘的血管，保持刀刃垂直（图5-9-4）。

❺ 冲洗切口　切口完成后，轻压角膜中央，使切口张开，用泪道冲洗针头

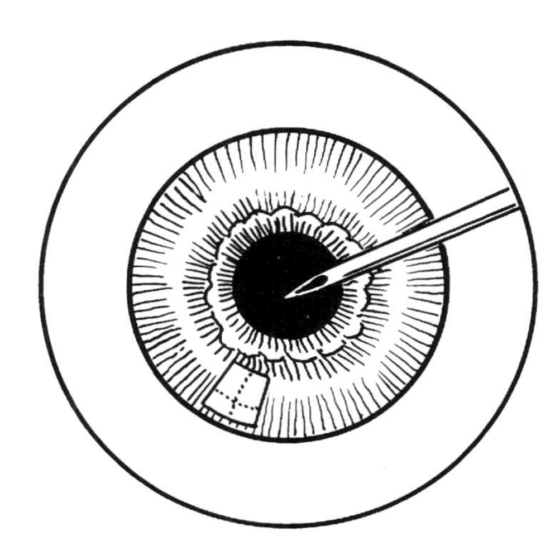

图5-9-1

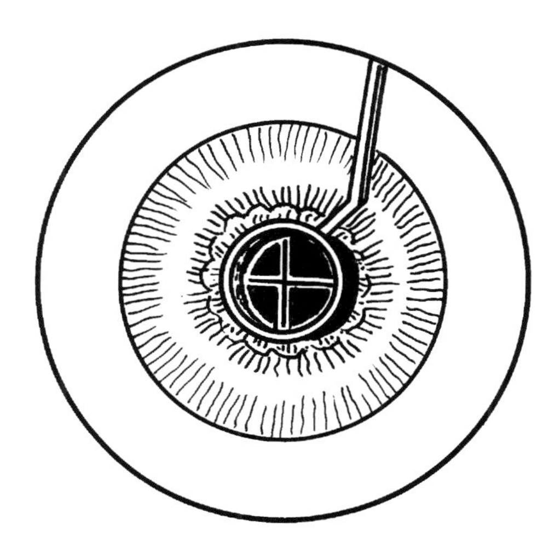

图5-9-2

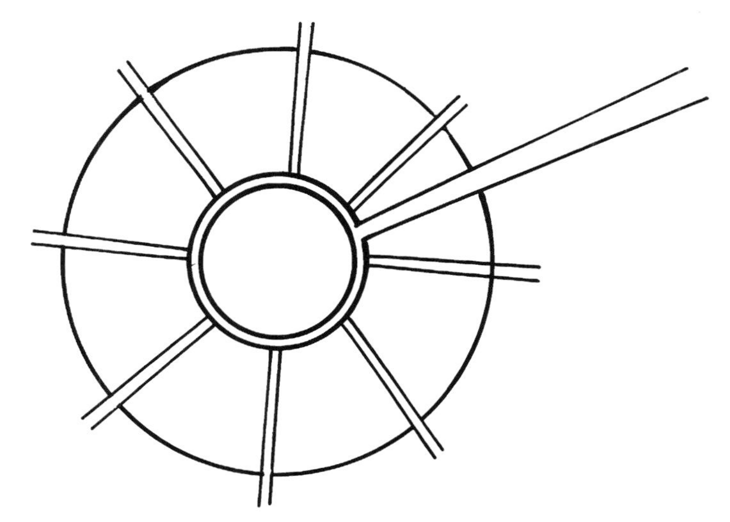

图5-9-3

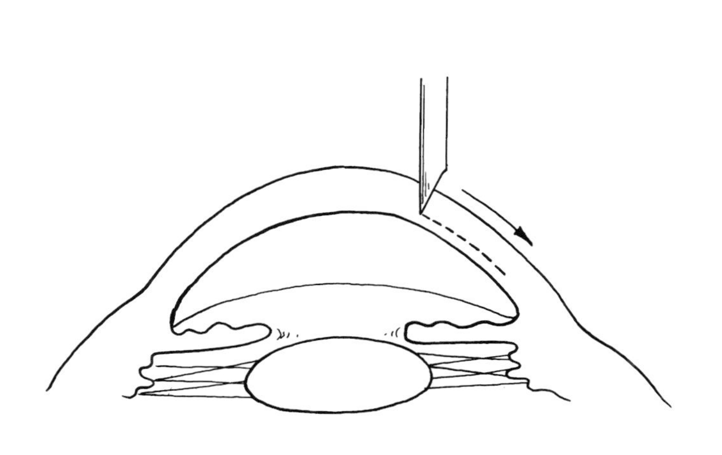

图5-9-4

沿切口冲洗切口内上皮和碎屑。

❻ 加压包扎。

手术要点　切开角膜时，先将刀刃垂直插入光学区标记内缘，稍停1~2秒，达到预定深度后，匀速、垂直地向周边部切开，力争角膜切口均匀、一致。

术后处理　术后点左氧氟沙星滴眼液，3日后加点妥布霉素地塞米松滴眼液1周。

第十节　准分子激光屈光性角膜切削术

准分子激光屈光性角膜切削术是指以机械、化学或激光法去除或分离角膜上皮后，对角膜前弹力层和浅基质层进行准分子激光屈光性角膜切削的手术，包括准分子激光屈光性角膜切削术（PRK）、化学法上皮瓣下角膜磨削术（LASEK）、机械法上皮瓣下角膜磨削术（Epi-LASIK）。

适 应 证

❶ 年龄在18岁以上的健康者。

❷ 屈光度在-2.0~-8.0D并稳定2年以上，矫正视力1.0。

❸ 无角膜疾患者。

禁 忌 证

❶ 进行性近视。

❷ 圆锥角膜。

❸ 角膜中央厚度小于350μm。

❹ 患有其他眼部疾病，如青光眼、白内障、干眼症等。

❺ 眼部存在活动性炎症。

术前准备

❶ 向患者解释手术的目的、经过和术后可能出现的问题。

❷ 术前检查包括眼前后段常规散瞳验光、角膜曲率、眼压、角膜地形图、角膜厚度、角膜知觉、泪液分泌试验、泪膜破裂时间和对比敏感度等。

❸ 术前清洁结膜囊，眼睑皮肤消毒，消毒范围：上方达发际，下方到上唇平面，外侧到耳根部。

麻　　醉　滴盐酸丙美卡因滴眼液角膜表面麻醉3次。

体　　位　手术采取仰卧位。

手术步骤

❶ 术眼固视指示灯，标记角膜中心及角膜上皮刮除区（图5-10-1）。

❷ PRK、LASEK、Epi-LASIK对角膜上皮的处理不同　① PRK可用角膜铲钝性刮除标记区内角膜上皮，用力均匀，先刮周边，再刮中央区，以免中央切削区过于干燥。刮除范围大于激光切削直径1mm，勿过分用力以免损伤前弹力层（图5-10-2）。② LASEK用乙醇松解角膜上皮后，分离角膜上皮瓣。③ Epi-LASIK用特制的角膜上皮分离器制作角膜上皮瓣。

ER 5-10-1
准分子激光上皮瓣下角膜磨削术

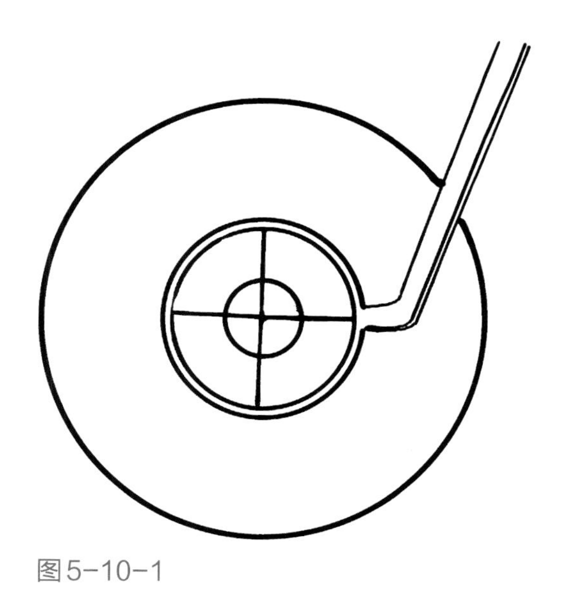

图5-10-1

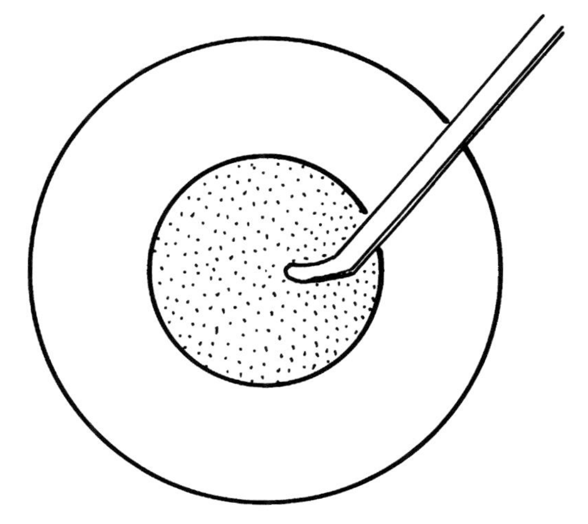

图5-10-2

❸ 根据术前检查的参数输入计算机控制激光，切削角膜。

❹ LASEK、Epi-LASIK角膜上皮瓣复位，戴绷带作用的软性角膜接触镜。

术后处理　左氧氟沙星滴眼液点眼，第3日角膜上皮愈合后妥布霉素地塞米松滴眼液点眼，第一个月4次/d，第二个月3次/d，依次类推逐渐减量，持续4个月，用药期间观察眼压变化。

第十一节　准分子激光原位角膜磨削术

以微型角膜刀或飞秒激光制作一带蒂的角膜瓣，翻转角膜瓣后，用准分子激光屈光性角膜基质切削改变角膜屈光力的手术方法。

适 应 证

❶ 年龄在18岁以上的健康者。

❷ 屈光度在-2.0~-20.0D，并且稳定2年以上；矫正视力0.8以上。

❸ 无角膜疾患者。

禁 忌 证

❶ 进行性近视。

❷ 圆锥角膜。

❸ 角膜中央厚度小于450μm。

❹ 患有其他眼部疾病，如青光眼、白内障、干眼症等。

❺ 眼部存在活动性炎症。

术前准备

❶ 向患者解释手术的目的、经过和术后可能出现的问题。提前停戴接触镜。

❷ 术前检查包括眼前后段常规检查、散瞳验光、角膜曲率、眼压、角膜地形图、角膜厚度、角膜知觉、泪液分泌试验、泪膜破裂时间和对比敏感度等。

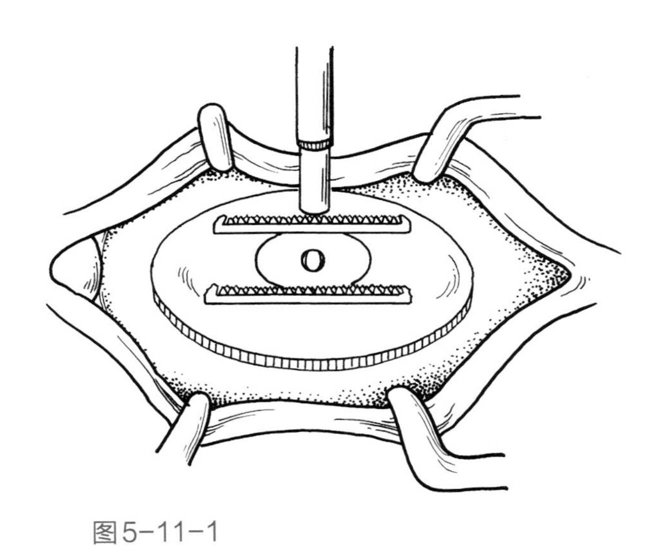

图5-11-1

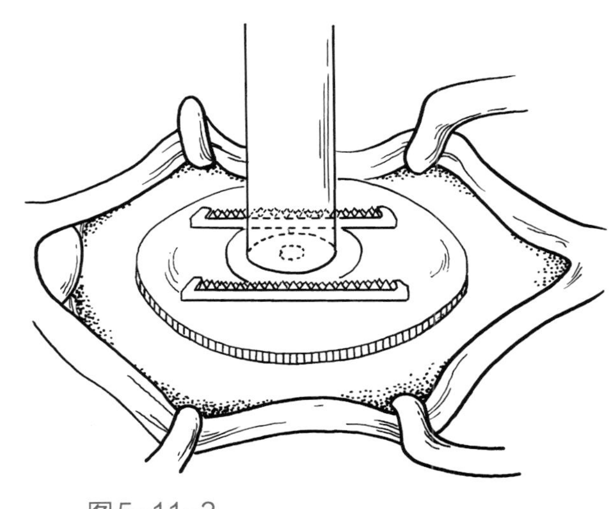

图5-11-2

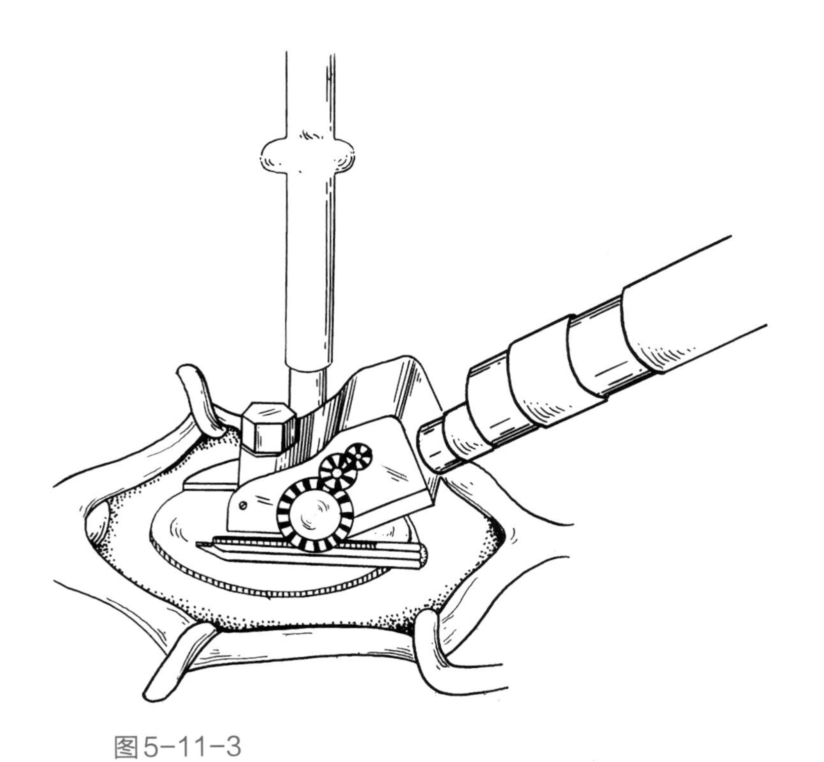

图5-11-3

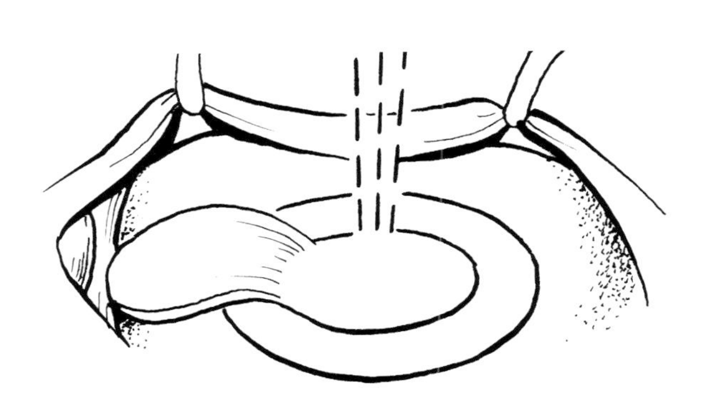

图5-11-4

❸ 术前清洁结膜囊，眼睑皮肤消毒，消毒范围：上方达发际，下方到上唇平面，外侧到耳根部。

麻　　醉　滴盐酸丙美卡因滴眼液角膜表面麻醉3次。

体　　位　手术采取仰卧位。

手术步骤　微型角膜刀法

❶ 术眼固视指示灯，负压吸引环置于眼球上，使角膜居于环中央，轻压眼球，启动负压吸附眼球（图5-11-1）。

❷ 用专用压平眼压计测量眼压，眼压 > 8.50kPa（65mmHg）（图5-11-2）。

❸ 滴生理盐水湿润角膜。

❹ 将直推式或旋转式板层角膜刀置于负压环轨道上，做板层角膜切开（图5-11-3）。

❺ 翻转角膜瓣，用吸水棉吸干切削面水分，用准分子激光对角膜基质床进行切削（图5-11-4）。

ER 5-11-1
准分子激光原位角膜磨削术

❻ 切削完毕后，将角膜瓣复位，用生理盐水或平衡液在角膜瓣下仔细冲洗层间的碎屑（图5-11-5）。

❼ 用吸血海绵从角膜瓣边缘吸出层间水分，按压角膜瓣使角膜瓣复位、贴敷牢固。

❽ 点抗生素眼液，小心取下开睑器，嘱咐患者做眨眼动作，角膜瓣无移位，戴透明眼盾。

飞秒激光法

❶ 术眼固视指示灯，负压吸引环置于眼球上，使角膜居于环中央，轻压眼球，启动负压吸附眼球。

❷ 飞秒激光制作角膜瓣（图5-11-6、图5-11-7）。

❸ 掀开角膜瓣（图5-11-8）。

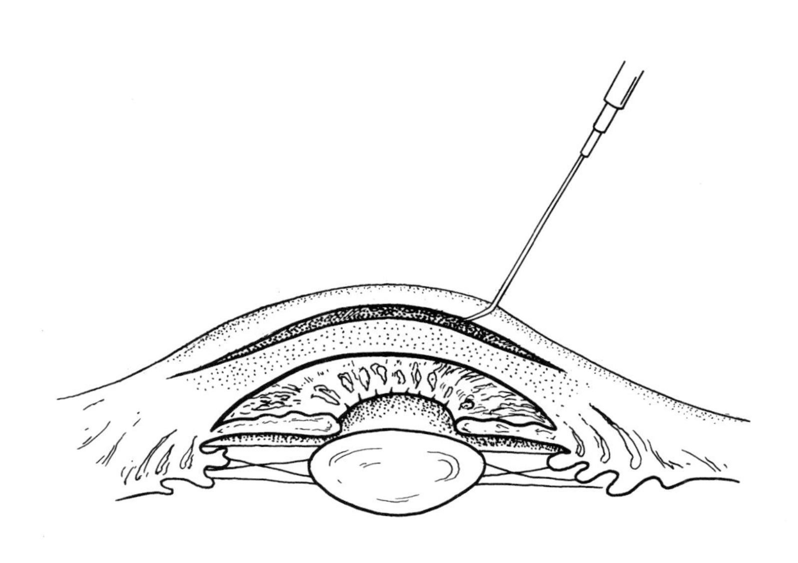

图5-11-5

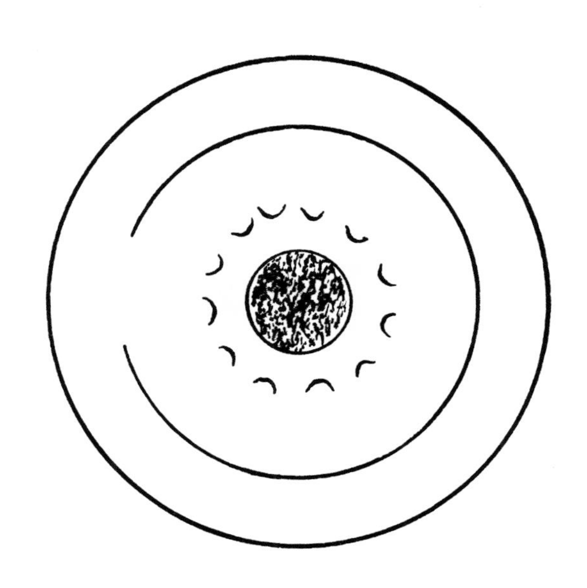

图5-11-6

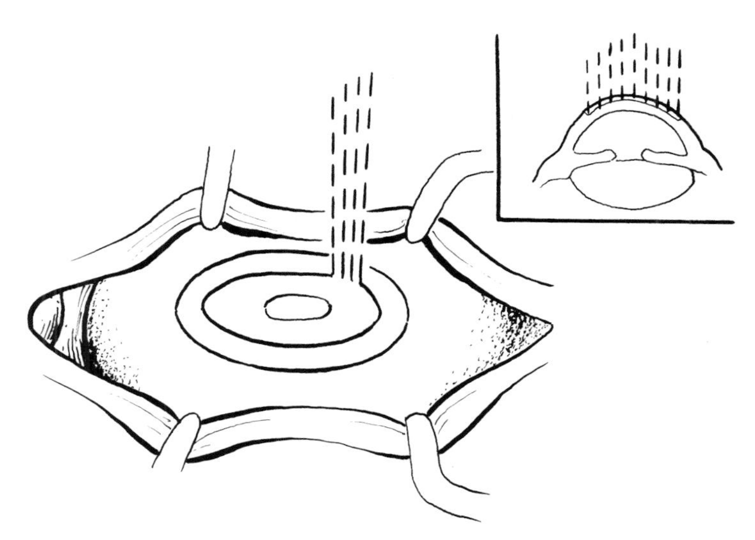

图5-11-7

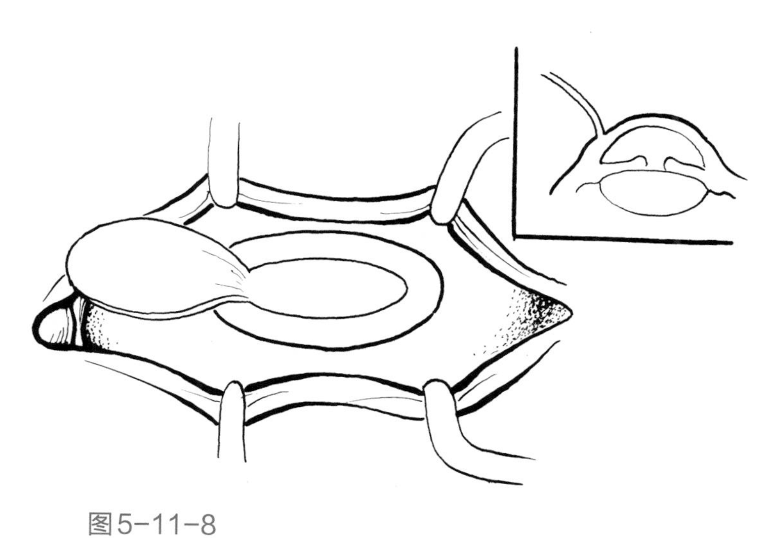

图5-11-8

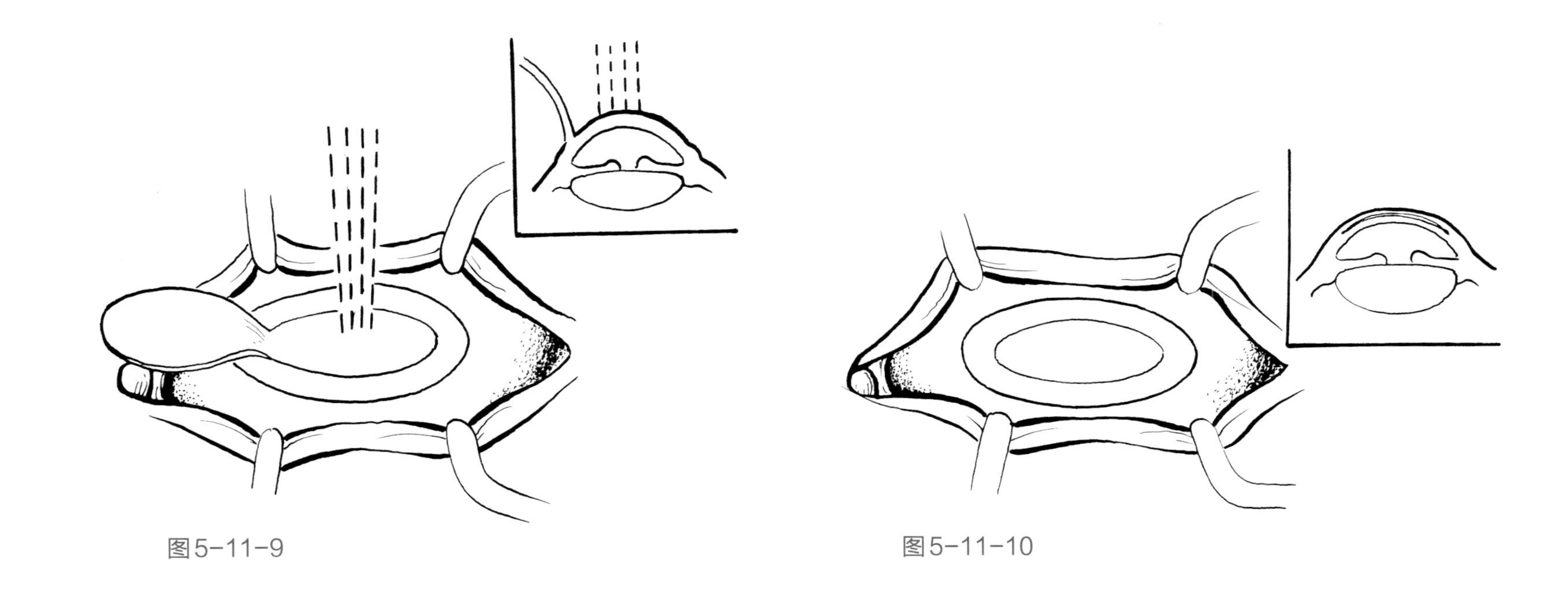

图5-11-9　　图5-11-10

❹ 准分子激光对角膜基质床进行切削（图5-11-9）。

❺ 贴合角膜瓣（图5-11-10）。

术后处理　术后当日用硬质透明眼罩遮盖术眼，左氧氟沙星与妥布霉素地塞米松滴眼液点眼。左氧氟沙星滴眼液用药1周；妥布霉素地塞米松滴眼液用药1个月，第1周4次/d，第2周3次/d，依次类推逐渐减量。注意观察眼压变化。

第十二节　飞秒激光角膜屈光手术

适 应 证

❶ 患者本人有摘镜愿望，对手术效果有合理的期望值。

❷ 年龄18岁以上。

❸ 屈光状态基本稳定（每年近视屈光度数增长不超过0.50D）时间≥1年。

❹ 眼部没有其他活动性、感染性病变。

❺ 角膜形态正常（需排除圆锥角膜），角膜厚度合适。

禁 忌 证

❶ 进行性近视。

❷ 圆锥角膜。

❸ 角膜中央厚度小于450μm。

❹ 患有其他眼部疾病，如青光眼、白内障、干眼症等。

❺ 眼部存在活动性炎症。

术前准备

❶ 提前停戴接触镜。配戴接触镜者应停止使用直到屈光状态和角膜曲率达到稳定状态：球性软镜应停戴2周，角膜塑形镜应停戴1个月以上。

❷ 尽早做术前检查，确定眼部条件是否符合手术要求。术前检查主要分为常规眼部检查和特殊项目检查，其中常规检查除视力检查外还包括：眼

位及眼球运动、综合验光、角膜地形图、裂隙灯、眼压、散瞳查眼底、角膜厚度等十余项检查；而特殊检查项目则是根据主诉、症状以及常规检查时发现，必要时采取的检查，主要包括：泪液测试、角膜形态、全眼波前相差等检查。

❸ 按医嘱术前使用左氧氟沙星滴眼液，点眼时瓶口距眼睛1~2cm，轻扒开下方眼睑把滴眼液滴入下结膜囊内，勿触碰眼睛以免污染。

❹ 手术当日不要化妆，并去掉假睫毛。

❺ 女性生理期不影响手术，为避免过度紧张，建议避开生理期。

❻ 术前清洁结膜囊，眼睑皮肤消毒，消毒范围：上方达发际，下方到上唇平面，外侧到耳根部。

麻　醉

滴盐酸丙美卡因滴眼液角膜表面麻醉3次。

体　位

手术采取仰卧位。

手术步骤

ER 5-12-1 SMILE全飞秒激光角膜屈光手术

飞秒激光透镜切除术（FLEx全飞秒激光手术）

❶ 术眼固视指示灯，负压吸引环置于眼球上，使角膜居于环中央，轻压眼球，启动负压吸附眼球。

❷ 飞秒激光制作角膜瓣和微透镜（图5-12-1）。

❸ 掀开角膜瓣，取出微透镜（图5-12-2）。

❹ 贴合角膜瓣（图5-12-3）。

飞秒激光小切口角膜基质透镜取出术（SMILE微创全飞秒激光手术）

❶ 术眼固视指示灯，负压吸引环置于眼球上，使角膜居于环中央，轻压眼球，启动负压吸附眼球。

❷ 飞秒激光制作微透镜（图5-12-4）。

❸ 激光制作2~4mm的微切口（图5-12-5）。

❹ 用特殊的镊子取出微透镜（图5-12-6、图5-12-7）。

术后处理

术后当日用硬质透明眼罩遮盖术眼，左氧氟沙星与妥布霉素地塞米松滴眼液点眼。左氧氟沙星滴眼液用药1周；妥布霉素地塞米松滴眼液用药1个月，第1周4次/d，第2周3次/d，依次类推逐渐减量。注意观察眼压变化。

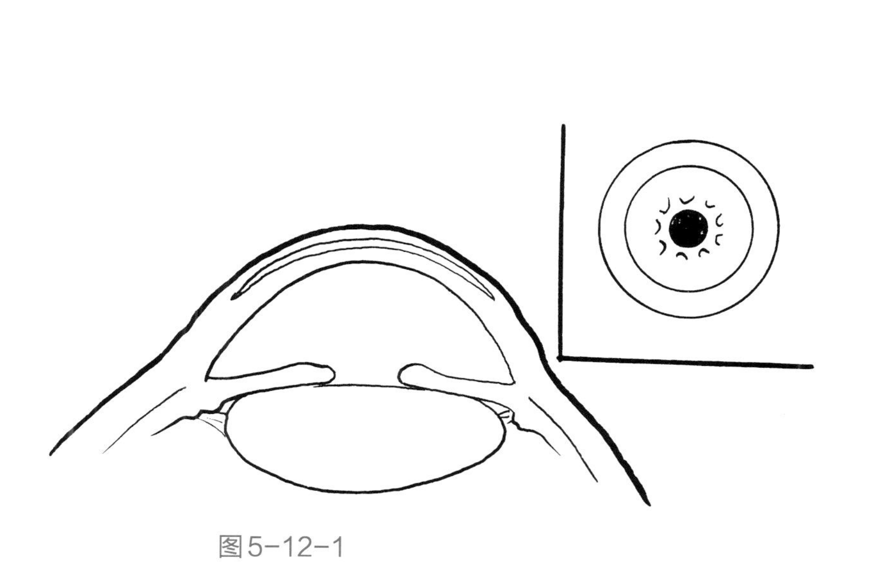

图5-12-1

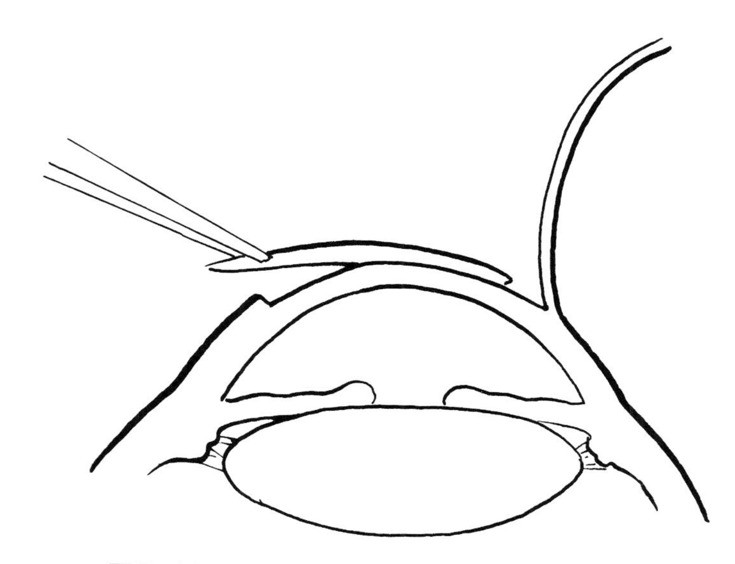

图5-12-2

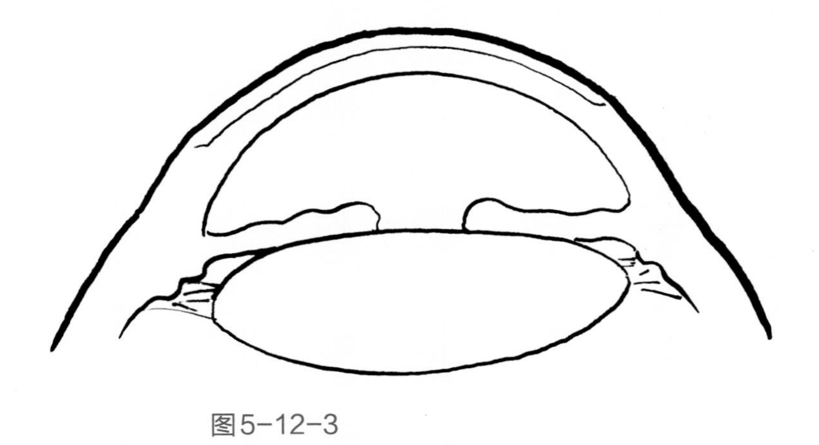
图5-12-3

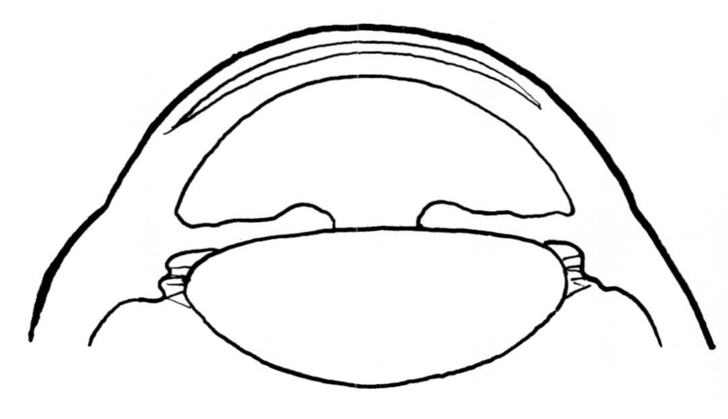
图5-12-4

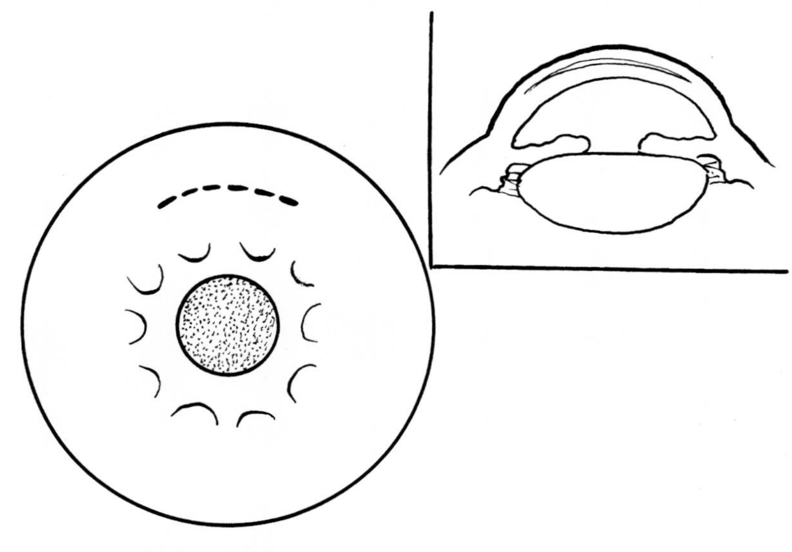
图5-12-5

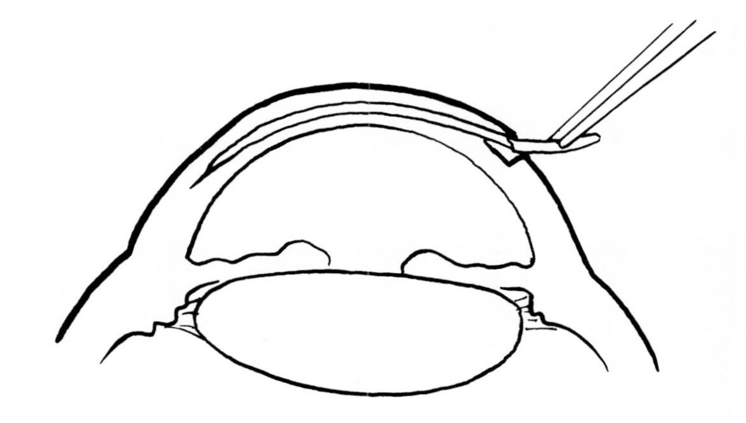
图5-12-6

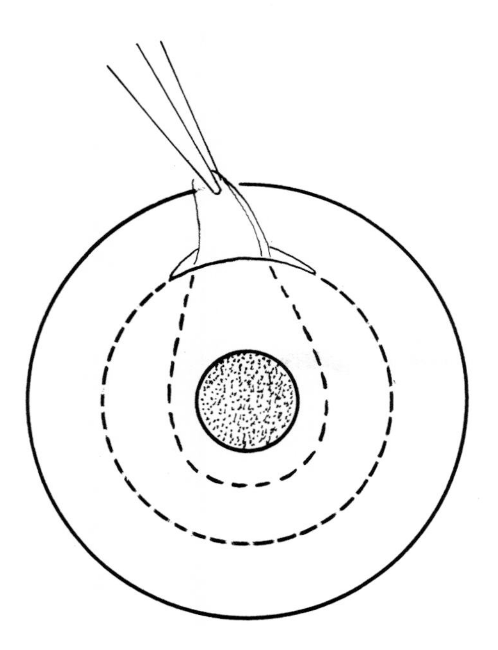
图5-12-7

第六章

青光眼手术

扫描二维码，
观看本书所有
手术视频

第一节　周边虹膜切除术

适应证

❶ 急性闭角型青光眼的临床前期。

❷ 急性闭角型青光眼间歇期，必须在停药48小时后，眼压正常，瞳孔缩回者。

禁忌证

❶ 急、慢性结膜炎有黏液分泌物及眼睑睑缘炎，慢性泪囊炎者。

❷ 有严重心、脑血管疾病及严重的其他疾病，不能耐受手术者。

术前准备

术前对患者进行全面的健康检查，术前点左氧氟沙星滴眼液3日。术前术眼清洁结膜囊、剪睫毛；眼睑皮肤消毒，消毒范围：上方达发际，内侧过鼻中线，下方到上唇平面，外侧到耳根部。

麻醉

滴1%盐酸丁卡因或盐酸丙美卡因滴眼液眼球表面麻醉3次，2%利多卡因1~2ml结膜下浸润麻醉。

体位

手术采取仰卧位。

手术步骤

❶ 用开睑器拉开上、下眼睑，做上直肌牵引线固定眼球。

❷ 做结膜瓣　在鼻或颞上方剪开结膜，向上分离，暴露角膜缘后3~4mm（图6-1-1）。也可距角膜缘5mm处弧形剪开球结膜，切口长约8mm，沿巩膜面分离至角巩膜缘（图6-1-2）。

❸ 用电凝器止血。

❹ 做角膜缘切口　在角巩膜缘前界后1mm，做平行角膜缘切口，切口长3~4mm（图6-1-3、图6-1-4），内、外口长度一致，令房水缓慢流出。

❺ 做周边虹膜切除　用虹膜恢复器轻压切口后唇，可见虹膜根部脱出切口，拿虹膜镊子轻夹起虹膜根部（图6-1-5），虹膜剪平行切口将已夹住脱出的虹膜切除（图6-1-6）。

❻ 恢复虹膜　用虹膜恢复器在切口表面上轻轻按摩切口，恢复虹膜，使瞳孔回归正中位置，显出虹膜根部的缺损区常呈三角形或半圆形（图6-1-7）。

❼ 缝合切口　用10-0尼龙线缝合巩膜切口一针，用8-0线连续缝合结膜切口（图6-1-8）。

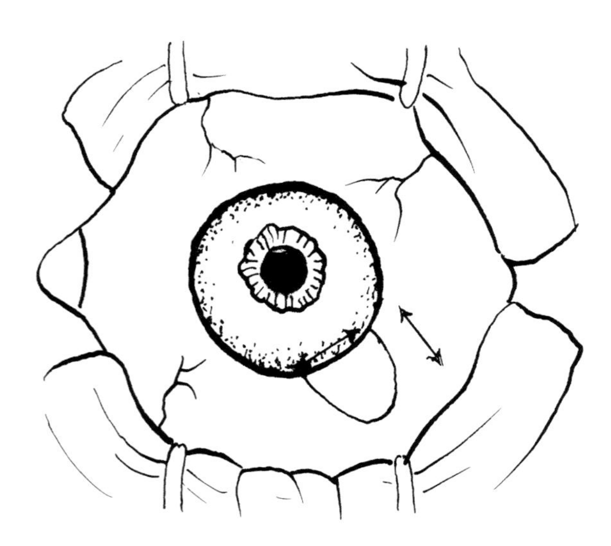
图6-1-1

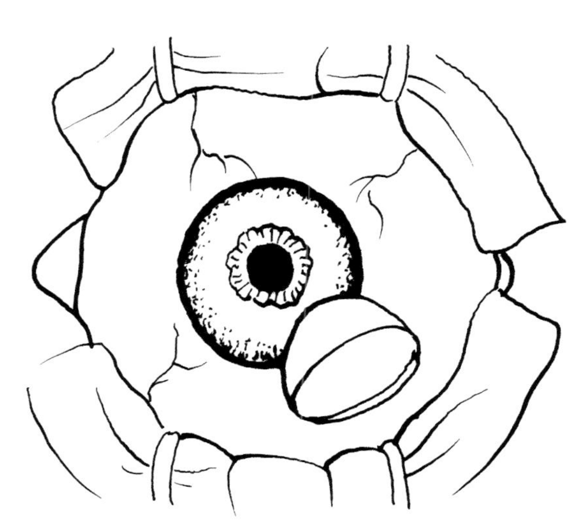
图6-1-2

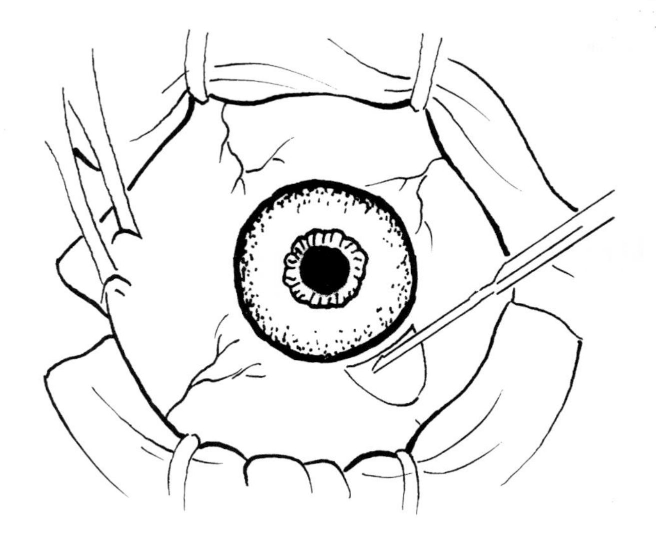
图6-1-3

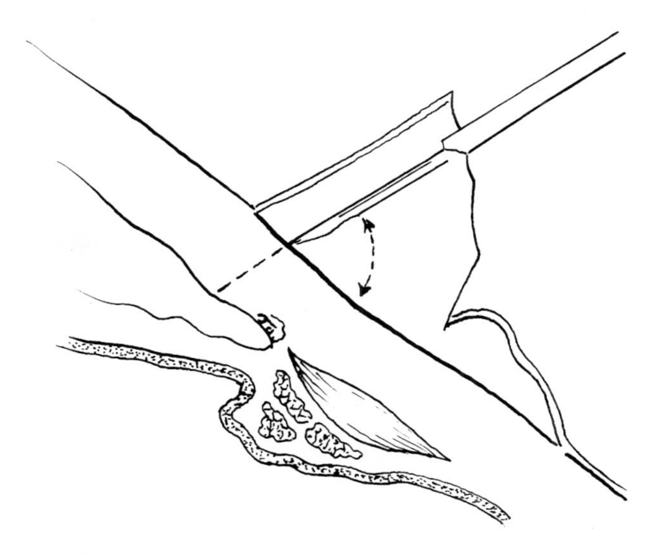
图6-1-4

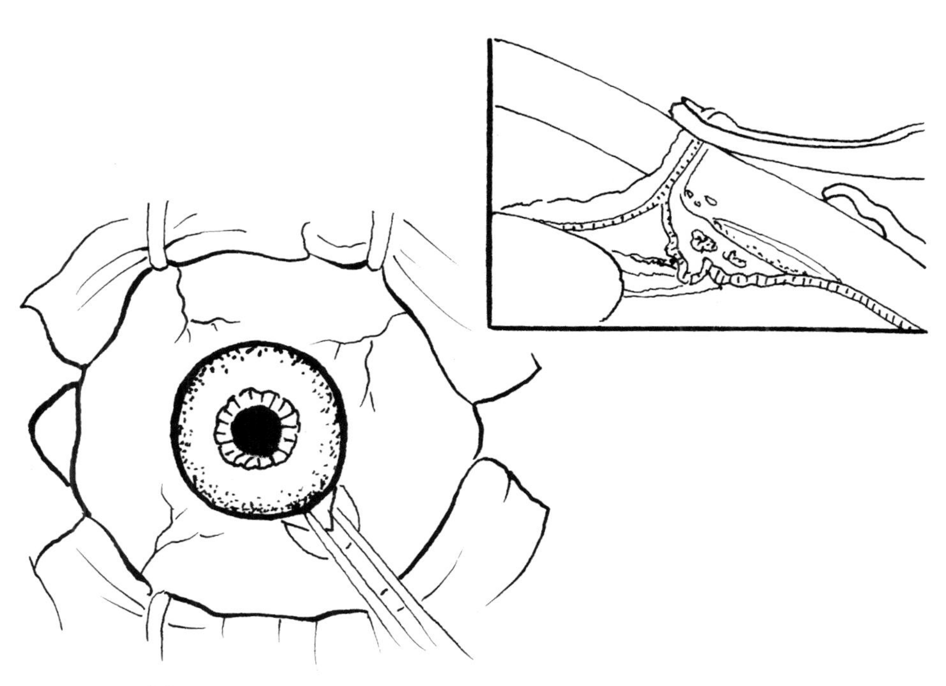
图6-1-5

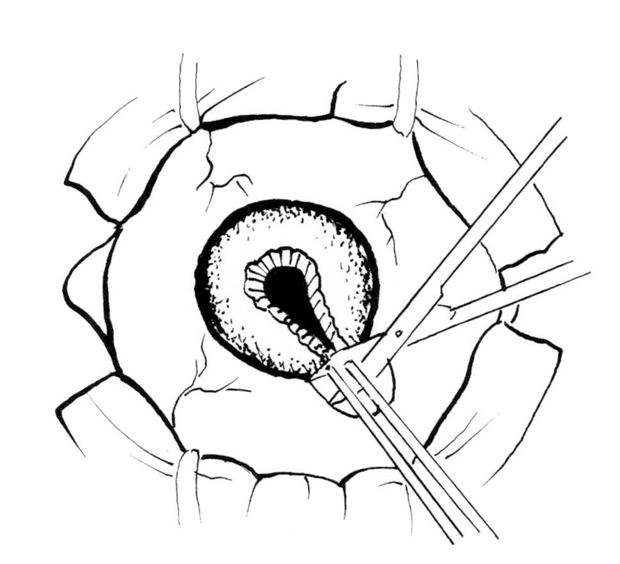
图6-1-6

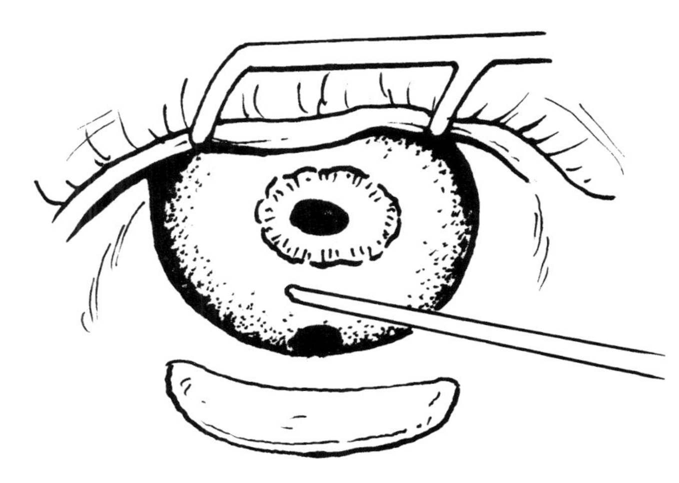
图6-1-7

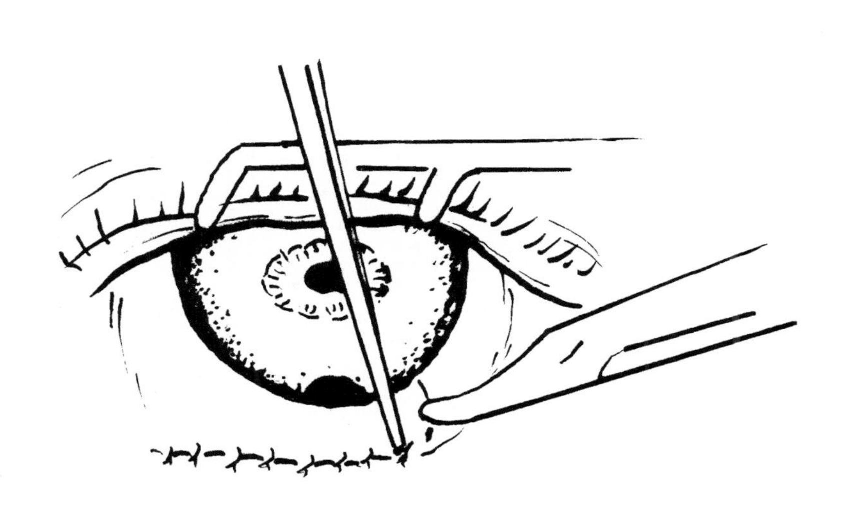
图6-1-8

❽ 结膜下注射地塞米松2mg，术眼包扎。

手术要点

❶ 角膜缘后界解剖标志的辨认是手术成功的关键。
❷ 角膜切口应保持与眼球壁垂直。切口倾斜会导致虹膜脱出及复位困难。
❸ 手术过程中如果发生虹膜脱出困难，应检查原因，严禁手术器械随意进入前房，防止晶状体、睫状体损伤。

术后处理

❶ 术后3日内每日用裂隙灯检查前房深度、房水情况、眼压情况、瞳孔形状、大小。
❷ 每日常规换药，用复方托吡卡胺滴眼液散瞳1次。
❸ 左氧氟沙星与妥布霉素地塞米松滴眼液滴眼，每日3~4次。
❹ 术后5日拆结膜线。

第二节 小梁切除术

适应证

❶ 原发性开角型青光眼，药物控制达不到目标眼压，视野进行性损害者。
❷ 原发性闭角型青光眼，房角粘连闭合≥180°者。
❸ 继发性青光眼。

禁忌证

同周边虹膜切除术。

术前准备

同周边虹膜切除术。

麻醉

同周边虹膜切除术。

体位

手术采取仰卧位。

手术步骤

❶ 用开睑器拉开上、下眼睑，做上直肌牵引线固定眼球。
❷ 手术在手术显微镜下进行。做8mm宽以穹窿结膜为基底的结膜瓣，分离球筋膜（图6-2-1）。也可在角膜缘剪开结膜，向上分离，暴露角膜缘。
❸ 电灼器巩膜表面止血。
❹ 以角膜缘为基底做5mm×5mm板层巩膜瓣，厚度为1/2巩膜厚，基底线达角巩膜缘前界前1mm（图6-2-2）。
❺ 做周边前房穿刺，缓慢放出部分房水降低眼压。
❻ 做小梁切除，在距巩膜瓣基底线1.5mm处，平行基底线切开巩膜至前房，长约4mm（图6-2-3），在此切口两端各做2mm垂直巩膜切口（图6-2-4）。用无齿镊轻提深层巩膜瓣，水平剪除2mm×4mm巩膜组织，即完成Schlemm管和小梁网状组织的切除。
❼ 做虹膜周边切除　同周边虹膜切除术（图6-2-5）。
❽ 缝合板层巩膜瓣　用10-0尼龙线间断缝合巩膜瓣（图6-2-6）。

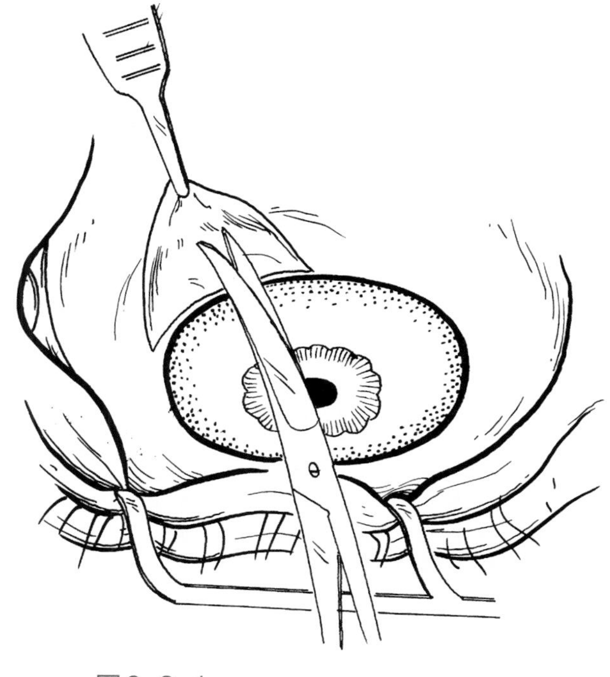

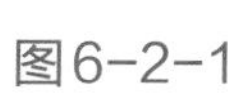
图6-2-1

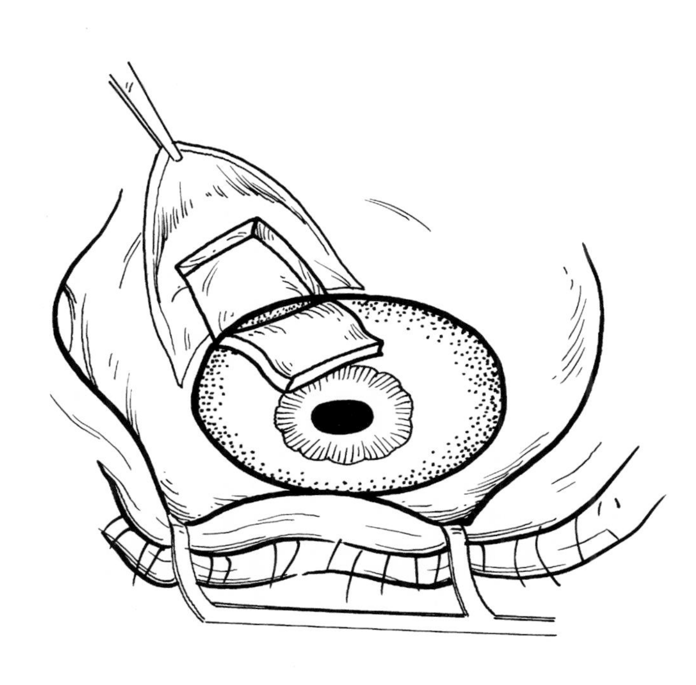

图6-2-2

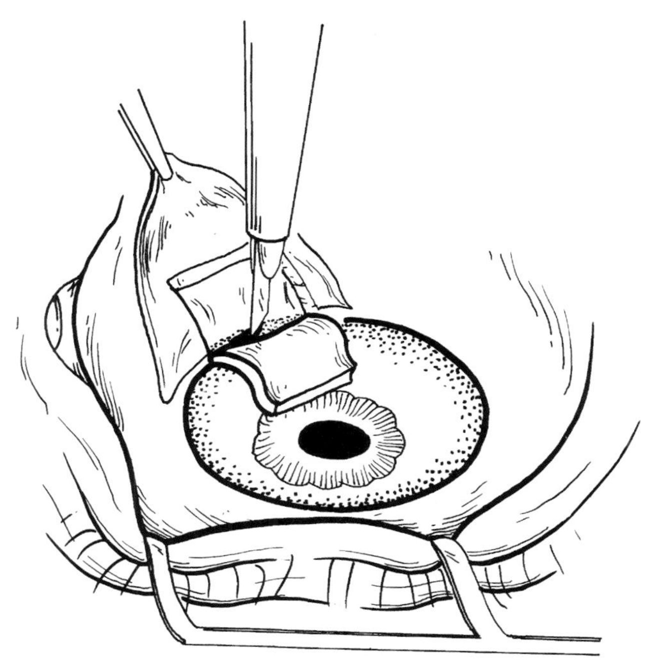

图6-2-3

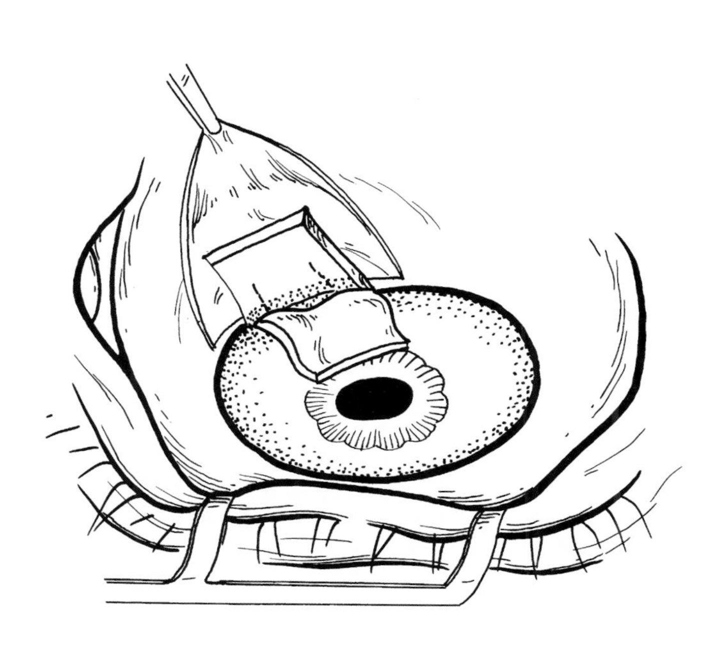

图6-2-4

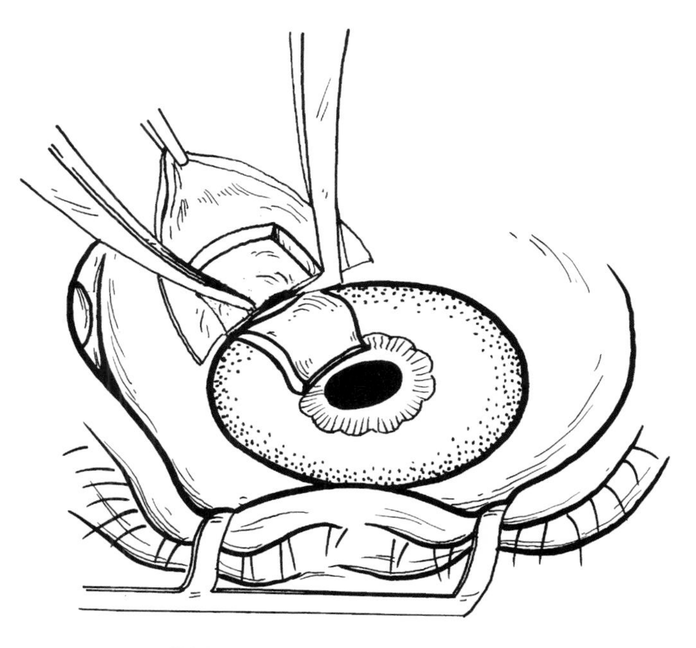

图6-2-5

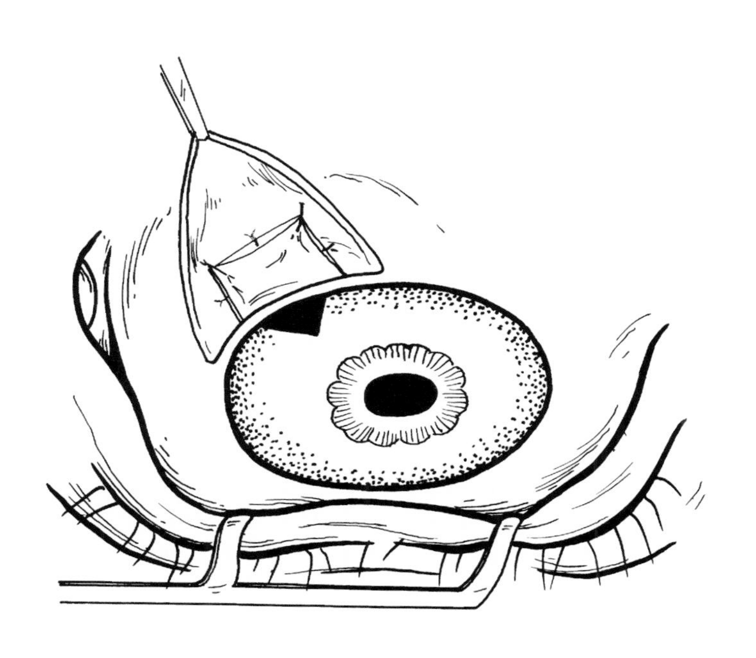

图6-2-6

❾ 间断缝合结膜瓣（图6-2-7）。

❿ 地塞米松2mg结膜下注射，包扎术眼。

手术要点

❶ 精细操作，缝合巩膜、结膜瓣对于防止术后浅前房、漏水的发生非常重要。

❷ 手术过程中如果发生虹膜脱出困难，应检查原因，严禁手术器械随意进入前房，防止晶状体、睫状体损伤。

❸ 做小梁切除前先行前房穿刺，放出少量房水进一步降低眼压，可以降低因眼压骤降所致的爆发性出血风险。

❹ 如术中应用抗代谢药物（如丝裂霉素），要远离角膜缘和结膜瓣游离缘，且放置后需要用大量BBS或生理盐水冲洗，避免残留。

❺ 应根据青光眼性质、视神经损伤程度和个体特点制定手术滤过量，必要时可采用复合式小梁切除术（标准小梁切除术+巩膜瓣可调整缝线+抗代谢药物）。巩膜瓣可调整缝线方法较多，如Shin法（图6-2-8）、Hsu法和Yang法（图6-2-9）、Kolker法（图6-2-10~图6-2-12）、Maberley法（图6-2-13、图6-2-14）和Gross法（图6-2-15、图6-2-16）等。

术后处理

❶ 术后3日内每日用裂隙灯检查前房深度、房水情况，切口愈合情况，检测眼压情况。

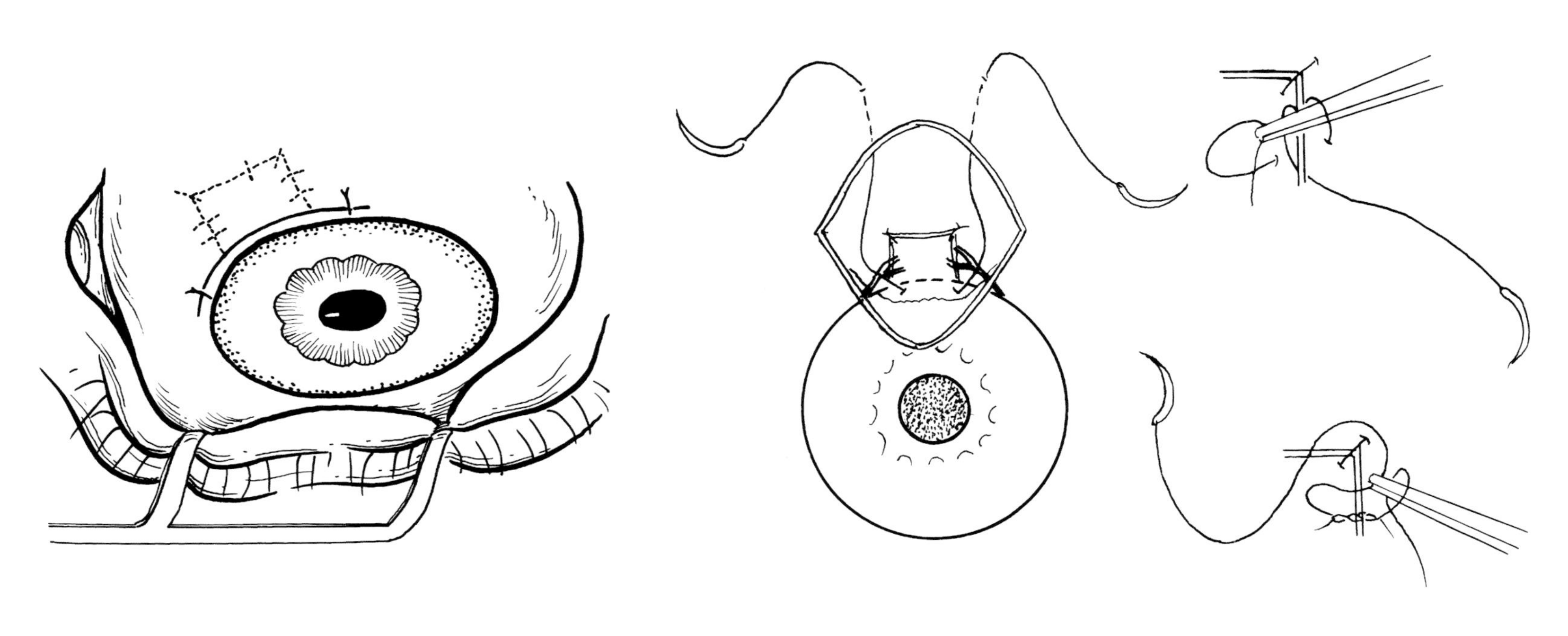

图6-2-7

图6-2-8

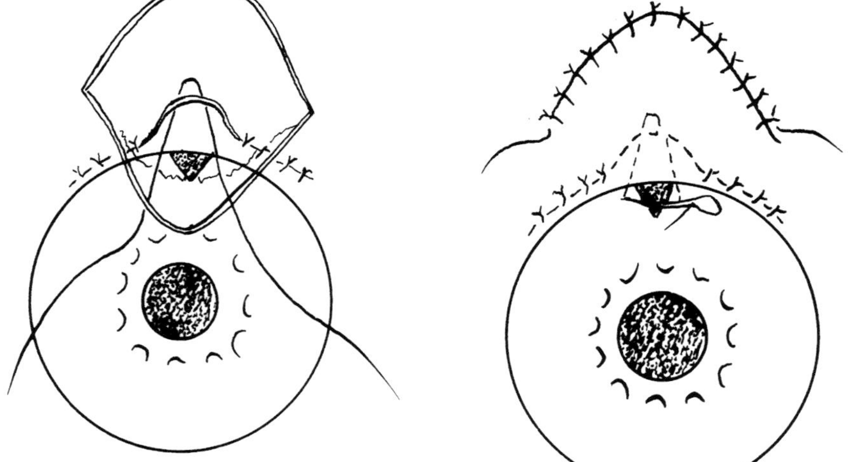

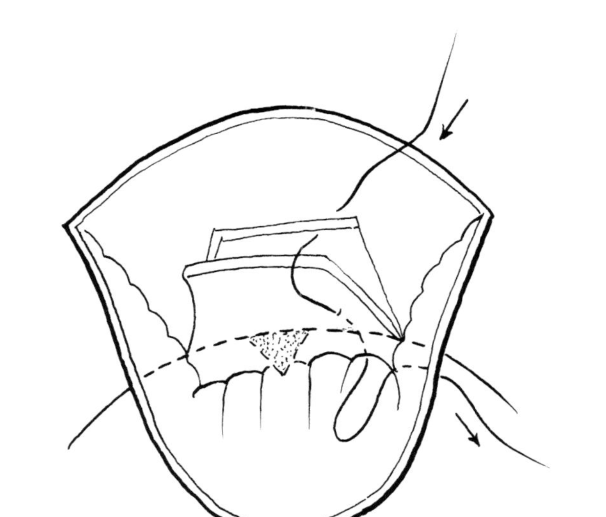

图6-2-9

图6-2-10

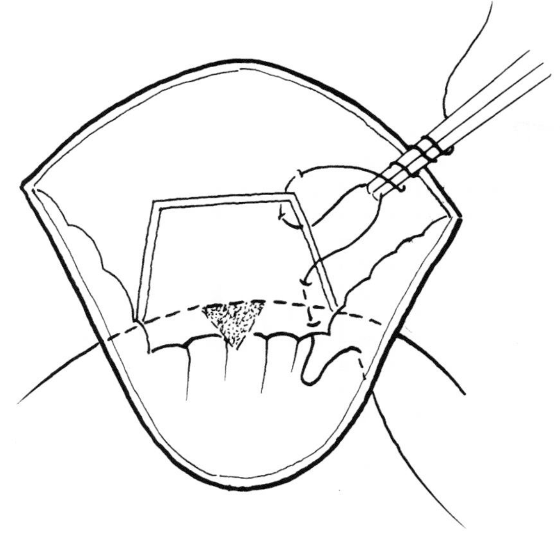

图6-2-11

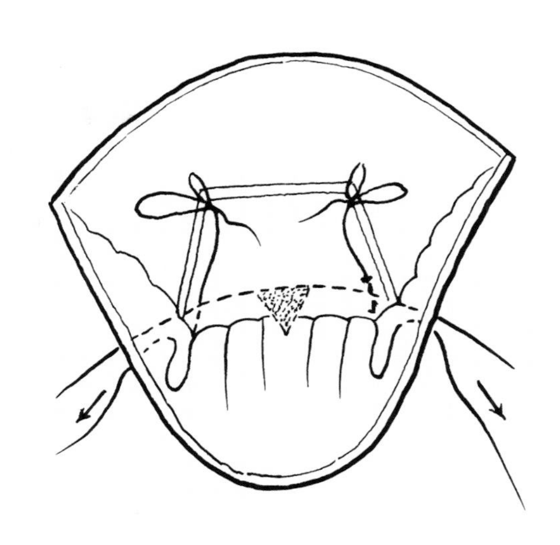

图6-2-12

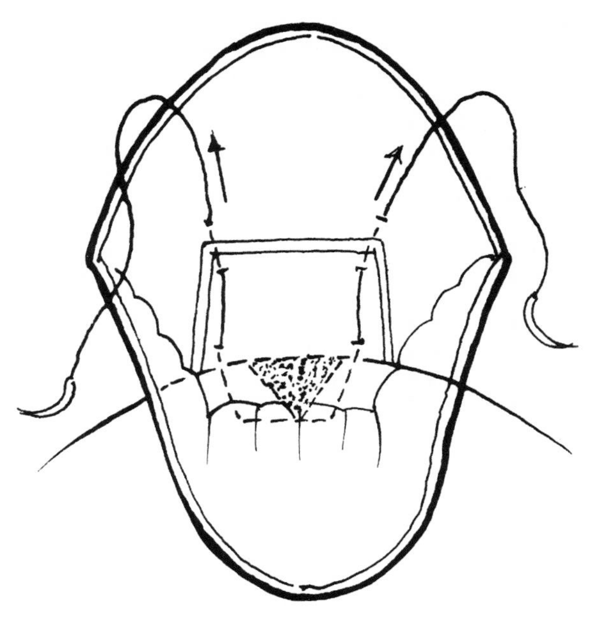

图6-2-13

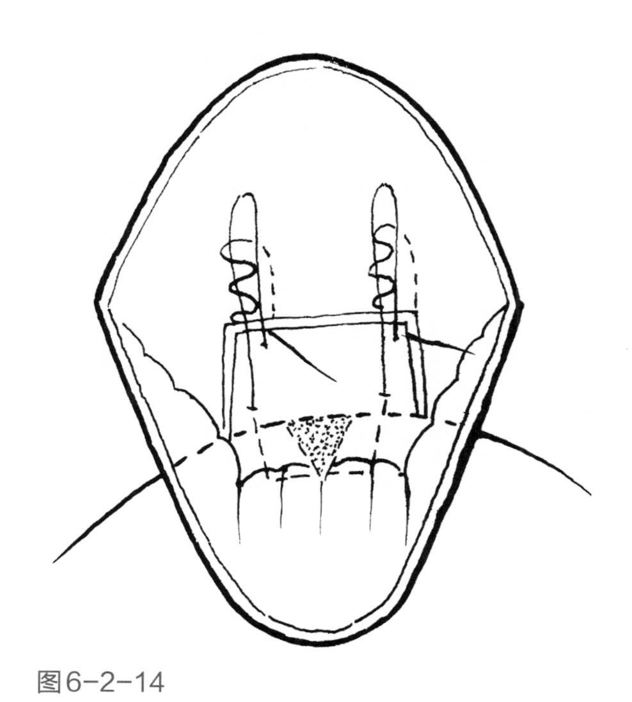

图6-2-14

图6-2-15

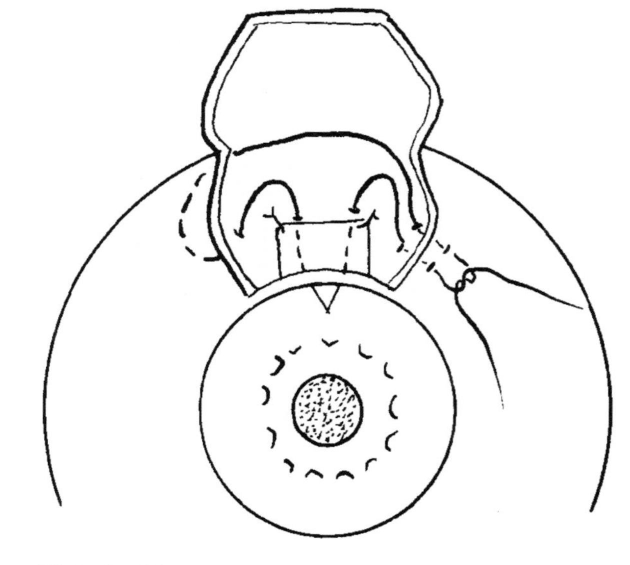

图6-2-16

❷ 每日常规换药，滴左氧氟沙星与妥布霉素地塞米松滴眼液，每日4~6次。每日复方托吡卡胺滴眼液散瞳。

❸ 术后5~6日拆结膜线。

❹ 如术中做可调节缝线，术后视眼压及前房形成情况拆除缝线。

第三节 小梁切开术

适应证

❶ 先天性小梁发育不良青光眼。

❷ 青少年发育性青光眼。

❸ 因小梁阻滞的继发性青光眼。

禁忌证

同周边虹膜切除术。

术前准备

术前对患者进行全面的健康检查，若无手术禁忌则可安排手术，术前需系统控制眼压。术前点左氧氟沙星滴眼液3日。瞳孔大且有晶状体眼的患者术前可应用毛果芸香碱滴眼液缩瞳，以防止晶状体损伤。术前术眼清洁结膜囊、剪睫毛。眼睑皮肤消毒，消毒范围：上方达发际，内侧过鼻中线，下方到上唇平面，外侧到耳根部。

麻　醉

❶ 婴幼儿等不能配合手术者全身麻醉。

❷ 1%盐酸丁卡因或盐酸丙美卡因滴眼液眼球表面麻醉，2%利多卡因结膜下浸润麻醉。

体　位

手术采取仰卧位。

手术步骤

❶ 用开睑器拉开上、下睑，上直肌牵引线固定眼球。

❷ 做结膜瓣　做以穹窿为基底的三角形结膜瓣，基底6mm，两个边各6mm。

❸ 用电灼器止血。

❹ 做以角膜缘为基底的三角形板层巩膜瓣，基底为3mm，边长为4mm，厚度2/3，基底线距角膜缘0.5mm（图6-3-1）。

❺ 切开Schlemm管　轻掀巩膜瓣，用尖刀以灰蓝色的角巩膜缘移行后缘为中心，做一个长约2mm的纵行切口，轻轻切划，慢慢加深，而不使巩膜切透。在切口两端中点各缝线一根，牵开切口（图6-3-2）。慢慢加深切口，即可看到褐色组织，将刀尖反转向上轻挑，则Schlemm管外壁被切开（图6-3-3），扩大Schlemm管外壁切口，将小梁切开，探针由管口伸入管腔，进入长度为8~10mm（图6-3-4）。

❻ 切开小梁　将插入的探针沿虹膜面向前房滑动。边切开边退刀，当

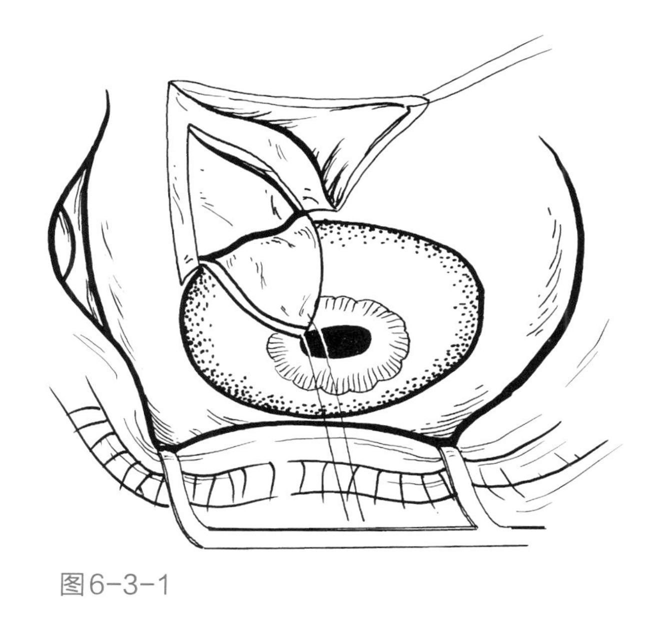

图6-3-1

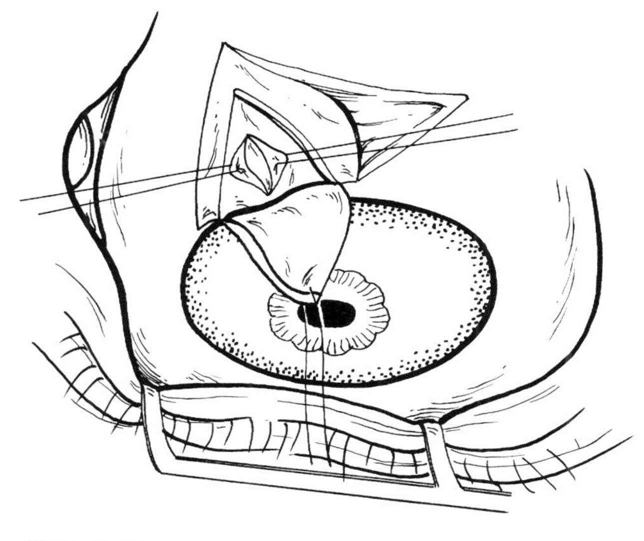

图6-3-2

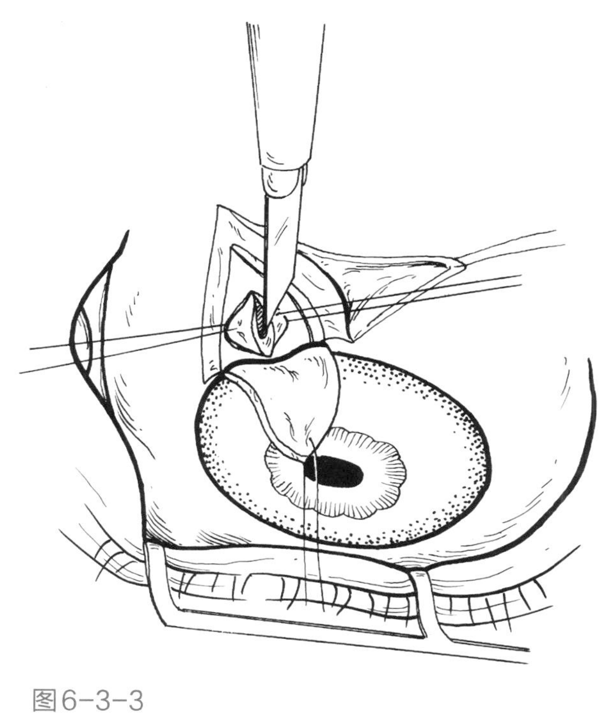

图6-3-3

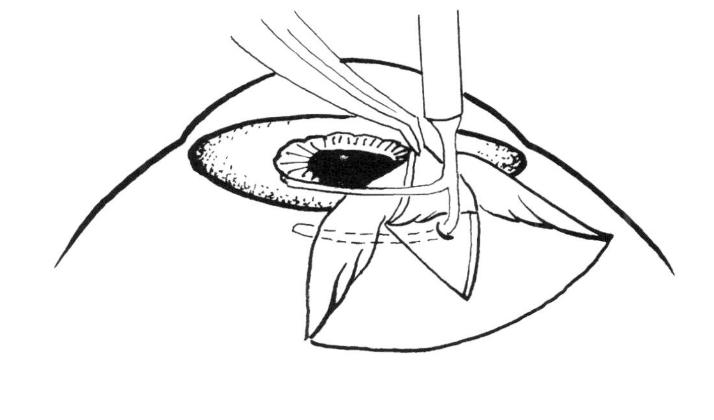

图6-3-4

探针全部退出后，即完成一侧小梁切开（图6-3-5）。用同法切开另一侧。

❼ 缝合切口　在巩膜瓣尖端和两侧用10-0尼龙线各缝一针，间断缝合球结膜（图6-3-6）。

❽ 地塞米松2mg结膜下注射，包扎术眼。

手术要点

❶ 先天性青光眼眼球扩大，眼球壁较薄，做巩膜瓣时一定要小心剖切，避免穿破巩膜。

❷ Schlemm管的定位是手术成功的关键。如果术中不能确定Schlemm管，则改行小梁切除术。

❸ 小梁切开时，要小心谨慎。

术后处理

❶ 半卧位2~3日。

❷ 每日换药，局部滴左氧氟沙星与妥布霉素地塞米松滴眼液。隔日滴毛果芸香碱滴眼液缩瞳。

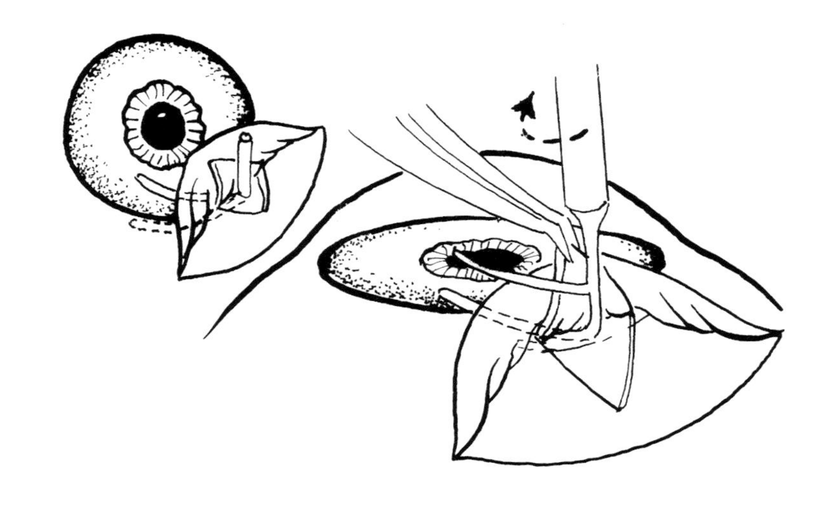

图6-3-5

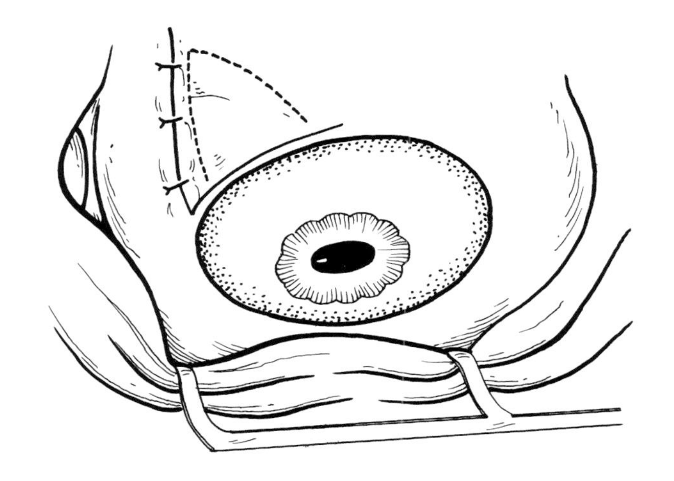

图6-3-6

❸ 术后3日内每日用裂隙灯检查前房深度、房水情况，检测眼压情况。

❹ 第5~6日拆除结膜线。

第四节 睫状体分离术

适应证

❶ 无晶状体青光眼。

❷ 其他抗青光眼手术失败的病例。

❸ 房角粘连的青光眼。

❹ 作为其他手术不能完全控制眼压时的补充手术。

禁忌证 同周边虹膜切除术。

术前准备 同周边虹膜切除术。

麻醉 同周边虹膜切除术。

体位 手术采取仰卧位。

手术步骤

❶ 用开睑器拉开上、下睑，做上直肌固定缝线。

❷ 切口可以在任何象限，距角膜缘6mm平行角巩膜缘剪开球结膜及筋膜，向前分离至角巩膜缘（图6-4-1）。

❸ 用电灼器止血，在距角膜缘4mm处平行角巩膜缘做板层巩膜切开，长为3~4mm，2/3巩膜厚度，做预置缝线一根（图6-4-2）。

❹ 继续切开全层巩膜，露出葡萄膜组织，内切口长度要在2mm以上。

❺ 将睫状体分离器从切口贴巩膜慢慢插入。此时，无任何阻力直至前端在前房角巩膜表面露出，然后分离器向两侧分别移动45°，做扇形剥离（图6-4-3、图6-4-4）。

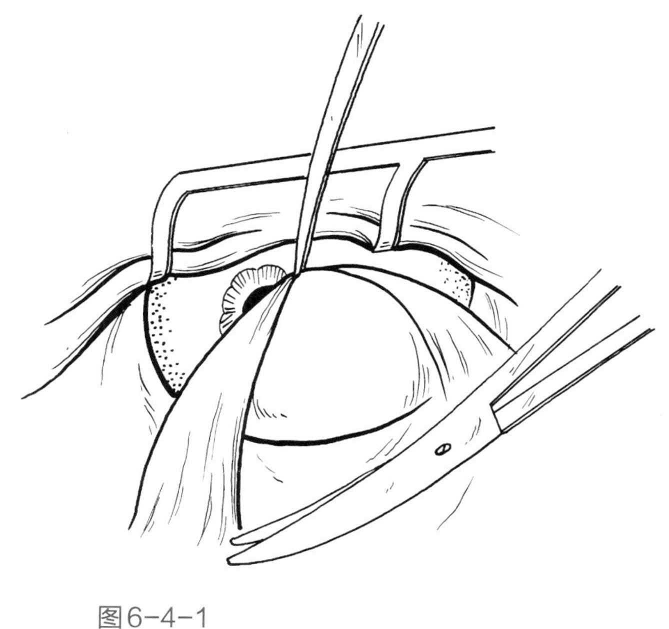

图6-4-1

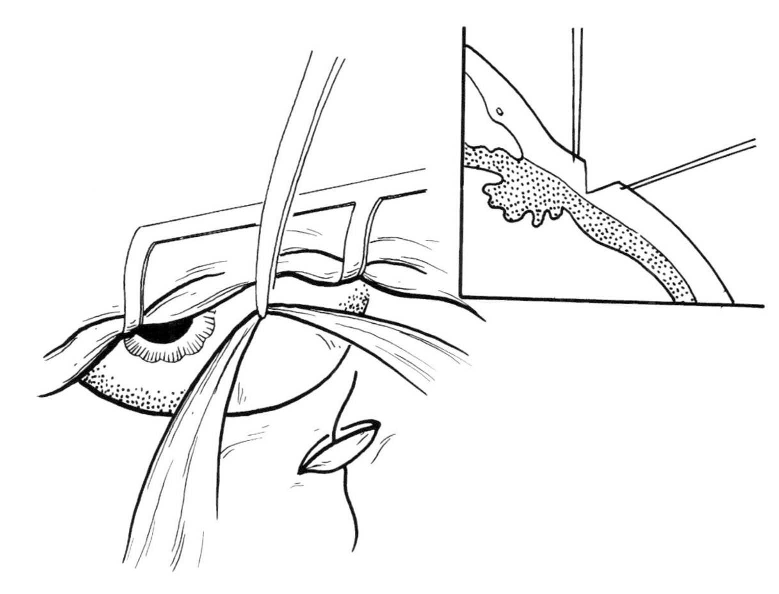

图6-4-2

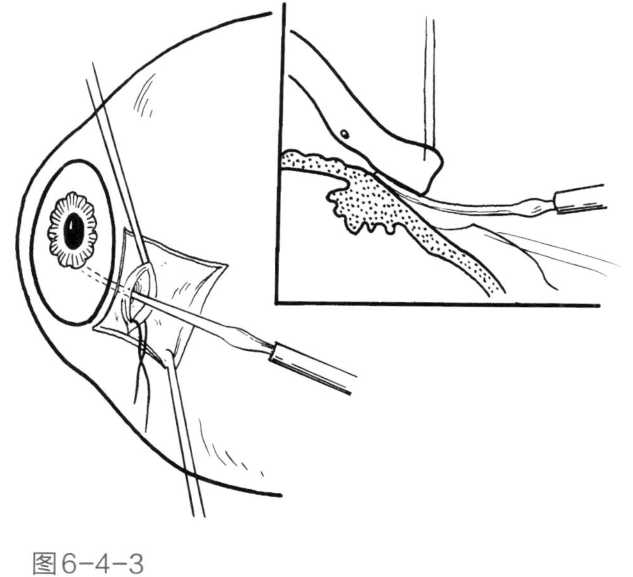

图6-4-3

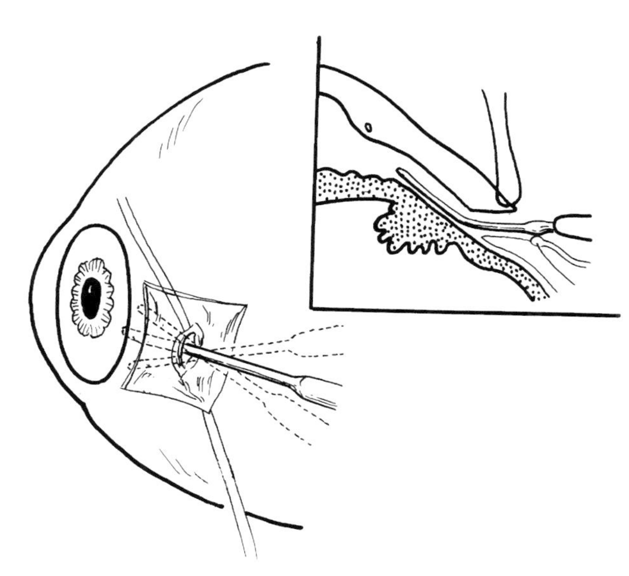

图6-4-4

❻ 抽出分离器，由切口向前房注入平衡液。

❼ 结扎巩膜缝线，闭合巩膜切口，连续缝合球结膜。

❽ 滴2%毛果芸香碱滴眼液缩瞳，地塞米松2mg结膜下注射，包扎术眼。

手术要点

❶ 做巩膜切口时要避免损伤睫后长动脉，同时，巩膜切开时勿损伤睫状体。

❷ 切口处应彻底止血，插入睫状体分离器时必须确认在睫状体与巩膜之间。

❸ 当分离器进入前房，不可再前进，以免损伤角膜内皮和后弹力层。

术后处理

❶ 每日常规换药，滴左氧氟沙星、妥布霉素地塞米松滴眼液3~4次；滴1%毛果芸香碱滴眼液缩瞳剂1次。

❷ 术后3日内每日用裂隙灯检查前房深度、房水情况，检测眼压情况。

❸ 术后取半卧位1周。

❹ 术后6~7日拆除结膜线。

第五节 睫状体冷凝术

适应证

❶ 绝对期青光眼。

❷ 抗青光眼手术失败而又不宜行其他减压术的各类青光眼。

禁忌证

同周边虹膜切除术。

术前准备

同周边虹膜切除术。

麻　　醉

同周边虹膜切除术。

体　　位

手术采取仰卧位。

手术步骤

❶ 用开睑器拉开上、下眼睑，用棉棒吸干结膜囊内液体。

❷ 开启冷冻器，冷冻器温度在-80℃左右，将冷冻头放在角膜缘后2.5mm处的球结膜上轻压巩膜，冷凝时间为40~60秒，关闭冷冻器，即做好第一点冷冻（图6-5-1）。

❸ 依次按顺时针与角膜缘等距离均匀冷冻1~2排（图6-5-2）。术毕，结膜囊内涂入氧氟沙星眼膏。

手术要点

❶ 一个冷冻点结束时，不要急于取下冷冻头，以免将冷冻头上的结膜撕扯、损伤。

❷ 冷冻范围通常为2个象限，每个象限2~4个冷冻点。一般主张第一次冷冻在180°之内，如果眼压控制不佳，可再次冷冻，总范围不超过300°。

术后处理

❶ 术后裂隙灯检查前房情况，检测眼压情况。术后滴左氧氟沙星滴眼液，每日3~4次。

❷ 如眼压较高，可用20%甘露醇250ml每日静脉滴注1~2次。

❸ 如患者术后疼痛难忍可给予非甾体抗炎药或止痛药。

❹ 术后3周内眼压仍不能控制，可考虑再次冷冻。

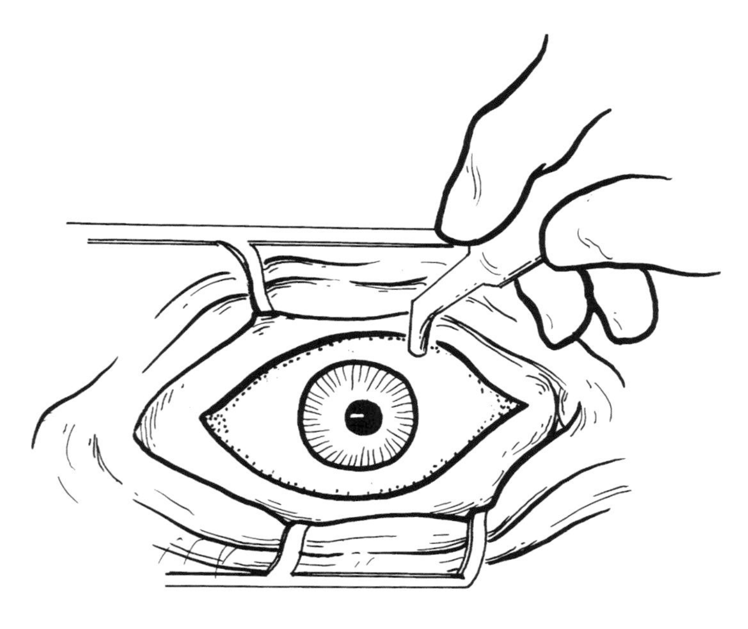

图6-5-1

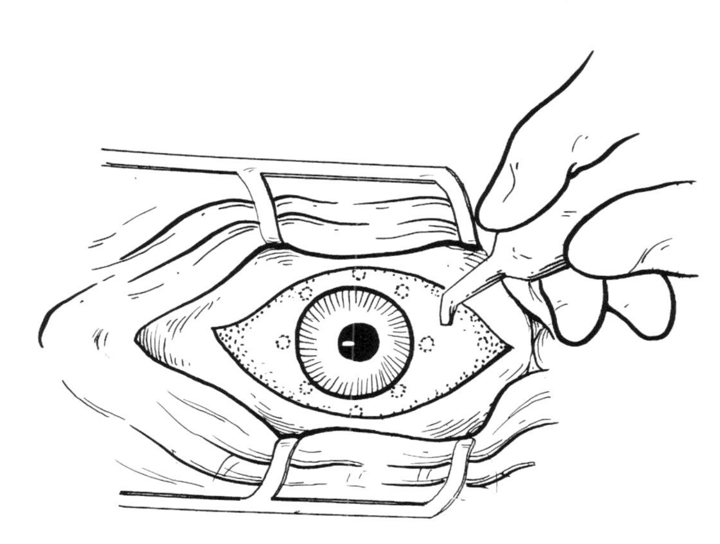

图6-5-2

第六节 睫状体高强度聚焦超声凝固术

适 应 证	❶ 绝对期青光眼。 ❷ 抗青光眼手术失败而又不宜行其他减压术的各类青光眼。
禁 忌 证	同周边虹膜切除术。
术前准备	同周边虹膜切除术。
麻　　醉	同周边虹膜切除术。
体　　位	手术采取仰卧位。
手术步骤	❶ 用开睑器拉开上、下眼睑，放置定位环。 ❷ 定位环与角膜之间水浴隔离。 ❸ 超声治疗　根据病情确定超声强度、透射部位和点数（图6-6-1、图6-6-2）。 ❹ 术毕，结膜囊内涂入氧氟沙星眼膏。
手术要点	控制超声能量，避免严重损伤巩膜。
术后处理	同睫状体冷凝术。

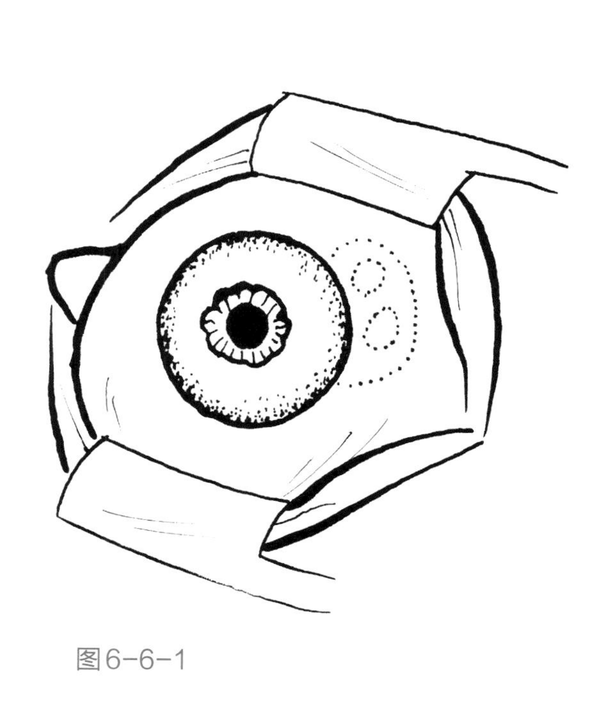
图6-6-1

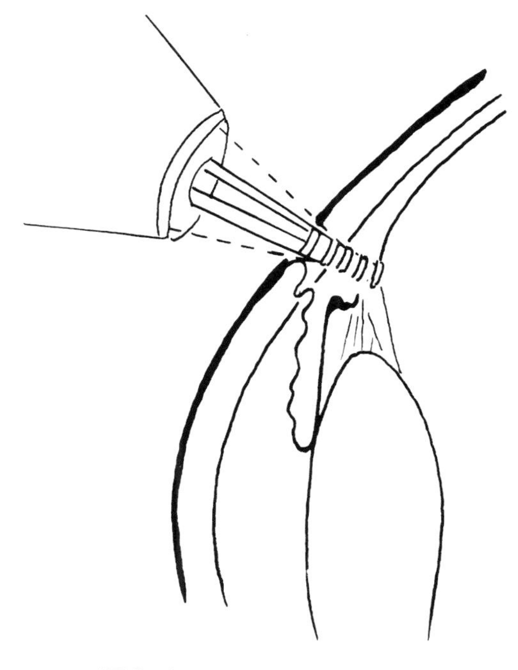
图6-6-2

第七节 青光眼减压阀植入术

适 应 证	❶ 新生血管性青光眼。 ❷ 无晶状体青光眼。

❸ 人工晶状体植入术后青光眼。
❹ 多次滤过手术失败的青光眼。
❺ 先天性青光眼。
❻ 葡萄膜炎继发性青光眼。

禁 忌 证 同周边虹膜切除术。

术前准备 同周边虹膜切除术。

麻　　醉 同周边虹膜切除术。

体　　位 手术采取仰卧位。

手术步骤

❶ 在颞上象限或颞下象限，做以穹窿为基底的结膜瓣。分离结膜下组织，暴露巩膜达角膜缘后20mm（图6-7-1）。
❷ 在10~11点方位角膜缘外做6mm×8mm，1/3厚的巩膜瓣（图6-7-2）。
❸ 植入引流盘　在上直肌和外直肌之间，距角膜缘8~10mm,安置引流盘（图6-7-3）。在引流盘两侧圆孔，用9-0无损伤缝线固定在巩膜浅层（图6-7-4），引流管对准角膜缘的位置，用22G针头在巩膜瓣下穿刺进入前房（图6-7-5）。沿此孔将引流管植入前房2~3mm，引流管口的斜面向上（图6-7-6），8-0线间断缝合巩膜瓣6针（图6-7-7）。
❹ 间断缝合球结膜6针（图6-7-8）。
❺ 结膜下注射地塞米松2mg，包扎术眼。

手术要点

❶ 青光眼减压阀种类较多，术前要根据患眼的情况做好选择。术中首先要对减压阀进行灌注冲洗，以保证减压阀活瓣开放。植入时可以采用8-0可吸收缝线于角膜缘后3~4mm结扎固定引流管于浅层巩膜2针，术后缝线逐渐吸收松解过程中房水引流量缓慢增加，从而减少术后早期浅前房和低眼压的发生。
❷ 前房穿刺孔和引流管粗细一致。
❸ 前房内引流管斜面向上，管和虹膜面平行。
❹ 引流管周围要密闭，应达水密状态。

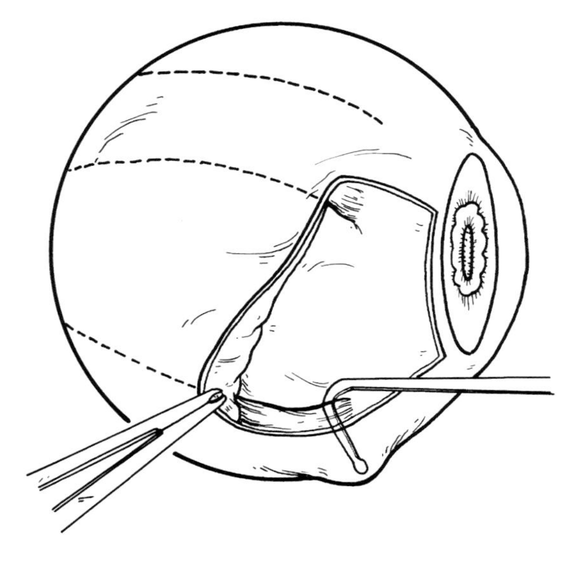
图6-7-1

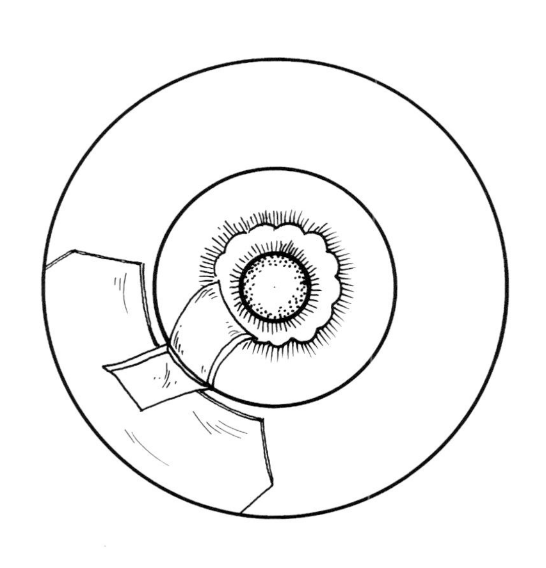
图6-7-2

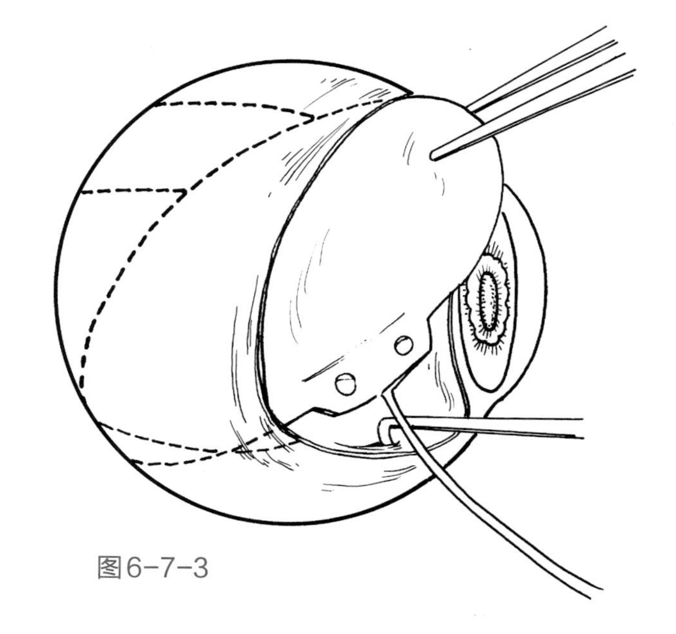

图6-7-3

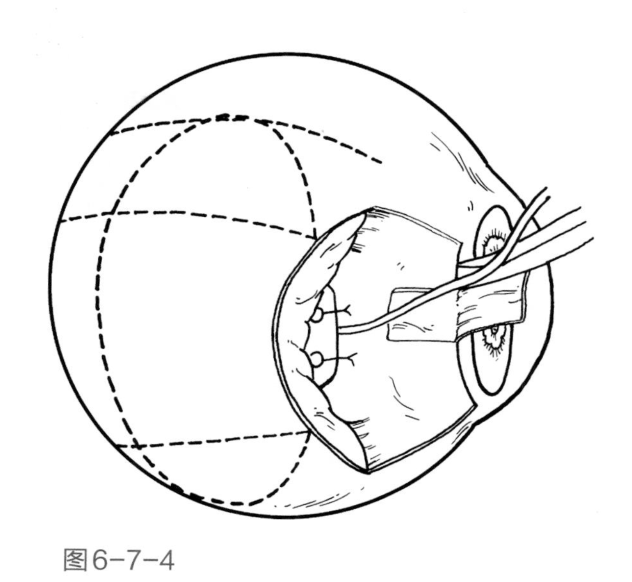

图6-7-4

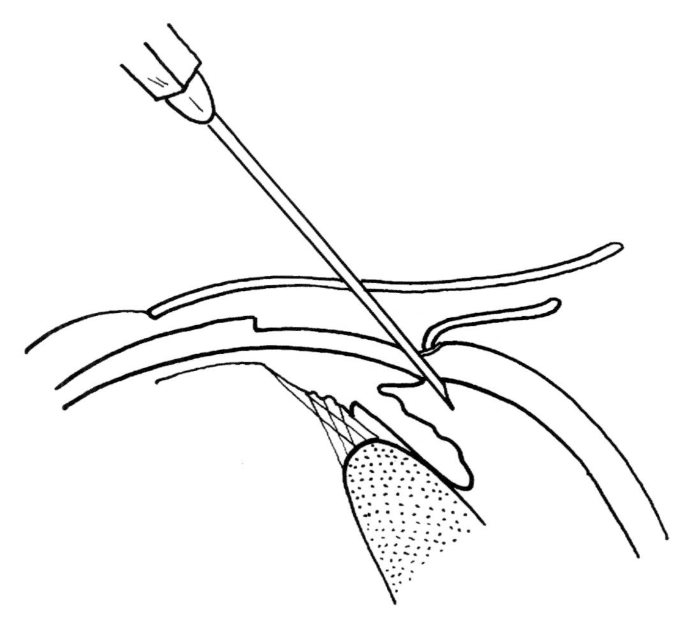

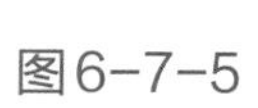

图6-7-5

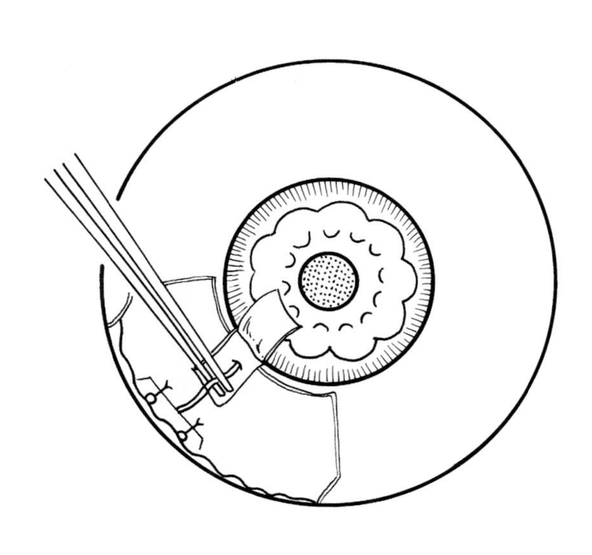

图6-7-6

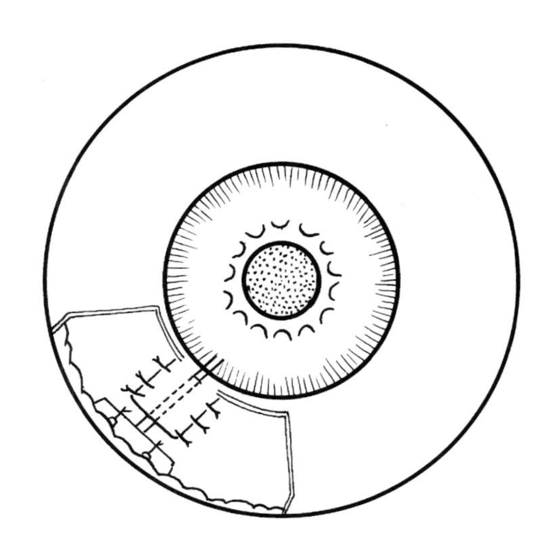

图6-7-7

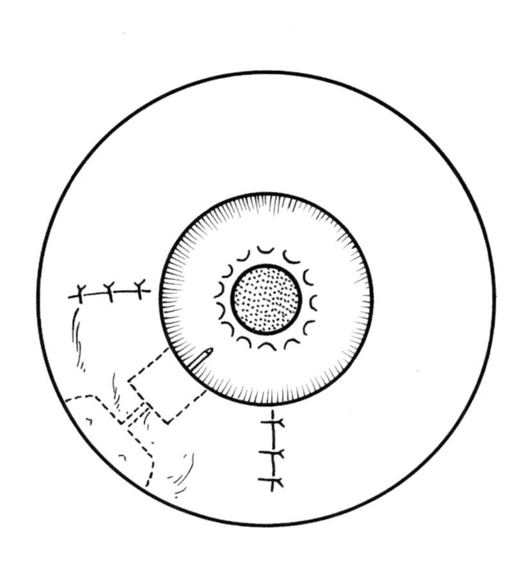

图6-7-8

❺ 巩膜太薄，不适做巩膜瓣，可用6mm×8mm异体巩膜片间隔缝合在引流管上面。

术后处理　同小梁切除术。但术后如果出现浅前房或前房消失，常见的原因是引流管周围漏水，巩膜瓣缝合不密闭。也可出现前房积血、引流管阻塞、高眼压及虹膜睫状体炎等,要进行相应处理。

第八节　青光眼微型引流钉植入术

适 应 证

❶ 周边房角宽、虹膜平坦的原发性开角型青光眼。

❷ 无晶状体或人工晶状体眼的青光眼。

❸ 小梁切除术高风险病例　高度近视、大眼球先天性青光眼、眼钝挫伤继发性青光眼和晚期青光眼等。

❹ 角膜内皮细胞计数少的青光眼。

禁 忌 证

❶ 闭角型青光眼。

❷ 术后瘢痕化高的青光眼。

❸ 急、慢性结膜炎有黏液分泌物及眼睑睑缘炎，慢性泪囊炎者。

❹ 有严重心、脑血管疾病及严重的其他疾病，不能耐受手术者。

术前准备　同周边虹膜切除术。

麻　　醉　同周边虹膜切除术。

体　　位　手术采取仰卧位。

手术步骤

❶ 用开睑器拉开上、下眼睑，做上直肌牵引线固定眼球。

❷ 手术在手术显微镜下进行。做8mm宽以穹窿结膜为基底的结膜瓣，分离球筋膜（图6-8-1）。也可在角膜缘剪开结膜，向上分离，暴露角膜缘及巩膜。

❸ 用电灼器于巩膜面止血。

❹ 以角膜缘为基底做4mm×4mm板层巩膜瓣，厚度为1/3或1/2巩膜厚，基底线达到角巩膜缘前界前1mm（图6-8-2）。

❺ 板层巩膜瓣下放置0.25~0.4mg/ml的丝裂霉素2~5分钟，然后用150~200ml BBS或生理盐水冲洗，用25G针头在灰蓝色小梁区域平行虹膜面穿刺入前房（图6-8-3、图6-8-4）。

❻ 植入Ex-Press微型引流钉　引流钉倒钩水平方向植入（图6-8-5、图6-8-6），完全进入前房后再旋转90°（图6-8-7），使引流钉倒钩在前房内的方向为垂直向下（图6-8-8）。

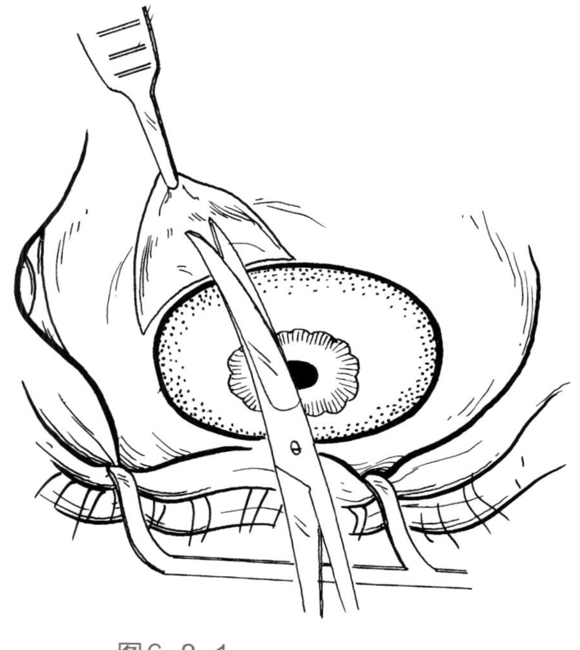
图6-8-1

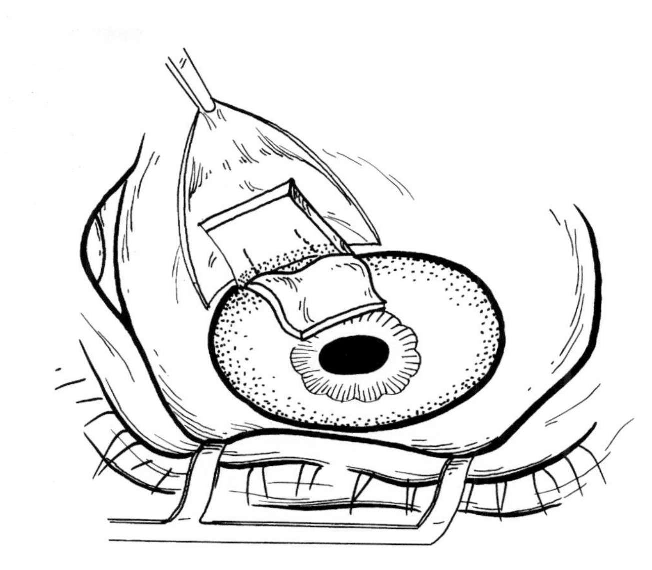
图6-8-2

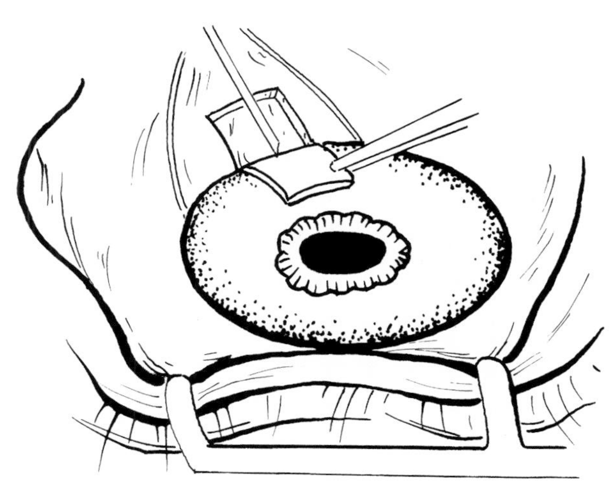
图6-8-3

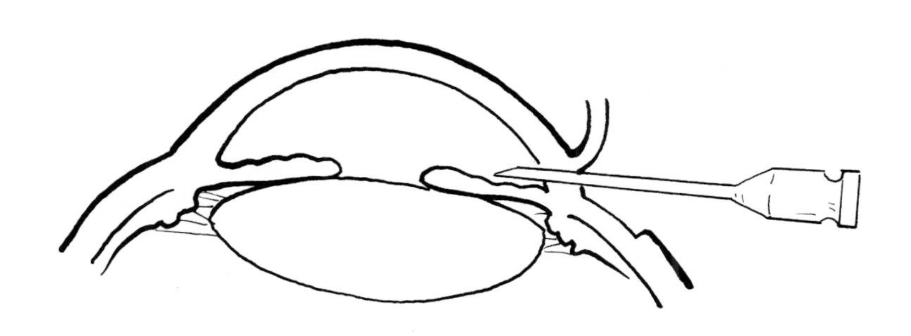
图6-8-4

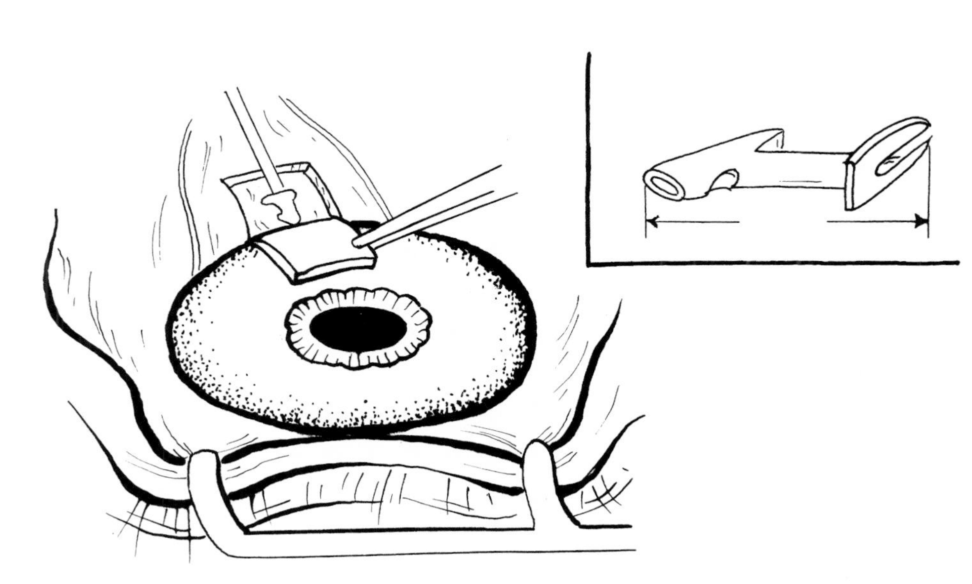
图6-8-5

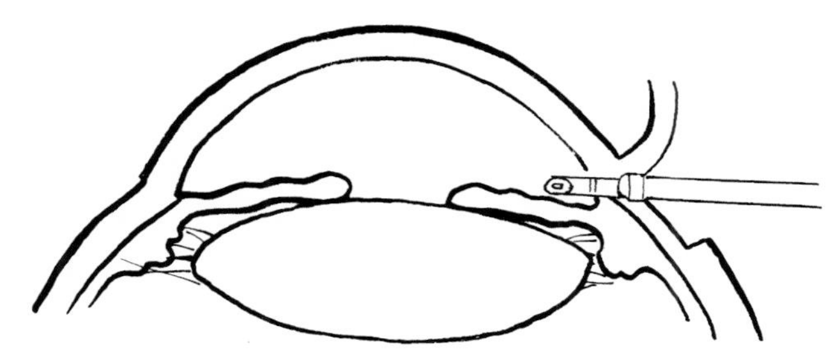
图6-8-6

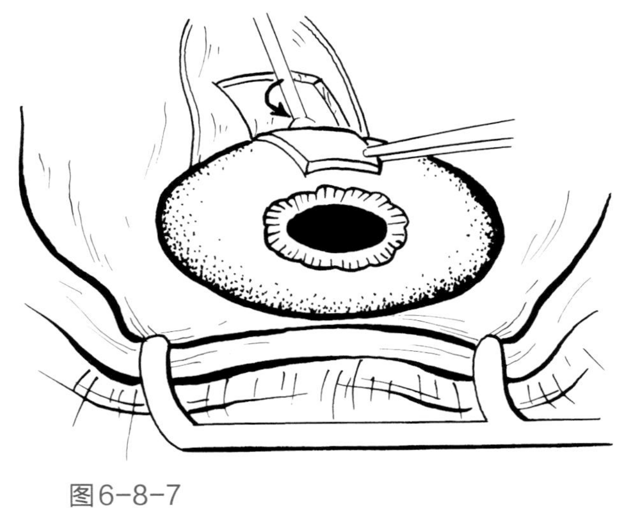
图6-8-7

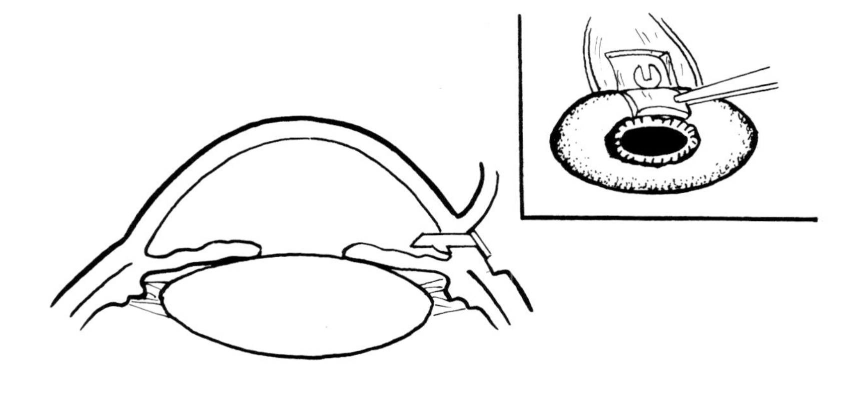
图6-8-8

❼ 缝合板层巩膜瓣　用10-0尼龙线间断缝合巩膜瓣5针。

❽ 间断缝合结膜瓣。

❾ 地塞米松2mg结膜下注射，包扎术眼。

手术要点

❶ 巩膜瓣不宜太厚，以1/3或1/2巩膜厚度即可。否则剩下的巩膜床太薄，不利于Ex-Press微型引流钉固定的稳定性。

❷ 板层巩膜瓣应用的丝裂霉素要远离角膜缘和结膜瓣游离缘，且放置后需要用大量BBS或生理盐水冲洗，避免残留。

❸ 可做前房穿刺并注入BSS或黏弹剂维持前房深度。

术后处理

同小梁切除术。

第七章

白内障手术

扫描二维码，
观看本书所有
手术视频

第一节　白内障囊外摘除术

一　现代白内障囊外摘除术

适应证　晶状体脱位或半脱位除外，几乎所有类型的白内障均可做囊外摘除术。

禁忌证

❶ 晶状体脱位或半脱位。

❷ 急、慢性结膜炎有黏液分泌物及眼睑睑缘炎，慢性泪囊炎者。

❸ 有严重心、脑血管疾病及严重的其他疾病，不能耐受手术者。

术前准备　详细询问患者有无既往心、脑血管病史，进行身体常规检查并向患者及家属交代操作风险，完成知情同意书签字。术前点左氧氟沙星滴眼液3日。术前复方托吡卡胺滴眼液点眼充分散瞳，如无禁忌给予降眼压药物醋甲唑胺50mg口服。术前术眼清洁结膜囊、剪睫毛。眼睑皮肤消毒，消毒范围：上方达发际，内侧过鼻中线，下方到上唇平面，外侧到耳根部。

麻　　醉

❶ 滴1%盐酸丁卡因或盐酸丙美卡因滴眼液眼球表面麻醉3次，2%利多卡因2ml球后阻滞麻醉。

❷ 2%利多卡因2ml面神经阻滞麻醉。

❸ 2%利多卡因1ml球周麻醉。

❹ 配合困难的患者可采用基础麻醉结合局部浸润麻醉或全身麻醉。

体　　位　手术采取仰卧位。

手术步骤

❶ 开睑　开睑器开睑或缝线开睑。睑裂小者可做外眦切开。

❷ 上直肌牵引缝线　在12点方位角膜缘上方顺结膜面向上8mm处夹住上直肌止端，然后在肌腹底穿过5-0丝线（图7-1-1），固定眼球。

❸ 做以穹窿结膜为基底的结膜瓣　以12点方位为中心，沿角膜缘剪开球结膜120°范围，暴露上方巩膜3~5mm宽，电凝止血（图7-1-2）。

❹ 角膜缘板层切开　有齿镊固定眼球，在角巩膜缘后界10点~2点方位做深达1/2巩膜厚度的板层切口。

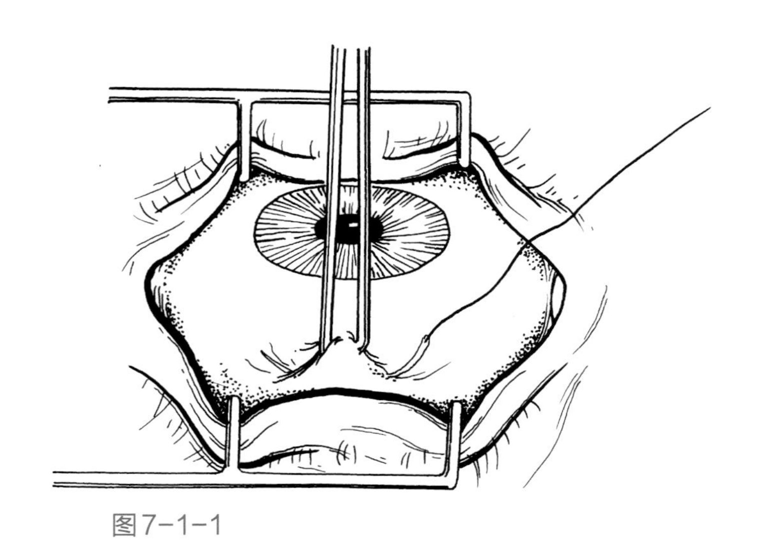

图7-1-1

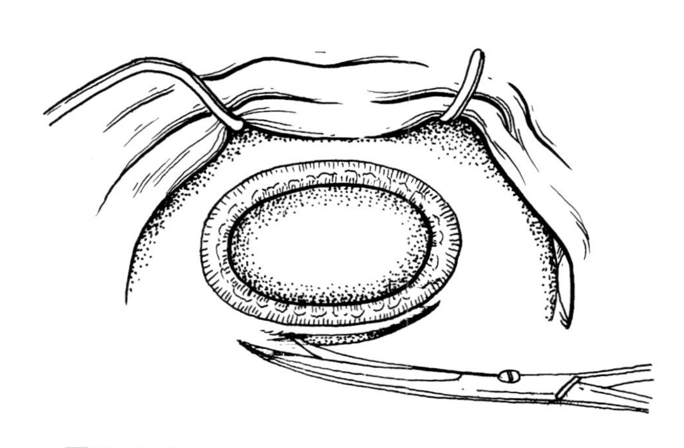

图7-1-2

❺ 前房穿刺　在10点~11点方位，用穿刺针或尖刀在预先板层切开槽的底部，与虹膜面平行的方向刺入前房，宽约1mm（图7-1-3）。前房注入黏弹剂，恢复前房深度。

❻ 截囊　常用的截囊器械是用25G针头的前段及针尖弯曲成的截囊针（图7-1-4）。针尖侧向通过穿刺口进入前房。截囊范围直径为5.5~6.0mm。截囊方法有以下五种：开罐式（图7-1-5）、信封式（图7-1-6）、邮票式（图7-1-7）、连续环形撕囊（图7-1-8）、激光前囊膜切开。其中开罐式及连续环形撕囊法最常用。

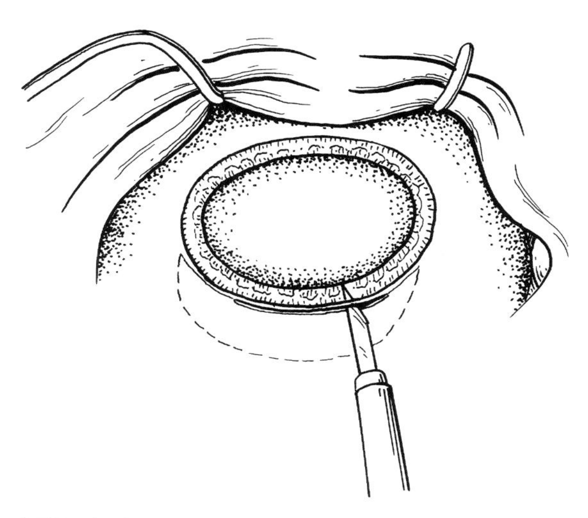

图7-1-3

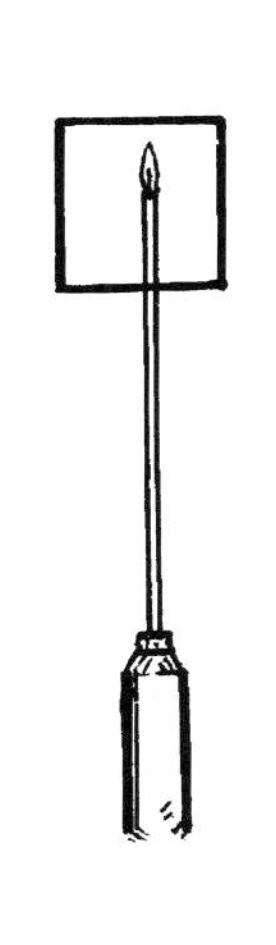

图7-1-4

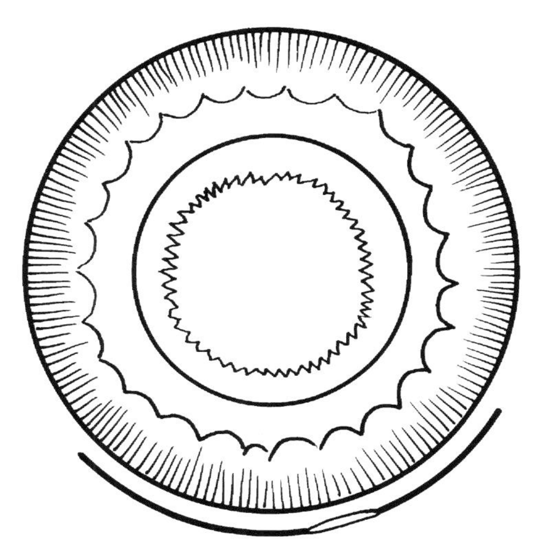

图7-1-5

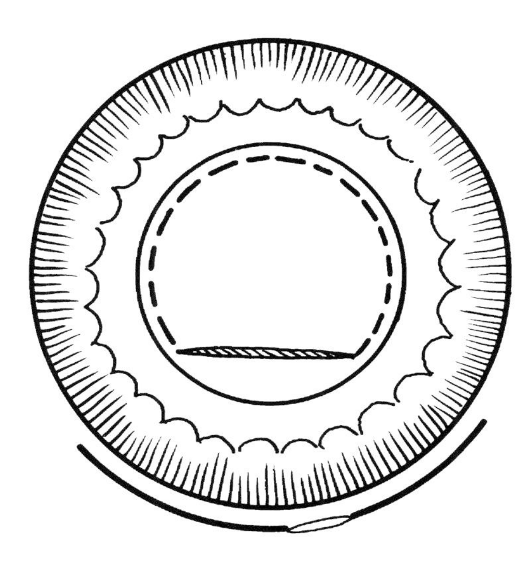

图7-1-6

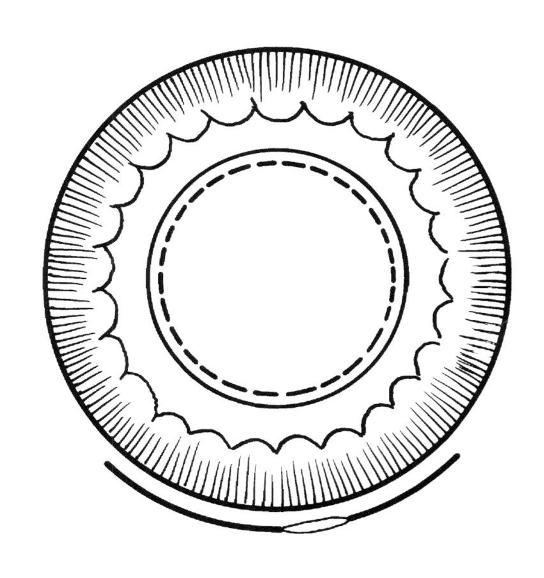

图7-1-7

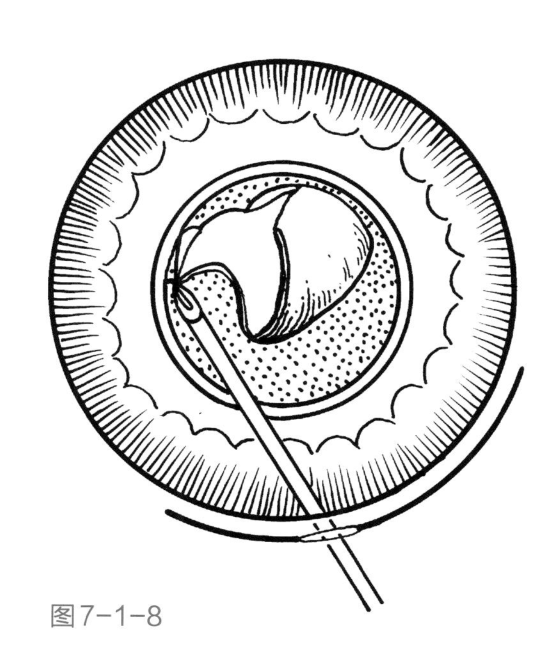

图7-1-8

（1）开罐式（图7-1-9、图7-1-10）：从6点方位开始，用截囊针侧刃，使环形排列的多个小撕裂口相互连接，经6点、9点、12点切开半周，然后再从6点、3点、12点切开另半周。

（2）连续环形撕囊法：可用截囊针（图7-1-11~图7-1-13）或囊膜镊（图7-1-14~图7-1-16）完成。在前囊中心（图7-1-17）或旁中心穿刺后，抓住或钩住撕开囊膜近端，随时改变夹持器的位置以控制撕囊方向，使其趋向瞳孔中心；最后起点与终点圆滑连接成一直径为5.5~6mm的无前囊区（图7-1-18~图7-1-22）。

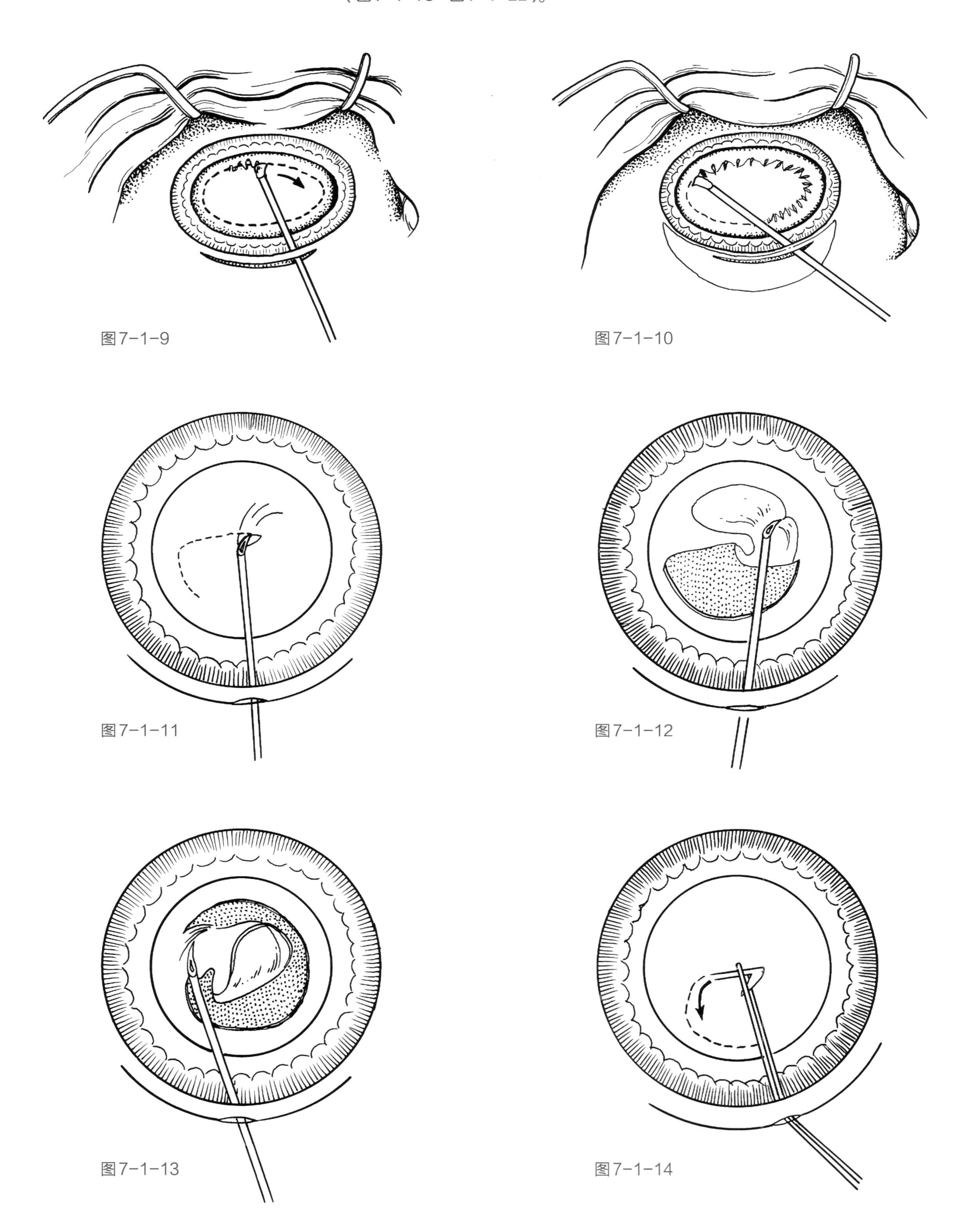
图7-1-9

图7-1-10

图7-1-11

图7-1-12

图7-1-13

图7-1-14

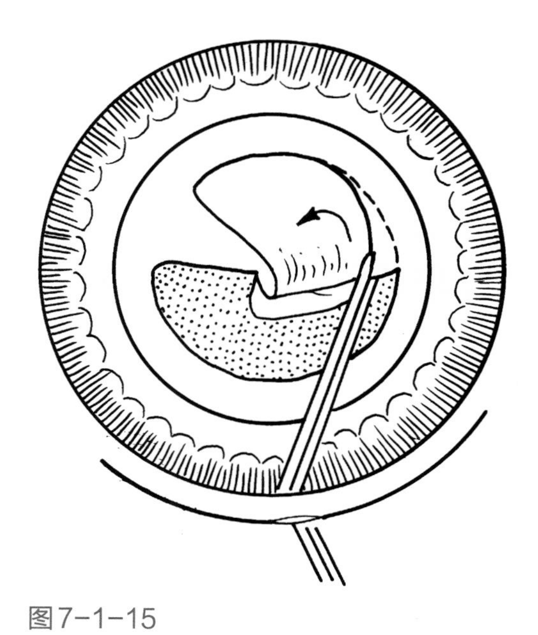

图7-1-15

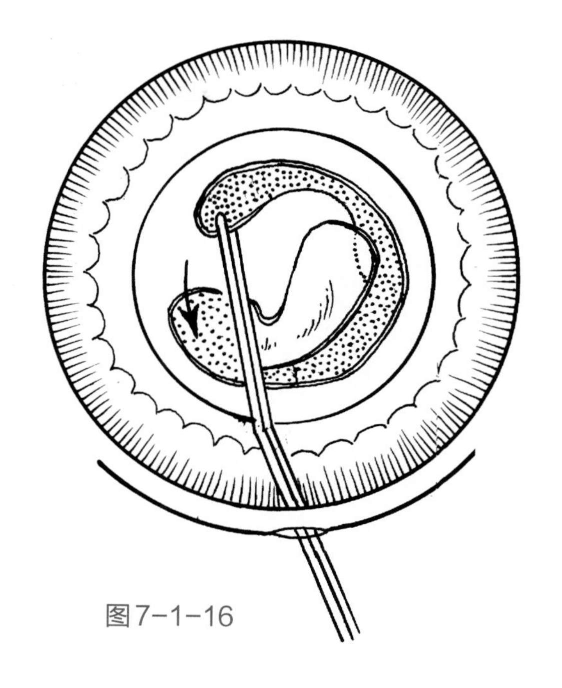

图7-1-16

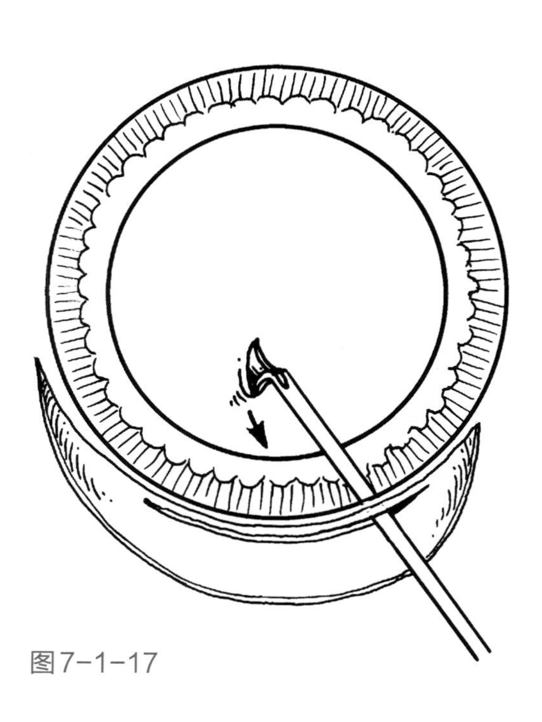

图7-1-17

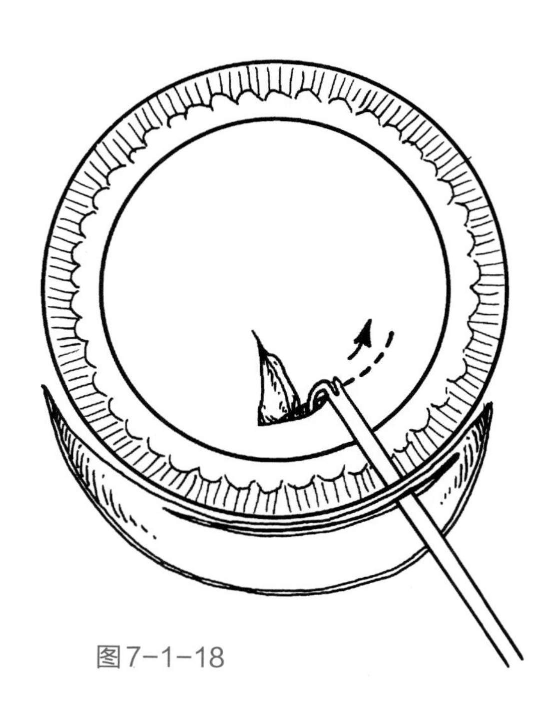

图7-1-18

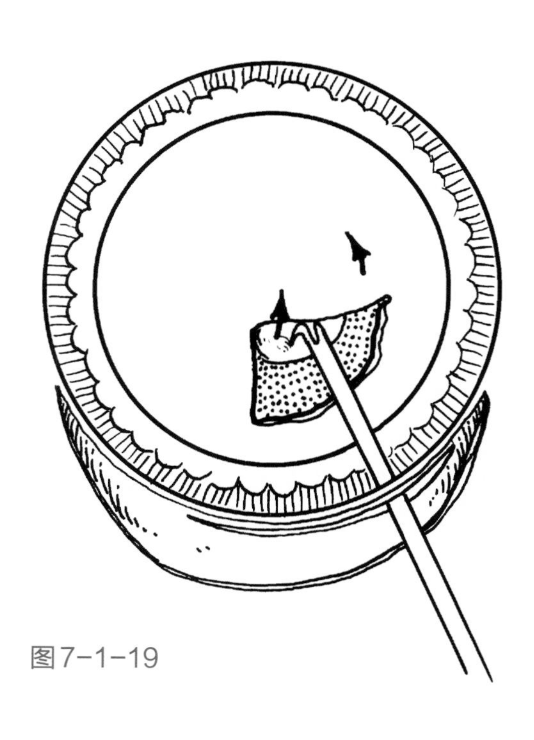

图7-1-19

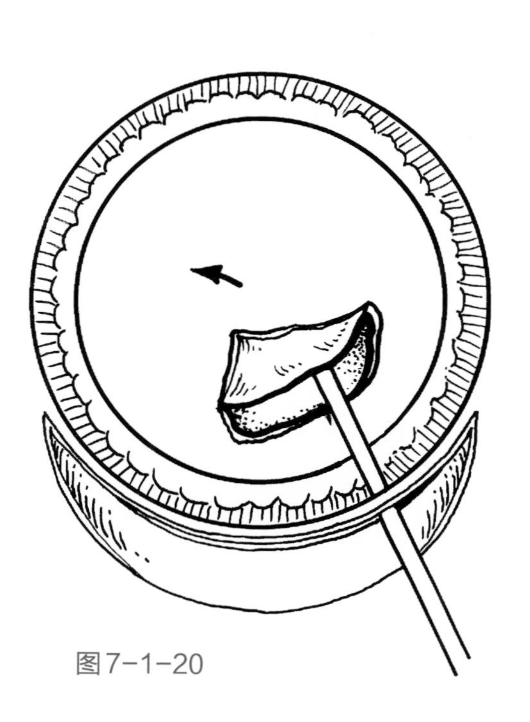

图7-1-20

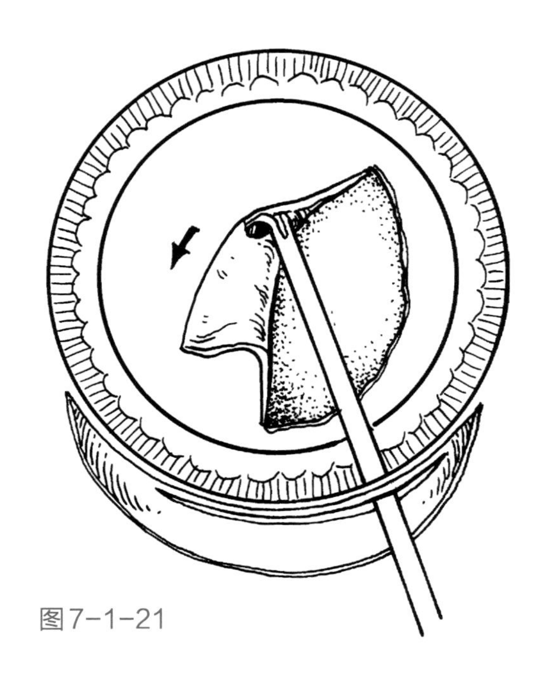

图7-1-21

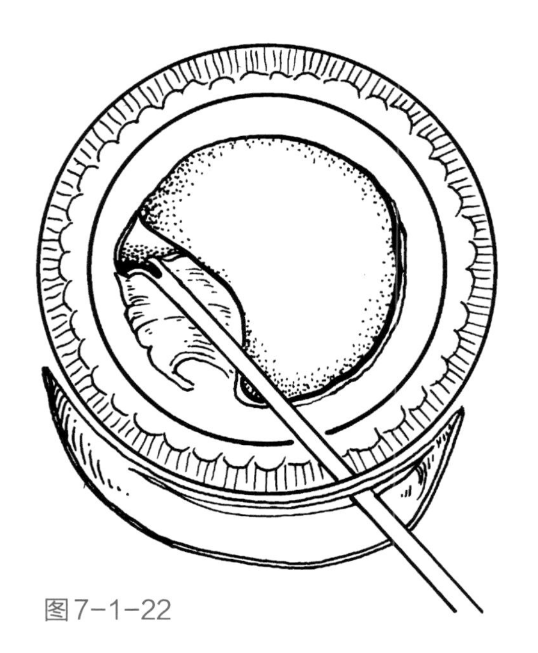

图7-1-22

❼ 扩大角巩膜缘切口　用尖刀将前房穿刺口扩大，将角膜剪下叶平行于虹膜伸入切口内，确认剪刀下叶插入角膜与虹膜之间前提下，将下叶立起，垂直于虹膜表面剪开角膜缘，切口长度根据晶状体核大小而定，通常为120°弧长。

❽ 娩出晶状体核　娩核前可于12点方位角膜缘切口处预置缝线一根。通常采用双手娩核技术，右手持娩核器，压迫6点方位的角膜缘内侧，左手持虹膜恢复器压迫角膜缘切口后唇，晶状体核在双手协同作用下，缓慢移向切口。当晶状体核上方赤道部娩出切口时，即停止对眼球的压迫，用镊子将晶状体核拨动出切口外（图7-1-23、图7-1-24）。

❾ 清除晶状体皮质　可先间断缝合切口3针以利于抽吸皮质时维持前房深度。灌注抽吸针头在两针缝线之间进入前房，先抽吸6点方位的皮质，再吸出左、右两侧皮质，最后吸出12点方位皮质。由前向后逐层吸出，尽可能减少虹膜后方盲目操作（图7-1-25~图7-1-27）。

❿ 10-0缝线缝合角巩膜缘切口。缝线松紧要适中，呈放射状走行，尽可能减少术后散光（图7-1-28）。

⓫ 缝合结膜瓣。

手术要点

❶ 术中前房要保持一定的深度和稳定性。

❷ 保持瞳孔充分散大。

❸ 截囊　手术显微镜应照明清晰；截囊时保持前房正常深度，使截囊针不损伤角膜内皮及虹膜；切开囊膜时先刺入再扩大，深浅适宜，不要刺入皮质和核；截囊针尖应锋利且大小适宜，可利用两侧锋利的边缘做上、下移动行囊膜切开。

❹ 娩核　切口长度应与核的大小相适宜，尤其要注意内、外口大小一致；娩核前可将灌注液注入晶状体囊膜下或皮质与核之间，用水压作用使核松动；娩核前可再注入黏弹性物质以减少娩核时对角膜内皮的损伤；娩核的力量要适中，不要对角膜过度加压。

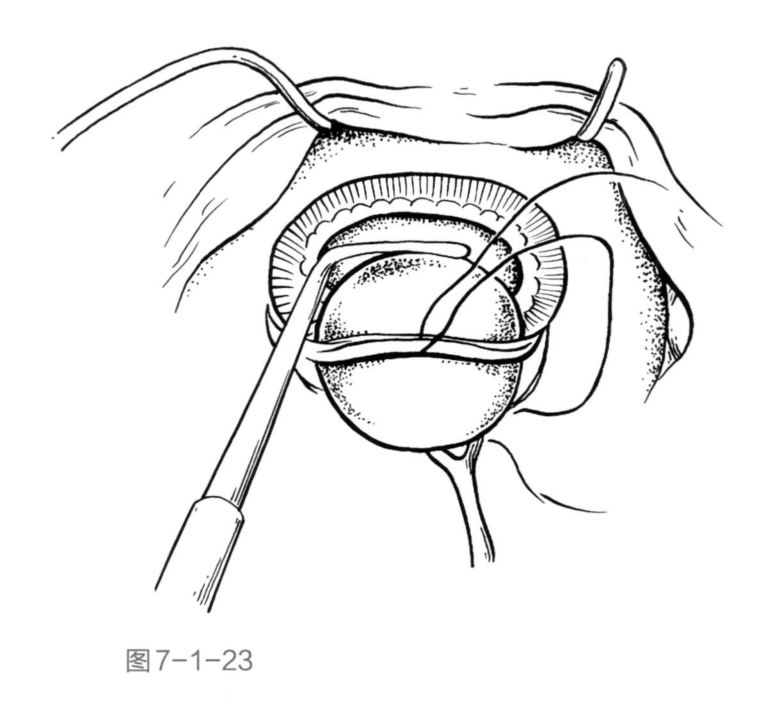

图7-1-23

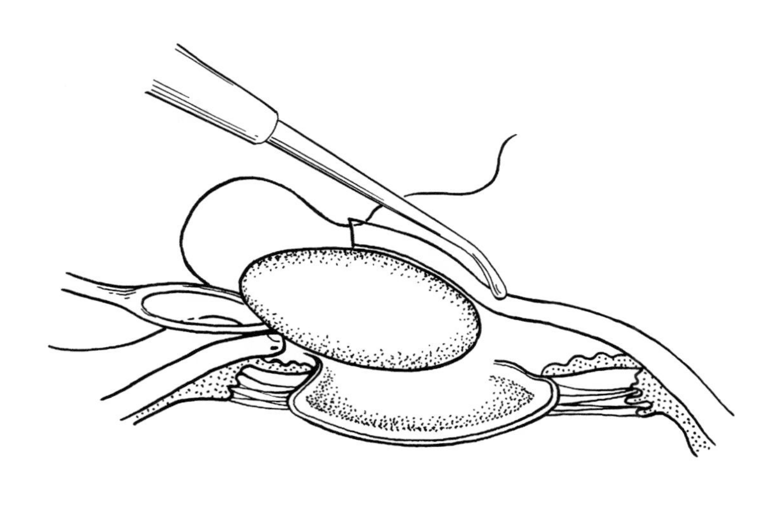

图7-1-24

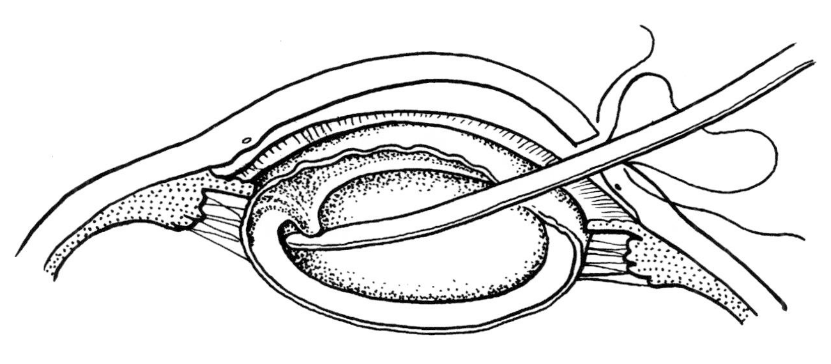

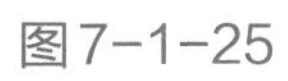

图7-1-25

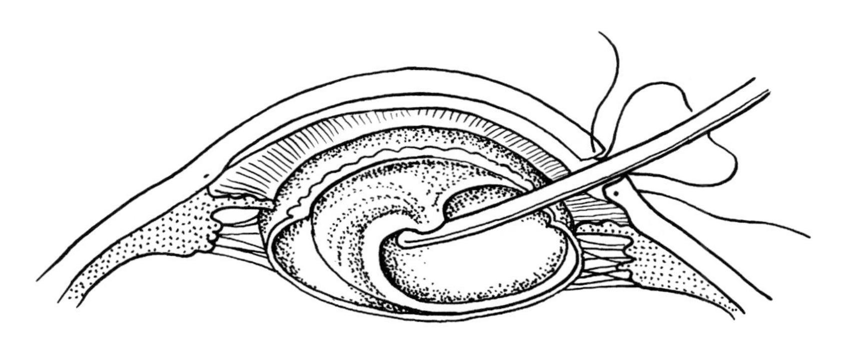

图7-1-26

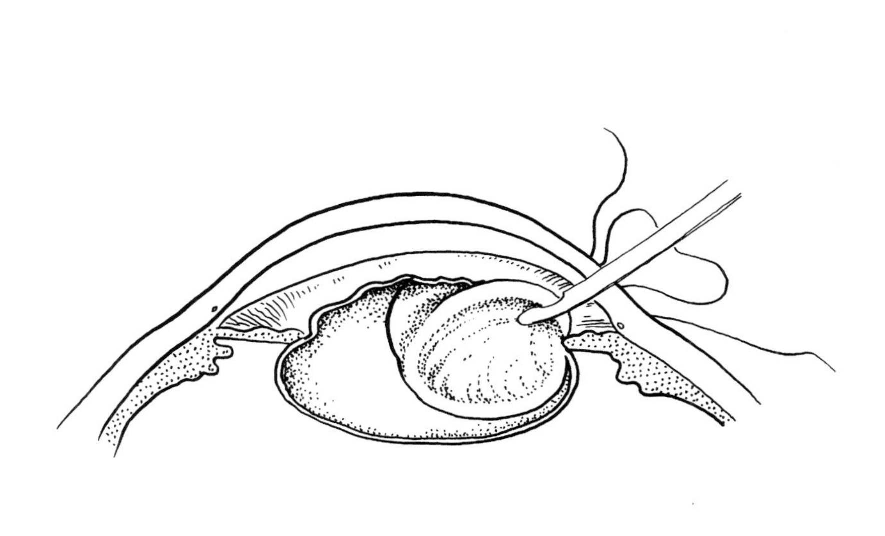

图7-1-27

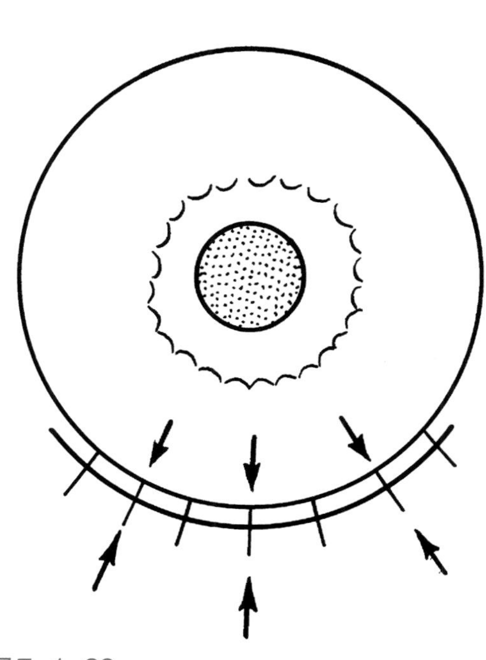

图7-1-28

❺ 吸皮质　位于周边部及虹膜后方的皮质须将其拉至瞳孔区再吸出，以防吸住晶状体后囊；一旦吸住前囊边缘或后囊，应立即停止吸引，单纯灌注；应尽可能把皮质吸干净，但如很难吸出12点方位的皮质，可适当残留，避免后囊破裂。

术后处理

❶ 术后常规裂隙灯、检眼镜检查术眼，检测术眼视力及矫正视力。
❷ 每日换药，左氧氟沙星、妥布霉素地塞米松、复方托吡卡胺滴眼液点眼。
❸ 注意全身状态，出现疼痛、呕吐、咳嗽等应对症处理。

二　小切口白内障囊外摘除术

适应证

晶状体脱位或半脱位除外，几乎所有类型的白内障均可做囊外摘除术。

禁忌证

❶ 晶状体脱位或半脱位。
❷ 急、慢性结膜炎有黏液分泌物及眼睑睑缘炎，慢性泪囊炎者。
❸ 有严重心、脑血管疾病及严重的其他疾病，不能耐受手术者。

术前准备

详细询问患者有无既往心、脑血管病史，进行身体常规检查并向患者及家属交代操作风险并完成知情同意书签字，术前点左氧氟沙星滴眼液3日。术前复方托吡卡胺滴眼液点眼充分散瞳，如无禁忌给予降眼压药物口服。术前术眼清洁结膜囊、剪睫毛。眼睑皮肤消毒，消毒范围：上方达发际，内侧过鼻中线，下方到上唇平面，外侧到耳根部。

麻醉

❶ 滴1%盐酸丁卡因或盐酸丙美卡因滴眼液眼球表面麻醉3次，2%利多卡因2ml球后阻滞麻醉。
❷ 2%利多卡因2ml面神经阻滞麻醉。
❸ 2%利多卡因1ml球周麻醉。
❹ 配合困难的患者可采用基础麻醉结合局部浸润麻醉或全身麻醉。

体位

手术采取仰卧位。

手术步骤

❶ 开睑　开睑器开睑或缝线开睑；睑裂小者可做外眦切开。
❷ 上直肌牵引缝线。
❸ 做以穹窿为基底的结膜瓣　以12点方位为中心，沿角膜缘剪开11点到1点方位球结膜，暴露上方巩膜3~5mm宽，电凝止血。
❹ 角巩膜缘隧道切口（图7-1-29）
（1）外切口可以呈“直线型（图7-1-30）”“反眉弓型（图7-1-31）”“倒V型（图7-1-32）”和“顺眉弓型（图7-1-33）”，中央距离角膜缘0.5~2mm，两端距离角膜缘3~4mm，保持切口两端的悬吊功能。
（2）内切口保留足够的透明角膜瓣，起单向瓣作用。
（3）内、外切口可容纳并通过晶状体硬核。
❺ 前房注入黏弹剂，恢复前房深度。连续环形撕囊，直径5.5~6mm。
❻ 晶状体水分离及水分层，旋转晶状体核并将其移至前房。

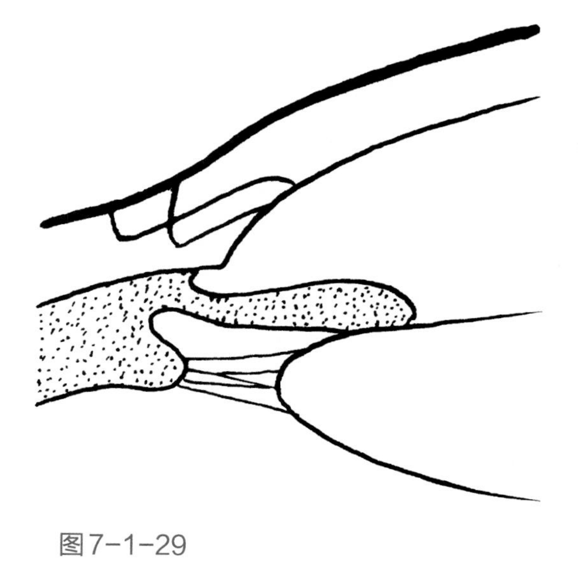
图7-1-29

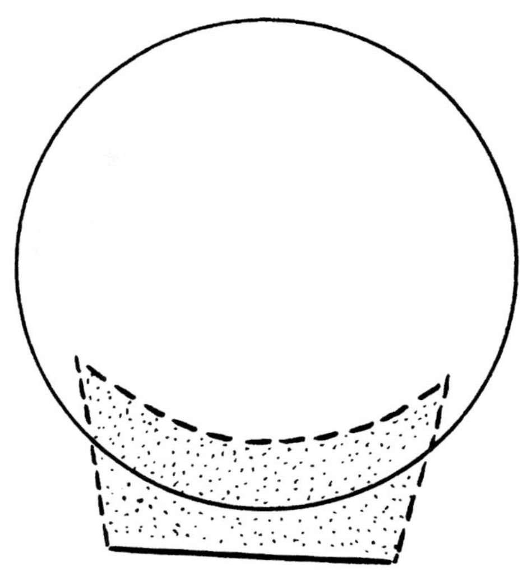
图7-1-30

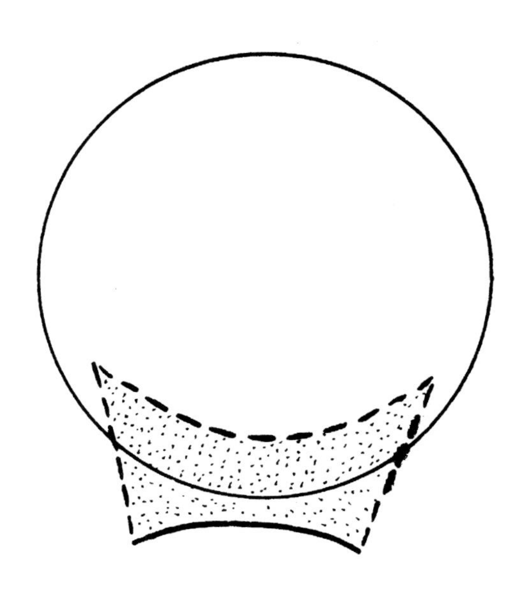
图7-1-31

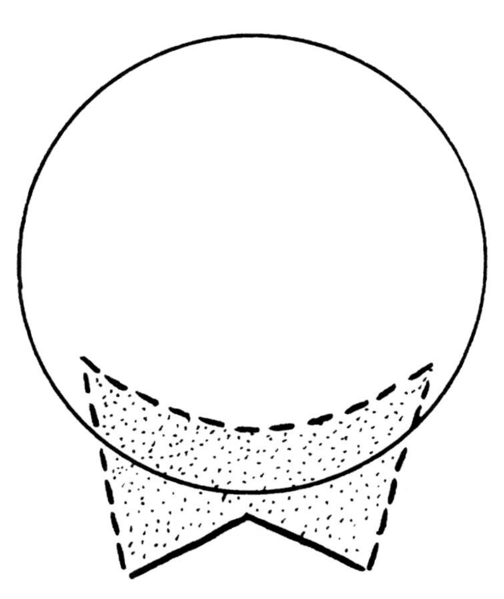
图7-1-32

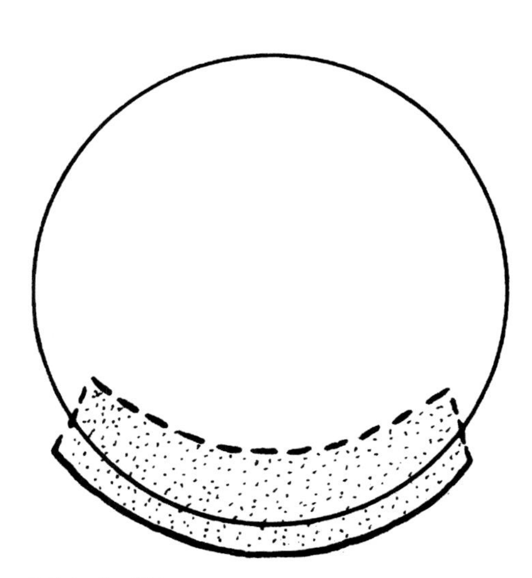
图7-1-33

❼ 娩出晶状体核　在晶状体核的前后注入少量黏弹剂，晶状体囊圈顺隧道进入前房，在晶状体核后面托住晶状体核，用虹膜恢复器或晶状体板夹持晶状体核，轻压切口后唇，将晶状体核拖出（图7-1-34）。

❽ 为适应更小的切口也可采用手法劈核，减小核的宽度。常用的劈核法有：前房内垂直劈核（图7-1-35）、前房内水平劈核（图7-1-36）、双刀劈核（图7-1-37）和劈核器劈核（图7-1-38）等。

❾ 应用I/A系统（注吸系统）清除晶状体皮质，通过调整眼压关闭切口。

手术要点

❶ 隧道切口不宜过薄，以免术中巩膜瓣撕裂；隧道切口不宜过短，同时，内切口要足够大，以免反复娩核，导致眼内组织损伤。

❷ 水分离要充分，旋转晶状体核时力度要适当，尽可能避免悬韧带损伤。

❸ 娩出晶状体核时，应注意保护虹膜和角膜内皮。

术后处理

同现代白内障囊外摘除术。

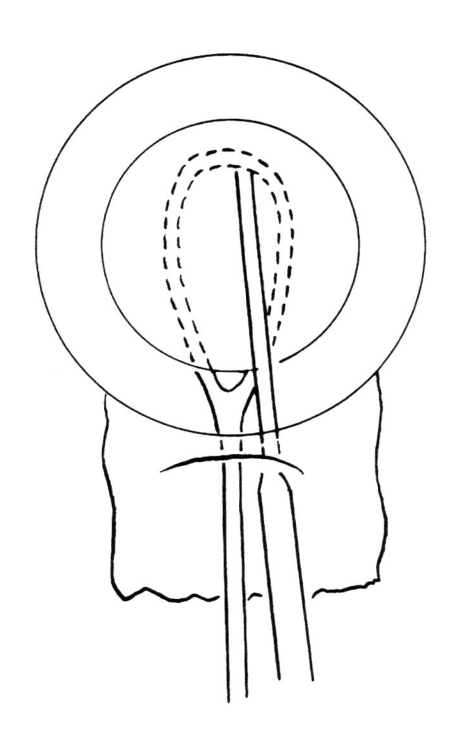

图7-1-34

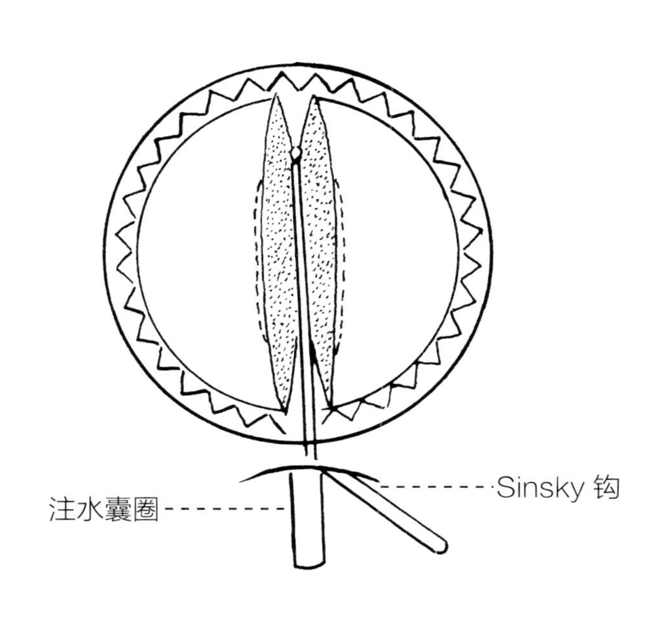

图7-1-35

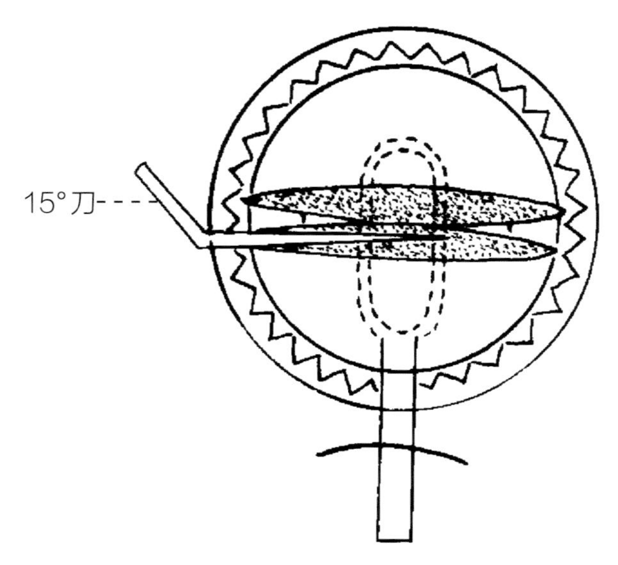

图7-1-36

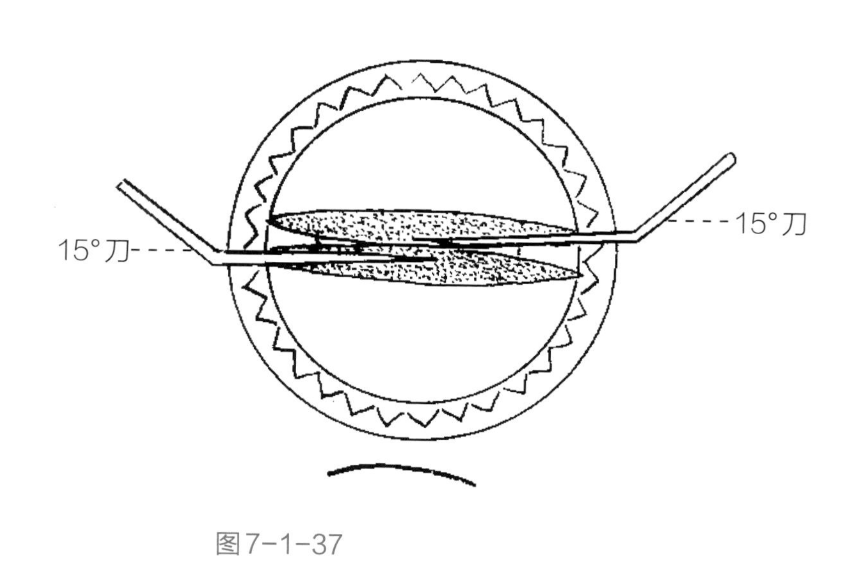

图7-1-37

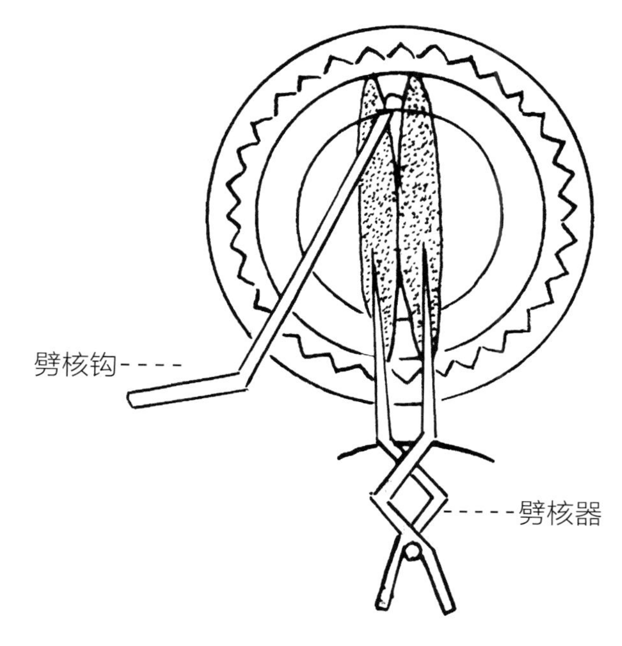

图7-1-38

第二节 白内障囊内摘除术

适应证

❶ 晶状体脱位或半脱位的30岁以上白内障患者。
❷ 无显微手术条件的老年性白内障。
❸ 伴晶状体源性眼病的30岁以上白内障患者。

禁忌证

❶ 准备行后房型人工晶状体植入术患者。
❷ 25岁以下白内障患者。
❸ 有活动性或原有脉络膜视网膜病变者。
❹ 慢性虹膜睫状体炎引起虹膜广泛后粘连。
❺ 中、高度近视。
❻ 合并青光眼的患者。
❼ 一眼已行白内障囊内摘除，但术眼术后发生视网膜脱落、黄斑囊样水肿以及因玻璃体进入前房导致大泡性角膜病变者。

术前准备 同白内障囊外摘除术。

麻　　醉 同白内障囊外摘除术。

体　　位 手术采取仰卧位。

手术步骤

❶ 开睑　开睑器开睑或缝线开睑；睑裂小者可做外眦切开。
❷ 上直肌牵引缝线。
❸ 做以穹窿为基底的结膜瓣　沿角膜缘剪开结膜150°~180°，暴露角膜缘及3~4mm宽的巩膜表面（图7-2-1）。

❹ 角巩膜缘切口　在角巩膜缘后界自9:30方位至2:30方位做深达1/2巩膜厚度的板层切开，在10:30方位及1:30方位预置两根缝线。然后在12点方位前房穿刺（图7-2-2），前房注入黏弹剂后用角膜剪向两侧扩大切口（图7-2-3）。

❺ 周边虹膜切除（图7-2-4）。

❻ 晶状体娩出　方法很多，有冷冻法、压出法、囊镊法、借助晶状体套圈娩出法、玻璃体内直视下摘除法等。简便安全的方法为冷冻法（图7-2-5）：助手一手提起切口前唇，一手用干的吸水海绵压上方虹膜后退；术者一手用海绵将晶状体表面吸干，然后将海绵置于12点方位虹膜上，一手将冷冻头置于晶状体上1/3与下2/3交界处，启动结冰，等待2~3秒，待白色冰球形成后，即可提起冷冻头，使上方悬韧带撕断，然后左右摆动，使悬韧带全部断带，晶状体随之滑出，抽紧预置缝线，在切口部位点缩瞳剂。此外，还有挤压滑出法（图7-2-6、图7-2-7）、顺娩法（图7-2-8、图7-2-9）和翻转法（图7-2-10、图7-2-11）等方法。

❼ 恢复虹膜和前房。

❽ 缝合角巩膜缘切口（图7-2-12）。

❾ 缝合结膜切口。

手术要点

❶ 与囊外摘除术比较，必须更充分地降低术中眼压。

❷ 如为半脱位白内障，应在晶状体悬韧带完整的部位做切口。

❸ 娩出晶状体时，应注意保护虹膜和角膜内皮。

❹ 冷冻法摘除时，冷冻的位置要合适，应位于赤道到前极的中点，或晶状体前囊表面1/3交界处；冷冻头放置在晶状体表面时应保持干燥，否则冷冻的黏着力不强；如晶状体完全成熟或已液化，需冷冻时间较长，使冰球达晶状体深处方可娩出；近成熟期晶状体冷冻扩散较局限，不要时间太长；晶状体娩出时，不应外加压力或操作过局限，否则易伤及睫状体或导致玻璃体脱出。

术后处理

同白内障囊外摘除术。

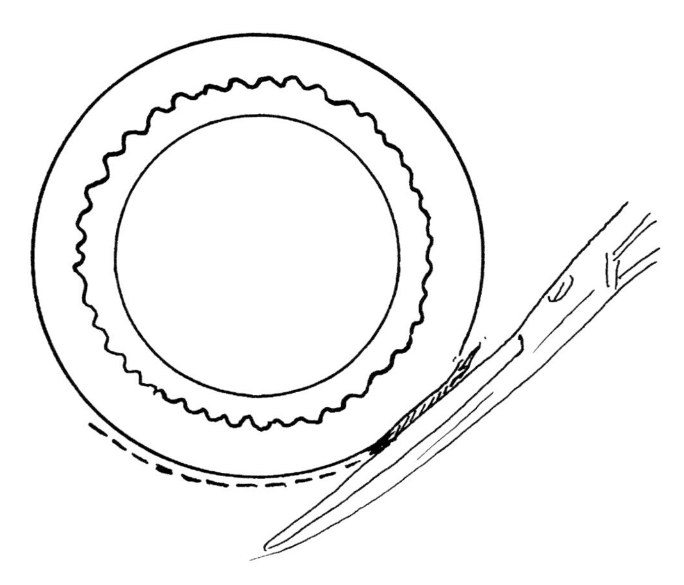

图7-2-1

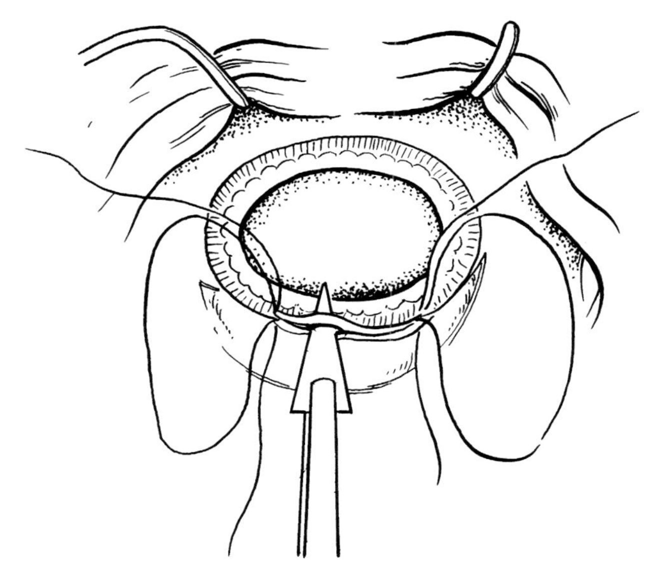

图7-2-2

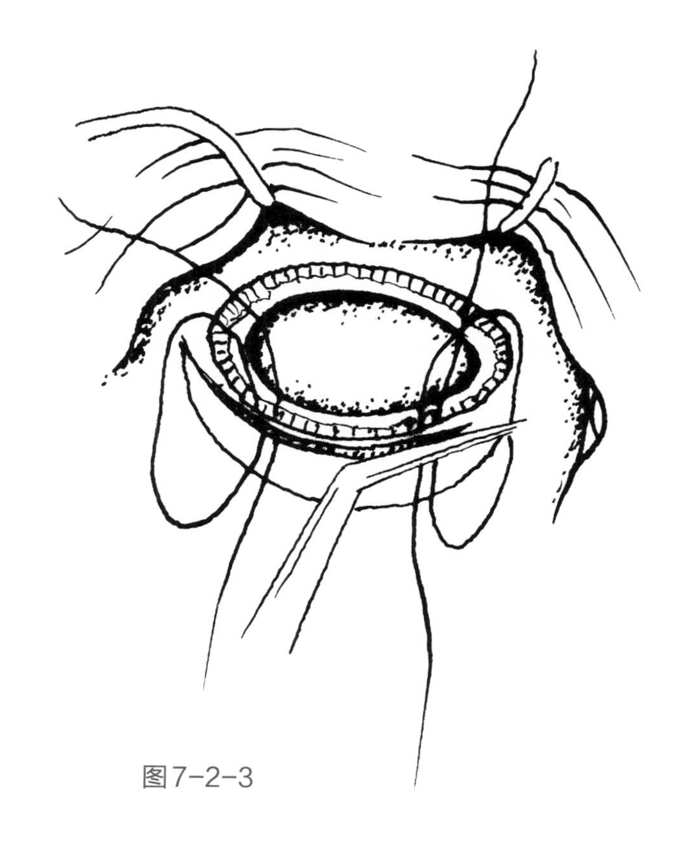
图7-2-3

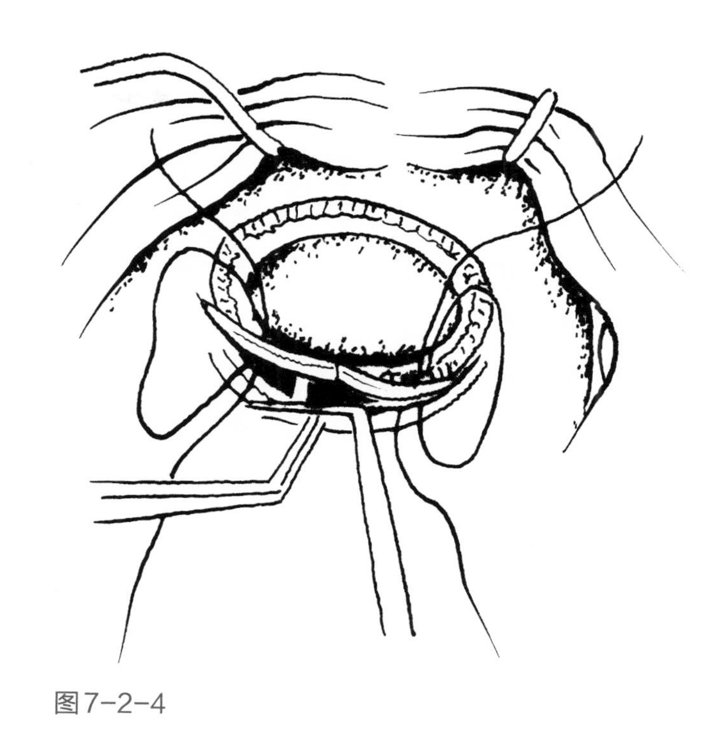
图7-2-4

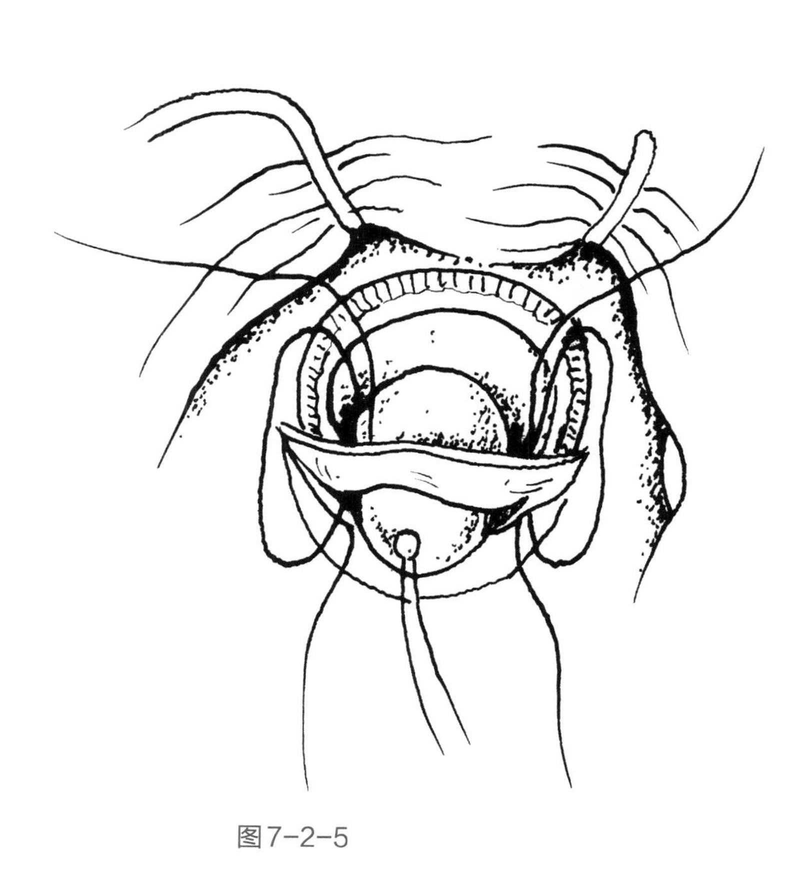
图7-2-5

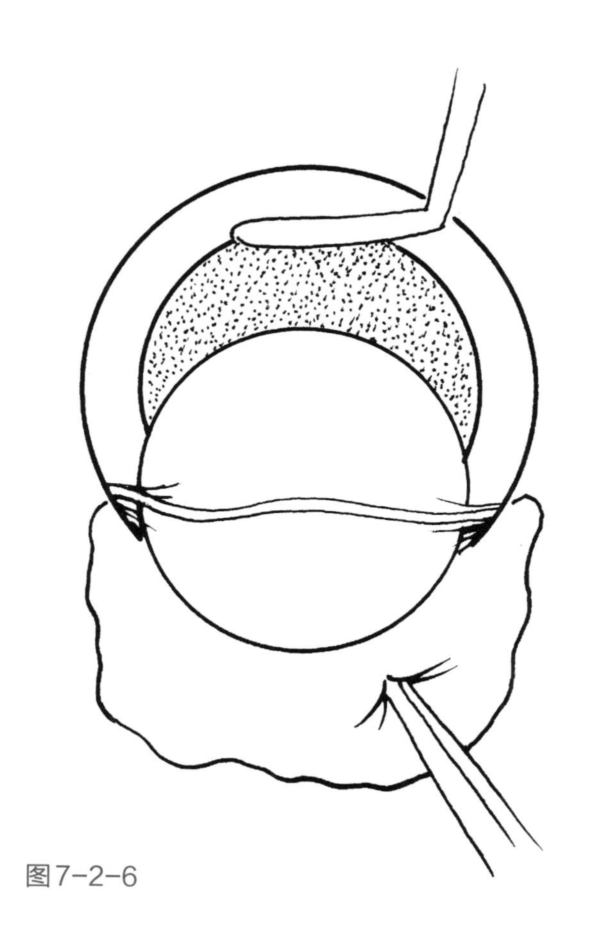
图7-2-6

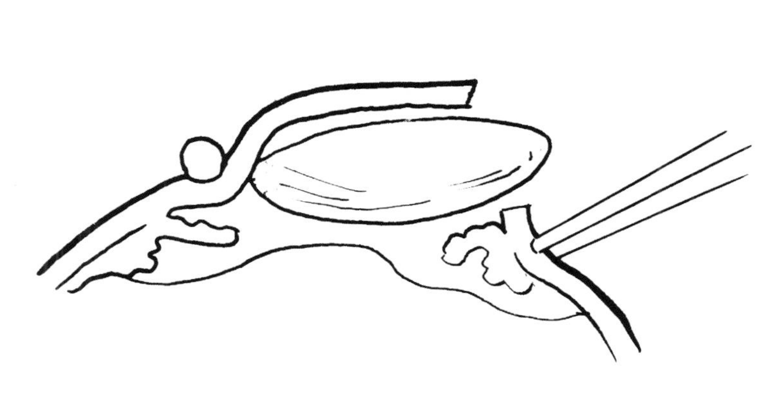
图7-2-7

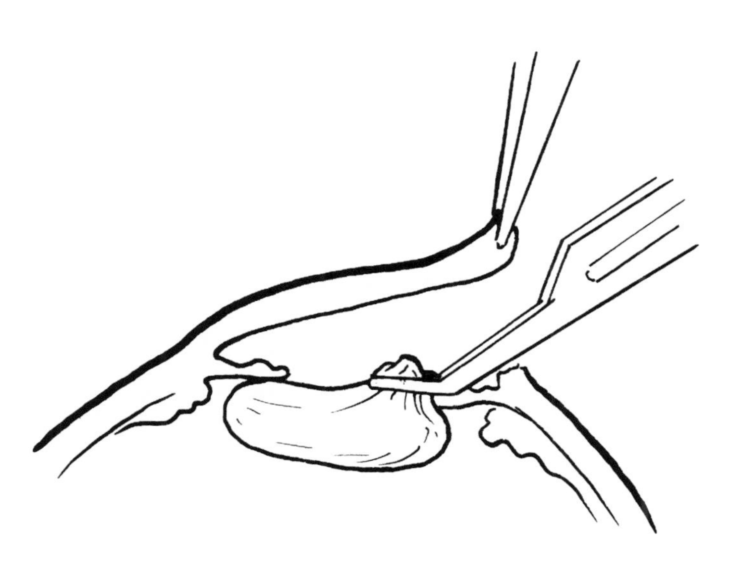
图7-2-8

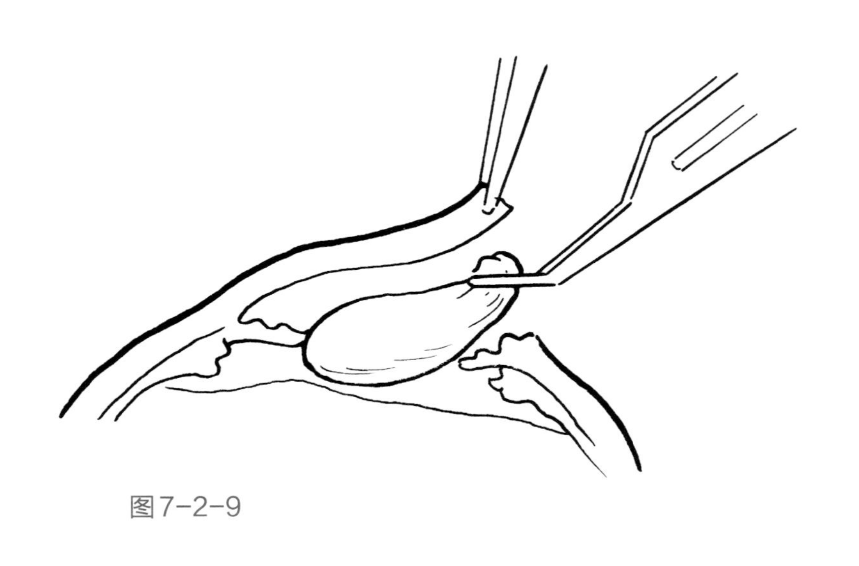

图7-2-9

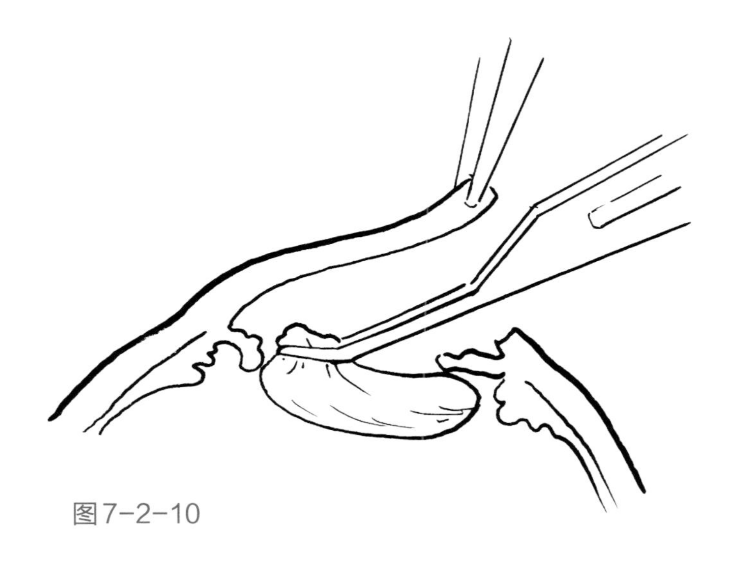

图7-2-10

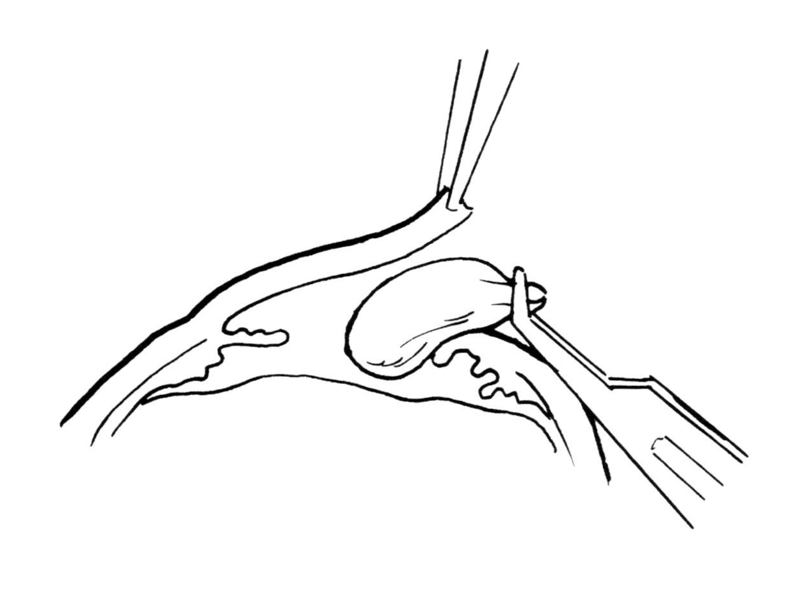

图7-2-11

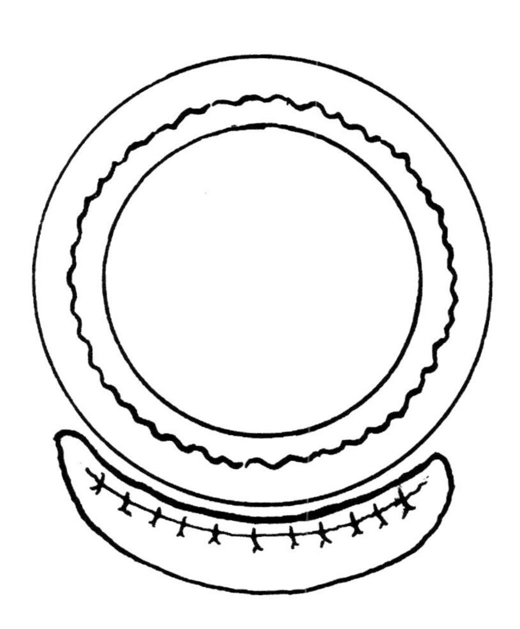

图7-2-12

第三节　白内障吸出术

适应证　儿童先天性白内障或30岁以下外伤性无硬核的白内障。

禁忌证　硬核性白内障。

术前准备　同白内障囊外摘除术。

麻　醉　儿童患者需要全身麻醉，其他患者同白内障囊外摘除术。

体　位　手术采取仰卧位。

手术步骤

❶ 开睑。

❷ 上直肌牵引缝线（图7-3-1）。

❸ 在颞上方以穹窿为基底做长约5mm的结膜瓣，暴露角膜缘，电凝止血（图7-3-2）。

❹ 前房穿刺　在角膜缘前界后1mm处做3mm切口直达前房（图7-3-3）。

❺ 截囊　手术步骤参考白内障囊外摘除术。

6. 吸皮质　将抽吸灌注针头伸入前房，在保持正常前房深度前提下，边灌注边抽吸皮质。
7. 缝合角巩膜缘切口一针。
8. 缝合结膜切口。

手术要点

1. 抽吸皮质方法同囊外摘除术，注意保持后囊膜完整。
2. 对先天性白内障后囊混浊者，可用针头将瞳孔区后囊划开。
3. 外伤性白内障，后囊已破，玻璃体脱出者，应采用前段玻切术（眼前段玻璃体切割术）切除玻璃体。
4. 缝合角膜缘切口后，应检查切口是否已达水密状态，保证术后切口的愈合。

术后处理

同白内障囊外摘除术。

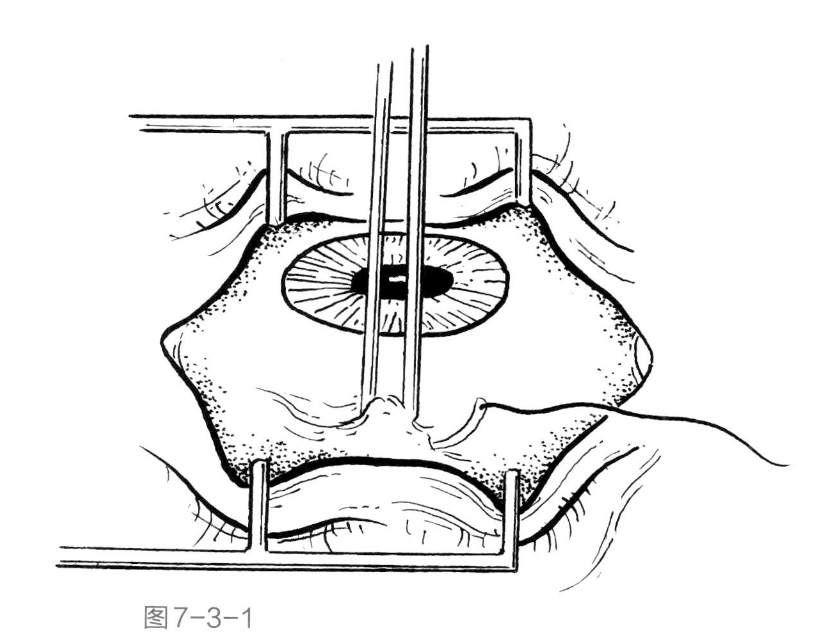

图7-3-1

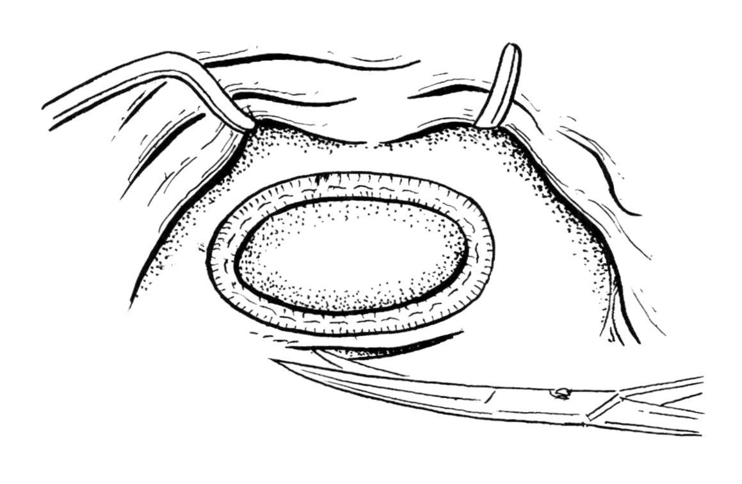

图7-3-2

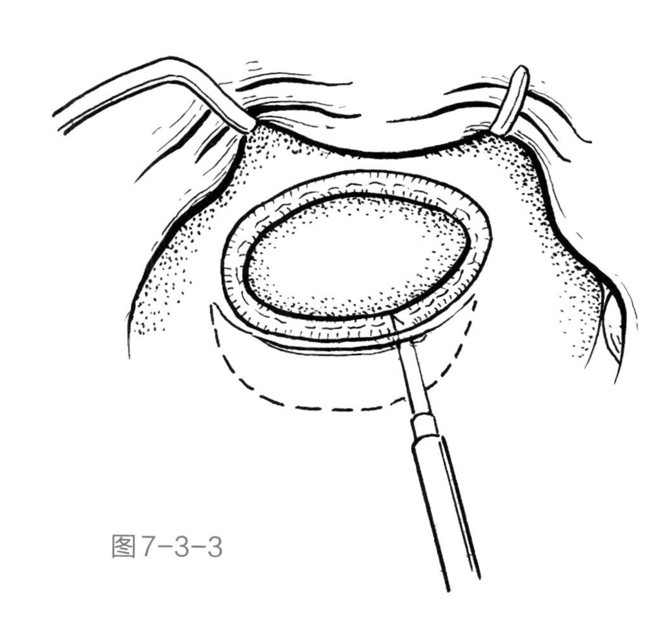

图7-3-3

第四节 晶状体超声乳化术

适应证 最适合相对年轻、晶状体核较软的白内障者。尤其是年龄在60岁以下没有角膜内皮病变、前房深度正常、瞳孔能散至7mm以上、核硬度在Ⅱ~Ⅲ级的白内障。随着晶状体超声乳化术安全性的逐步提高，手术适应证逐渐放宽，目前已经成为白内障手术的主要方式。

禁忌证
1. 绝对禁忌证 脱位或半脱位白内障以及角膜内皮已经失代偿者。
2. 相对禁忌证 角膜内皮变性、浅前房、小瞳孔、晶状体核硬化。

术前准备 同白内障囊外摘除术。

麻醉 除白内障囊外摘除术的麻醉方法外，熟练者可采用盐酸丙美卡因滴眼液点眼，眼球表面麻醉3次或2%利多卡因1~2ml切口附近球结膜下浸润麻醉。

体位 手术采取仰卧位。

手术步骤
1. 开睑。
2. 透明角膜旁辅助切口（图7-4-1） 如为双手法超声乳化，则在与预计切口约成90°以上夹角的角膜缘内0.5~1mm做一平行于虹膜面的角膜旁辅助切口。
3. 切口

（1）巩膜隧道切口：做以上穹窿为基底的结膜瓣，并向上分离到距角膜缘5mm处，止血后在距角膜缘3mm处做一个3.5~6.5mm，深达1/2巩膜厚度的平行或反弧形切口（图7-4-2），然后用隧道刀做与切口等宽的板层巩膜水平切开的隧道形切口，直至角膜缘前0.5mm的透明角膜（图7-4-3）。

（2）用穿刺刀经隧道切口向下经角膜后弹力层穿透角膜进入前房（图7-4-4、图7-4-5）。

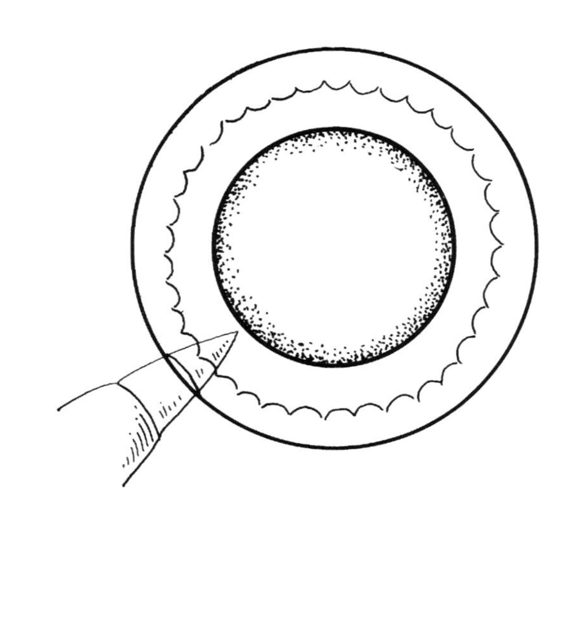

图7-4-1

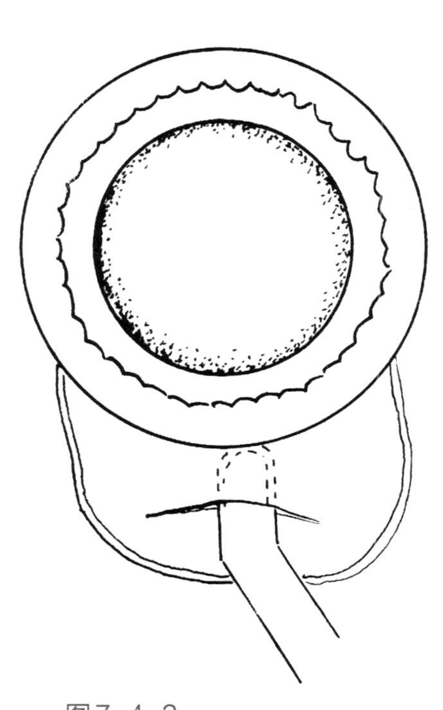

图7-4-2

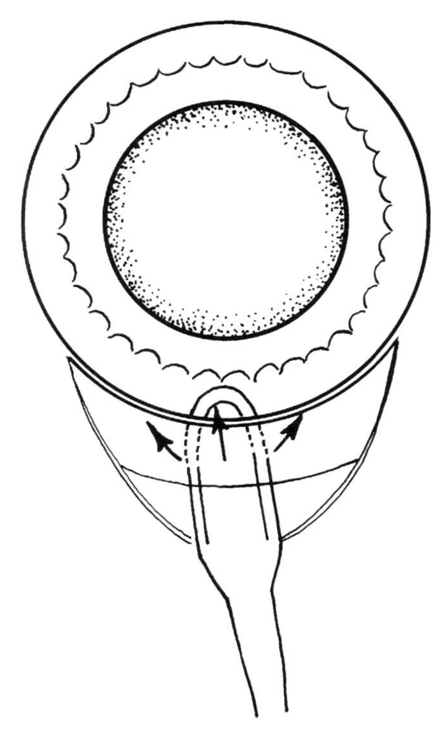

图7-4-3

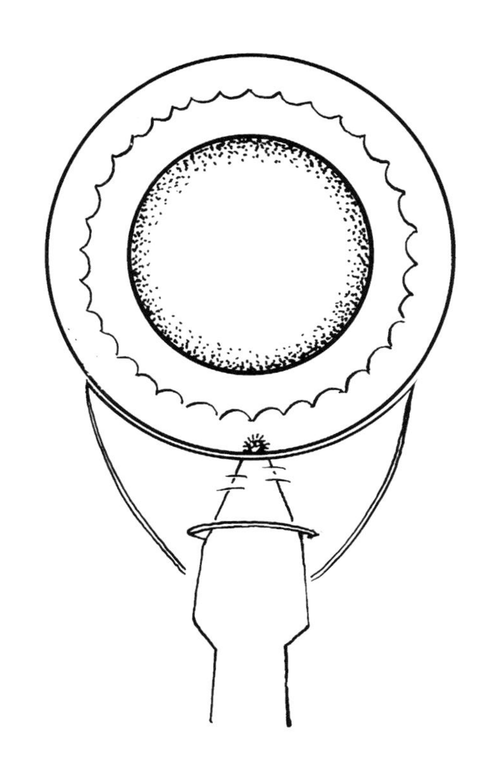

图7-4-4

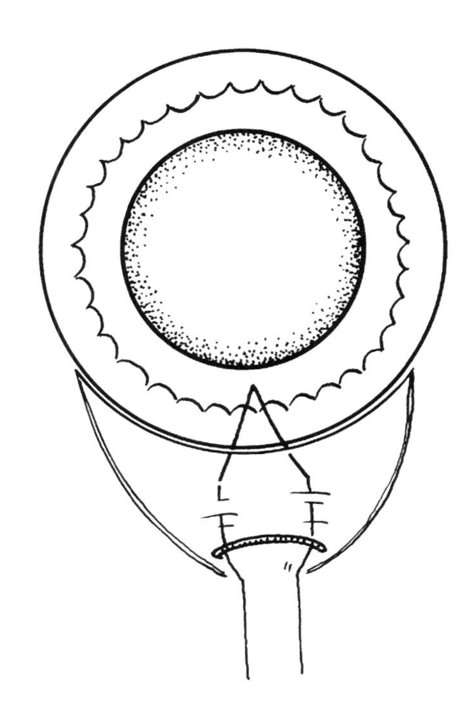

图7-4-5

❹ 截囊　前房内注入黏弹剂，连续环行撕囊，直径以5.5~6.0mm为宜。

❺ 水分离和水分层

（1）水分离：在残留的前囊膜下注入灌注液使晶状体与囊膜分离（图7-4-6~图7-4-9）。

（2）水分层：注入灌注液，使晶状体内核部与外核层分离（图7-4-10~图7-4-12）。

❻ 晶状体超声乳化法　其操作可分成单手法和双手法，根据超声乳化的位置可分为前房、后房、囊袋内晶状体超声乳化法。

（1）刻划核的中央部分（图7-4-13）：踩动脚踏第一挡，将超声乳化探头尖端斜面向下插入前房。前房变深后，旋转手柄使斜面向上，踩动脚踏第二挡，吸住晶状体的瞬间启动第三挡，超声头由上而下刻蚀并吸出中央部分晶状体核。但应注意避免穿透。

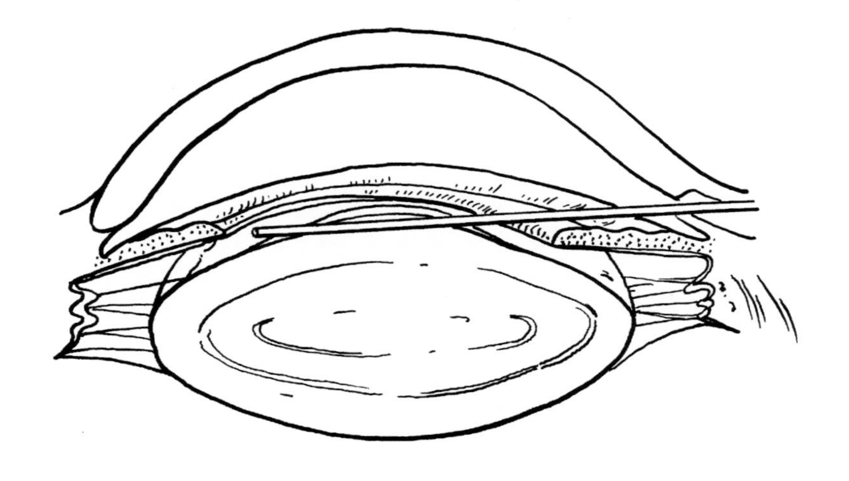

图7-4-6

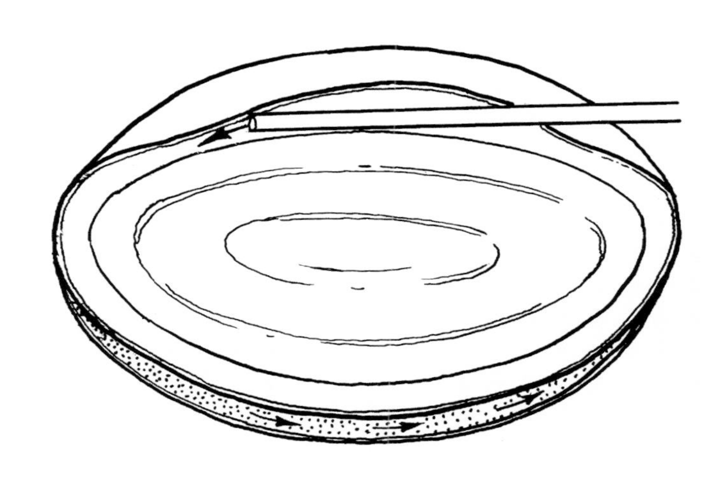

图7-4-7

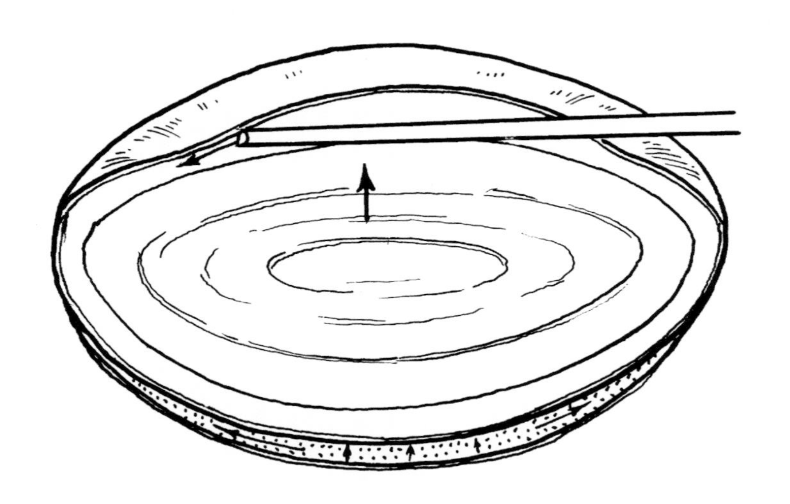

图7-4-8

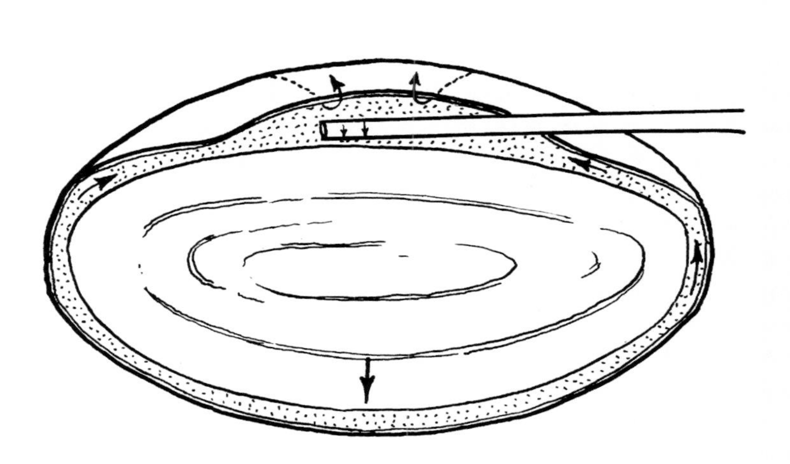

图7-4-9

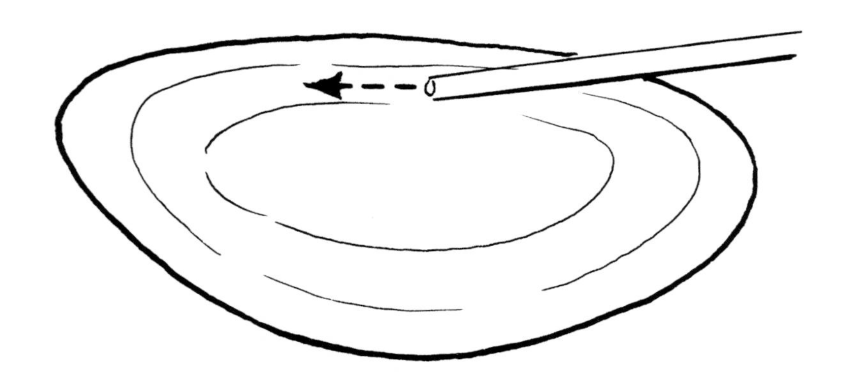

图7-4-10

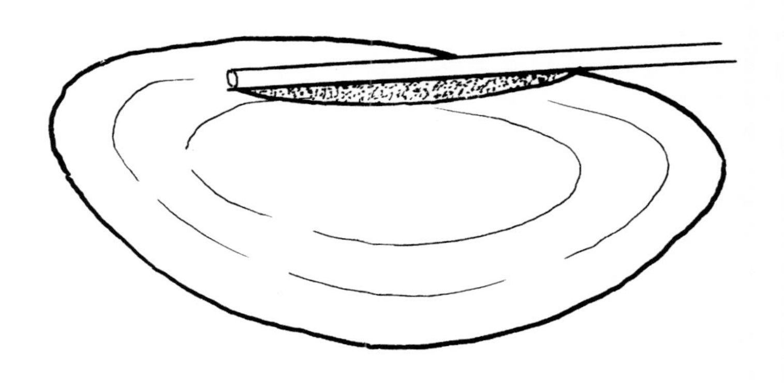

图7-4-11

（2）转动晶状体核、抬高上极（图7-4-14、图7-4-15），从角膜旁切口伸入拨核器，轻压晶状体核下方6点方位，暴露上方“晶状体盘”边缘，乳化吸除。

（3）在拨核器的帮助下，把核或碎片移到瞳孔区中央，用短暂、低能量的方式乳化吸除，完成剩余部分的乳化吸除（图7-4-16）。

（4）也可采用分块破除法：水分离后，在中等度硬核12点向6点方位做一个超声乳化槽（硬核则做一个中央弹坑），在6点方位前囊切口边缘下、内外核之间放入劈核器，6点方位向12点方位将核劈成两半（图7-4-17~图7-4-19）。转核，在核切面用超声头将核固定（图7-4-20），将核再劈成楔形块，一般将核分成4~6块，乳化吸除（图7-4-21）。

（5）也可采用切削翻筋斗法：水分离后，用超声头做核中央刻蚀，以拨

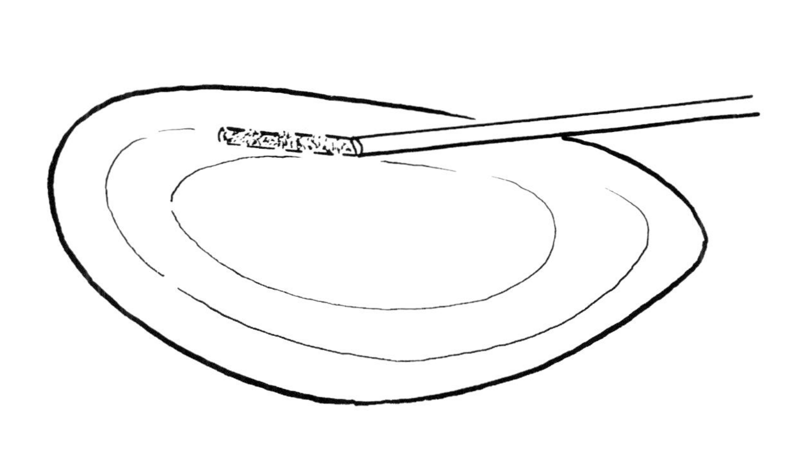

图7-4-12

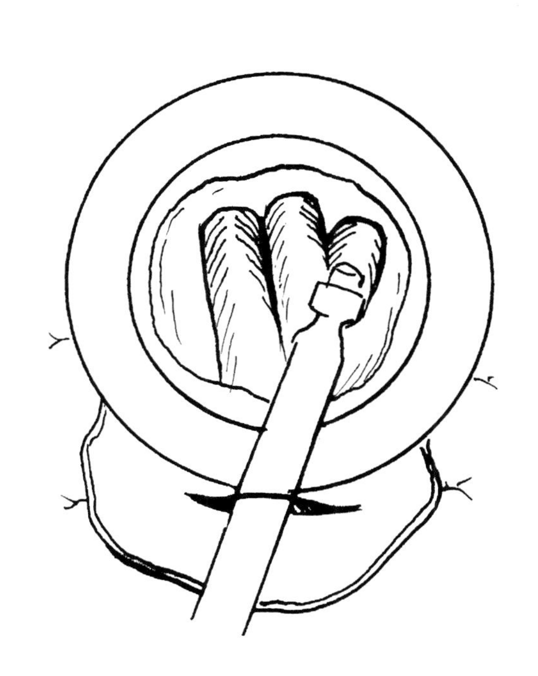

图7-4-13

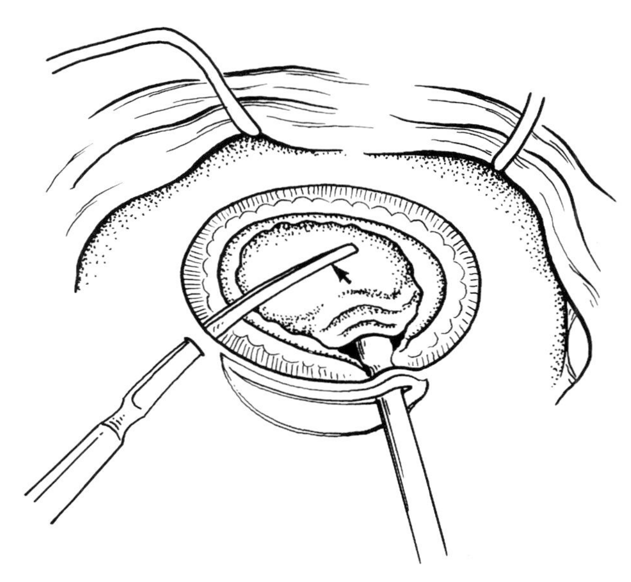

图7-4-14

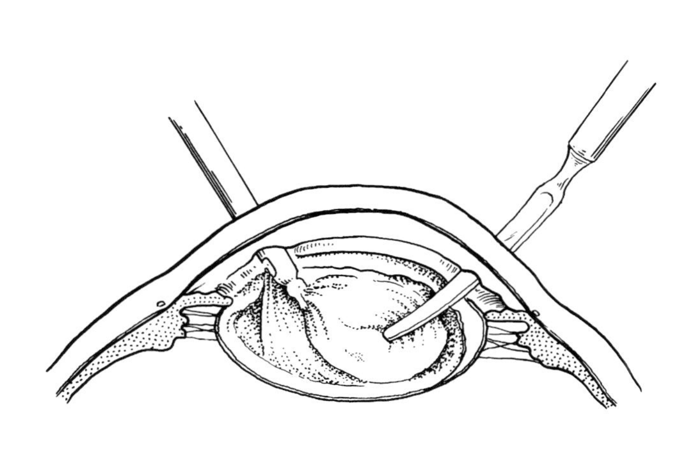

图7-4-15

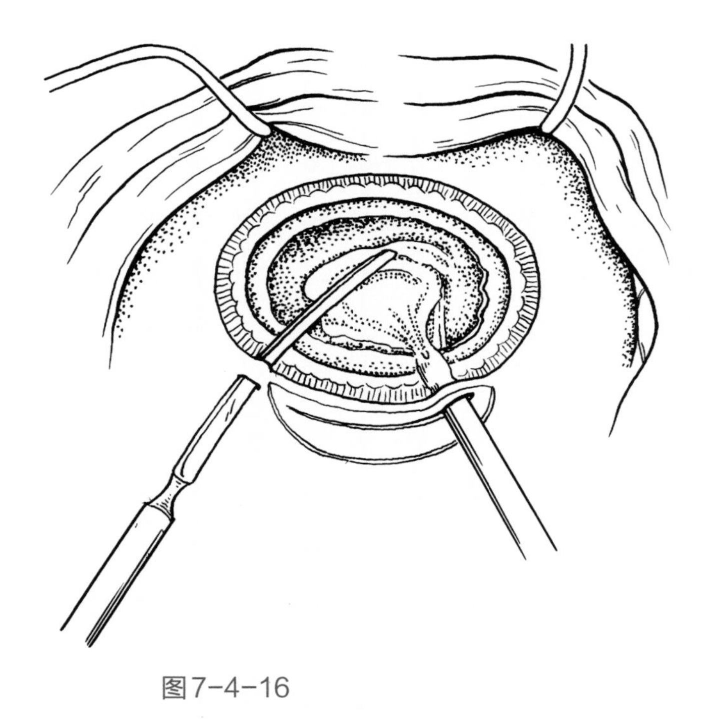

图7-4-16

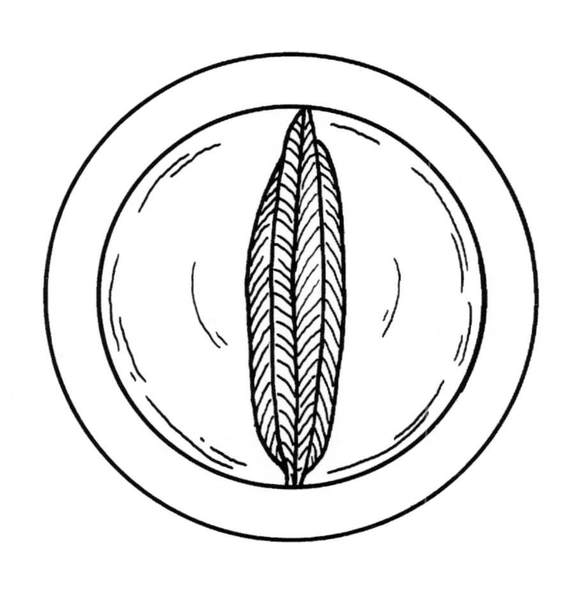

图7-4-17

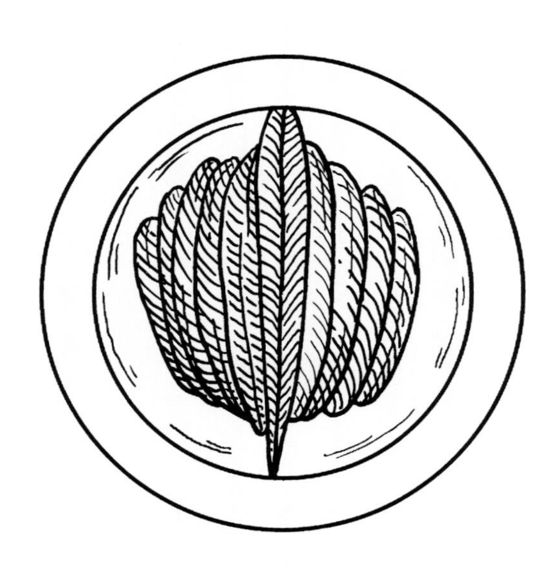

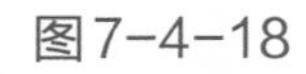

图7-4-18

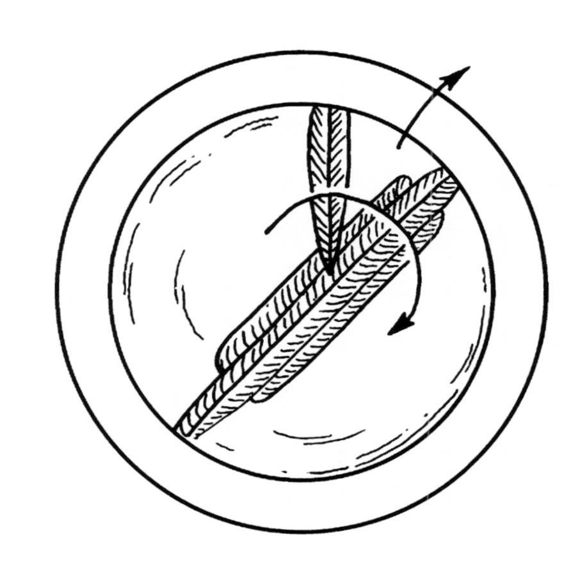

图7-4-19

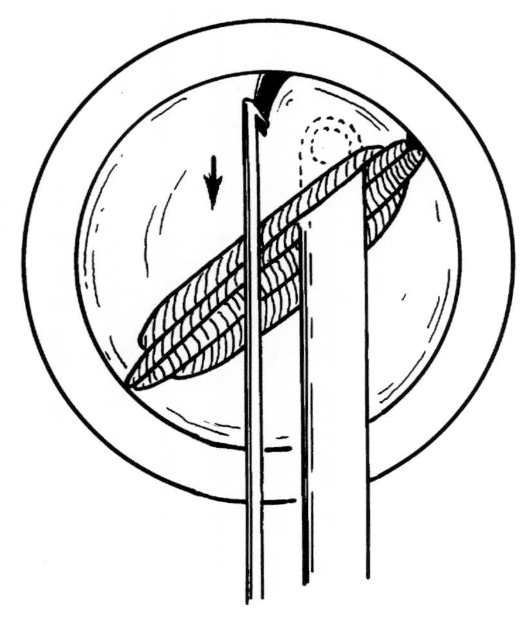

图7-4-20

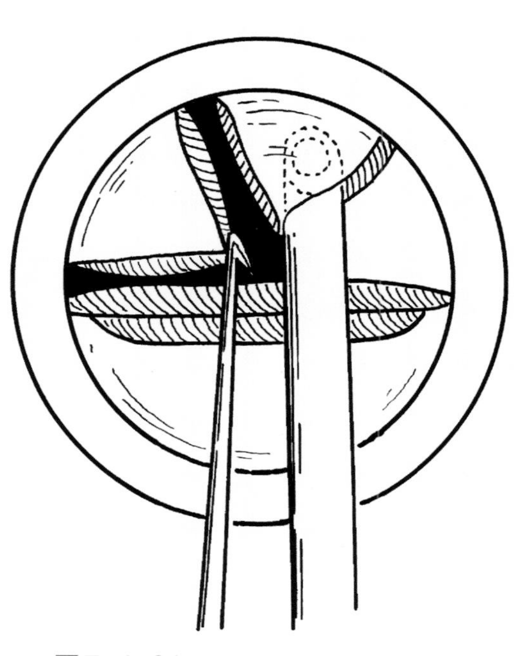

图7-4-21

核器将核推向12点，然后将5点到6点的内核边乳化吸除，顺时针转核，继续乳化吸除转位后的5点到6点的内核边，直到全周核边均被吸除（图7-4-22~图7-4-24）。以拨核器将内核片推向中央部吸除（图7-4-25、图7-4-26）。用抽吸法或较低能量的超声将较软的碗状核外层从5点到6点的囊袋穹窿部，以“翻筋斗”方式抽吸清除（图7-4-27~图7-4-29）。

（6）随着技术的发展，处理晶状体核的方法多种多样，如咬核劈核技术、快速劈核技术、空手道预劈核技术（图7-4-30、图7-4-31）、反向预劈核技术（图7-4-32、图7-4-33）、撕囊针劈核技术和飞秒激光预劈核技术等。

❼ 吸除皮质。

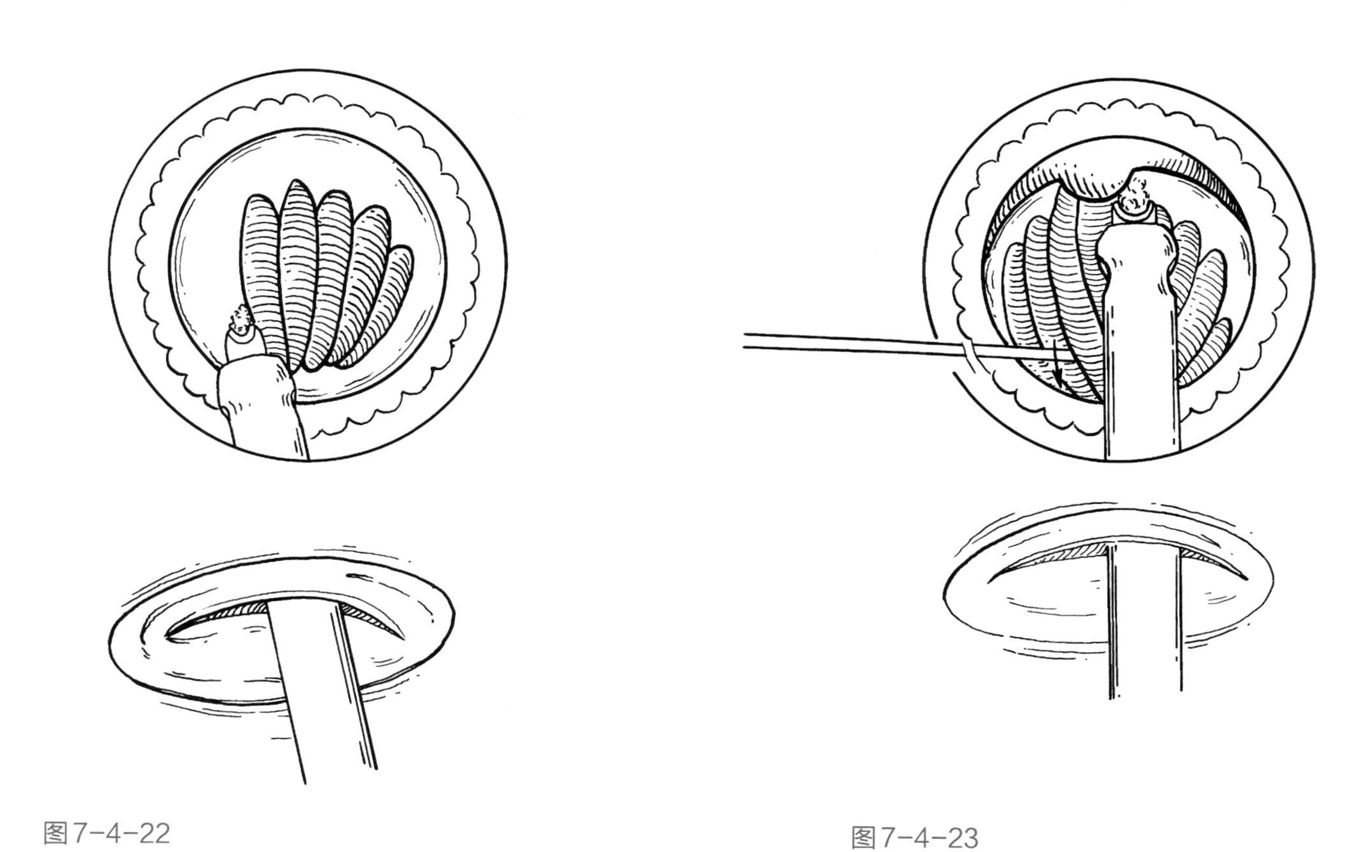

图7-4-22

图7-4-23

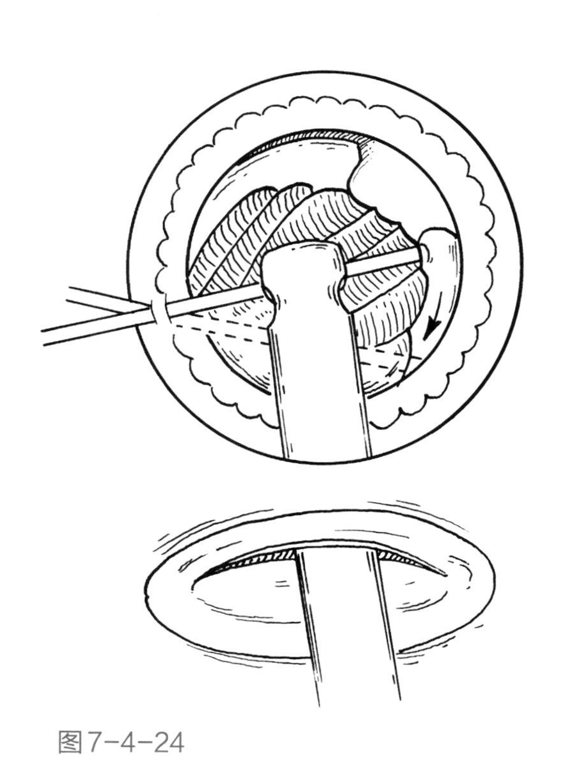

图7-4-24

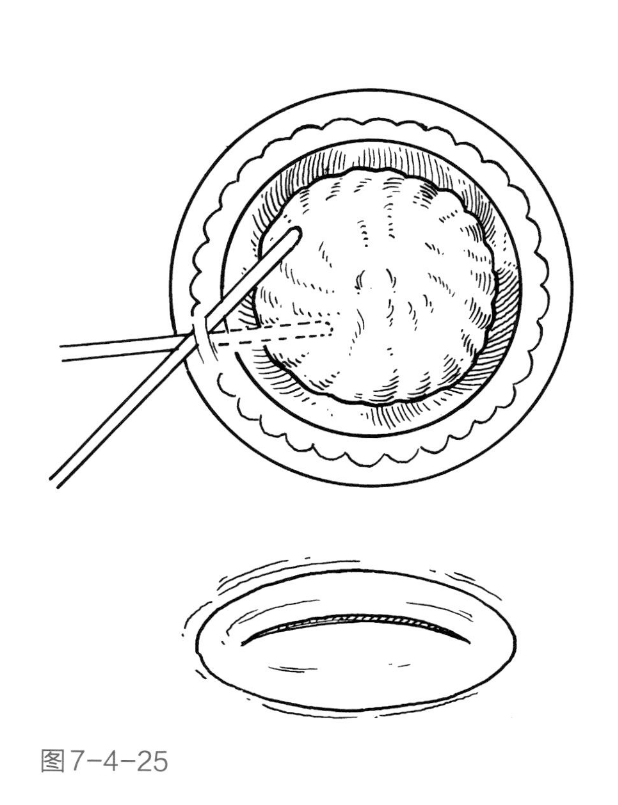

图7-4-25

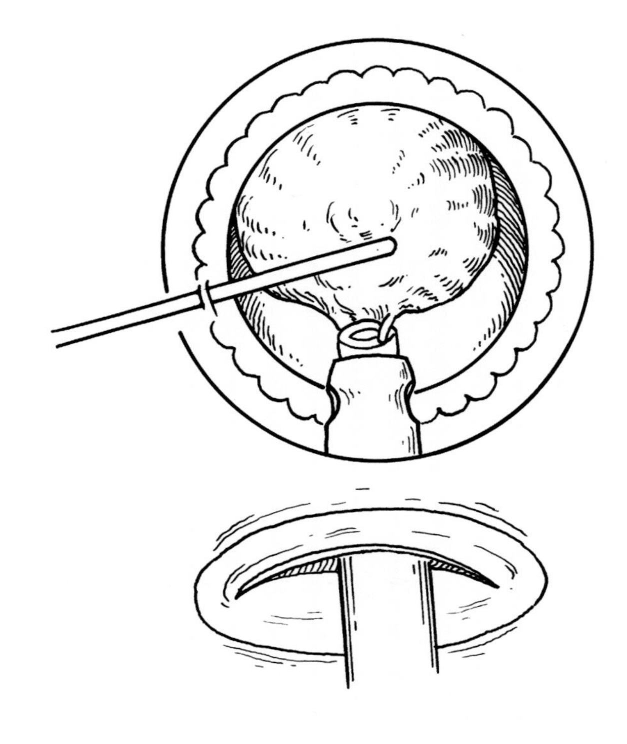

图7-4-26

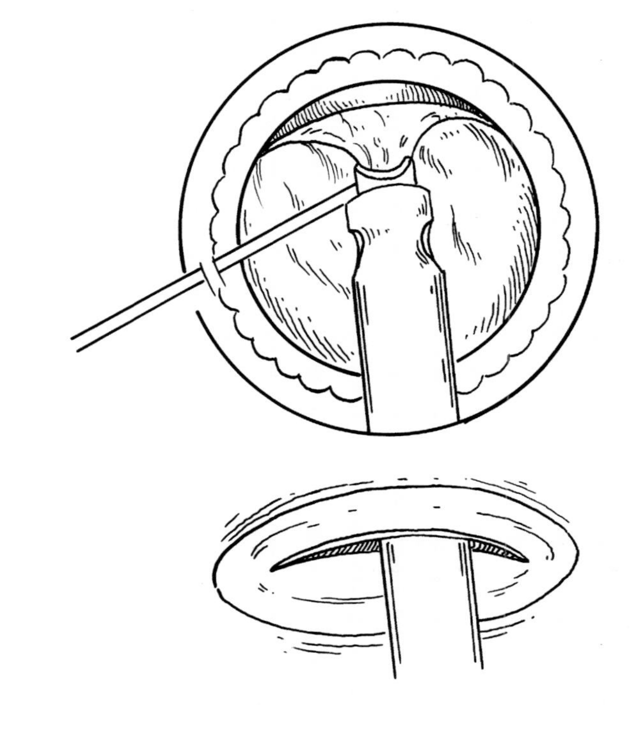

图7-4-27

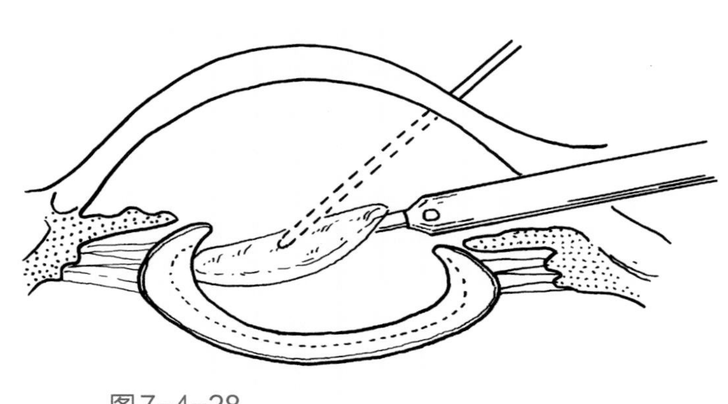

图7-4-28

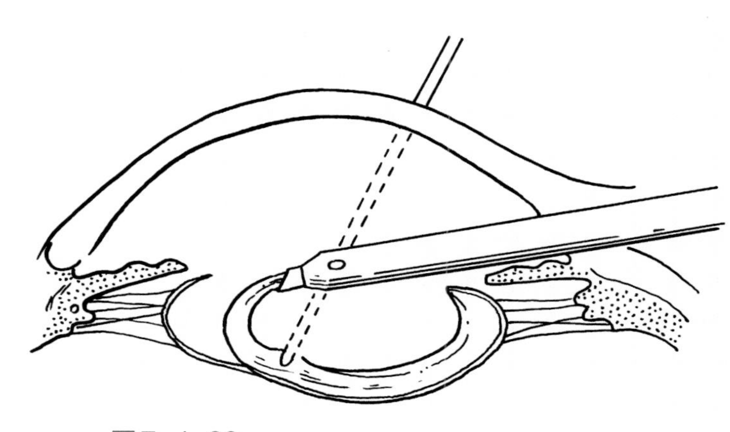

图7-4-29

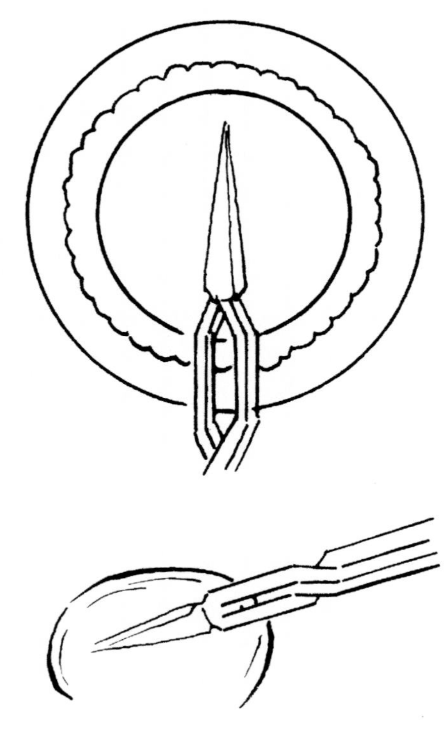

图7-4-30

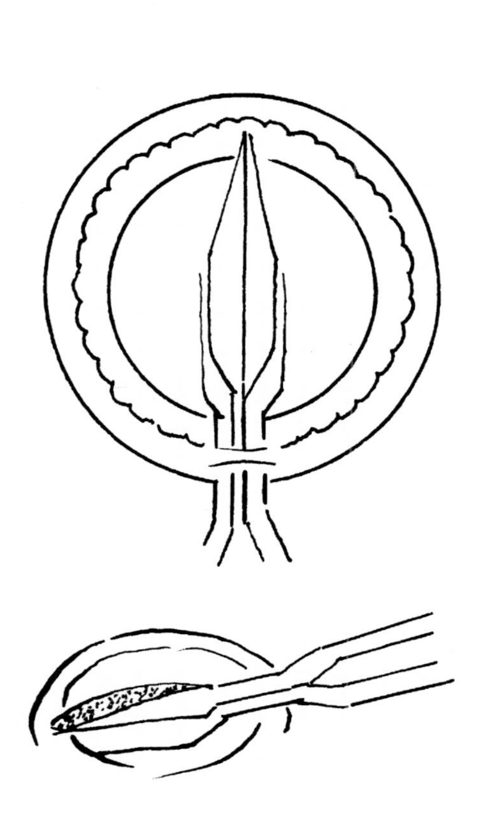

图7-4-31

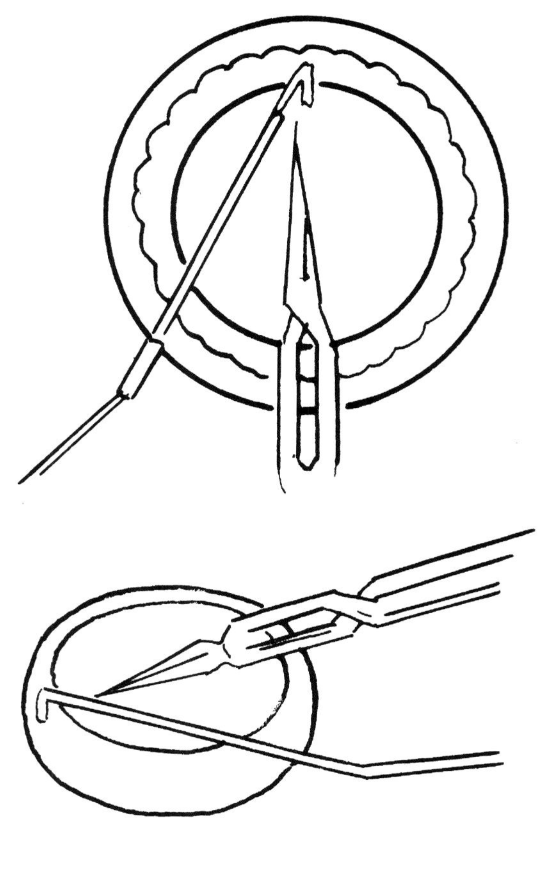

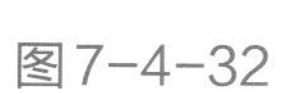

图7-4-32

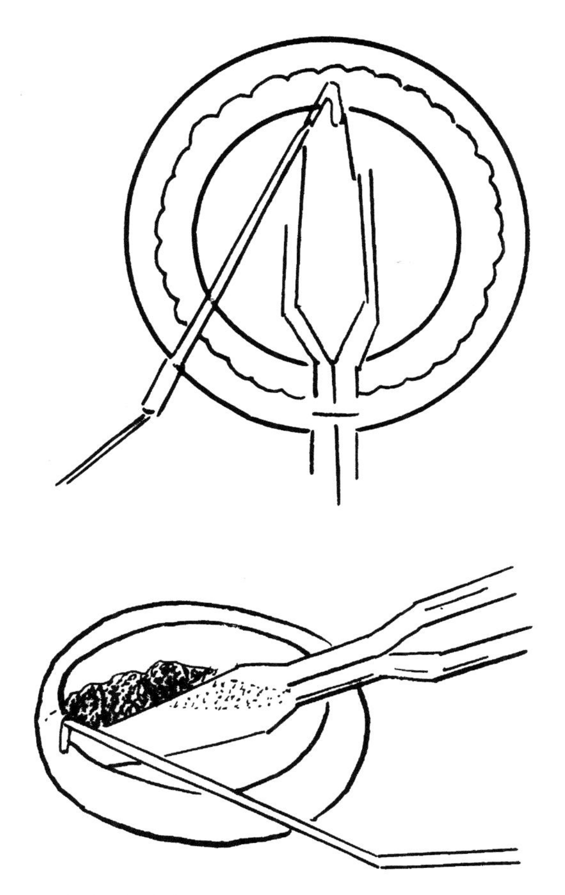

图7-4-33

手术要点

❶ 熟悉超声乳化仪的特点及性能，根据手术经验选择病例。

❷ 充分利用黏弹性物质保护角膜。手术中注意超声能量的使用尺度，避免能量过高损伤角膜内皮。

❸ 做好连续环状撕囊及水核分离是超声乳化的前提。

❹ 切口大小及位置必须准确。

❺ 一般先用超声头在脚踏第二挡吸住晶状体核后才采用第三挡超声乳化，不可持续乳化。

❻ 操作中一旦发现后囊破裂，应停止乳化。切忌试图用乳化头清除脱出的玻璃体。

术后处理

同白内障囊外摘除术。

第五节 晶状体切除术

适 应 证

❶ 玻璃体视网膜手术需切除晶状体者。

❷ 外伤性白内障。

禁 忌 证

同白内障囊外摘除术。

术前准备　同白内障囊外摘除术。

麻　　醉　同白内障囊外摘除术。

体　　位　手术采取仰卧位。

手术步骤

❶ 切口　在角巩膜缘2点和10点方位前房穿刺，灌注头进入前房（图7-5-1）。

❷ 前囊切除　可用截囊针截开囊膜或切割头中低度吸力、慢速切割吸住的前囊，切开囊膜（图7-5-2）。

❸ 吸出晶状体核及皮质（图7-5-3、图7-5-4）。

❹ 后囊切开和/或前玻璃体切除　用截囊针截开后囊或以切割吸出方式将后囊切开4~5mm，并切除达到虹膜平面的所有玻璃体（图7-5-5）。

❺ 前房内注入缩瞳剂，切除前房内玻璃体条索使瞳孔恢复圆形（图7-5-6）。

❻ 关闭切口。

手术要点

❶ 晶状体切除术也可通过睫状体平坦部切口进行。

❷ 切割孔不可对着虹膜和后囊，以免损伤虹膜或晶状体皮质落入玻璃体。

❸ 清除前房内玻璃体，使瞳孔呈圆形。

❹ 如已做玻璃体切割，不需要做虹膜周切。

术后处理　同白内障囊外摘除术。

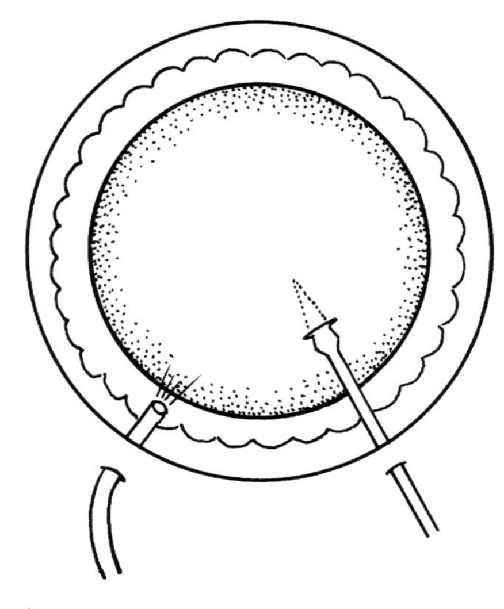

图7-5-1

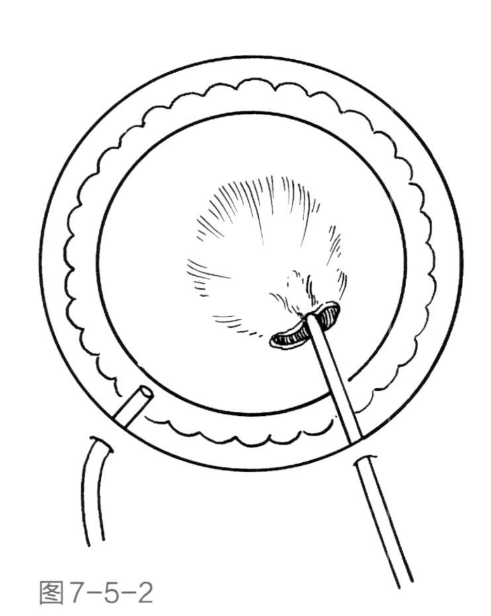

图7-5-2

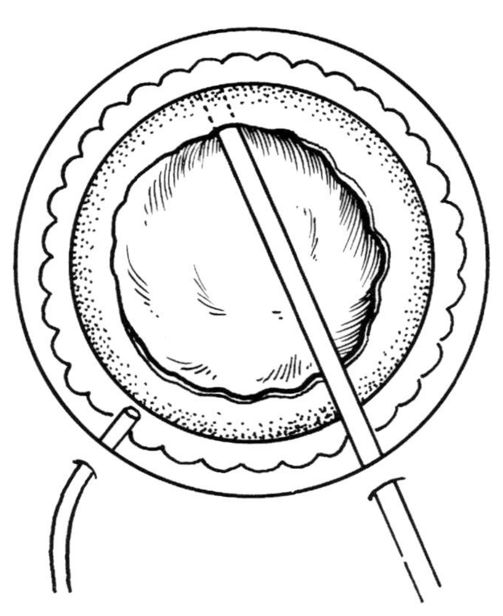

图7-5-3

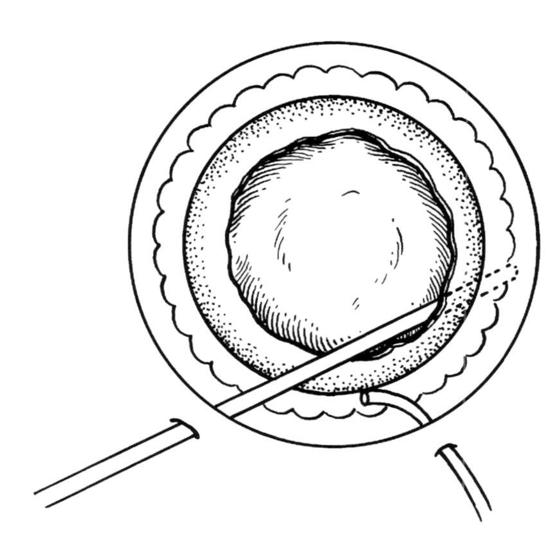

图7-5-4

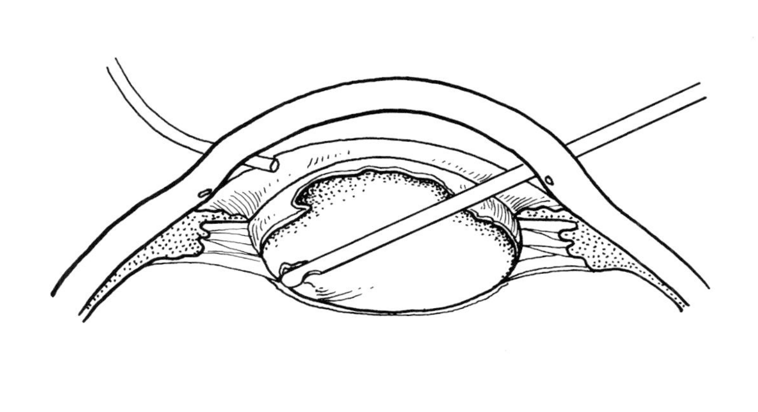

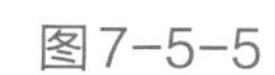
图7-5-5

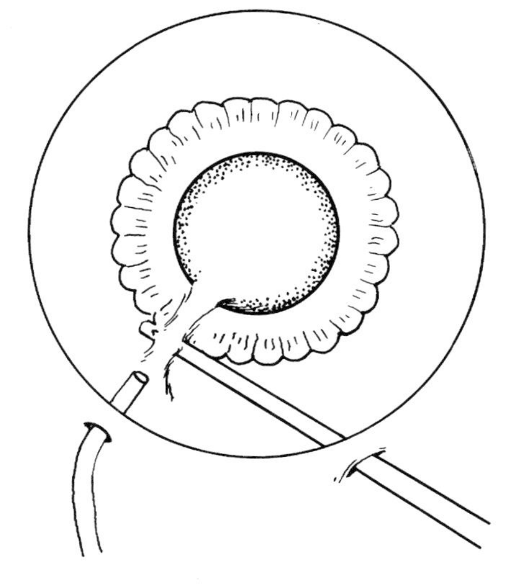

图7-5-6

第六节　膜性白内障切除术

适 应 证

❶ 后发性白内障。

❷ 外伤性后晶状体囊混浊。

❸ 并发性白内障瞳孔区膜性混浊。

❹ 儿童先天性膜性白内障。

术前准备　同白内障囊外摘除术。

麻　　醉　同白内障囊外摘除术。

体　　位　手术采取仰卧位。

手术步骤

❶ 在角膜缘做前房穿刺，前房内注入黏弹剂维持前房。

❷ 较薄的囊膜　用截囊针或囊膜镊做后囊撕开（图7-6-1）。

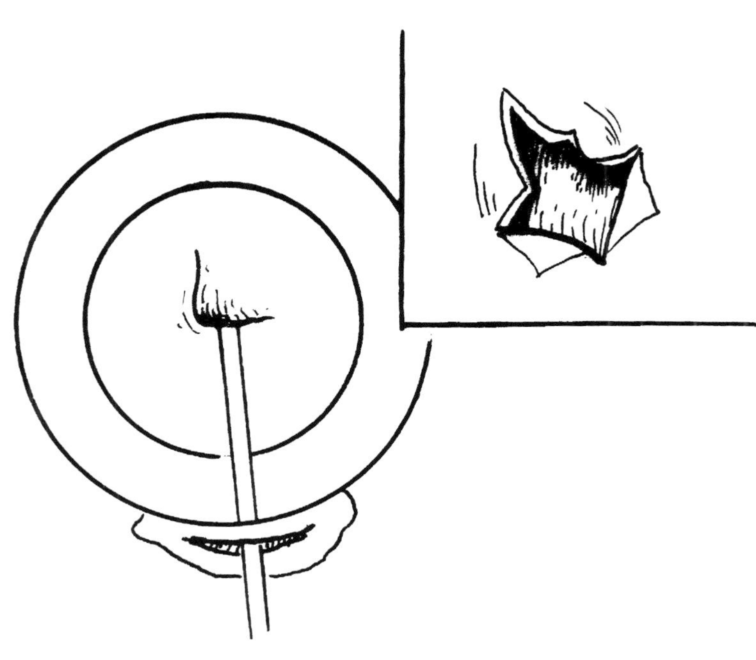

图7-6-1

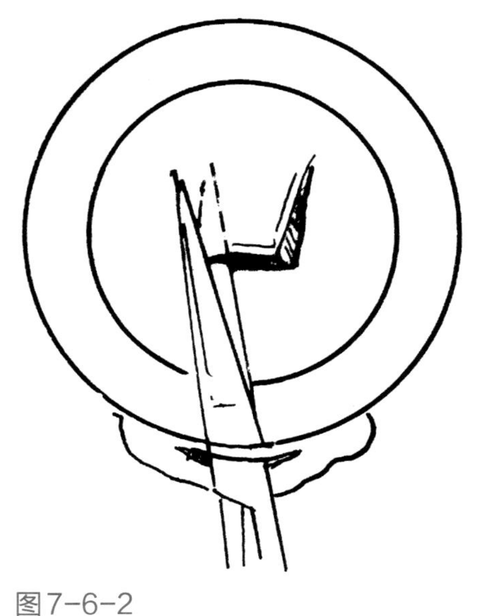

图7-6-2

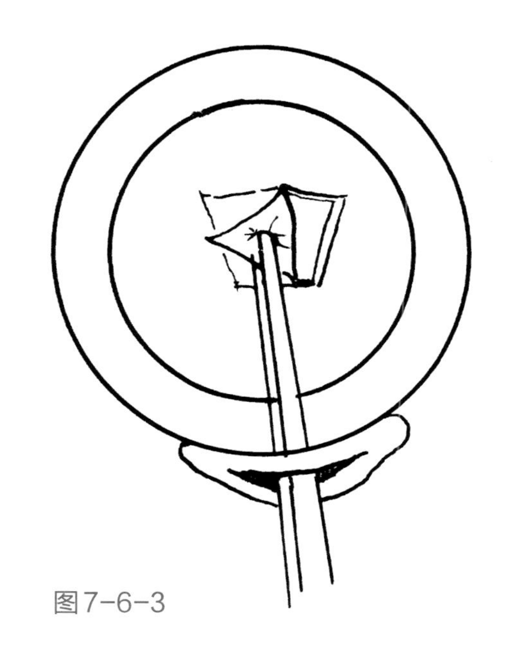

图7-6-3

❸ 较厚的囊膜　用眼内剪剪开一小片囊膜，露出瞳孔区（图7-6-2、图7-6-3）。

❹ 吸除黏弹剂。

手术要点

❶ 钩取囊膜时，尽可能不要钩破玻璃体前界膜。

❷ 用眼内剪在眼球内操作时尽量避免损伤眼内其他组织。

❸ 一旦发生玻璃体脱出，应用前段玻切术切除前房内玻璃体。

❹ 目前，该术式多由YAG（钇铝石榴石）激光后囊打孔术完成。

术后处理

同白内障囊外摘除术。

第七节　后房型硬性人工晶状体植入术

适 应 证

对于白内障摘除，而无人工晶状体植入禁忌证者，在征求患者同意的情况下，均可进行后房型硬性人工晶状体植入术。

禁 忌 证

❶ 绝对禁忌证　① 患者未被告知或不愿意；② 术者未接受过严格的专业训练；③ 眼部伴有严重的病变，如先天性小眼球、虹膜新生血管性青光眼、广泛先天性眼部异常、视网膜中央血管阻塞、眼内恶性肿瘤、先天性青光眼等。

❷ 相对禁忌证　① 单眼；② 可以控制的青光眼；③ 角膜营养不良；④ 葡萄膜炎。

术前准备

详细询问患者有无既往心、脑血管病史，进行身体常规检查并向患者及家属交代操作风险并完成知情同意书签字，术前点左氧氟沙星滴眼液3日。术前完成眼的生物测量[如眼A/B超、角膜曲率、IOL Master（光学生物测量仪）、验光、角膜内皮细胞数等]，计算人工晶状体度数，选择适合的人工晶状体。术前复方托吡卡胺滴眼液点眼充分散瞳，如无禁忌，给予降眼压药物醋甲唑胺50mg口服。术前术眼清洁结膜囊、剪睫毛。眼睑皮肤消毒，消毒范围：上方达发际，内侧过鼻中线，下方到上唇平面，外侧到耳根部。

麻　　醉　　同白内障囊外摘除术。

体　　位　　手术采取仰卧位。

手术步骤　　囊袋内人工晶状体植入术

❶ 完成白内障囊外摘除或晶状体超声乳化术。

❷ 确认没有发生晶状体悬韧带断裂和后囊膜破裂后，向囊袋内注入黏弹剂。

❸ 植入人工晶状体下襻　将人工晶状体下襻摆至指向左，用镊子纵向夹住人工晶状体光学部，以下襻为前导，逐渐通过切口、前房直至前囊膜下囊袋内，松开镊子，退出切口（图7-7-1~图7-7-4）。

❹ 植入人工晶状体光学部　用镊子轻推人工晶状体光学部，使其完全进入囊袋内（图7-7-5）。

❺ 植入人工晶状体上襻　用镊子夹住上襻顶端，进入前房，当上襻超越瞳孔上缘及上方前囊膜边缘后，将其稍向下压，并顺势旋转，松开镊子，使上襻自行弹入上方囊袋内（图7-7-6、图7-7-7）。也可采用双手法植入人工晶状体上襻（图7-7-8、图7-7-9）。

❻ 旋转定位　可在调位钩或灌注针头帮助下，缓慢顺时针旋转人工晶状体，使襻达水平位（图7-7-10~图7-7-12）。

❼ 抽吸残余黏弹剂及晶状体皮质。

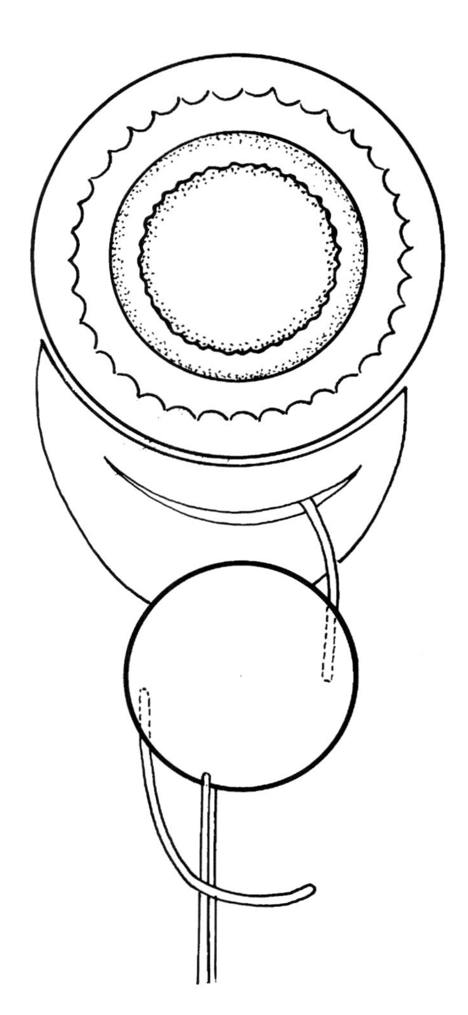

图7-7-1

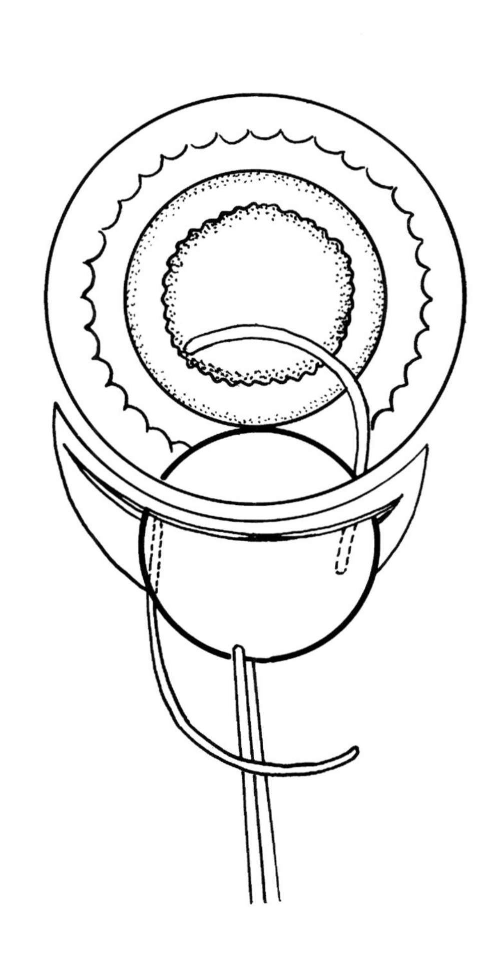

图7-7-2

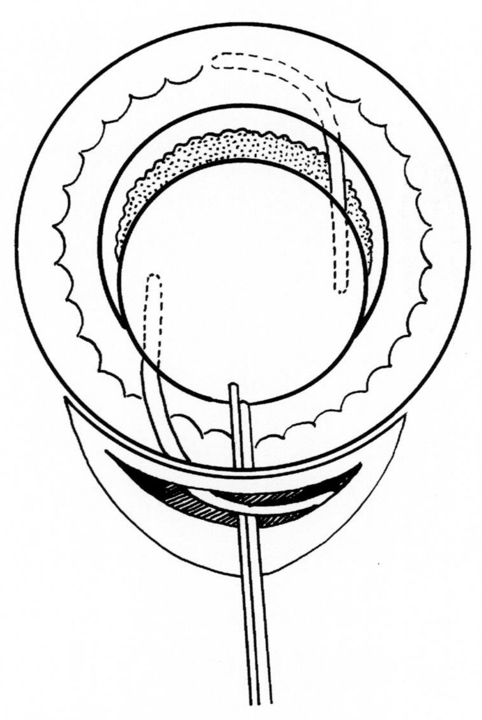

图7-7-3

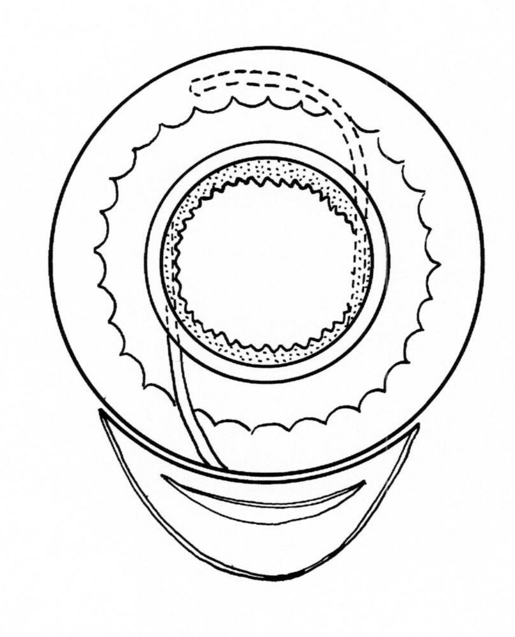

图7-7-4

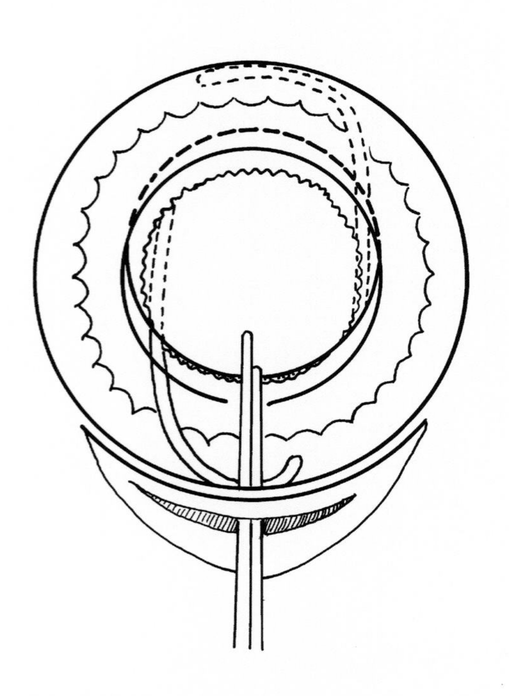

图7-7-5

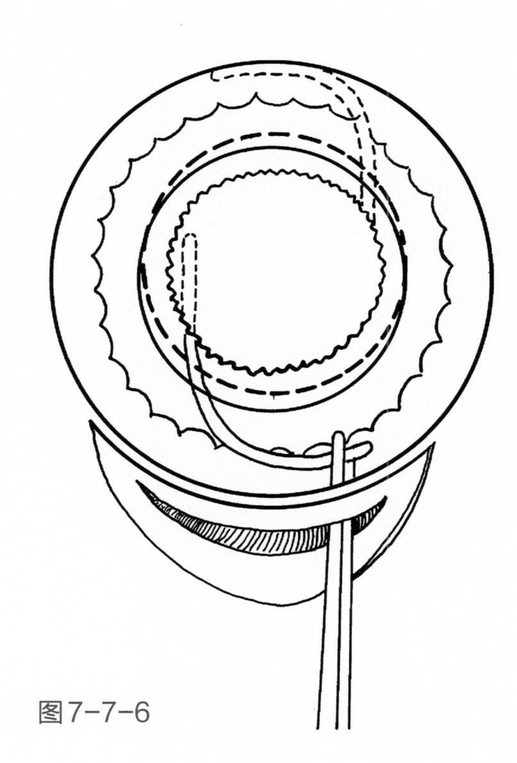

图7-7-6

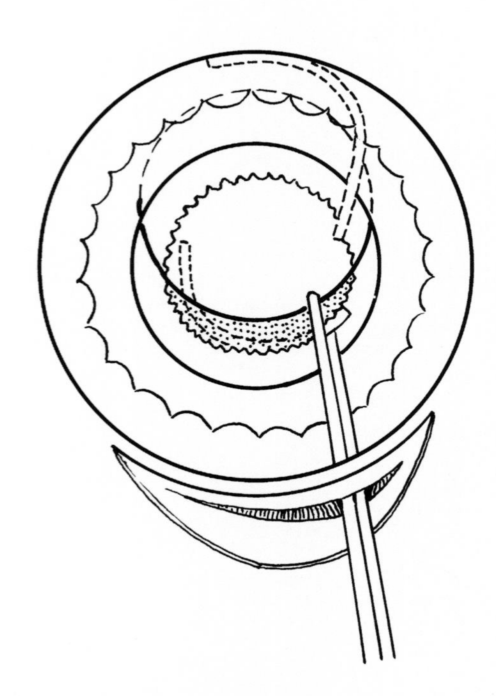

图7-7-7

图7-7-8

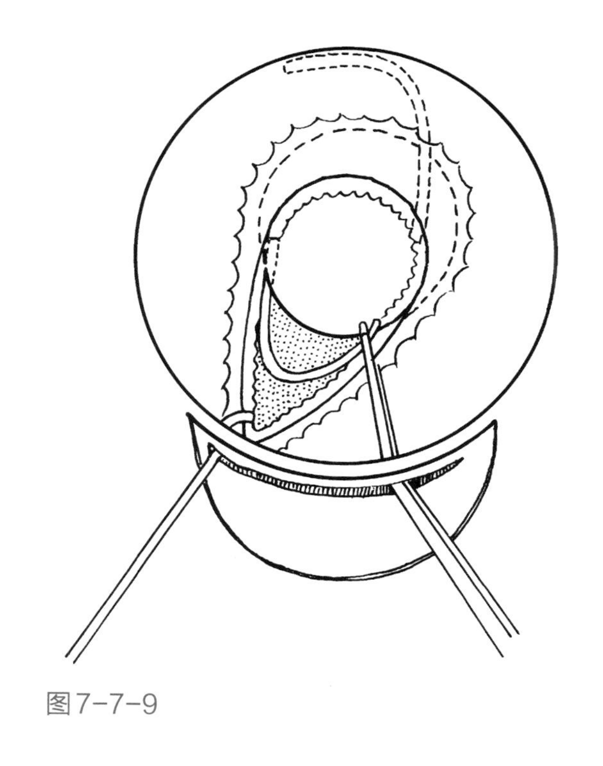

图7-7-9

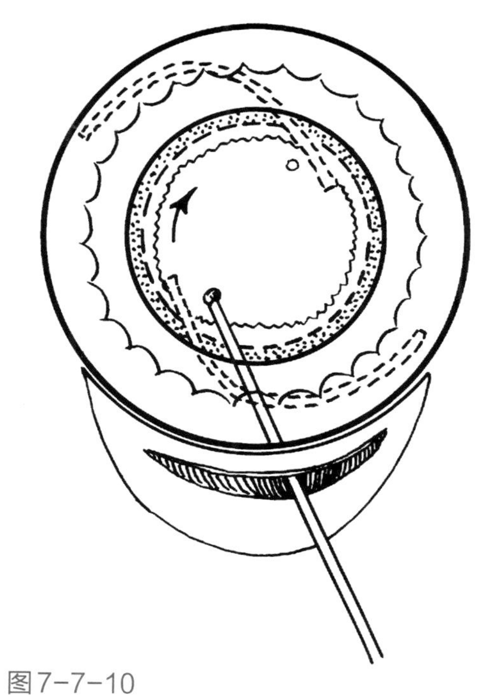

图7-7-10

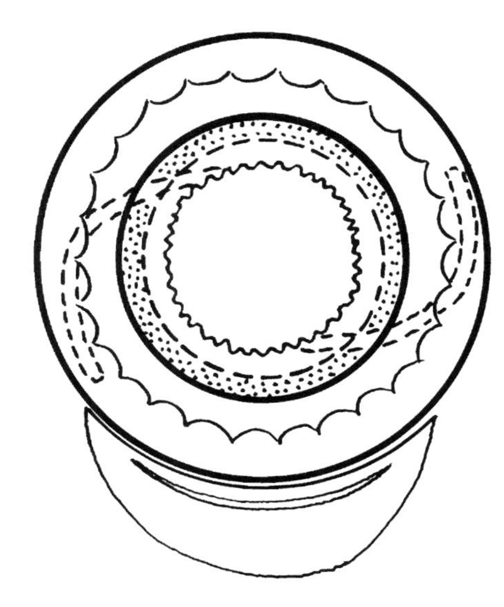

图7-7-11

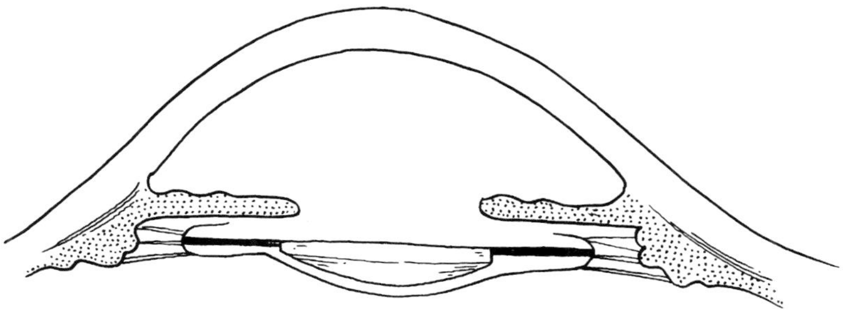

图7-7-12

❽ 缝合角巩膜缘切口。

睫状沟人工晶状体植入术

❶ 完成白内障囊外摘除或晶状体超声乳化术。

❷ 确认没有发生晶状体悬韧带断裂和后囊膜破裂后，将黏弹剂注入瞳孔区中央及虹膜后与前囊表面之间。

❸ 将晶状体下襻及上襻植入睫状沟内（图7-7-13），植入手法同囊袋内固定。

手术要点

❶ 顺利摘除白内障是成功植入后房型人工晶状体的前提条件。

❷ 术中保持充分散大的瞳孔。

❸ 晶状体皮质尽可能清除干净。

❹ 使用黏弹剂充分分离开囊袋的前、后囊或虹膜与前囊膜。

❺ 夹持人工晶状体时要可靠、稳固，但不能划伤光学部分或晶状体襻。

❻ 下襻首先进入囊袋内或睫状沟是顺利植入人工晶状体的关键。

❼ 边植入晶状体上襻边旋转。

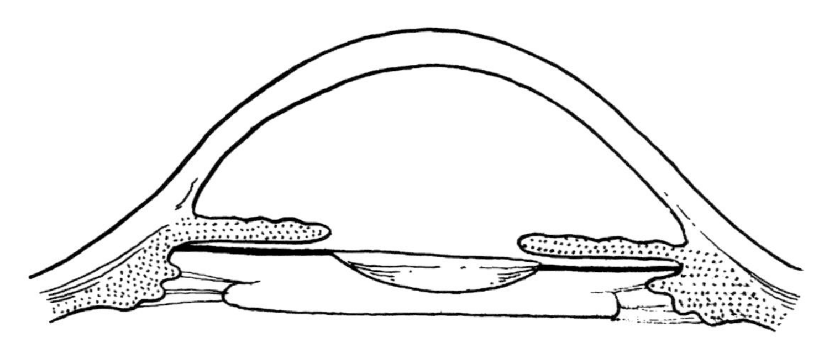

图7-7-13

❽ 双襻必须一起植入囊袋内或睫状沟以避免人工晶状体偏位。

❾ 角膜缘切口较大时，可先缝合创口，之后再边灌注边调位。

术后处理　同白内障囊外摘除术。

第八节　小切口可折叠人工晶状体植入术

适 应 证　同晶状体超声乳化术及后房型硬性人工晶状体植入术。

禁 忌 证　同晶状体超声乳化术及后房型硬性人工晶状体植入术。

术前准备　同后房型硬性人工晶状体植入术。

麻　　醉　同后房型硬性人工晶状体植入术。

体　　位　手术采取仰卧位。

手术步骤

❶ 应用小切口超声乳化技术摘除白内障。

❷ 向前房及晶状体囊袋内注入黏弹剂。

❸ 折叠软性人工晶状体

（1）使用折叠夹持器植入：用特制折叠镊顺着长轴方向折叠人工晶状体（图7-8-1），用夹持镊夹好人工晶状体放入切口，将下襻伸入下方囊袋内（图7-8-2），旋转松开夹持镊，人工晶状体展平（图7-8-3），然后按常规方法用无齿镊助上襻也进入囊袋内，旋转人工晶状至水平位。

（2）使用推进器植入：将人工晶状体放入推进器，将推进器经切口进入前房，在眼外启动推进器将人工晶状体推入囊袋内（图7-8-4~图7-8-6）。

❹ 抽吸黏弹剂。

❺ 水封闭切口。

手术要点

❶ 夹持折叠人工晶状体时要可靠、稳固、位置正确。

❷ 下襻首先进入囊袋内是顺利植入人工晶状体的第一步。

❸ 使用黏弹剂充分将囊袋撑开，眼内动作要轻柔，避免人工晶状体光学部分和襻触及角膜内皮或划破后囊。

术后处理　　同后房型硬性人工晶状体植入术。

ER 7-8-1
白内障超声乳化人工晶状体植入术

ER 7-8-2
过熟期白内障超声乳化人工晶状体植入术

ER 7-8-3
人工晶状体Ⅱ期植入术

ER 7-8-4
硅油取出人工晶状体植入术

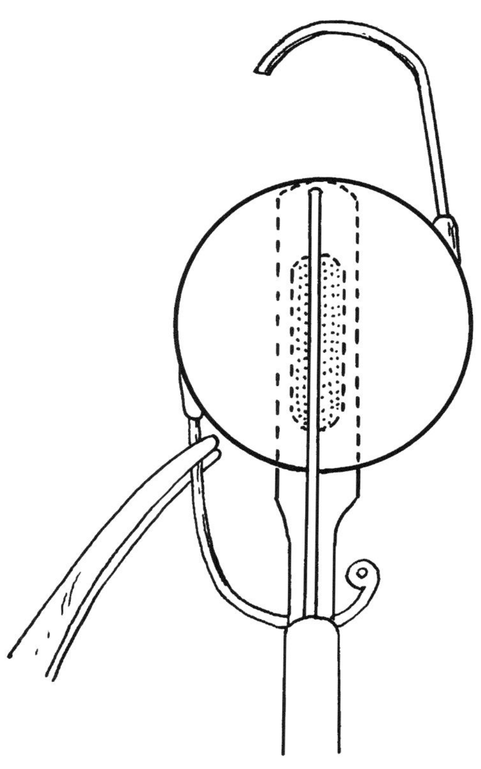

图7-8-1

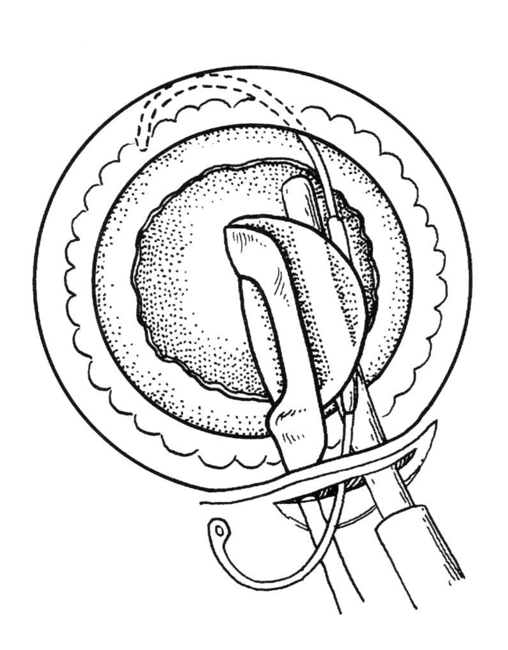

图7-8-2

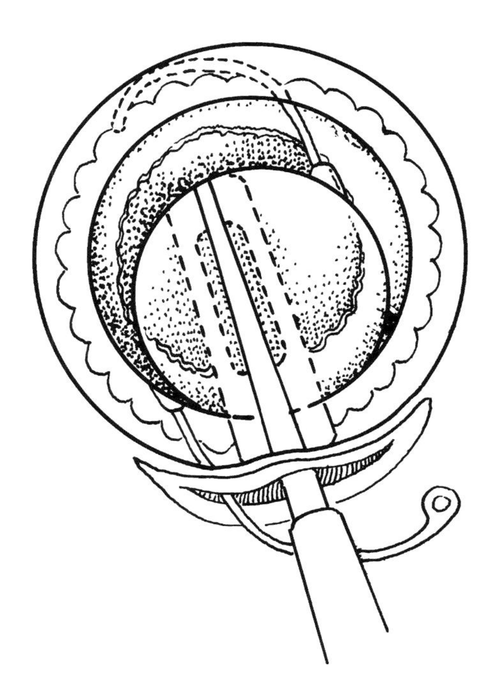

图7-8-3

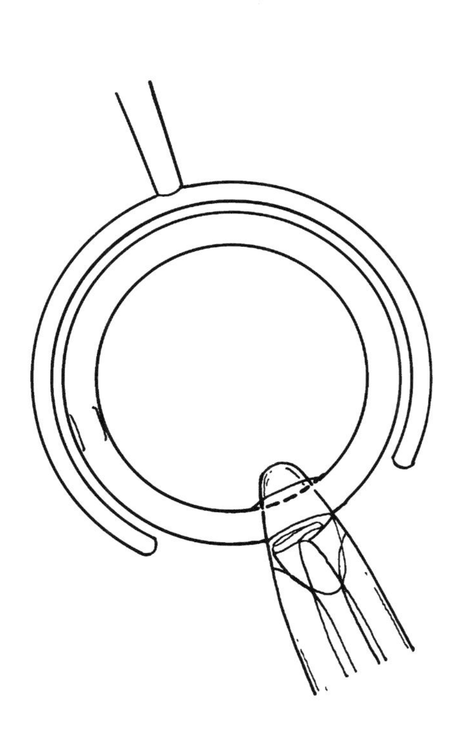

图7-8-4

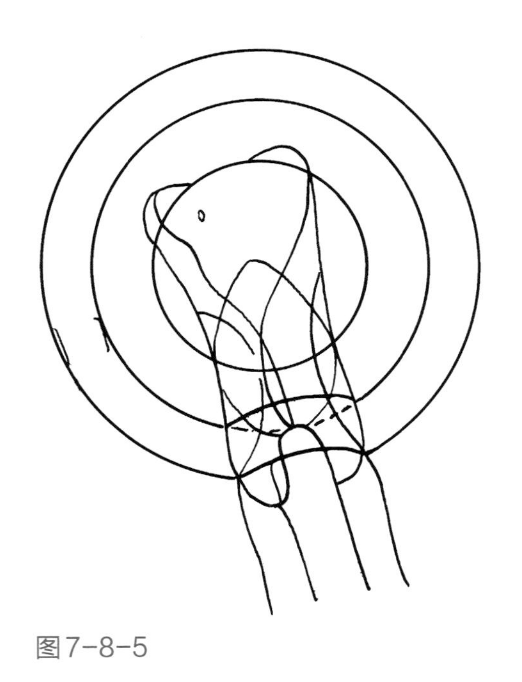
图7-8-5

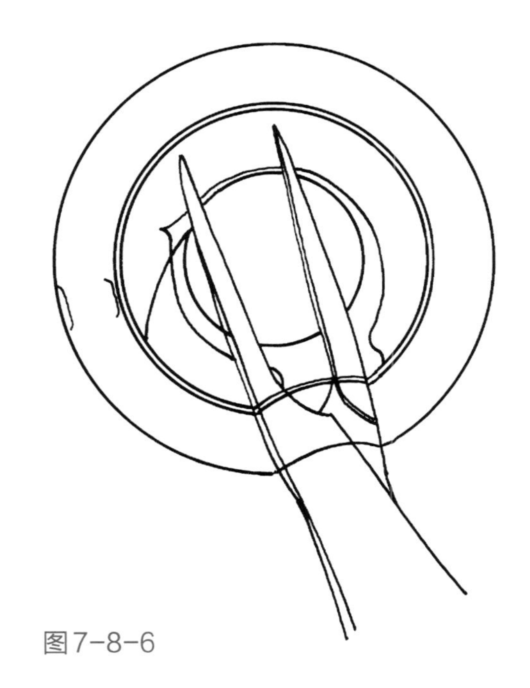
图7-8-6

第九节　人工晶状体缝线固定术

适应证

❶ 白内障囊内摘除术后，需植入人工晶状体者。

❷ 白内障囊外摘除术后囊膜破裂出现玻璃体溢出。

❸ 眼外伤后无法植入后房型人工晶状体者。

❹ 后房型人工晶状体植入术后出现人工晶状体脱位，需取出后重新缝合固定者。

❺ 前房型人工晶状体需更换为后房型人工晶状体者。

禁忌证　同晶状体超声乳化术及后房型硬性人工晶状体植入术。

术前准备　同后房型硬性人工晶状体植入术。

麻　醉　同后房型硬性人工晶状体植入术。

体　位　手术采取仰卧位。

手术步骤

❶ 做以上方穹窿为基底的结膜瓣，7点方位也做3mm以穹窿为基底的结膜瓣。

❷ 分别于1点及7点方位做三角形板层巩膜瓣，底长3mm，尖端远离角膜缘，做上方7mm长角膜缘切口（图7-9-1）。

ER 7-9-1
脱位晶状体切除　人工晶状体悬吊术

❸ 前房内注入黏弹剂。

❹ 固定人工晶状体，有两种方法：

（1）直接缝线法

1）将带双针聚丙烯缝线的长弯针从7点方位巩膜瓣下的巩膜床处进针，经过睫状沟进入虹膜后面，让针尖在瞳孔区出现，用镊子将针尖夹出角膜缘切口外（图7-9-2）。

2）将夹出的长弯针再从角膜缘切口进入前房，经1点方位虹膜后面的

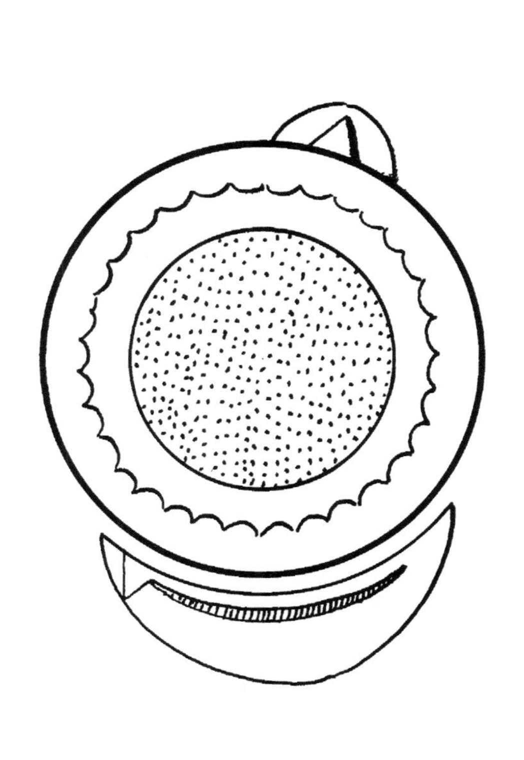

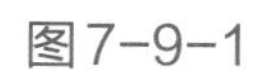
图7-9-1

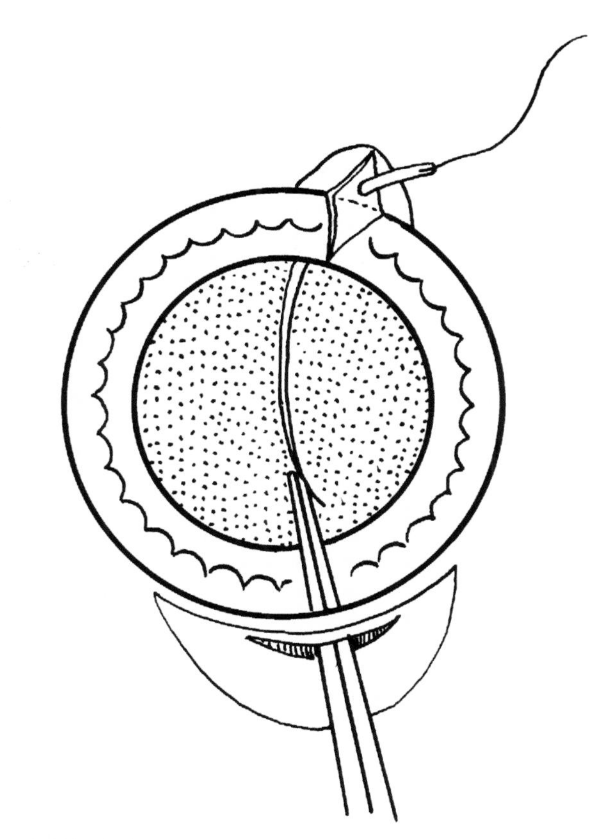

图7-9-2

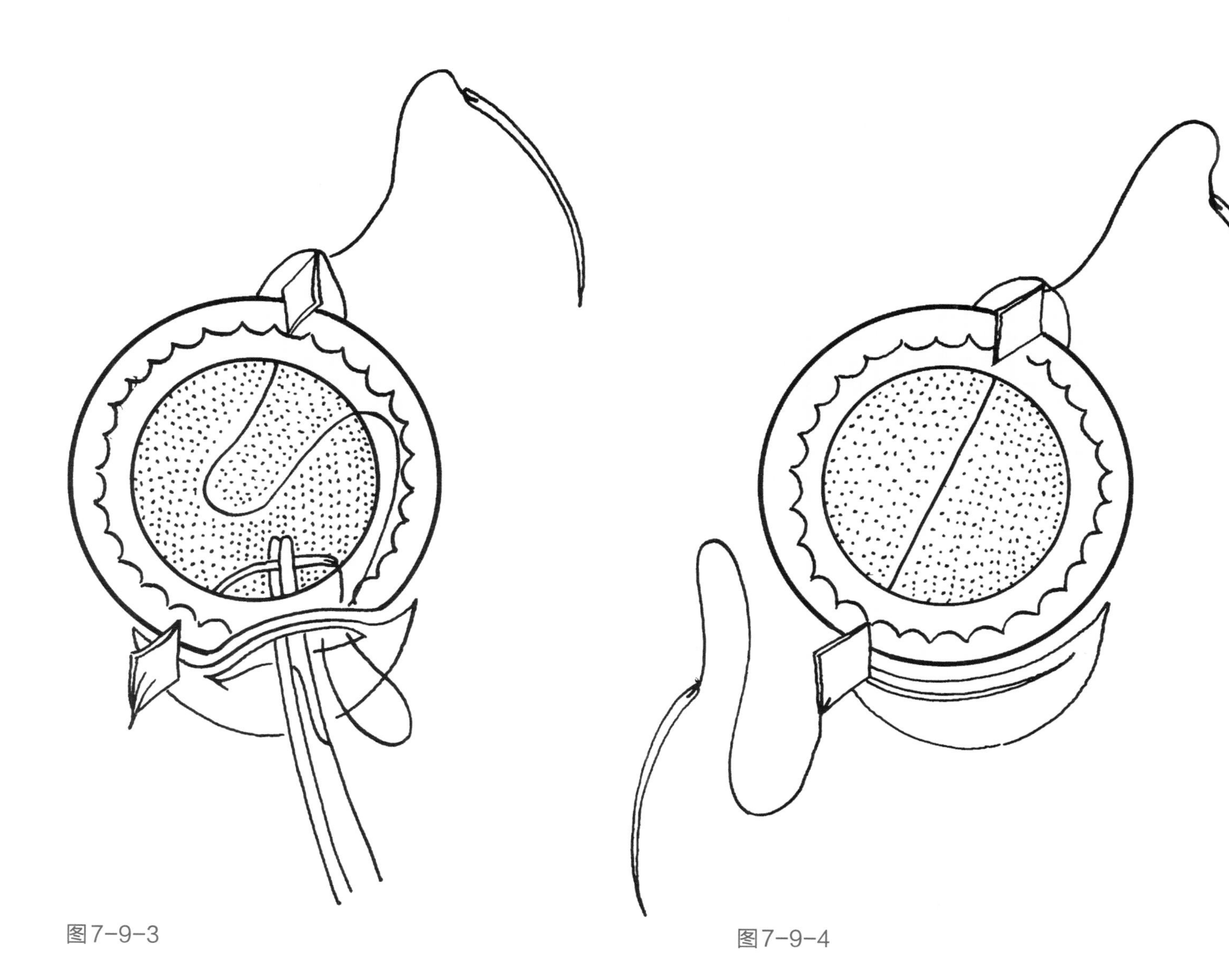

图7-9-3

图7-9-4

睫状沟处穿入，从相应巩膜瓣下的巩膜床处穿出（图7-9-3）。

3）将两针之间缝线部分拉到上方角膜缘切口外，将缝线从中间剪断，缝线的两端分别固定在人工晶状体的上、下襻（图7-9-4~图7-9-6）。

4）边拉紧上、下方巩膜瓣下的外露缝线，边将人工晶状体送入后房，然后用该线端上的缝针在巩膜瓣下的巩膜床内做一板层巩膜潜行穿出，在巩膜瓣下打结、固定（图7-9-7、图7-9-8）。

（2）引线固定法

1）将不带针的缝线穿入15号皮下注射针头，使线端露出针尖。持此针头从1点方位巩膜瓣下的巩膜床处进针，经过睫状沟进入虹膜后面，通过瞳孔区、下方虹膜后面，从7点方位巩膜瓣下的巩膜床处穿出。将针尖内的缝线夹住、拉出，退出针头（图7-9-9~图7-9-12）。

2）余同直接缝线法。

❺ 缝合角膜缘切口及巩膜瓣。

❻ 抽吸黏弹剂。

手术要点

❶ 缝合睫状沟时，应避免刺穿睫状体血管引起前房积血，尤其是引线固定法。

❷ 人工晶状体固定后，应遮盖巩膜瓣下固定人工晶状体的线结，并将巩膜瓣线结埋入巩膜内。

术后处理

❶ 同后房型硬性人工晶状体植入术。

❷ 由于有缝线固定，术后可能出现人工晶状体偏位及迟发性眼内炎，应特别注意抗炎治疗。

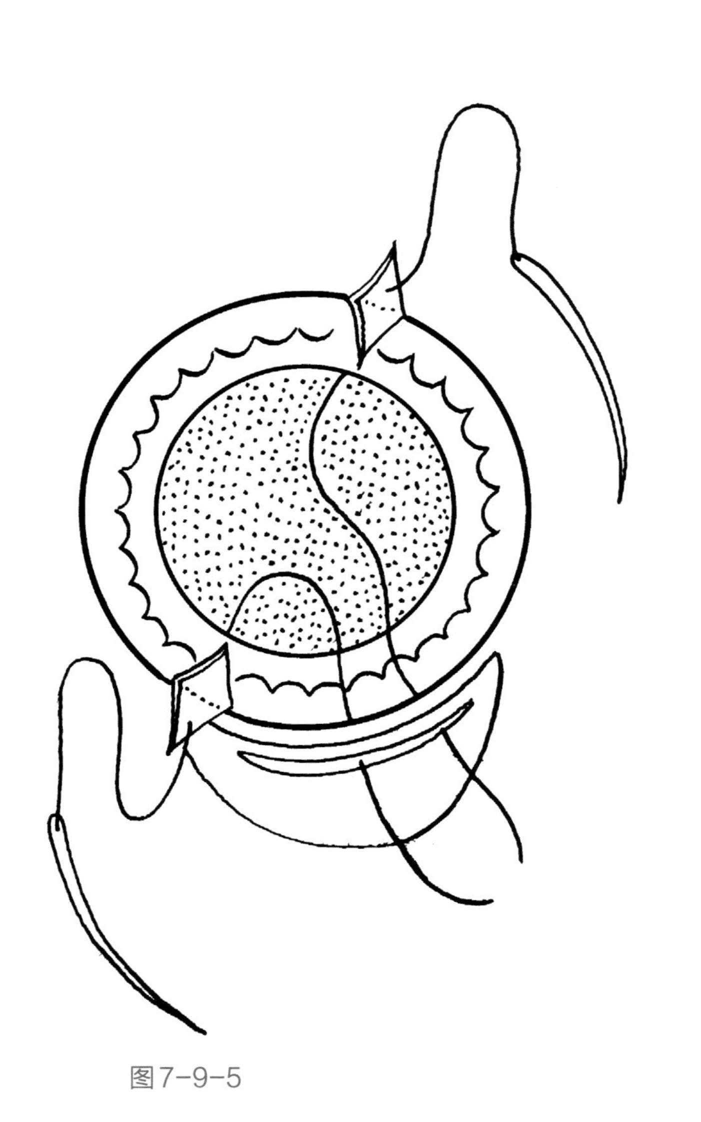

图7-9-5

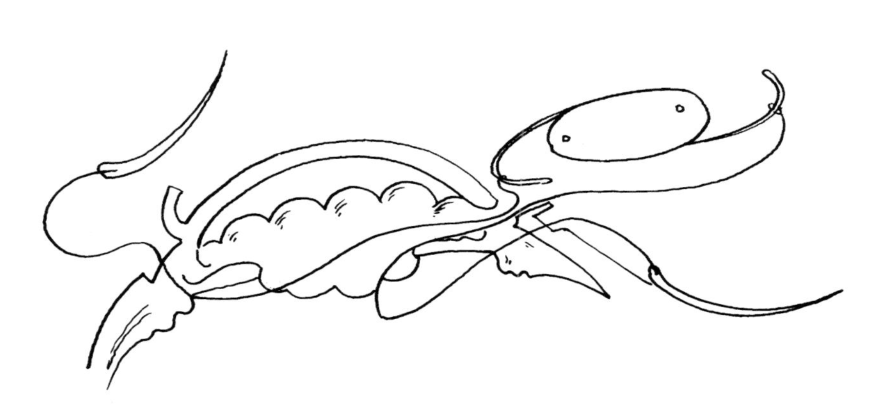

图7-9-6

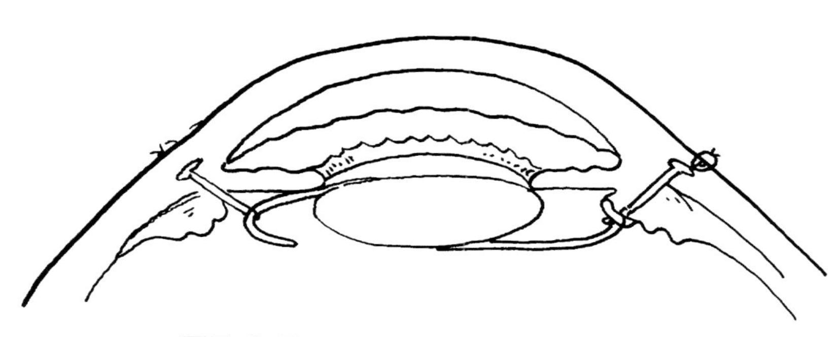

图7-9-7

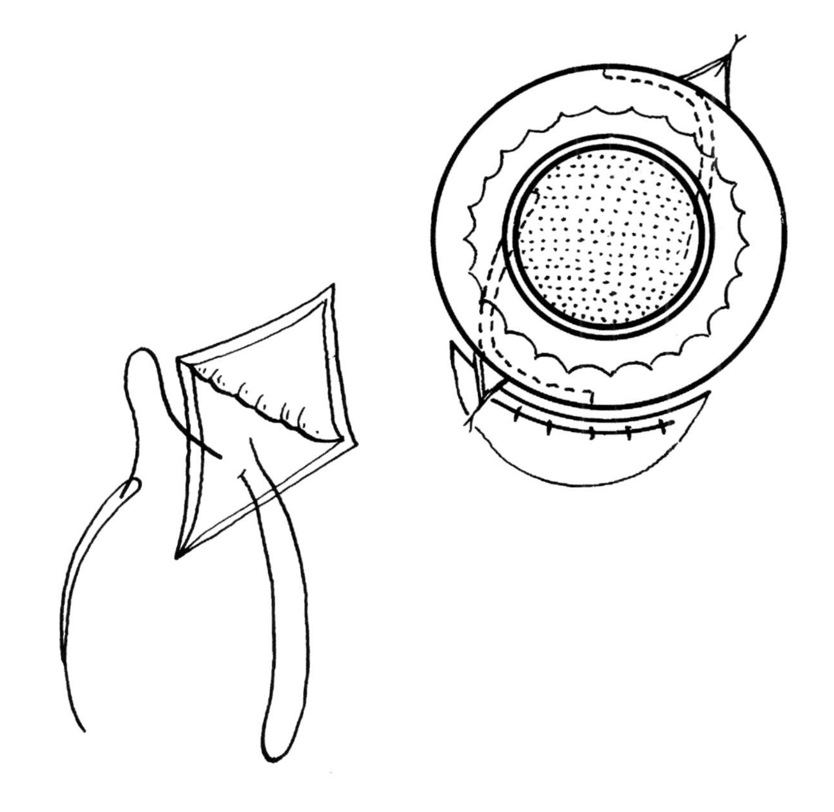

图7-9-8

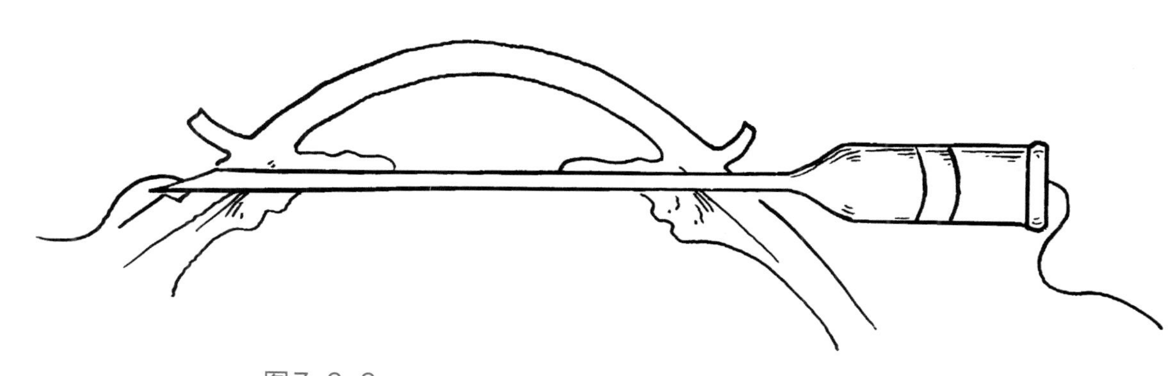

图7-9-9

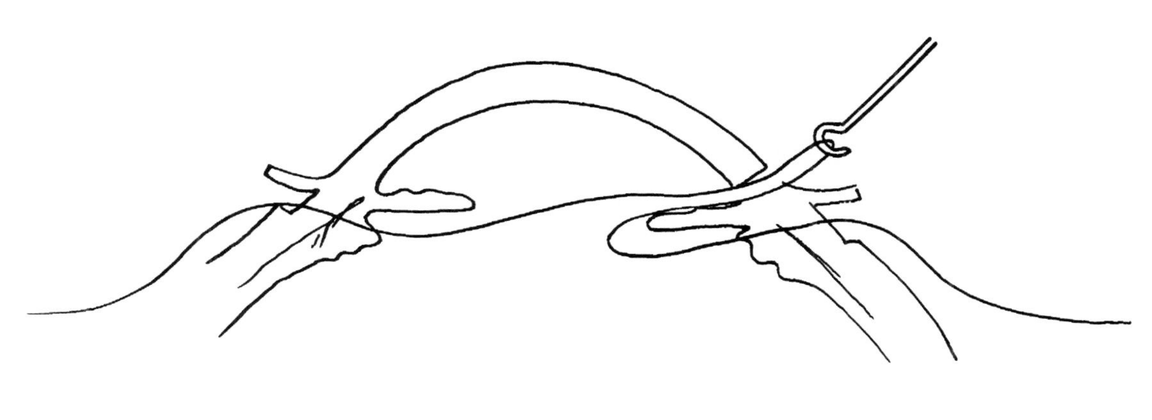

图7-9-10

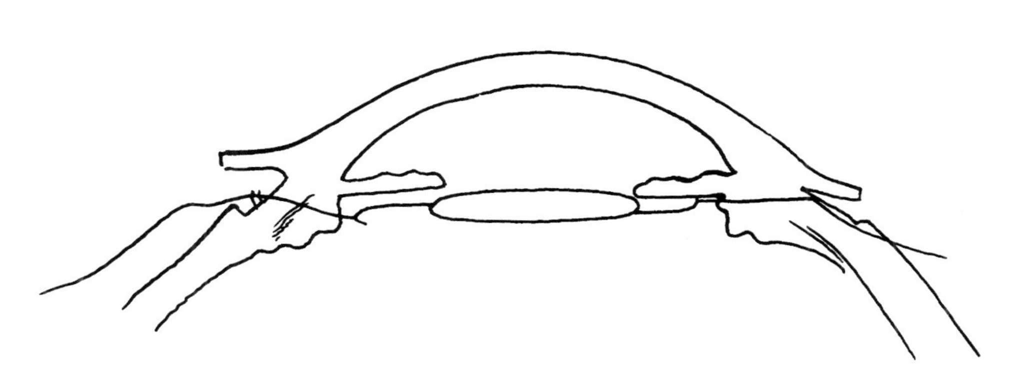

图7-9-11

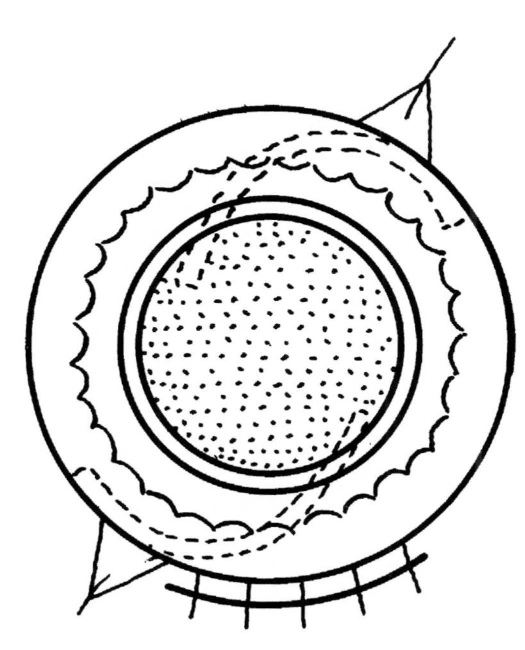

图7-9-12

第十节　前房型人工晶状体植入术

适 应 证

❶ 前房深度正常，房角无病变。

❷ 白内障囊内摘除术后，或拟行白内障囊外摘除而晶状体后囊破裂。

❸ 二期人工晶状体植入时，晶状体后囊不完整或缺如。

禁 忌 证

❶ 浅前房。

❷ 房角异常（房角关闭或有新生血管）。

❸ 虹膜前粘连。

❹ 角膜内皮异常或失代偿。

术前准备

详细询问患者有无既往心、脑血管病史，进行身体常规检查并向患者及家属交代操作风险并完成知情同意书签字，术前点左氧氟沙星滴眼液3日。术前完成眼的生物测量（如眼A/B超、角膜曲率、IOL master、验光、角膜内皮细胞数等），计算人工晶状体度数。同时还需要增加前房角镜检查、角膜直径测量、前房深度的测量等决定是否可行前房型人工晶状体植入术。术前术眼清洁结膜囊、剪睫毛。眼睑皮肤消毒，消毒范围：上方达发际，内侧过鼻中线，下方到上唇平面，外侧到耳根部。

麻　　醉

同晶状体超声乳化术。

体　　位

手术采取仰卧位。

手术步骤

❶ 做以穹窿为基底的结膜瓣，巩膜面电凝止血。

❷ 上方角膜缘切口（根据植入前房型人工晶状体的直径决定切口长度）。

❸ 前房内注入缩瞳剂。

❹ 前房内注入黏弹剂。

❺ 前房内植入前房型人工晶状体（图7-10-1~图7-10-3），一般将人工晶状体调至水平位（图7-10-4）。

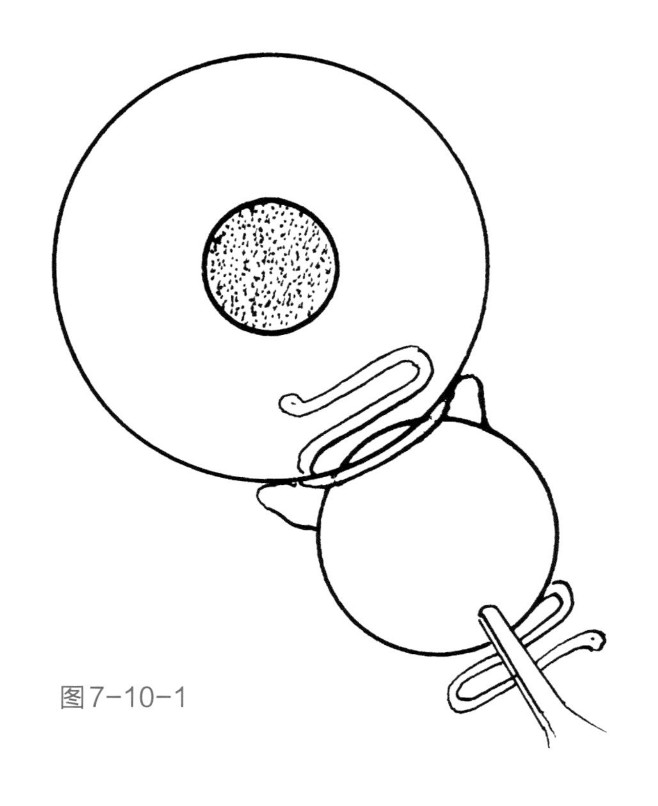

图7-10-1

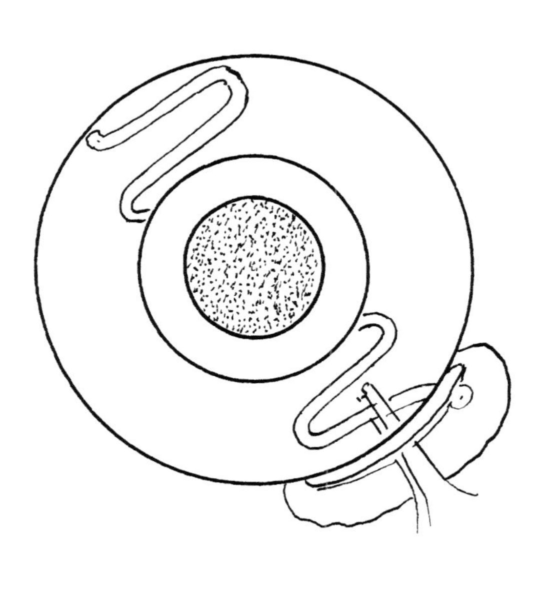

图7-10-2

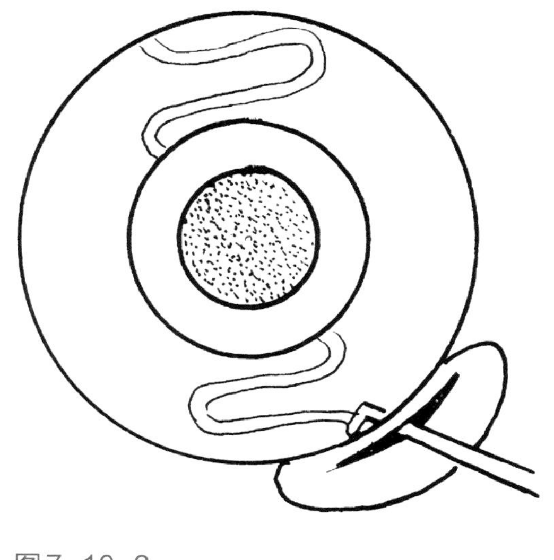

图7-10-3

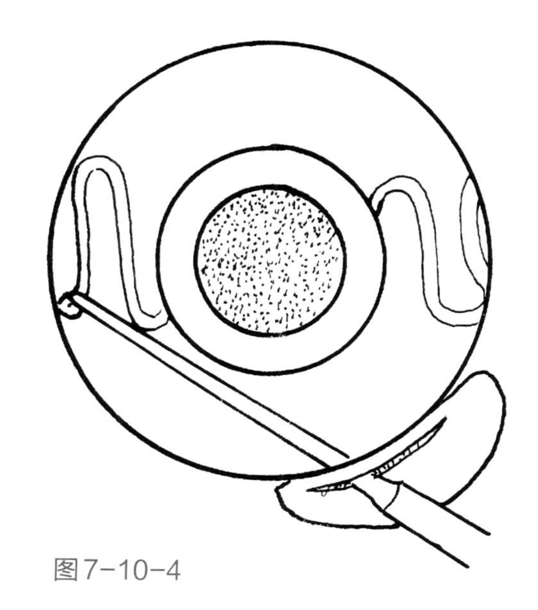

图7-10-4

❻ 关闭切口，并行虹膜周边切除。
❼ 将前房内黏弹剂抽吸干净。
❽ 缝合结膜瓣。

手术要点

❶ 选择大小合适的前房型人工晶状体。
❷ 术中确认人工晶状体的襻准确固定在前房角上。
❸ 必须同时行周边虹膜切除术。

术后处理

❶ 同后房型硬性人工晶状体植入术。
❷ 术后注意观察前房积血、眼压及视力变化，随访需注意人工晶状体位置及葡萄膜炎。

第十一节 白内障摘除人工晶状体植入联合抗青光眼手术

适 应 证

❶ 青光眼并发白内障　具有青光眼手术指征，同时伴有明显白内障。
❷ 白内障继发青光眼　晶状体膨胀期继发闭角型青光眼；晶状体溶解性或过熟期白内障，房角已有器质性病变者。

禁 忌 证

晚期或严重合并症的青光眼及白内障病例。

术前准备

除按白内障囊外摘除联合后房型人工晶状体植入术的常规术前准备外，还要做好眼压、房角、角膜内皮、视野和VEP（视觉诱发电位）等术前检查。术前给予药物醋甲唑胺50mg降低眼压，但避免使用毛果芸香碱等缩瞳剂。眼睑皮肤消毒，消毒范围：上方达发际，内侧过鼻中线，下方到上唇平面，外侧到耳根部。

麻　　醉	同晶状体超声乳化术。
体　　位	手术采取仰卧位。

手术步骤

❶ 做以穹窿为基底的结膜瓣。

❷ 用刀刃在预定的巩膜瓣和两侧角巩膜缘切口切开1/2厚度（囊外摘除还是超声乳化决定板层切口长度）（图7-11-1）。

❸ 做4mm×4mm板层巩膜瓣（图7-11-2）。

❹ 白内障摘出　在巩膜瓣的右侧边缘做前房穿刺，注入黏弹剂，截囊或环形撕囊（图7-11-3）；提起巩膜瓣，扩大切口，娩核（图7-11-4）或超声碎核；吸除皮质（图7-11-5）。

❺ 注入黏弹剂，植入后房型人工晶状体。

❻ 小梁切除和虹膜周边切除，吸除黏弹剂。

❼ 10-0缝线缝合巩膜及结膜切口。

手术要点

❶ 小梁切除应在白内障摘除和人工晶状体植入后做，否则容易刺激虹膜造成瞳孔收缩。

❷ 如果瞳孔太小或僵直粘连，可用黏弹剂注入虹膜下分离，必要时做虹膜切开术或用虹膜拉钩，拉开瞳孔。

❸ 瞳孔小时皮质吸出较为困难，初学者不宜做此类手术。

❹ 如果以前做过滤过手术，手术切口的选择有两种：① 角膜切口，尤其对小瞳孔病例；② 避开原滤过泡的位置，选择外侧切口，尤其对瞳孔能散大者。

术后处理

❶ 同白内障囊外摘除术，同时术后可能需要继续使用降眼压药物，直到眼压降到安全水平。

❷ 术后炎症反应通常比单纯白内障摘除和人工晶状体植入重，应加强抗炎、散瞳。

❸ 安静休息，保护术眼，避免前房出血。

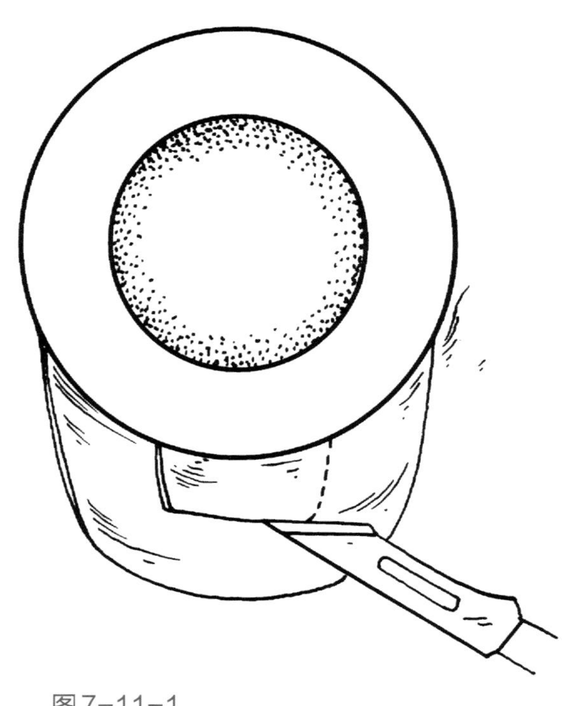

图7-11-1

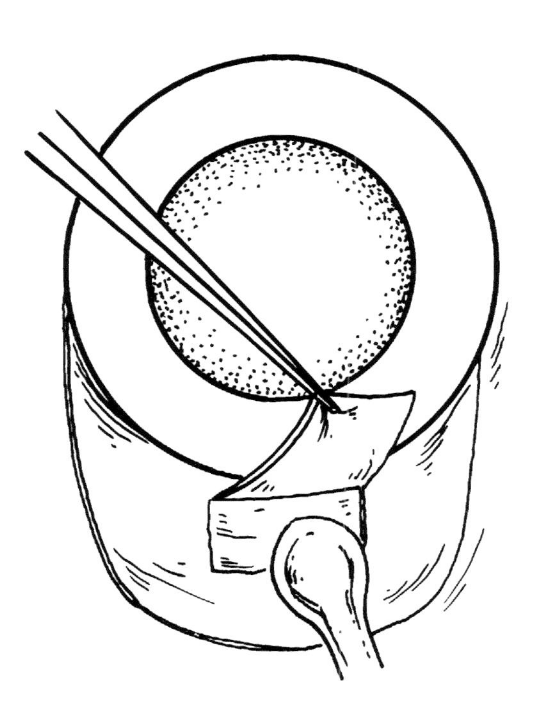

图7-11-2

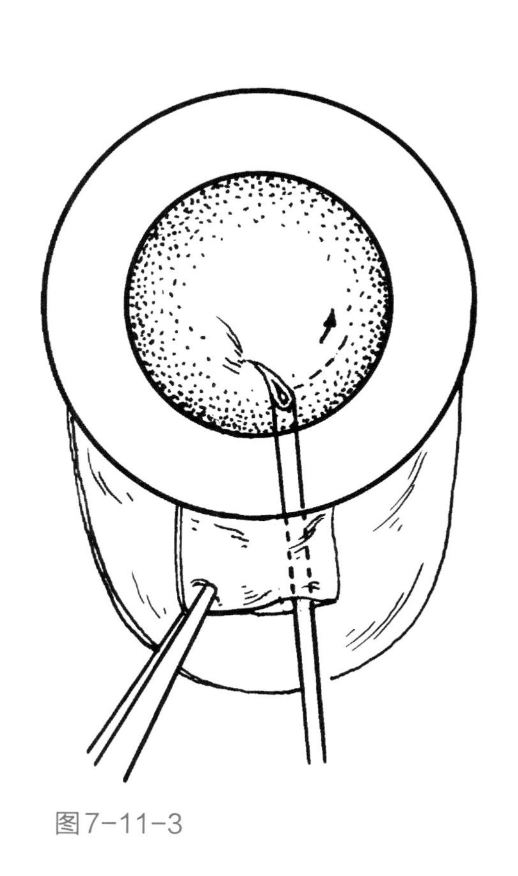

图7-11-3

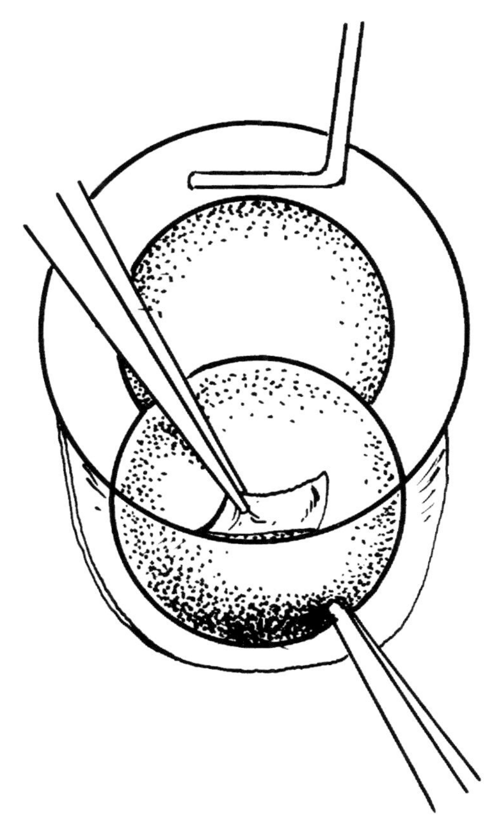

图7-11-4

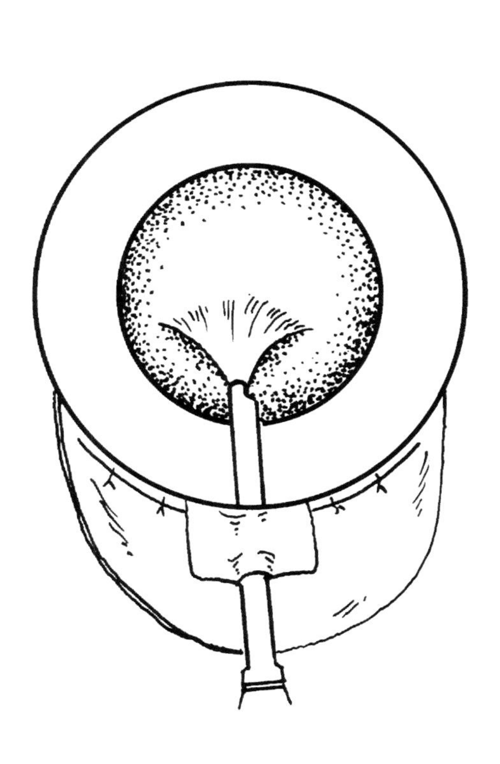

图7-11-5

第十二节　白内障摘除人工晶状体植入联合穿透性角膜移植术

适应证

❶ 各种原因所致的不可逆的角膜中央区混浊合并白内障者。

❷ 白内障合并Fuchs角膜内皮营养不良者。

❸ 角膜移植术中发现晶状体未完全混浊，但年龄在60岁以上，预计角膜

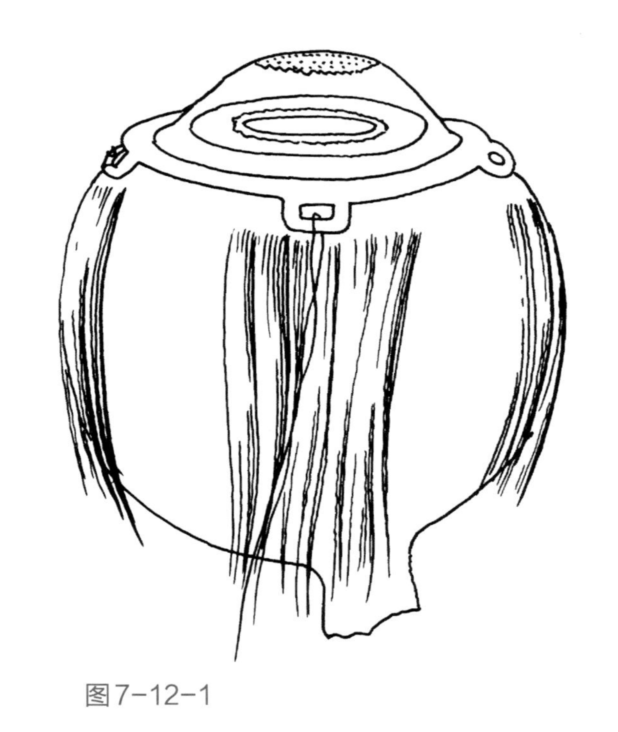

图7-12-1

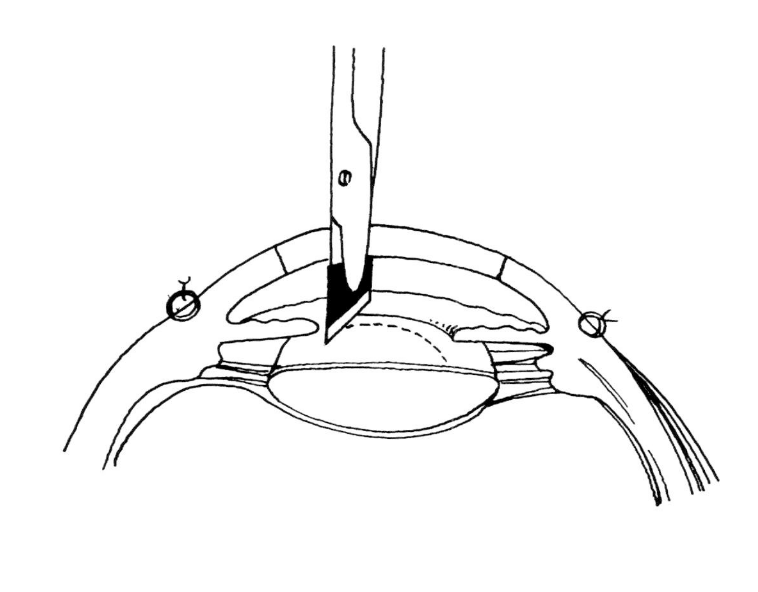

图7-12-2

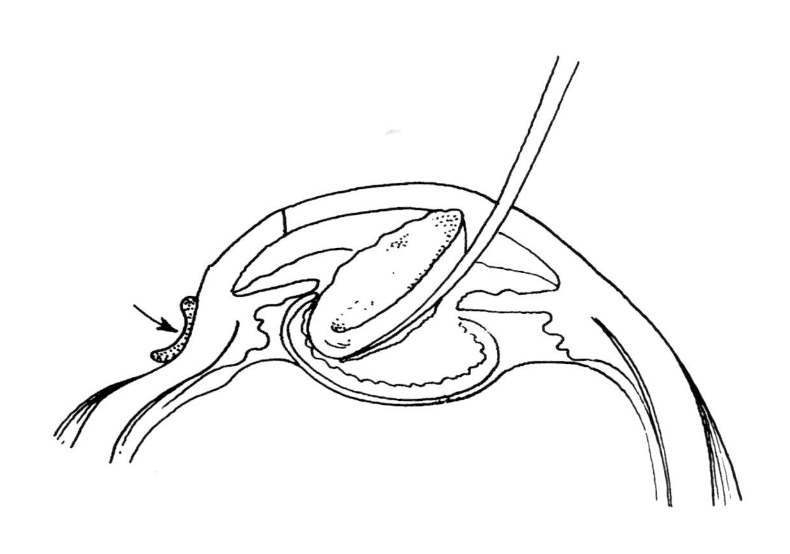

图7-12-3

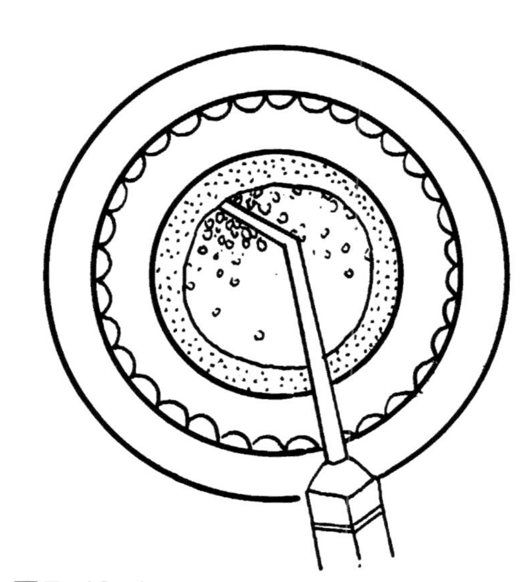

图7-12-4

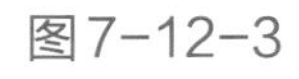

移植术后不久将需要做白内障手术者。

禁忌证 晚期或有严重合并症的角膜病与白内障病例，需根据患者情况而定。

术前准备 除按白内障囊外摘除联合后房型人工晶状体植入术常规术前准备外，参见角膜移植术前准备。

麻　　醉 同白内障囊外摘除术。

体　　位 手术采取仰卧位。

手术步骤

❶ 将巩膜支撑环（Flieringa环）固定在以角膜为中心的3点、6点、9点、12点方位处的巩膜上（图7-12-1）。

❷ 准备角膜植片。

❸ 切除病变角膜。病变角膜的直径一般为7.0~7.5mm，太大的植片术后易发生排斥反应，太小术中不易植入人工晶状体。

❹ 经角膜切口（环钻口）做白内障囊外摘除联合后房型人工晶状体植入。

（1）用截囊针或刀片截开晶状体前囊（图7-12-2）。

（2）娩出晶状体核（图7-12-3）。

（3）清除晶状体皮质（图7-12-4）。

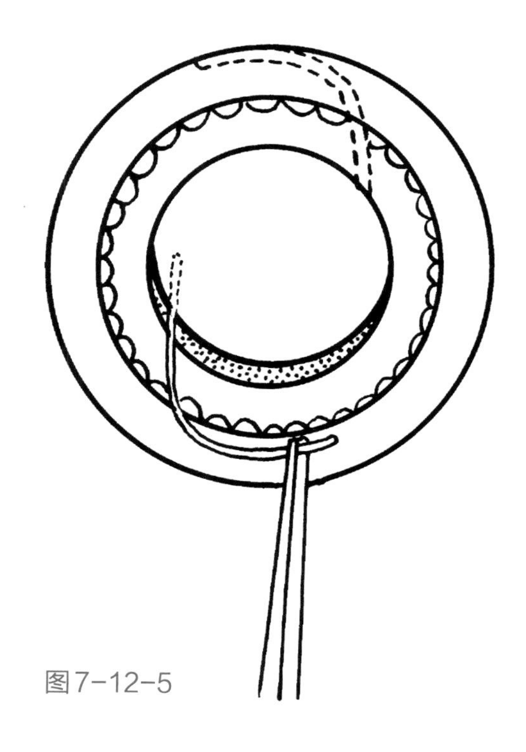

图7-12-5

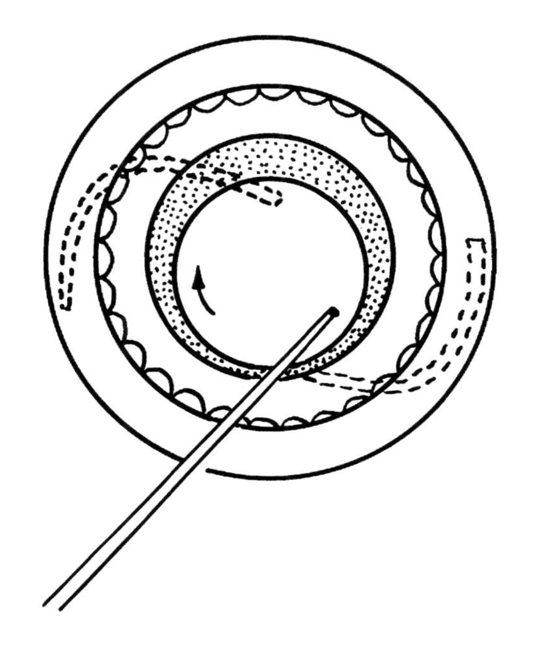

图7-12-6

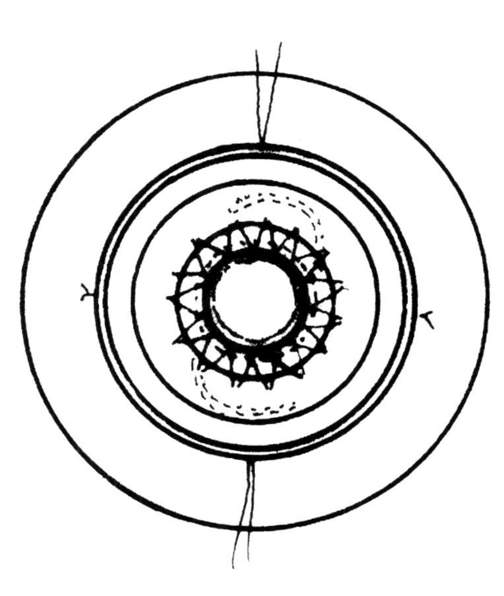

图7-12-7

（4）植入后房型人工晶状体（图7-12-5、图7-12-6）。

❺ 固定角膜植片（图7-12-7）。

❻ 拆除巩膜支撑环。

手术要点

❶ 与单纯穿透性角膜移植术相比，术前应更充分降低眼压以防止玻璃体脱出。

❷ 使用巩膜支撑环防止眼球壁塌陷。

❸ 若出现玻璃体溢出，应行前节玻璃体切割，将前房玻璃体切除干净。

❹ 如虹膜有缺损应尽量用10-0聚丙烯缝线缝合修复，恢复完整的虹膜隔，形成圆瞳孔。可减少虹膜前粘连、继发性青光眼。

术后处理

❶ 术后换药、拆线时间及眼部情况观察与穿透性角膜移植术相同。

❷ 植入人工晶状体后应特别注意包括继发性青光眼、虹膜睫状体炎、感染性眼内炎、黄斑囊性水肿、移植片的混浊以及人工晶状体位置异常等并发症。

第十三节　白内障摘除人工晶状体植入联合玻璃体切割术

适应证　患有各种玻璃体、视网膜疾病需行玻璃体切割手术，并伴有应手术摘除的白内障者。

禁忌证　同白内障囊外摘除联合后房型人工晶状体植入术和玻璃体切割术（此术式在后一章表述）禁忌证。

术前准备　除按白内障囊外摘除联合后房型人工晶状体植入术常规术前准备外，参见玻璃体切割术前准备（此术式在后一章表述）。

麻　醉　同白内障囊外摘除术。

体　位　手术采取仰卧位。

手术步骤

❶ 先行白内障囊外摘除术或晶状体超声乳化术，缝合角膜缘切口。

❷ 行玻璃体切割术，参见玻璃体手术部分。

❸ 植入人工晶状体。

手术要点

❶ 与单纯白内障摘除术相比，术中保持瞳孔的散大很重要，以利于玻璃体切割术的完成。

❷ 植入人工晶状体后，必要时可以前房内注入缩瞳剂，缩小瞳孔。以免玻璃体切割术后眼内注气或注入硅油，后房压力较大及需要俯卧位时，对人工晶状体位置产生影响。

术后处理　术后换药及眼部情况观察与白内障囊外摘除联合后房型人工晶状体植入术、玻璃体切割术相同。

ER 7-13-1
白内障视网膜脱离联合手术

ER 7-13-2
白内障超声乳化人工晶状体植入玻璃体切割黄斑前膜剥除术

第八章

玻璃体手术

第一节

经角膜缘切口的晶状体切割术

第二节

经角膜缘切口的瞳孔膜切除术

第三节

经扁平部切口的晶状体切割术

第四节

玻璃体接触角膜的前玻璃体切割术

第五节

眼后段玻璃体切割术

扫描二维码，
观看本书所有
手术视频

第一节 经角膜缘切口的晶状体切割术

适应证 先天性、外伤性白内障、核硬度为Ⅰ～Ⅱ级者，晶状体脱位。

禁忌证

❶ 晶状体核硬度Ⅲ级以上者。

❷ 急、慢性结膜炎有黏液分泌物及眼睑睑缘炎，慢性泪囊炎者。

❸ 有严重心、脑血管疾病及严重的其他疾病，不能耐受手术者。

术前准备 详细询问患者有无既往心、脑血管病史，进行身体常规检查并向患者及家属交代操作风险并完成知情同意书签字。术前完善眼底、眼A/B超、角膜内皮显微镜等眼部检查。术前复方托吡卡胺滴眼液点眼充分散瞳。术前术眼清洁结膜囊、剪睫毛。眼睑皮肤消毒，消毒范围：上方达发际，内侧过鼻中线，下方到上唇平面，外侧到耳根部。

麻醉

❶ 2%利多卡因2~3ml结膜下浸润麻醉、球后阻滞麻醉。

❷ 2%利多卡因1ml球周麻醉。

❸ 配合困难的患者可采用基础麻醉结合局部浸润麻醉或全身麻醉。

体位 手术采取仰卧位。

手术步骤

❶ 上方角膜缘180°结膜切开（图8-1-1）。

❷ 用穿刺刀从角巩膜缘10点和2点方位刺入前房，从角膜缘切口向前房注入黏弹剂，用截囊针十字截囊（图8-1-2）。

❸ 10点方位切口进入玻璃体切割头，2点方位切口进入前房灌注针头。切割头行间断蚕食样咬切，切除晶状体。在晶状体脱位或后囊膜破裂的情况下，切除少量前部玻璃体（图8-1-3）。

❹ 用10-0缝线缝合角巩膜切口，8-0缝线缝合结膜切口。

❺ 结膜下注射地塞米松2mg，单眼带包扎术眼。

手术要点

❶ 切除晶状体时先切除软核和皮质，后切除后囊，减少晶状体脱入玻璃体深处的机会。

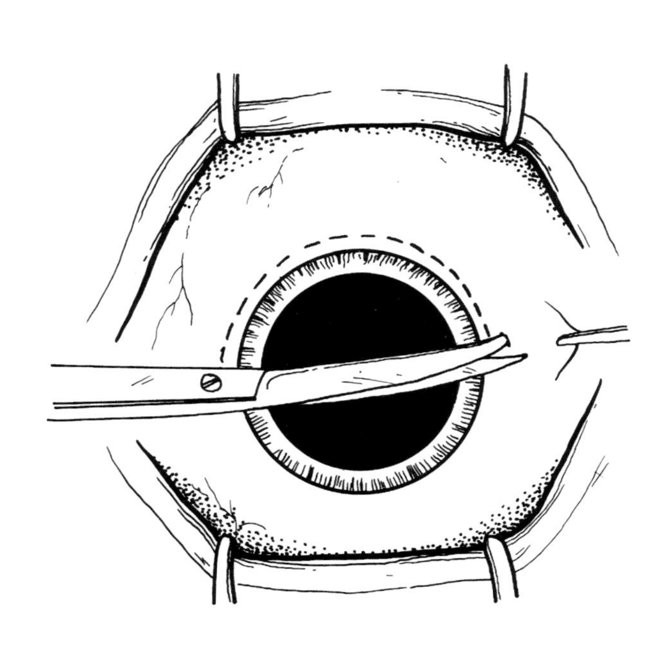

图8-1-1

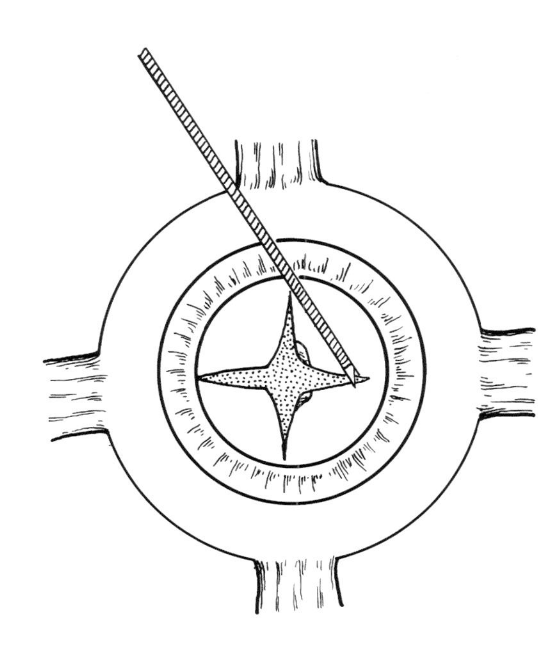

图8-1-2

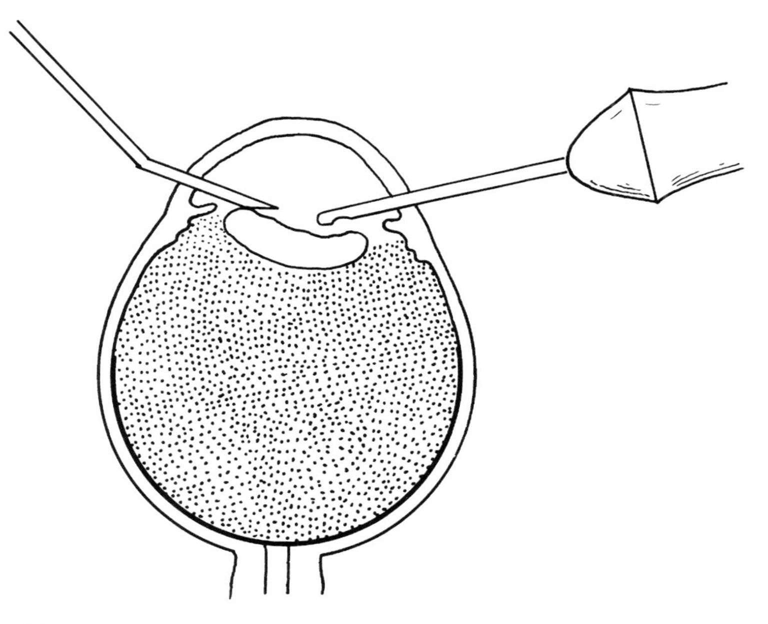

图8-1-3

❷ 必要时，玻璃体切割头与灌注针头互换入口，清除晶状体。

❸ 如果晶状体脱入玻璃体深处，需改为眼后段玻璃体切割术。

术后处理

❶ 术后常规裂隙灯、检眼镜检查术眼，检测术眼视力及矫正视力。

❷ 左氧氟沙星、妥布霉素地塞米松滴眼液每日3~4次，复方托吡卡胺滴眼液每日1次点眼。

❸ 嘱患者安静休息2小时，保护术眼，免受碰撞。

❹ 注意全身状态，出现疼痛、呕吐、咳嗽等应对症处理。

❺ 术后每日换药1次，第5日拆线。

第二节 经角膜缘切口的瞳孔膜切除术

适 应 证 瞳孔膜闭锁。

禁 忌 证 同经角膜缘切口的晶状体切割术。

术前准备 同经角膜缘切口的晶状体切割术。

麻　　醉 同经角膜缘切口的晶状体切割术。

体　　位 手术采取仰卧位。

手术步骤

❶ 上方角膜缘180°结膜切开。

❷ 用穿刺刀从10点方位角膜缘刺入前房并刺破瞳孔区纤维膜的缘部，2点方位角膜缘插入灌注针尖进行灌注保持前房。从10点角膜缘切口进入玻璃体切割刀头，切割孔对准切开的膜边缘进行切割（图8-2-1）。

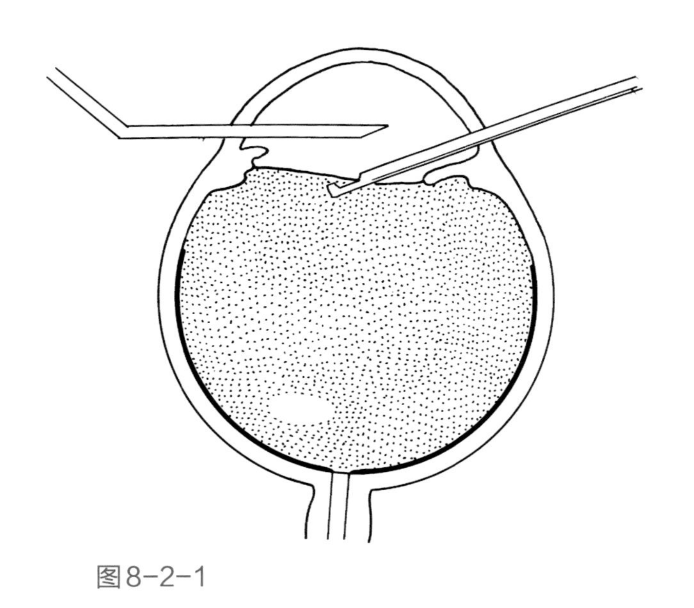

图8-2-1

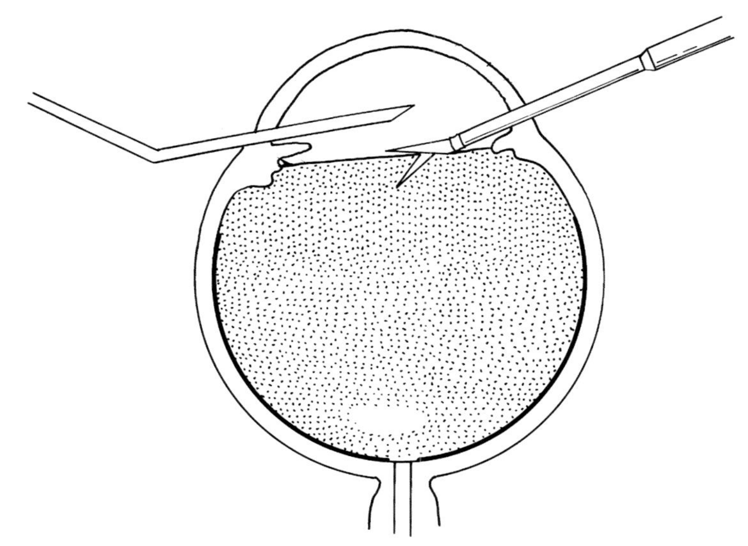

图8-2-2

❸ 厚而硬的瞳孔膜，用玻璃体切割有困难时，可用玻璃体剪进行剪除（图8-2-2）。

❹ 用10-0缝线缝合角膜缘，8-0缝线缝合球结膜。

❺ 地塞米松2mg结膜下注射，单眼带包扎术眼。

术后处理

❶ 术后常规裂隙灯、检眼镜检查术眼，检测术眼视力及矫正视力。

❷ 左氧氟沙星、妥布霉素地塞米松滴眼液每日3~4次，复方托吡卡胺滴眼液每日1次点眼。

❸ 每日换药1次，第5日拆结膜线。

第三节 经扁平部切口的晶状体切割术

适 应 证　　晶状体半脱位及全脱位进入玻璃体。

禁 忌 证　　同经角膜缘切口的晶状体切割术。

术前准备　　同经角膜缘切口的晶状体切割术。

麻　　醉　　同经角膜缘切口的晶状体切割术。

体　　位　　手术采取仰卧位。

手术步骤

❶ 上方角膜缘180°结膜切开。

❷ 10点方位距角膜缘3~3.5mm处用穿刺刀刺入晶状体赤道部（图8-3-1）。

❸ 2点方位距角膜缘3~3.5mm处穿刺灌注针进入晶状体囊内（图8-3-2）。

❹ 进入切割刀头蚕蚀样咬切晶状体，切忌左右摇摆，避免晶状体移位（图8-3-3）。

❺ 对脱位晶状体也可用挤压吸除法切除（图8-3-4）。压迫巩膜，有利于观察和切除周边部皮质（图8-3-5）。最后切除晶状体囊膜，也可用眼内镊夹住囊膜，摆动撕除。

❻ 用8-0缝线缝合巩膜口，缝合球结膜。

❼ 地塞米松2mg结膜下注射，单眼带包扎术眼。

手术要点

❶ 切除半脱位的晶状体时尽可能在原位切除；切除全脱位的晶状体时也要尽可能在前部玻璃体切除。

❷ 如果晶状体脱入玻璃体深处，需改为眼后段玻璃体切割术。

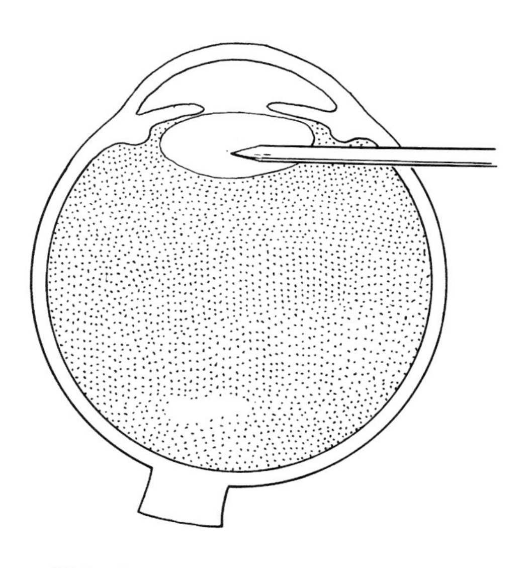

图8-3-1

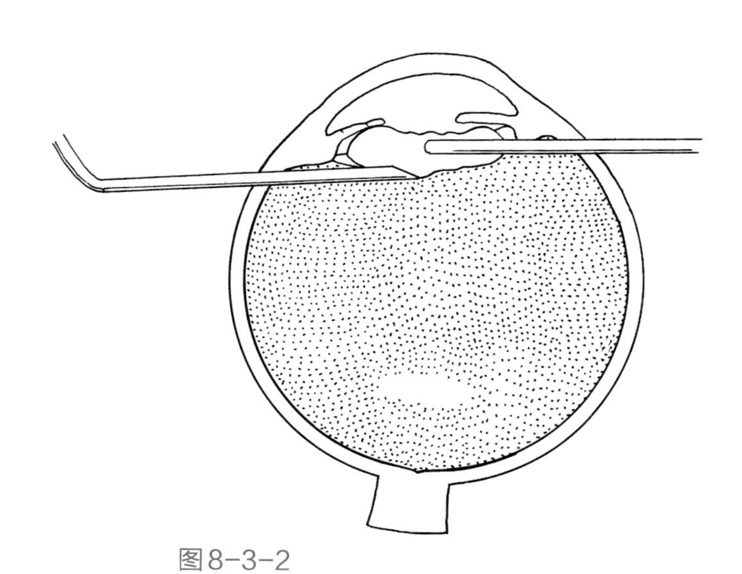

图8-3-2

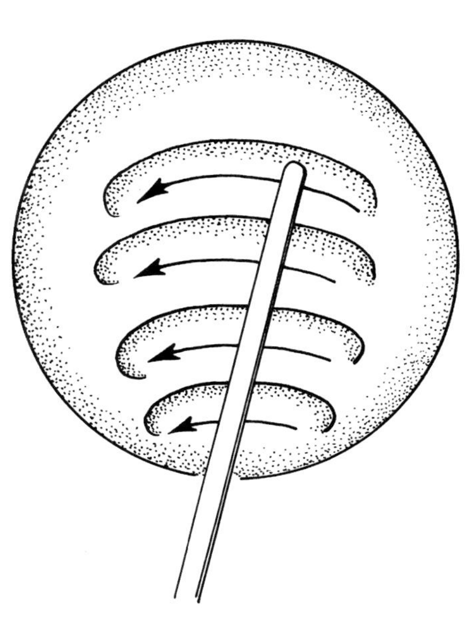

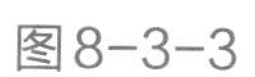

图8-3-3

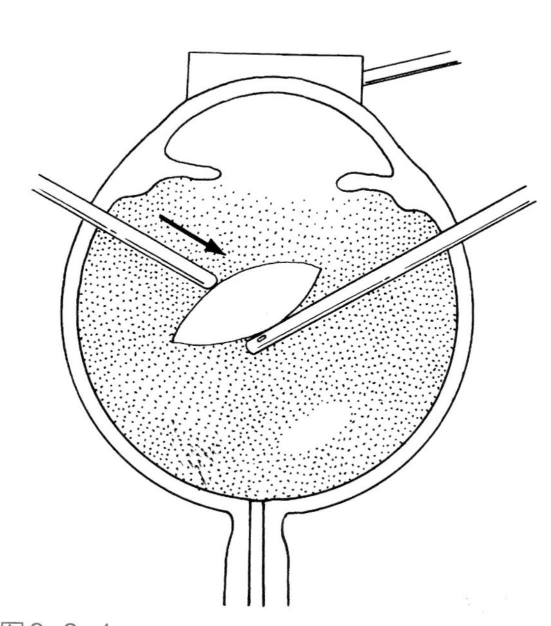

图8-3-4

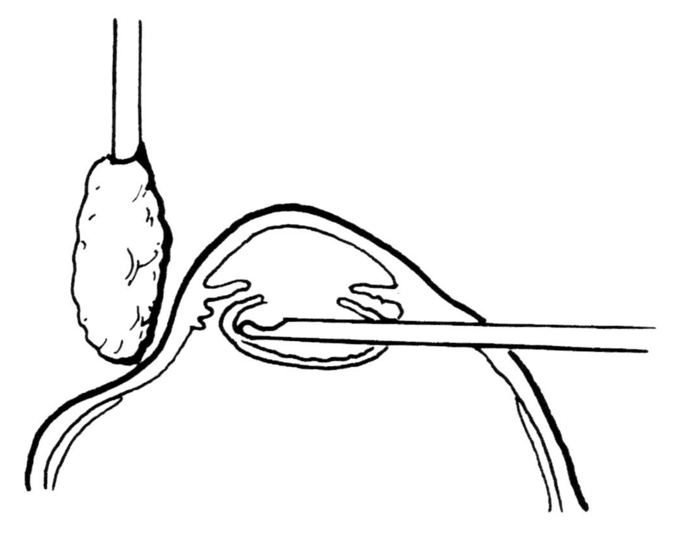

图8-3-5

术后处理

❶ 术后常规裂隙灯、检眼镜检查术眼，检测术眼视力及矫正视力。

❷ 左氧氟沙星、妥布霉素地塞米松滴眼液每日3~4次，复方托吡卡胺滴眼液每日1次点眼。

❸ 嘱患者安静休息2小时，保护术眼，免受碰撞。

❹ 注意全身状态，出现疼痛、呕吐、咳嗽等应对症处理。

❺ 每日换药1次，第5日拆结膜线。

第四节 玻璃体接触角膜的前玻璃体切割术

适 应 证　　任何原因引起的玻璃体与角膜内皮粘连、大泡性角膜病变，无晶状体玻璃体阻滞性青光眼，无晶状体眼穿透性角膜移植的玻璃体疝。

禁 忌 证　　同经角膜缘切口的晶状体切割术。

术前准备　　同经角膜缘切口的晶状体切割术。

麻　　醉　　同经角膜缘切口的晶状体切割术。

体　　位　　手术采取仰卧位。

手术步骤

❶ 上方角膜缘180°结膜切开。

❷ 10点和2点方位距离角膜缘3~3.5mm处巩膜面用穿刺刀刺入前房，两穿刺口分别安置灌注针和进入切割头，切除前房内玻璃体（图8-4-1）。

❸ 对无晶状体眼前房玻璃体切割时，切割刀头尽量避开角膜内皮和虹膜（图8-4-2、图8-4-3）。

❹ 用8-0缝线缝合巩膜切口，缝合球结膜。

❺ 地塞米松2mg结膜下注射，单眼带包扎术眼。

手术要点　　术中尽可能避免角膜内皮和虹膜损伤。

术后处理

❶ 术后常规裂隙灯、检眼镜检查术眼，检测术眼视力及矫正视力。

❷ 左氧氟沙星、妥布霉素地塞米松滴眼液每日3~4次，复方托吡卡胺滴眼液每日1次点眼。

❸ 嘱患者安静休息2小时，保护术眼，免受碰撞。

❹ 注意全身状态，出现疼痛、呕吐、咳嗽等应对症处理。

❺ 每日换药1次，第5日拆结膜线。

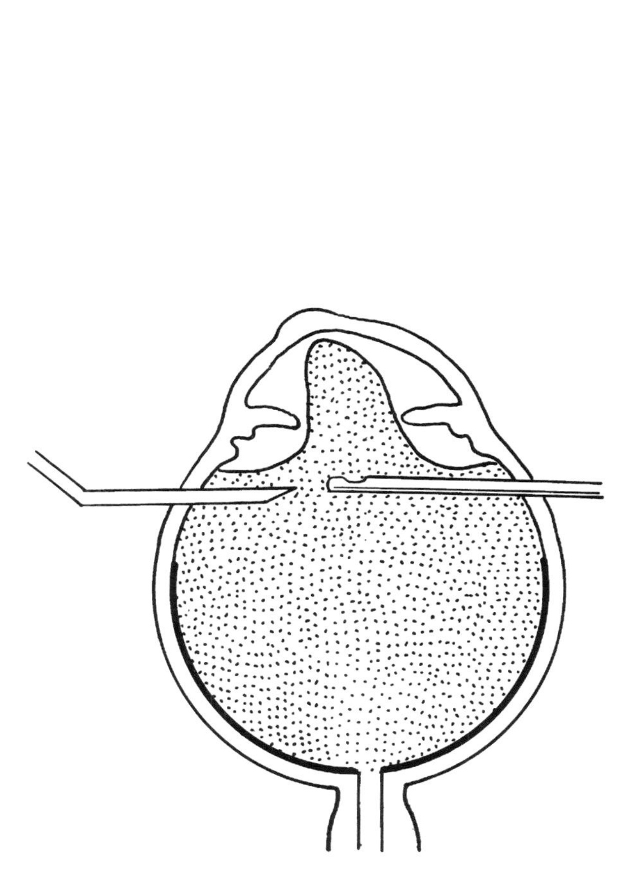

图8-4-1

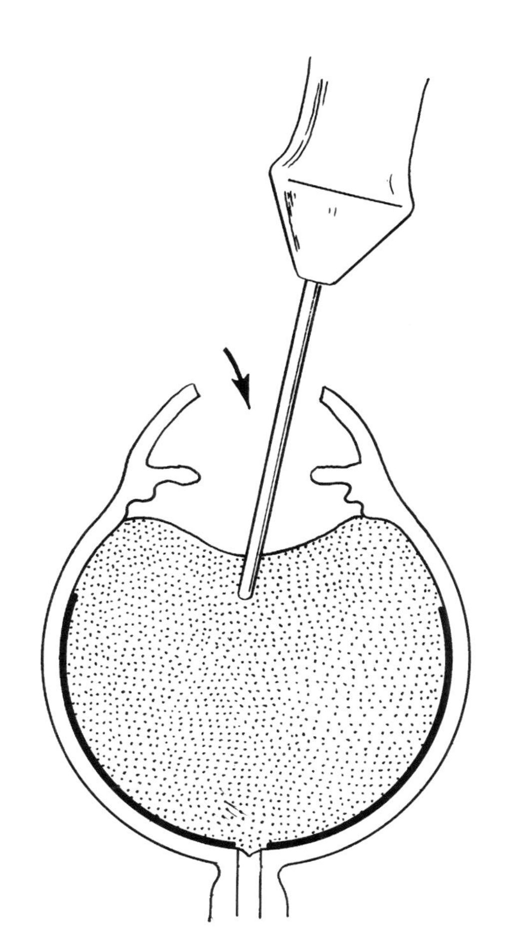

图8-4-2

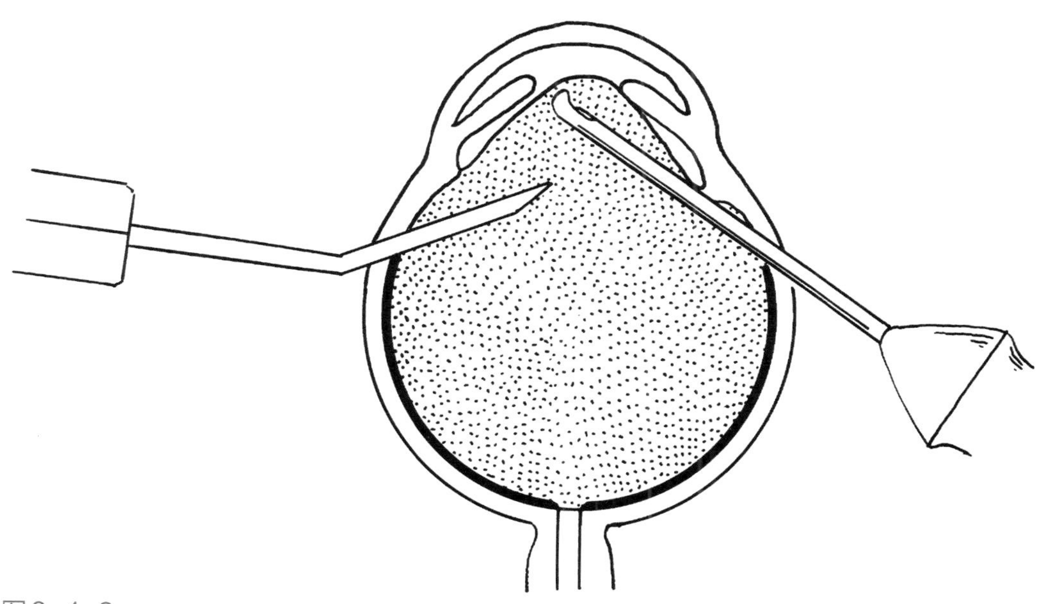

图8-4-3

第五节 眼后段玻璃体切割术

适应证 玻璃体积血、炎性混浊、复杂性视网膜脱离、增生性玻璃体视网膜病变、黄斑视网膜前膜、黄斑裂孔、眼内异物、眼内炎、玻璃体内肿瘤或寄生虫。

禁忌证 同经角膜缘切口的晶状体切割术。

术前准备 同经角膜缘切口的晶状体切割术。

麻　醉

❶ 2%利多卡因2~3ml结膜下浸润麻醉、球后阻滞麻醉。

❷ 2%利多卡因1ml球周麻醉。

❸ 配合困难的患者可采用基础麻醉结合局部浸润麻醉或全身麻醉。

体　位 手术采取仰卧位。

手术步骤

ER 8-5-1 玻璃体积血切除视网膜光凝术

❶ 距离角膜缘2mm剪开球结膜并分离筋膜囊，常用的切口有3种（图8-5-1~图8-5-3）。

❷ 用穿刺刀分别在颞上、鼻上和颞下距离角膜缘3.5~4mm平行角膜缘穿入玻璃体腔内（图8-5-4）。颞上和鼻上两巩膜切口夹角120°~150°之间便于操作（图8-5-5）。

❸ 颞下灌注口预置缝线方法要正确（图8-5-6、图8-5-7）。

❹ 灌注针头（IF）以旋转方式插入切口，斜面朝向眼球中心并预置缝线固定灌注针头，插入过程中不能灌注（图8-5-8）。

❺ 根据手术难度选择手持式或悬浮式接触镜，后者需角膜上放一金属环并将其放于金属环内（图8-5-9、图8-5-10）。

❻ 如图8-5-11插入光导纤维（LP）及切割刀头（MV），图中A为术者位置，B为助手位置。眼内照明头的顶端呈圆柱体，应旋转，由倾斜转为垂直，向眼内推进（图8-5-12）。

❼ 切割刀头呈圆锥形与巩膜垂直方向插入切口（图8-5-13）。

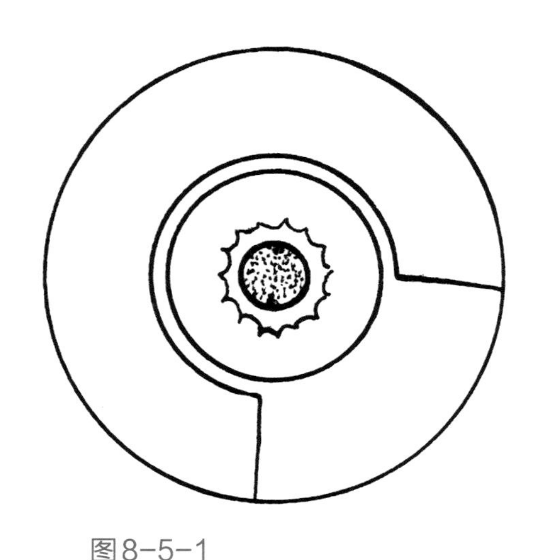

图8-5-1

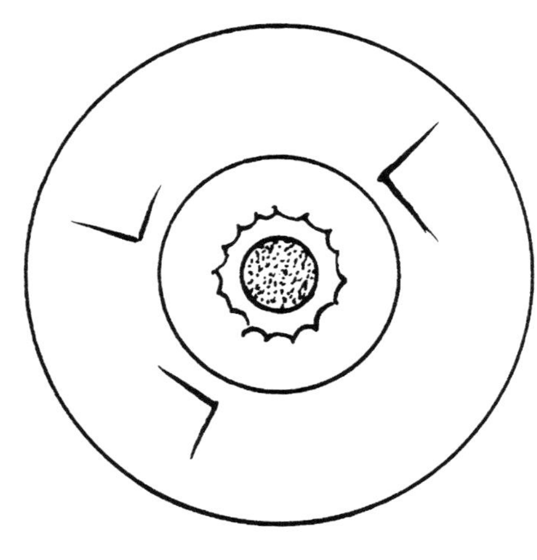

图8-5-2

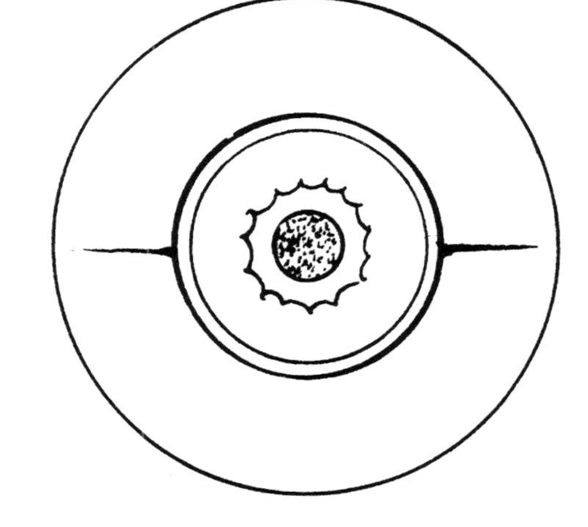

图8-5-3

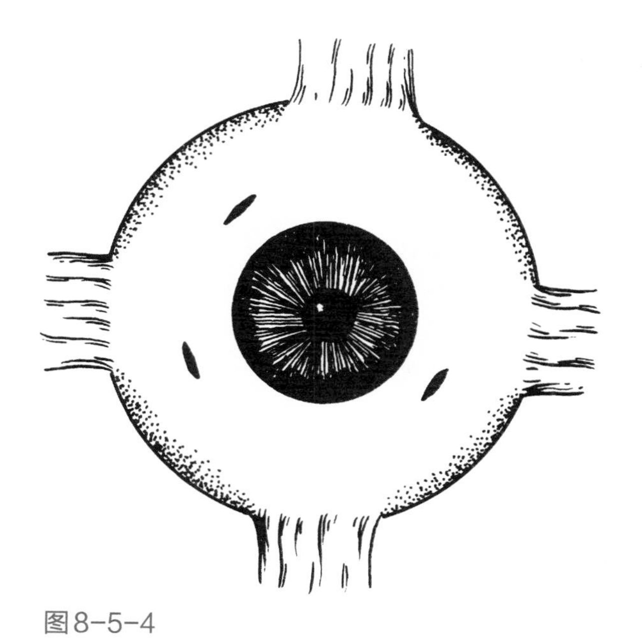

图8-5-4

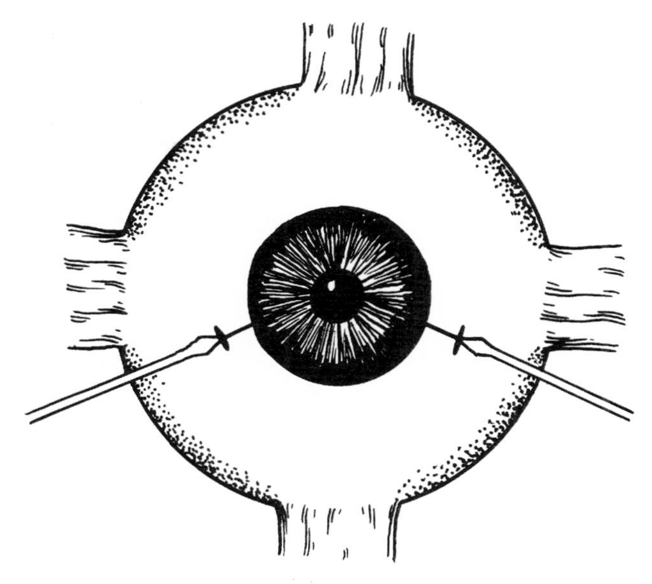

图8-5-5

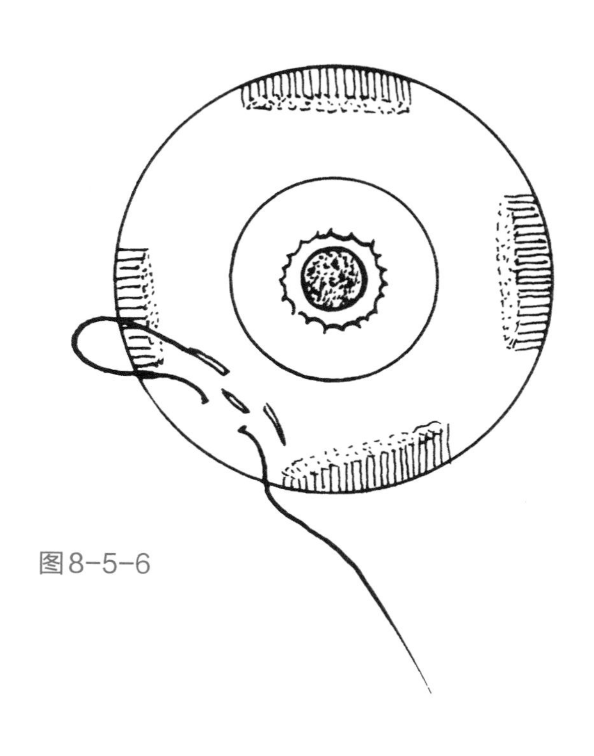

图8-5-6

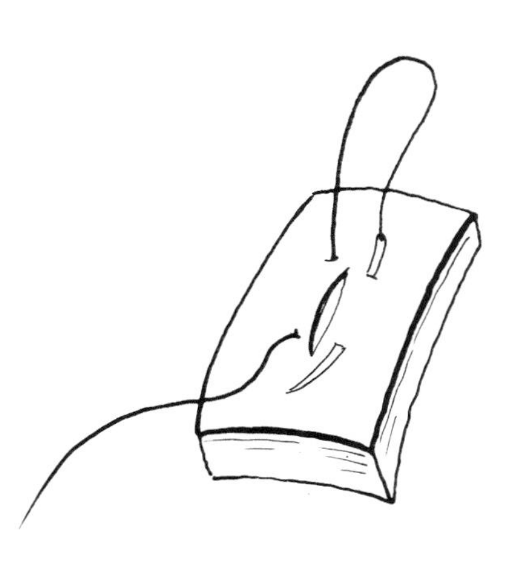

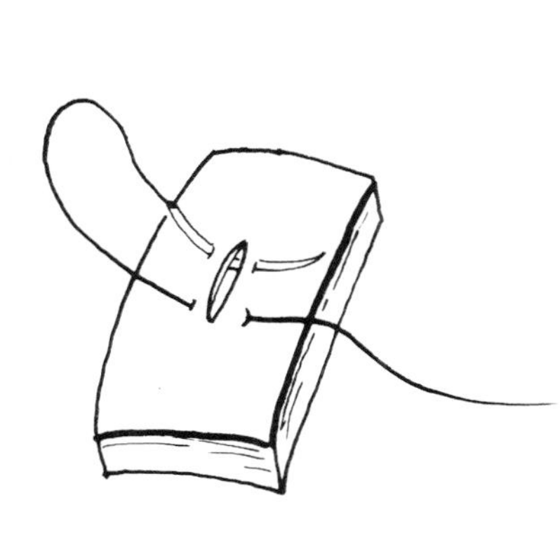

图8-5-7

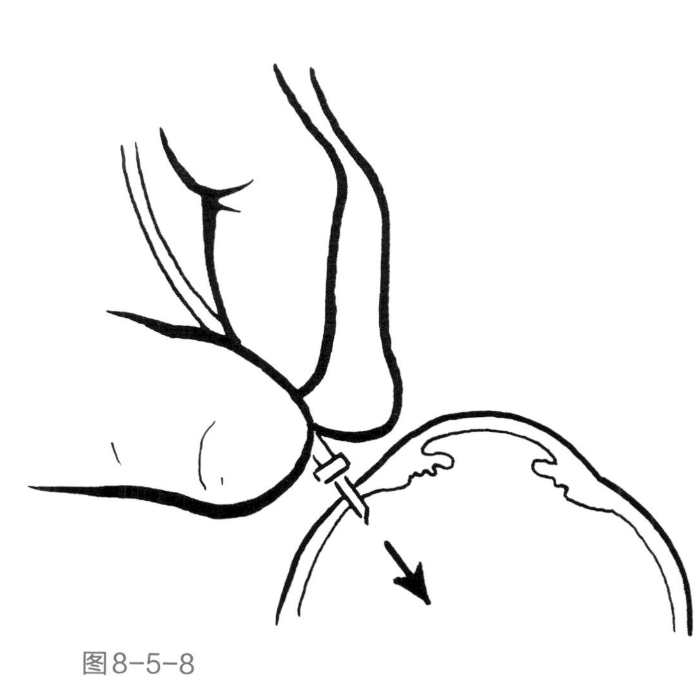

图8-5-8

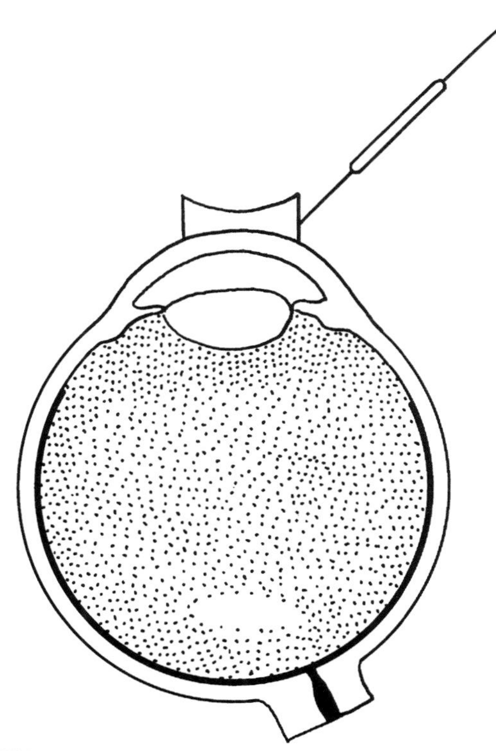

图8-5-9

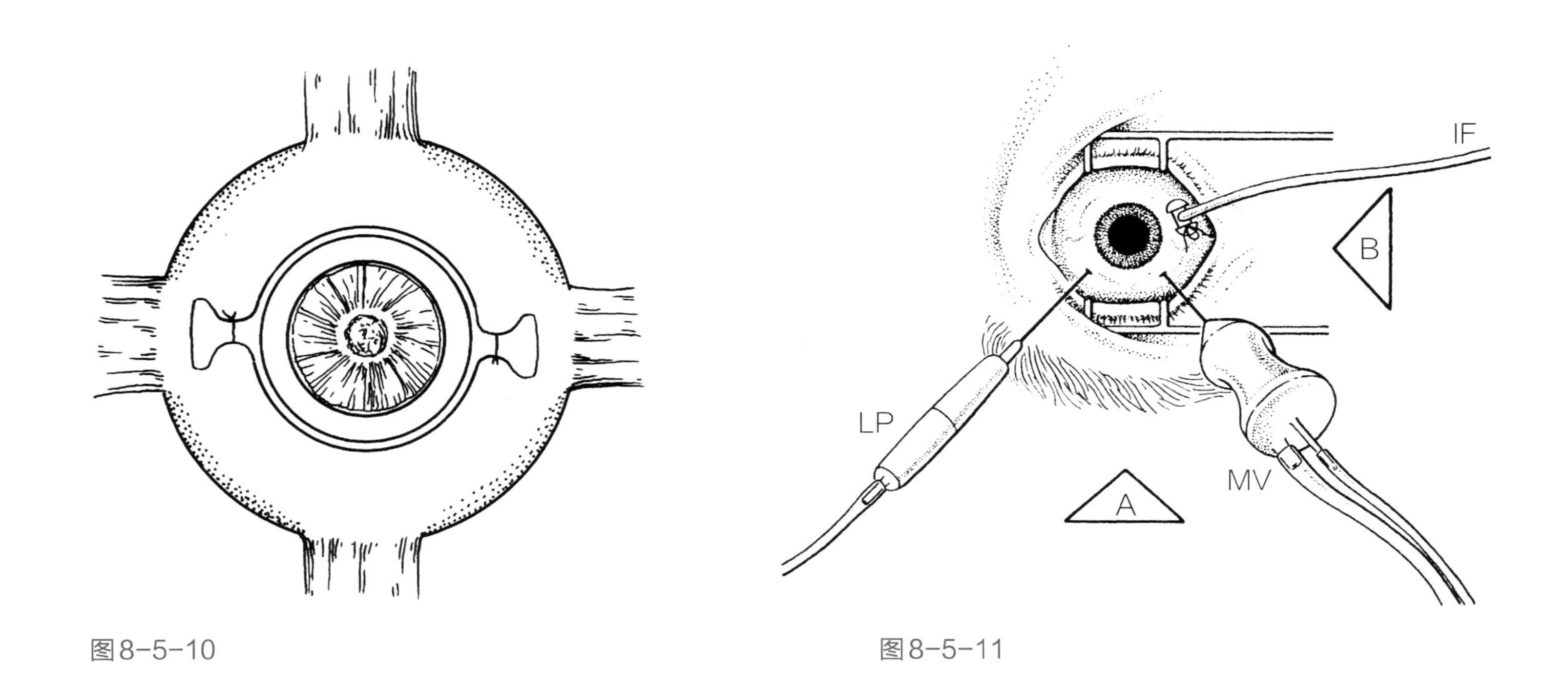

图8-5-10

图8-5-11

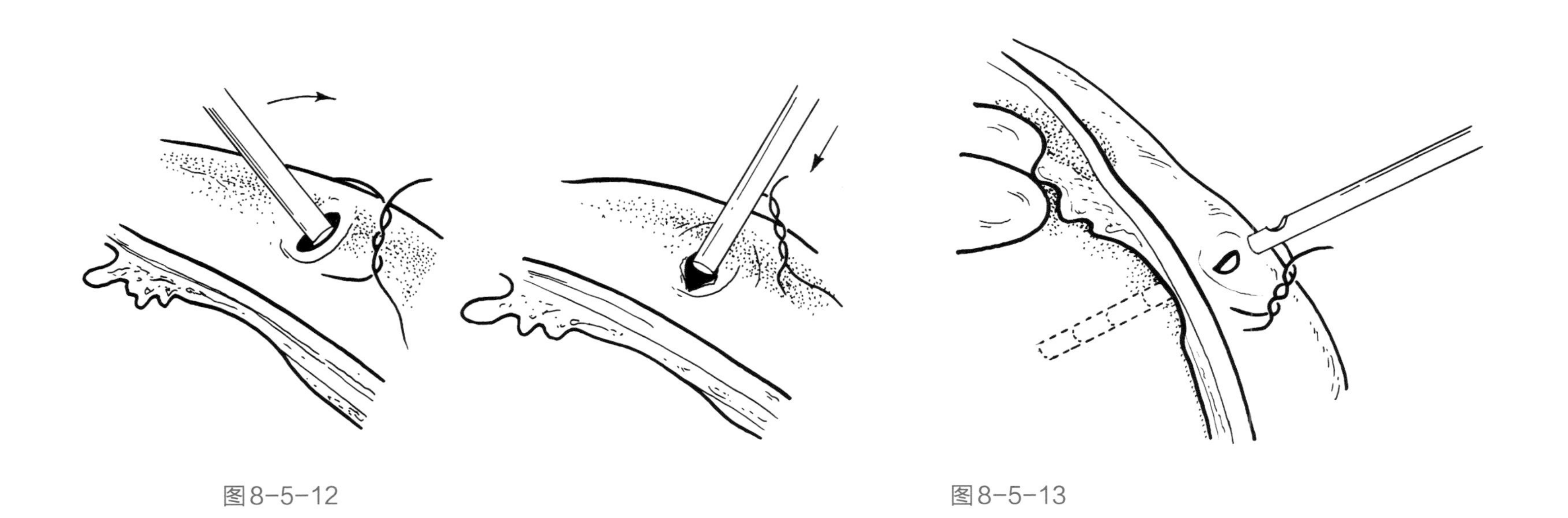

图8-5-12

图8-5-13

❽ 尖端成角的器械进入切口　剪刀或者镊子两叶闭合，先尖端垂直巩膜进入切口后，器械杆由倾斜改为垂直巩膜进入玻璃体内，尖端至玻璃体基底部后做轻度往复旋转推进（图8-5-14）。

❾ 器械的握持见图8-5-15。用右手和左手的拇指、示指和中指分别拿稳切割刀头、光导纤维或其他器械的手柄，并可灵活转动器械的前端。

器械在眼内运动的基本方式：前进后退（图8-5-16）、自身旋转（图8-5-17）、以切口为支点的倾向运动（图8-5-18）。双手配合，可采用直接照明、间接照明和后部反光照明（图8-5-19）。

❿ 切除中轴部玻璃体　由晶状体后面中央的玻璃体开始切除，逐渐向后切除。刀口背向视网膜。打开玻璃体后界膜（图8-5-20），扩大后界膜切口至周边部（图8-5-21）。

⓫ 切除基底部玻璃体　助手压迫锯齿缘处巩膜向内推顶，在弱吸力下切除基底部玻璃体（图8-5-22）。

⓬ 除去视网膜前血池　先切除视轴区混浊的玻璃体，用切割刀头放在血池表面，吸、切同时进行，将血除去（图8-5-23）。必要时可利用笛形针排出视网膜前积血（图8-5-24）。

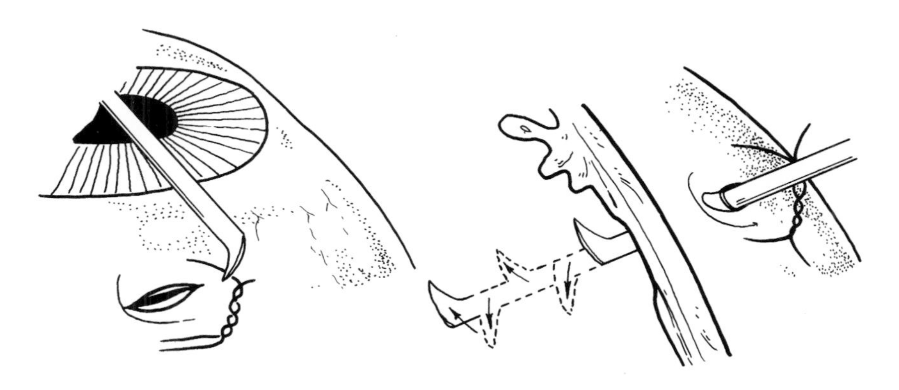

图8-5-14

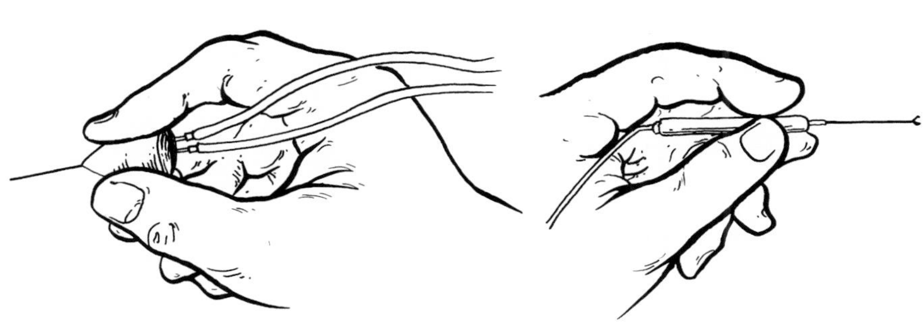

图8-5-15

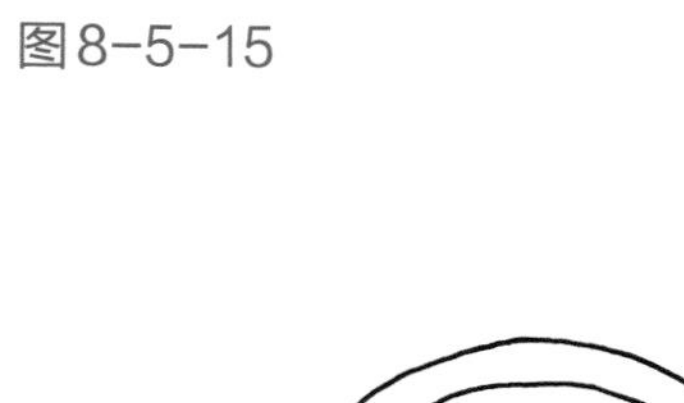

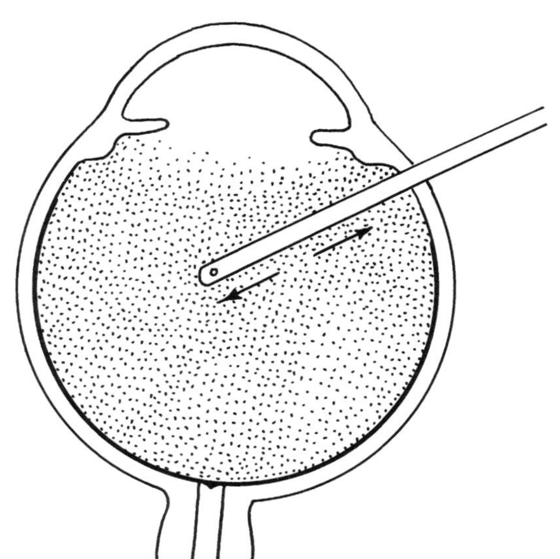

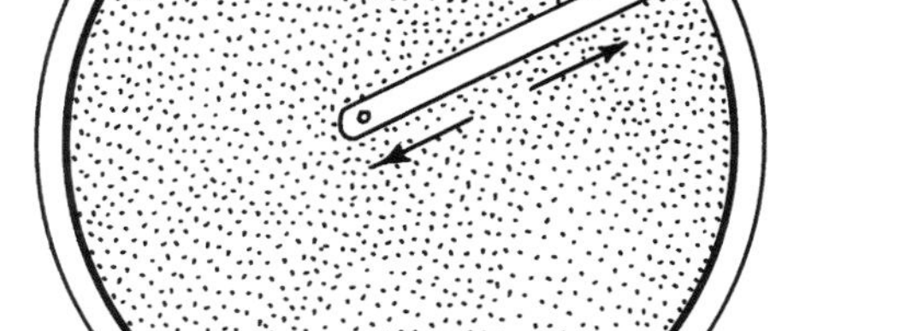

图8-5-16

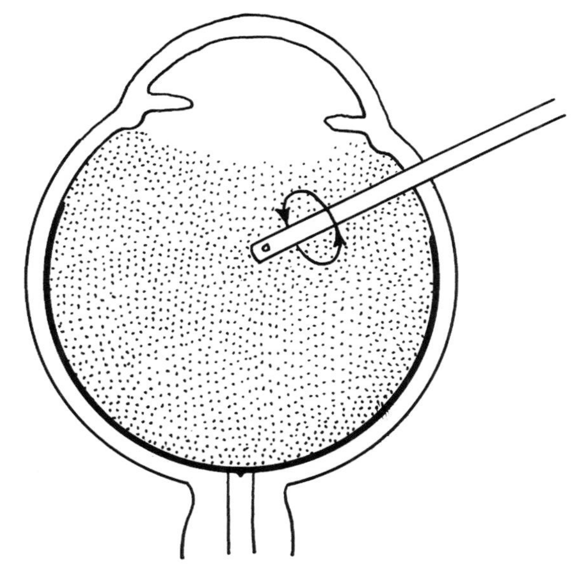

图8-5-17

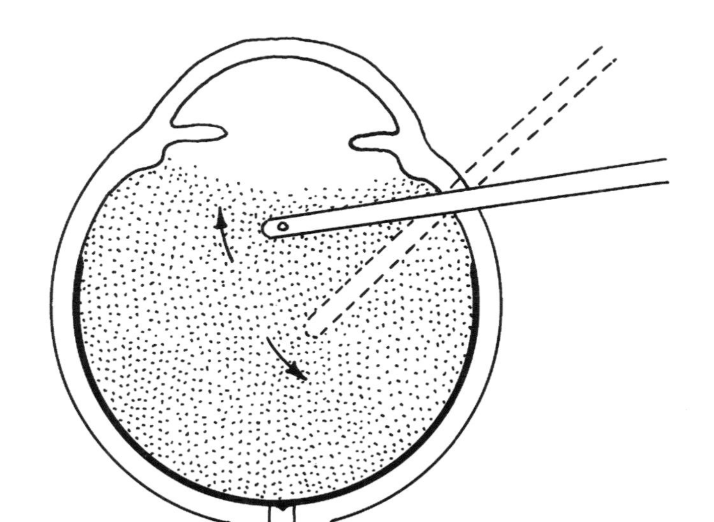

图8-5-18

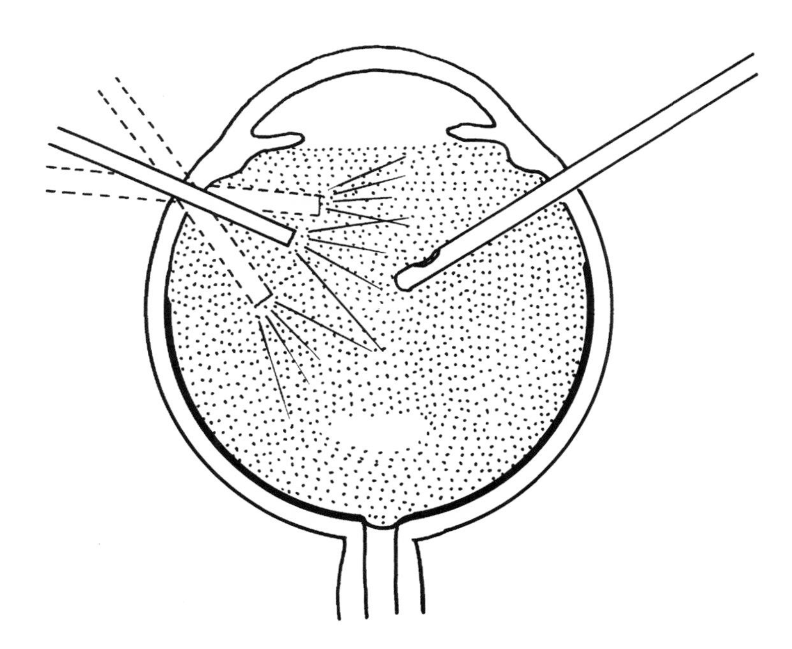

图8-5-19

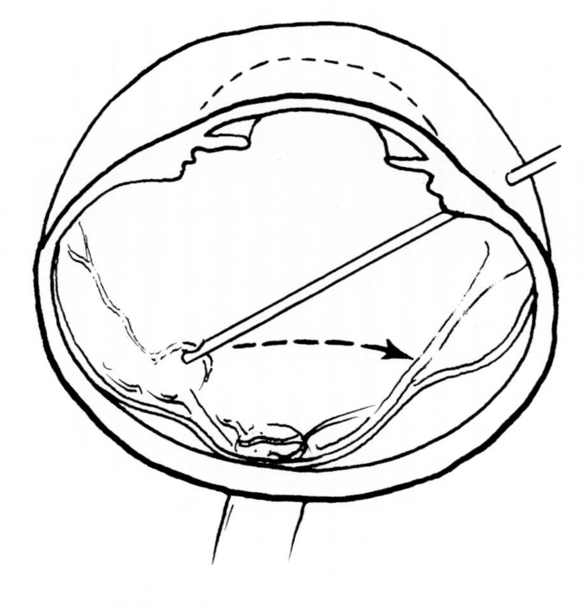

图8-5-20

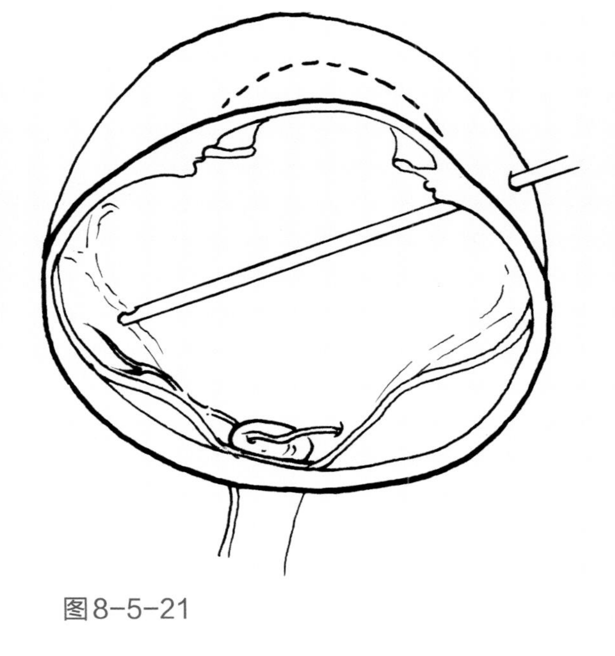

图8-5-21

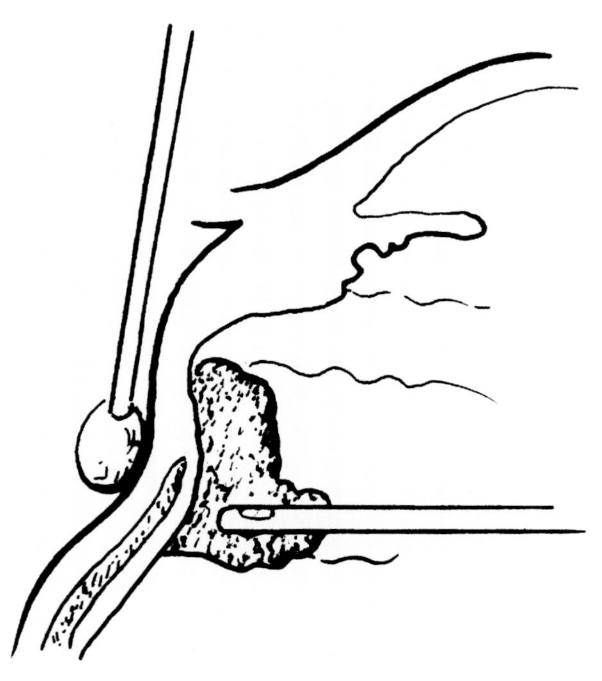

图8-5-22

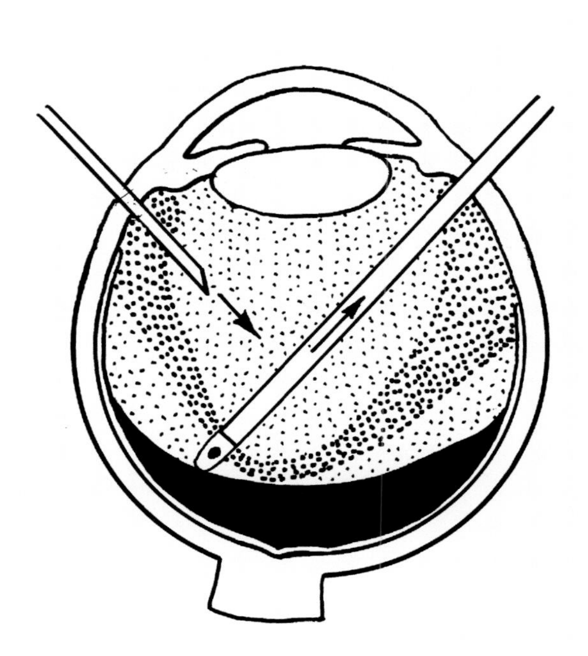

图8-5-23

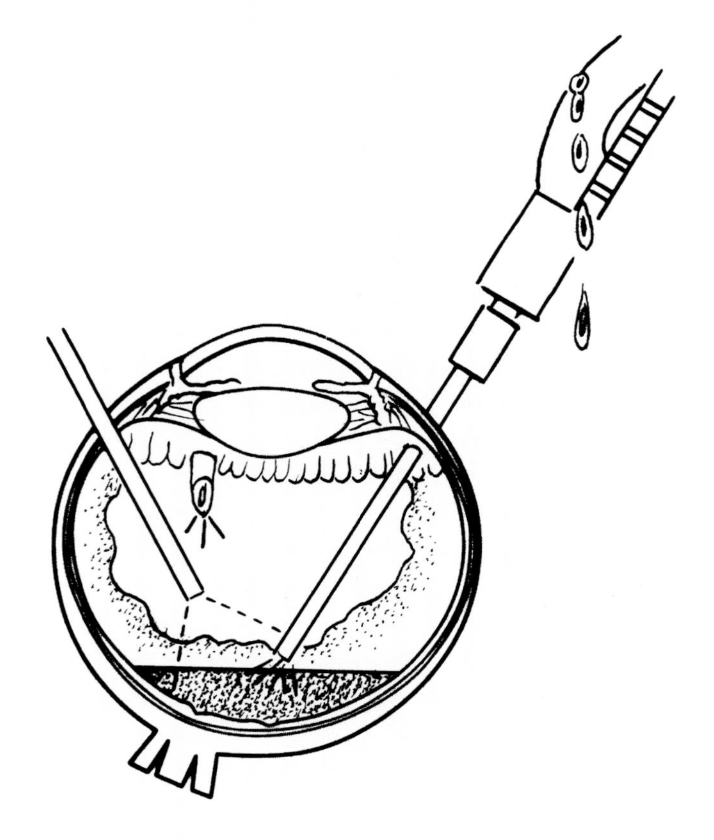

图8-5-24

⑬ 对粗而韧的条带可用玻璃体剪剪断或者用钩针钩出一个缺口，然后用玻璃体切割刀头以蚕蚀技术切割（图8-5-25）。

⑭ 视网膜前膜分离与切除方法

（1）钩膜：用20号锐或钝钩膜针在膜的薄弱处进针，切线方向用力，将周边分离后再钩中央使之与视网膜完整分离（图8-5-26）。

（2）碎膜术：对较厚的盘状膜用一般方法剥离很难分离，需将膜切割后再分块切除（图8-5-27、图8-5-28）。

（3）剪膜：对索条状走行的膜，如果粘连太紧，可用玻璃体剪子在凹陷处分段剪开，然后再切除（图8-5-29）。

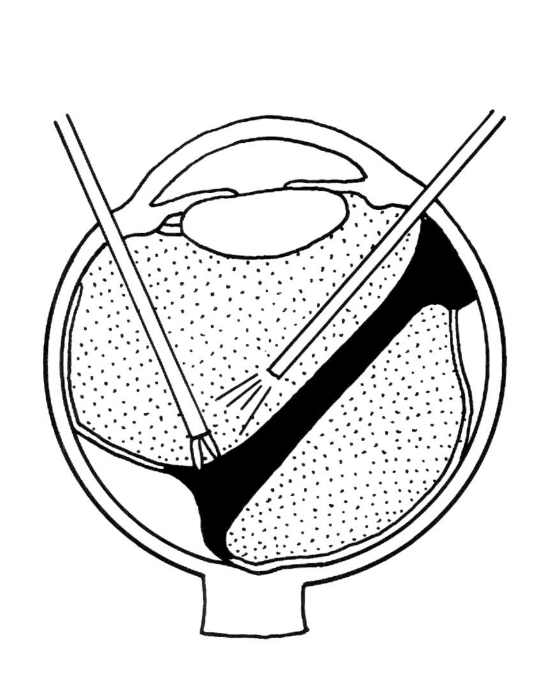

图8-5-25

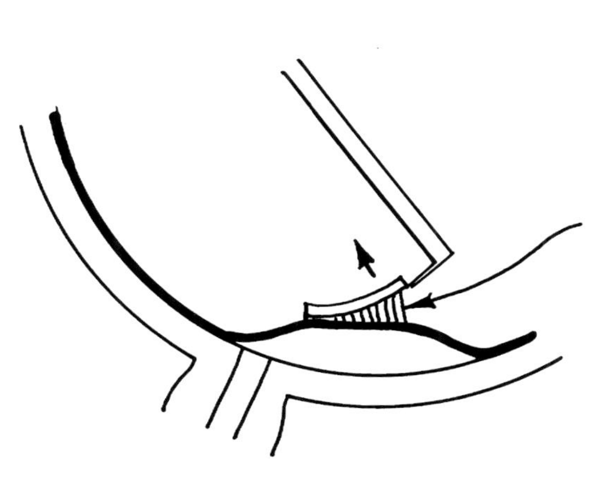

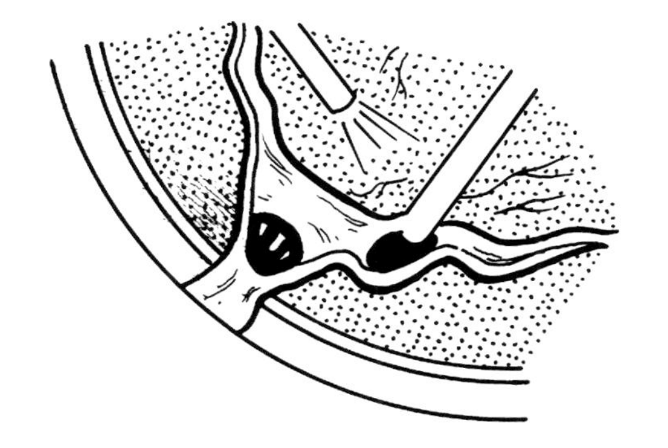

图8-5-26

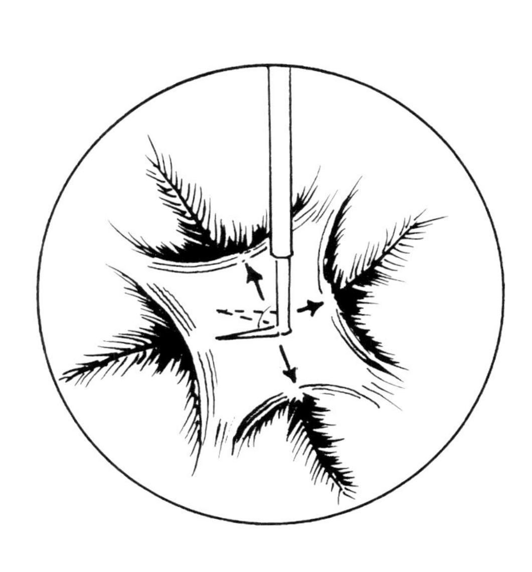

图8-5-27

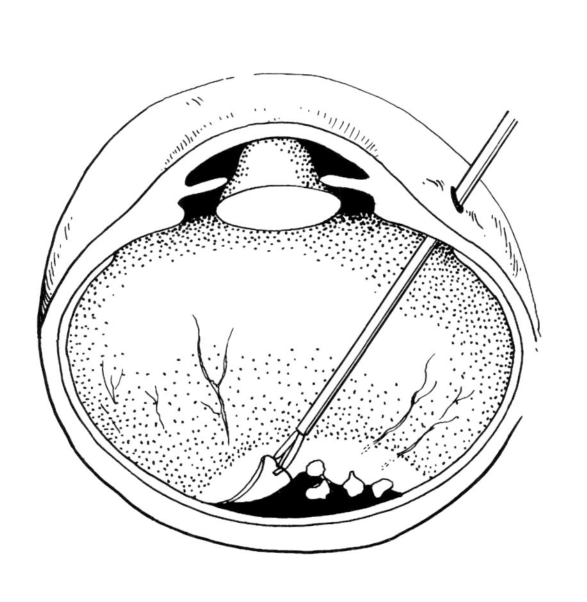

图8-5-28

（4）撕膜：对较厚且增殖广泛的膜分离到一定范围后，游离端往往漂浮在玻璃体中不易分离，可用撕膜镊子抓住膜的边缘反折处轻轻向膜的切线方向将膜撕下来（图8-5-30）。

（5）撬膜：用130°～150°铲形膜剥离器对基底较宽的血管性及外伤造成的瘢痕性膜先分离出一个缺口，将其伸入膜与网膜之间左右摆动或向上撬起，用玻璃体剪将膜两端剪开，再用镊子将膜取出（图8-5-31）。

⑮ 视网膜下膜切除 “晾衣绳”“餐巾环”样视网膜下条索，采用与条索垂直剪开其表面的视网膜（图8-5-32），用眼内镊夹持膜下条索，沿条索方向摇摆、松动，逐渐抽出（图8-5-33）。也可将条索分段松动、截取。

⑯ 玻璃体内异物取出方法

（1）先切除前节玻璃体和中央玻璃体（图8-5-34），再切除异物表面玻璃体（图8-5-35）。

（2）利用恒磁棒把磁性异物从后极部网膜前吸出（图8-5-36）。

（3）用异物钳取近平坦部的非磁性异物，应弧形撤出，避免损伤晶状体

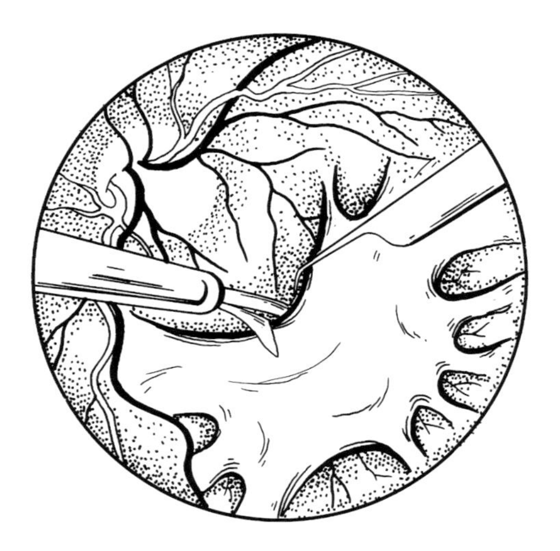

图8-5-29

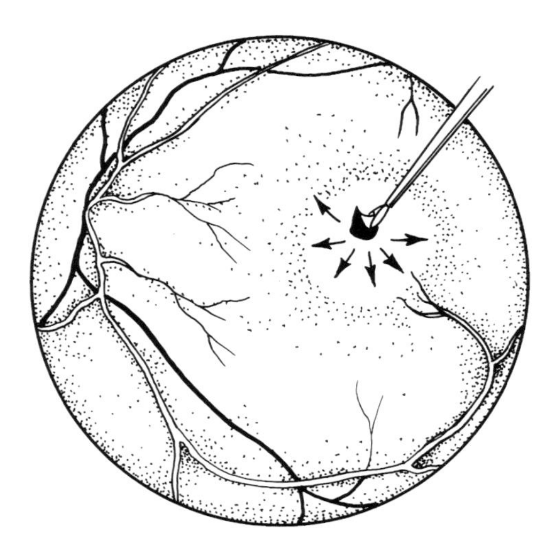

图8-5-30

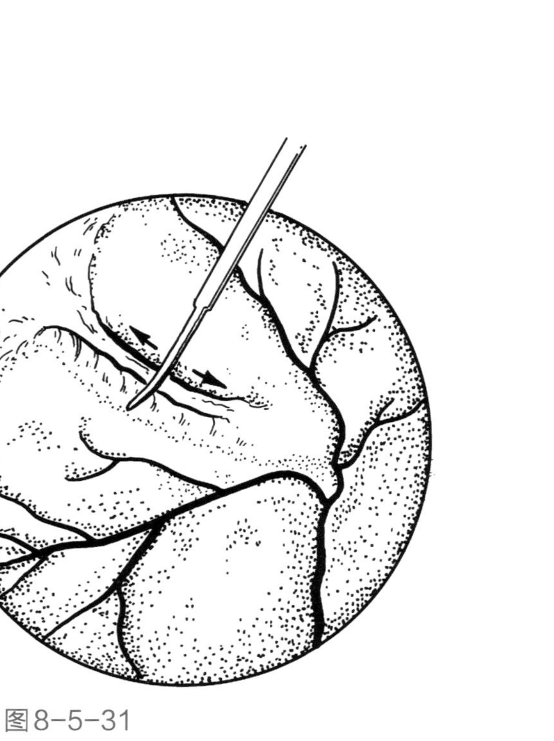

图8-5-31

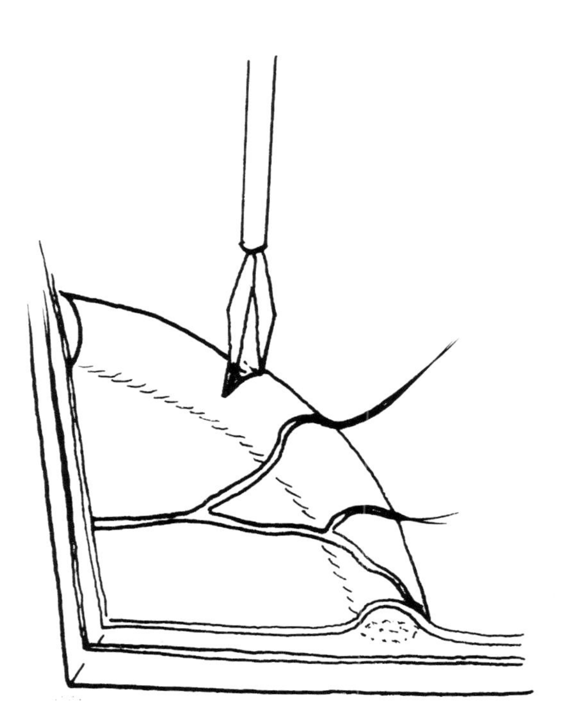

图8-5-32

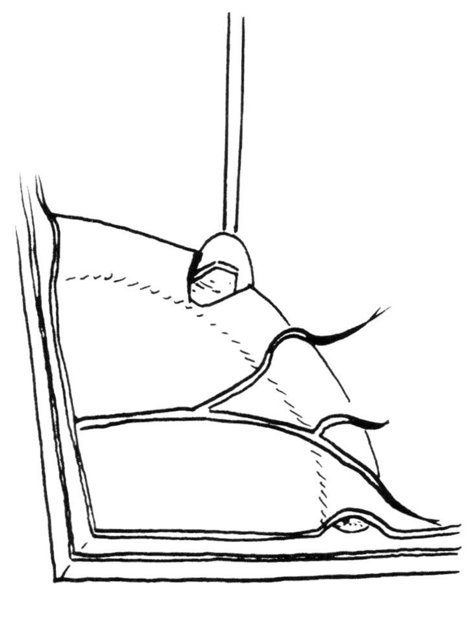

图8-5-33

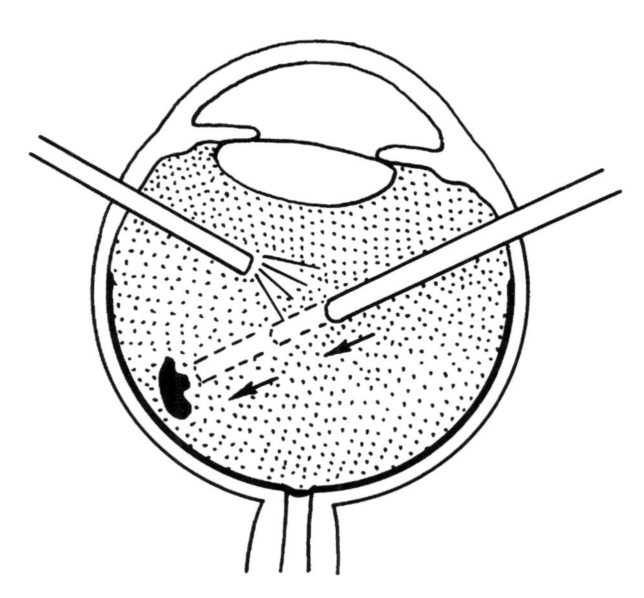

图8-5-34

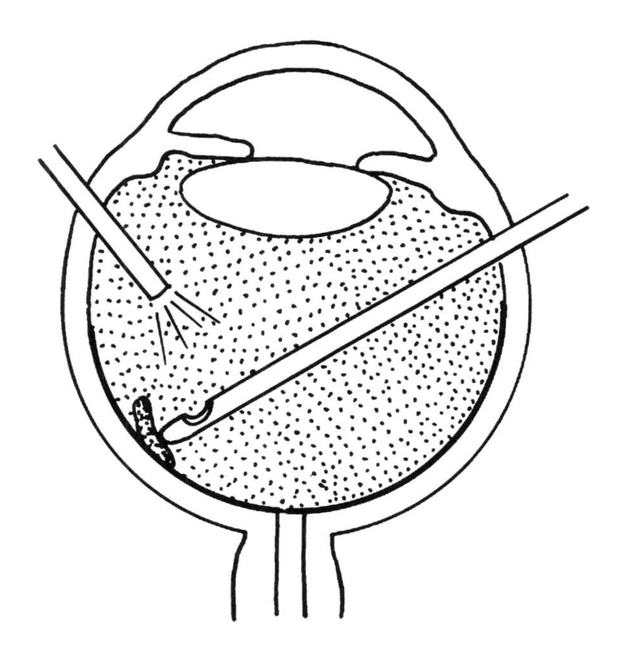

图8-5-35

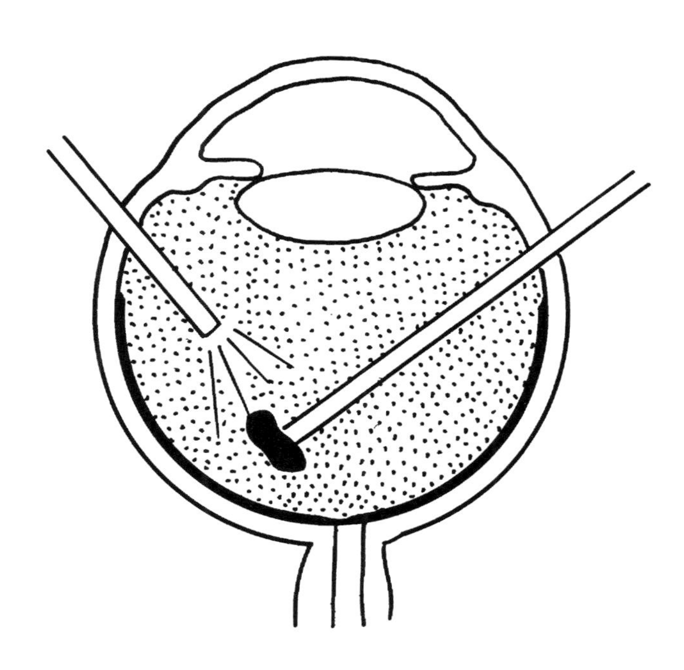

图8-5-36

后囊膜（图8-5-37）。

（4）中等大小的眼后段异物，用异物钳夹住异物后，为使异物扁平方向和切口方向一致，便于取出，可进行适当旋转（图8-5-38）。

⑰ 气/液交换　眼内注气，笛形针伸入视网膜裂孔或视网膜切开孔，排净视网膜下液（图8-5-39）。

⑱ 视网膜裂孔及变性区光凝。

⑲ 油/气交换　适用于硅油充填者。眼内注入硅油（图8-5-40），保持正常眼压。

⑳ 微创玻璃体切割术　微创玻璃体切割术是通过应用精细和复杂的手术器械，使手术切口明显缩小，达到免缝合的要求，即所谓通过“微小创伤”进行的玻璃体切割术。手术中不需要在眼球上做大切口，而是使用特制的套管针直接穿刺球结膜和巩膜进入玻璃体腔进行手术。因为套管针和手术器械的直径都很小，穿过眼球壁只需通过3个很小的针孔，所以套管拔除之后切口能够自行封闭，不需要缝合，近年来应用比较广

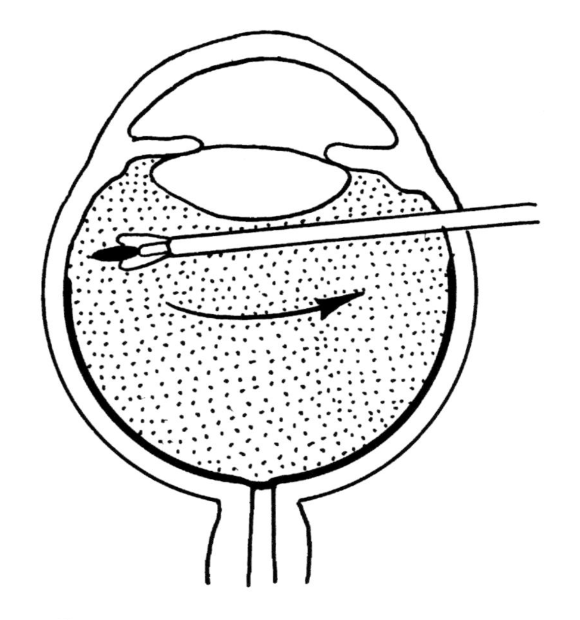

图8-5-37

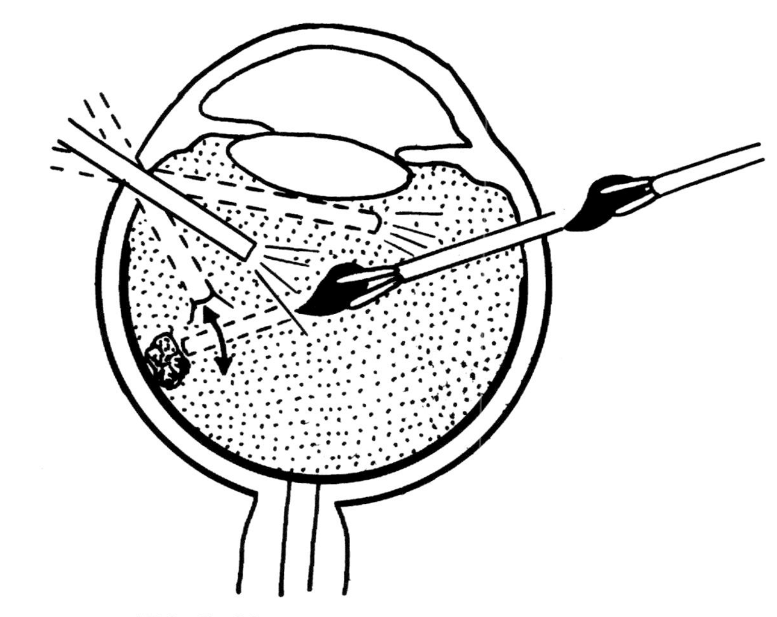

图8-5-38

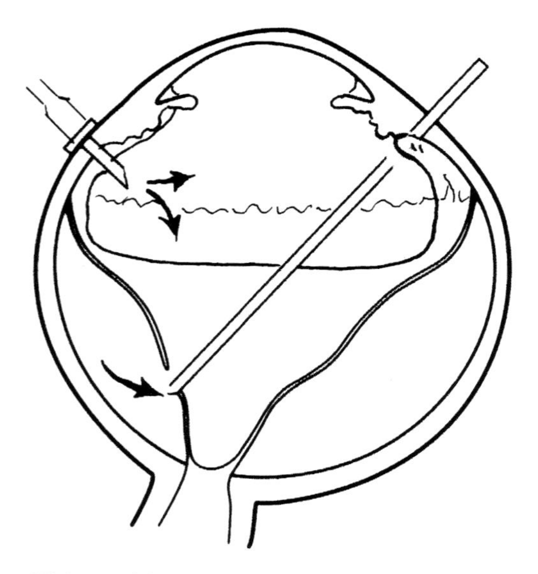

图8-5-39

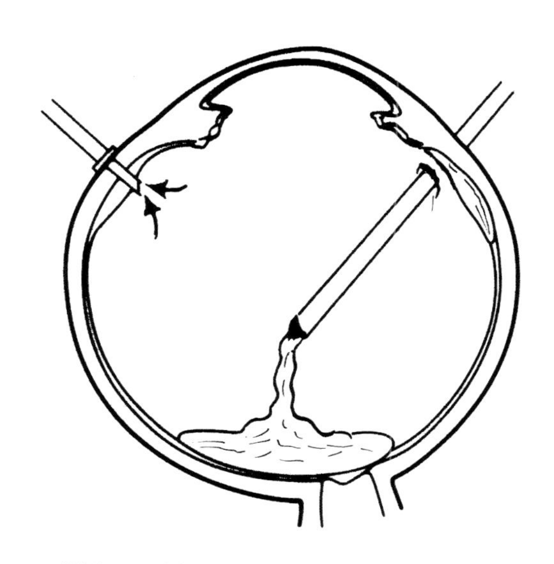

图8-5-40

泛。优点：经结膜直接穿刺，切口无需缝合；快速建立及关闭切口，节省手术时间；术后恢复快，炎症反应轻，患者舒适度高；流率提高，眼内操作更容易，因此适应证较多。可治疗包括黄斑皱褶、黄斑裂孔、增生型糖尿病性视网膜病变、非增生型糖尿病性视网膜病变、孔源性视网膜脱离（原发性视网膜脱离）、玻璃体积血等玻璃体视网膜疾病。

㉑ 闭合巩膜及结膜切口。按顺序取出切割刀头，立即用巩膜塞塞住切口，再取出光导纤维，用纤维剪剪除切口周围的玻璃体。用8-0尼龙线行双八字缝合，深度达到2/3~4/5巩膜厚度。球结膜切口可用8-0线间断缝合。单眼带包扎术眼。

手术要点

❶ 玻璃体要切割干净，避免术后残留的玻璃体增生。

❷ 机化膜的处理十分重要，尽可能避免加重视网膜损伤。

术后处理

❶ 术后常规裂隙灯、检眼镜检查术眼，检测术眼视力及矫正视力。

❷ 左氧氟沙星与妥布霉素地塞米松滴眼液每日3~4次点眼。必要时可给予广谱抗生素加糖皮质激素静脉输液。

❸ 嘱患者安静休息2小时，保护术眼，免受碰撞。

❹ 注意全身状态，出现疼痛、呕吐、咳嗽等症状应对症处理。

❺ 每日1次换药，第5~7日拆结膜线。

第九章

视网膜脱离手术

扫描二维码，
观看本书所有
手术视频

第一节 视网膜裂孔冷凝术

适应证

❶ 视网膜脱离手术中封闭裂孔。

❷ 远周边部视网膜裂孔或变性区的治疗。

禁忌证

❶ 急、慢性结膜炎有黏液分泌物及眼睑睑缘炎，慢性泪囊炎者。

❷ 有严重心、脑血管疾病及严重的其他疾病，不能耐受手术者。

术前准备

详细询问患者有无既往心、脑血管病史，进行身体常规检查，向患者及家属交代操作风险并完成知情同意书签字。术前完善眼底、眼A/B超等眼部检查明确裂孔位置。术前复方托吡卡胺滴眼液点眼充分散瞳，清洁术眼结膜囊，眼睑皮肤消毒，消毒范围：上方达发际，内侧过鼻中线，下方到上唇平面，外侧到耳根部。

麻醉

❶ 2%利多卡因2~3ml结膜下浸润麻醉、球后阻滞麻醉。

❷ 2%利多卡因1ml球周麻醉。

❸ 配合困难的患者可采用基础麻醉结合局部浸润麻醉或全身麻醉。

体位

手术采取仰卧位。

手术步骤

❶ 术前充分扩大瞳孔。开睑器开睑或缝线开睑。

❷ 根据病变位置沿角巩膜缘剪开球结膜1/2周或2/3周，两端向垂直角膜缘方向切开（图9-1-1）。

❸ 做直肌牵引线　在肌腱附着点稍后的直肌肌束上用0号或2-0丝线做一套环缝合，用以牵拉眼球（图9-1-2），也可在直肌下穿线牵拉眼球（图9-1-3、图9-1-4）。

❹ 视网膜裂孔定位方法

（1）直接检眼镜下定位法：在检眼镜下用定位棒直接从巩膜表面推压裂孔，此部位亦可用龙胆紫标记（图9-1-5）。

（2）间接检眼镜下定位法：用冷凝头轻压裂孔后缘及两端，在间接检眼镜下定位（图9-1-6）。

（3）显微镜直视下冷凝定位法：在排除视网膜下液后眼压偏低的情况下，用冷凝头顶压裂孔缘，调整手术显微镜，在显微镜直视下冷凝定位裂孔（图9-1-7）。

❺ 冷凝　一般采用2.0~2.5mm直径的冷凝头，温度达到-60~-50℃，时间为5~15秒，间接检眼镜观察下裂孔边缘网膜结冰呈白色。大的裂孔沿裂孔周围冷凝1周（图9-1-8）。

❻ 8-0线间断缝合球结膜，地塞米松2mg结膜下注射，单眼垫包扎术眼。

手术要点

❶ 在冷凝头尚未完全解冻时，不可强行移走，以免发生脉络膜出血。

❷ 冷冻不可过强，以免视网膜坏死或裂孔扩大。

❸ 术中注意保护眼睑，防止发生眼睑冻伤。

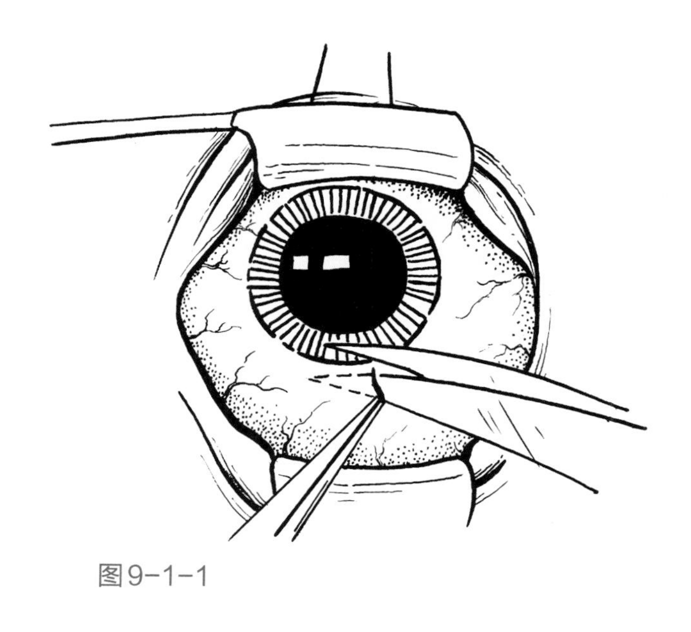

图9-1-1

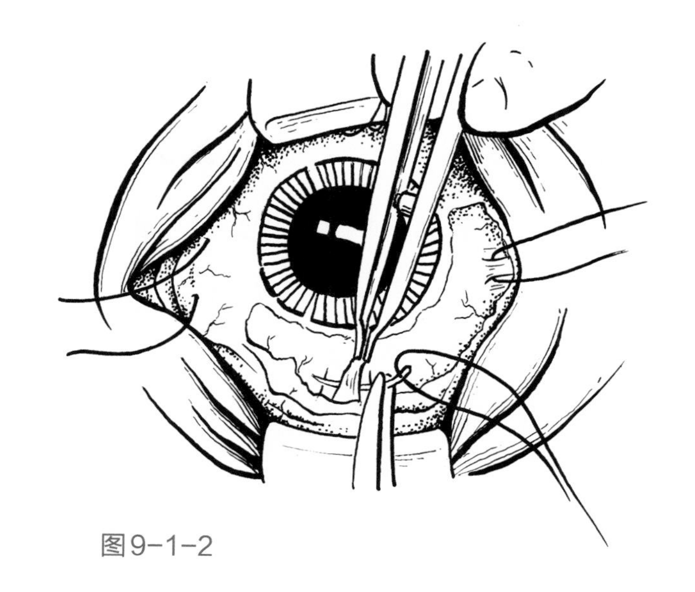

图9-1-2

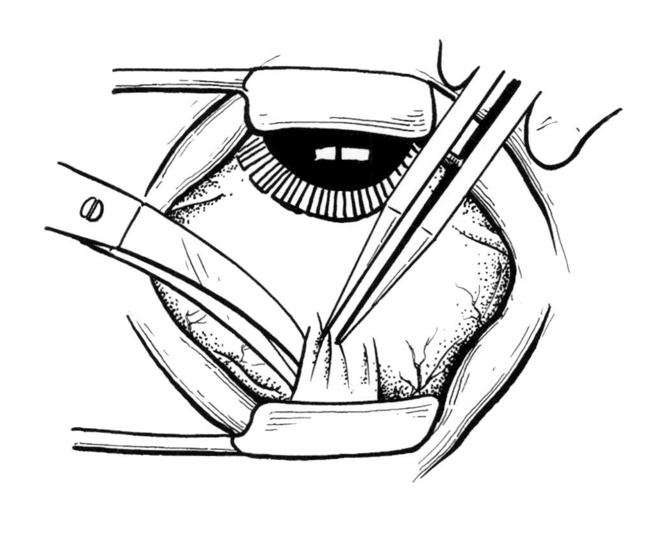

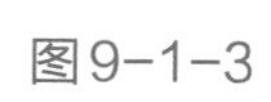

图9-1-3

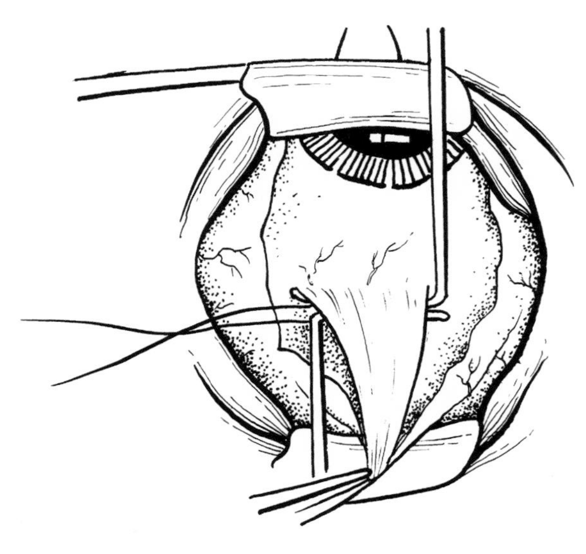

图9-1-4

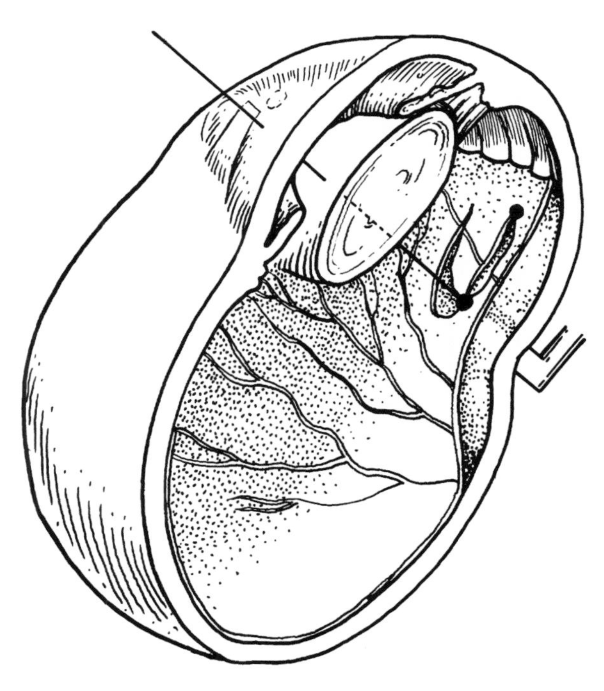

图9-1-5

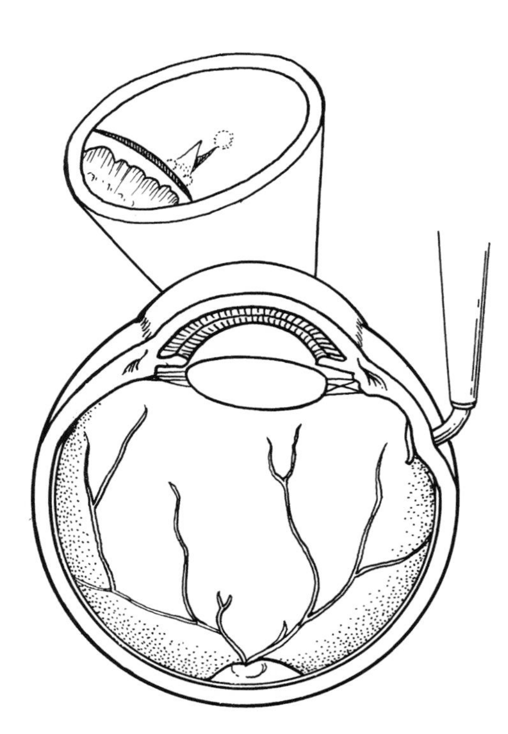

图9-1-6

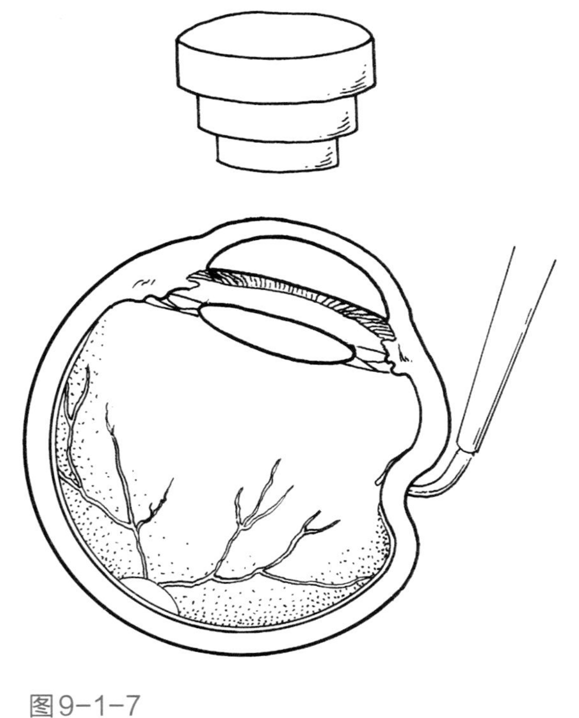

图9-1-7

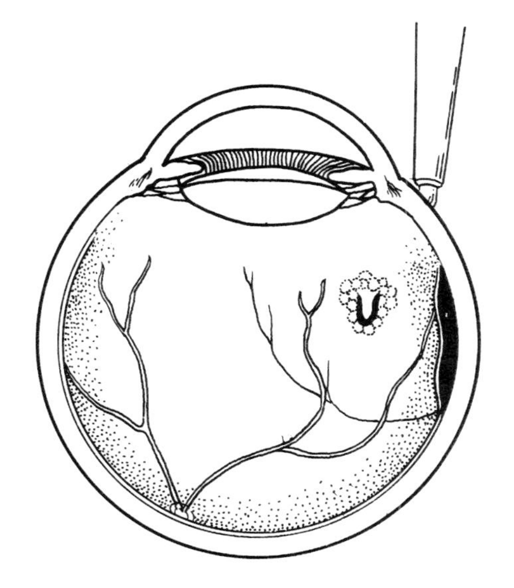

图9-1-8

术后处理　　术后常规裂隙灯、检眼镜检查术眼。每日换药1次，1%阿托品眼膏散瞳，左氧氟沙星与妥布霉素地塞米松滴眼液每日点眼3~4次，第5日拆除结膜线。

第二节　巩膜缩短术

适应证　　仅适用于一些较为简单的视网膜脱离，如较靠前的圆形裂孔、小裂孔、小的锯齿缘断离、睫状上皮裂孔、无明显增生性玻璃体病变而有一定量的视网膜下液者。

禁忌证　　同视网膜裂孔冷凝术。

术前准备　　同视网膜裂孔冷凝术。

麻醉　　同视网膜裂孔冷凝术。

体位　　手术采取仰卧位。

手术步骤

❶ 开睑器开睑，在巩膜缩短部位距离角膜缘5mm做与角膜缘平行的球结膜剪开。

❷ 在相当于裂孔区切开1/2~2/3厚度的巩膜，切口与角膜缘平行，然后向前后层间剥离3mm（图9-2-1）。

❸ 层间剥离后用丝线做预置褥式缝合线（图9-2-2）。

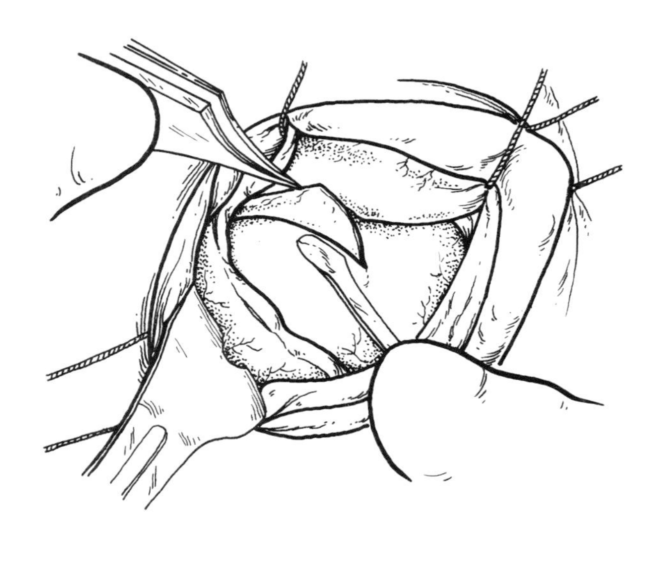

图9-2-1

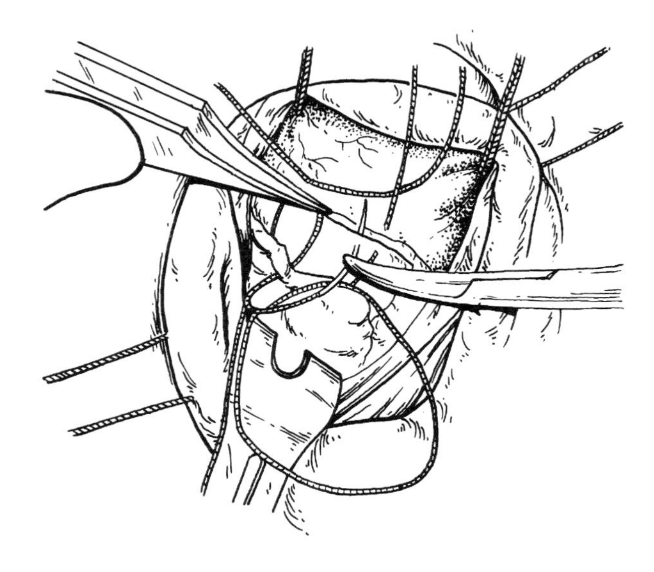

图9-2-2

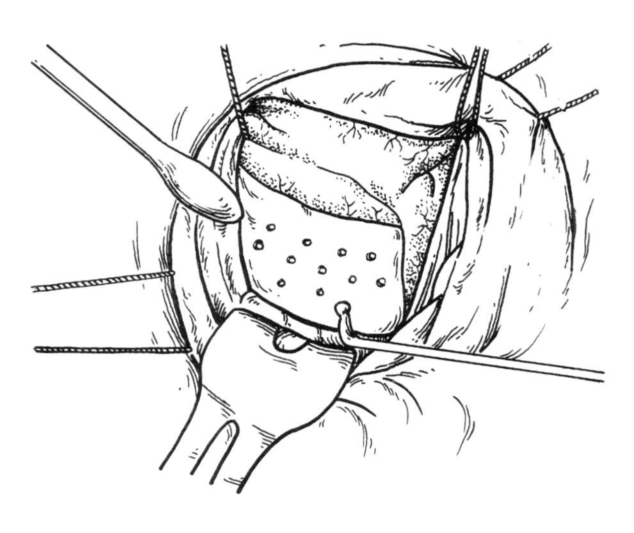

图9-2-3

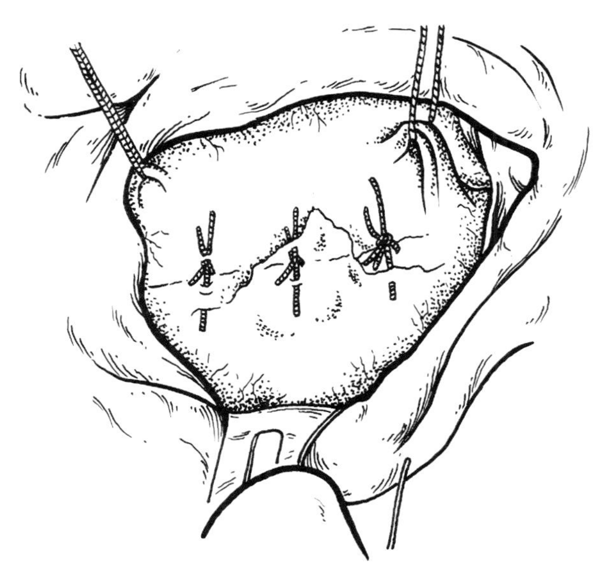

图9-2-4

❹ 在裂孔区做“钉鞋式”冷凝。在层间巩膜上放液（图9-2-3）。

❺ 放液后立即拉起所有的缝线，一一结扎（图9-2-4）。

❻ 间断缝合筋膜及球结膜，地塞米松2mg结膜下注射，单眼垫包扎术眼。

手术要点

❶ 在冷凝头尚未完全解冻时，不可强行移走，以免发生脉络膜出血。

❷ 冷冻不可过强，以免视网膜坏死或裂孔扩大的发生。

❸ 术中注意保护眼睑，防止发生眼睑冻伤。

术后处理

术后常规裂隙灯、检眼镜检查术眼。术后每日换药1次，1%阿托品药膏散瞳。左氧氟沙星与妥布霉素地塞米松滴眼液每日点眼3~4次，第5日拆除结膜线。

第三节 巩膜外加压术

适应证　大马蹄形裂孔、张口形裂孔、大圆孔、涡静脉附近及后极部裂孔，裂孔附近有玻璃体牵拉者。

禁忌证　同视网膜裂孔冷凝术。

术前准备　同视网膜裂孔冷凝术。

麻醉　同视网膜裂孔冷凝术。

体位　手术采取仰卧位。

手术步骤

❶ 开睑器开睑，在裂孔所在部位沿角膜缘切开球结膜，两端做垂直切开。

❷ 在裂孔相对应的巩膜表面，根据裂孔情况做水平或垂直于角膜缘“U”形缝线，缝线位置在裂孔后缘2~3mm,前缘1~2mm,以保证裂孔位于巩膜嵴前坡上（图9-3-1）。将硅胶海绵置于“U”形缝线下后结扎缝线（图9-3-2、图9-3-3）。

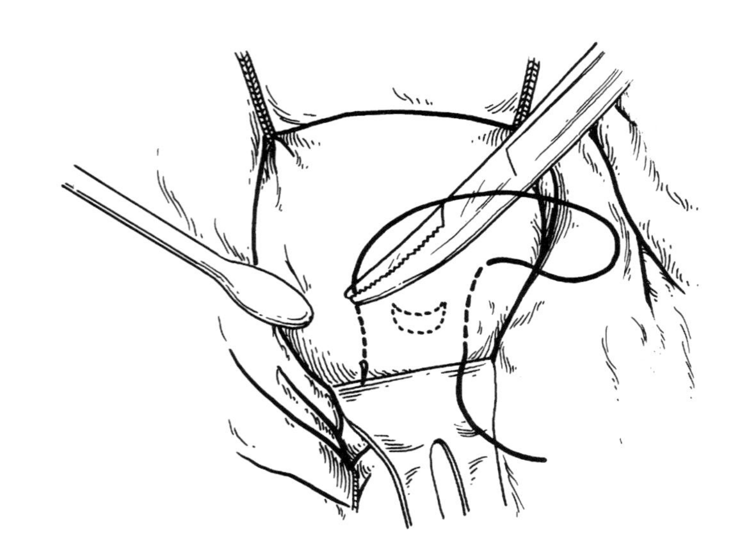

图9-3-1

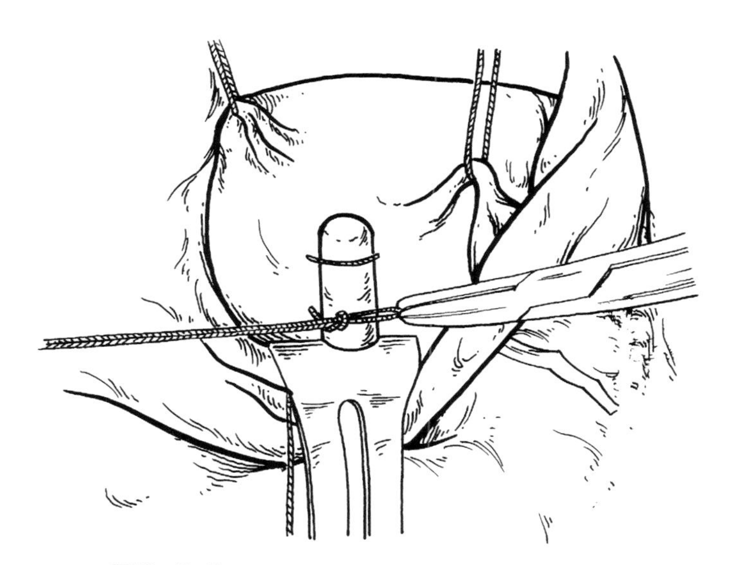

图9-3-2

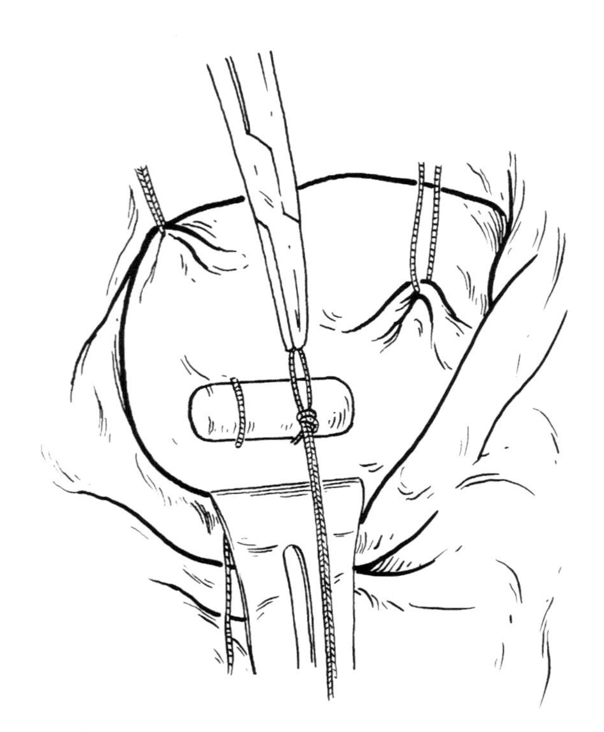

图9-3-3

❸ 冷凝及放液同巩膜缩短术。缝合筋膜及球结膜，地塞米松2mg结膜下注射，单眼垫包扎术眼。

手术要点

❶ 预置巩膜缝线时进针不能太深，以防发生医源性视网膜裂孔。

❷ 缝合时尽量避开涡静脉，以免造成涡静脉损伤；如靠近涡静脉，先将此静脉移开，留下进针间隙，然后越过静脉由血管的另一侧出针。

术后处理

术后常规裂隙灯、检眼镜检查术眼。每日换药，用1%阿托品眼膏散瞳，左氧氟沙星与妥布霉素地塞米松滴眼液每日点眼3~4次，第5日拆除结膜线。

第四节 巩膜环扎术

适应证

❶ 多发、分散的视网膜裂孔，分布于1个象限以上，或有广泛的严重视网膜变性。

❷ 未发现视网膜裂孔的病例，为封闭未查见或可能遗漏的裂孔，无论联合行外加压术与否，宜用环扎术。

❸ 无晶状体眼视网膜脱离以周边部小裂孔多见，局部加压有遗漏的可能，宜用环扎术。

❹ 增生性玻璃体视网膜病变C2级以上，存在广泛玻璃体牵拉，视网膜固定皱褶。

❺ 多次手术失败的病例，巩膜坏死糜烂，做其他手术困难。

❻ 支撑固定局部外加压物。在行局部外加压术时，环扎带能加强其加压效果。

❼ 行玻璃体切割同时行预防性环扎术。

禁忌证

同巩膜外加压术。

术前准备

同巩膜外加压术。

麻醉

同巩膜外加压术。

体位

手术采取仰卧位。

手术步骤

❶ 开睑器开睑，沿角膜缘360°切开球结膜。钝性分离出巩膜及各个直肌，预置4条直肌的牵引缝线。将环扎带从每条直肌下穿过，接头放在眼底无重大病变的部位。在4个象限赤道部两直肌间各缝一对褥式或“X”形缝线，固定环扎带（图9-4-1），或在巩膜上做3~4mm宽的板层巩膜隧道，再将环扎带依次从直肌下及板层巩膜隧道中穿过（图9-4-2）。

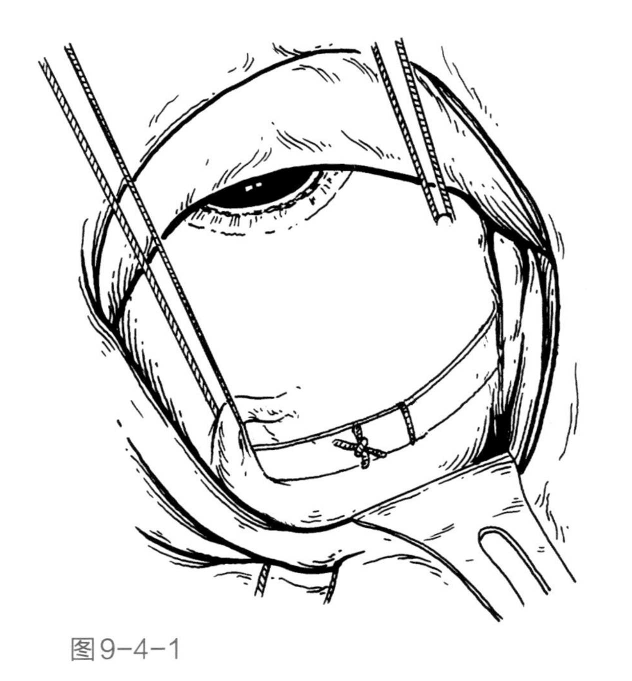
图9-4-1

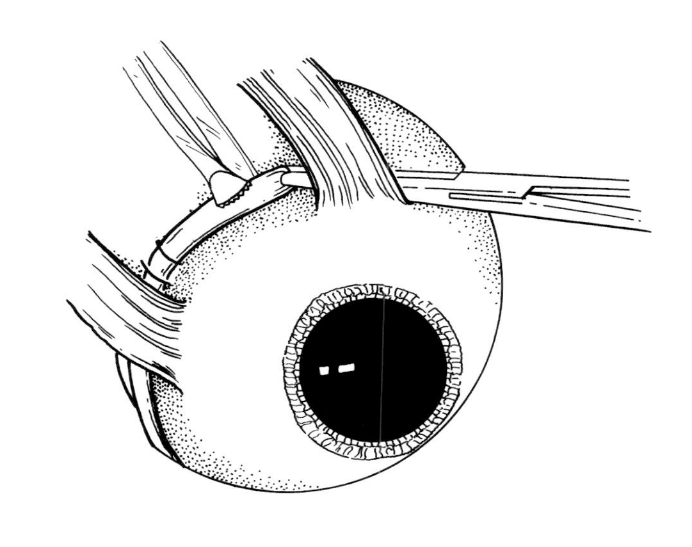
图9-4-2

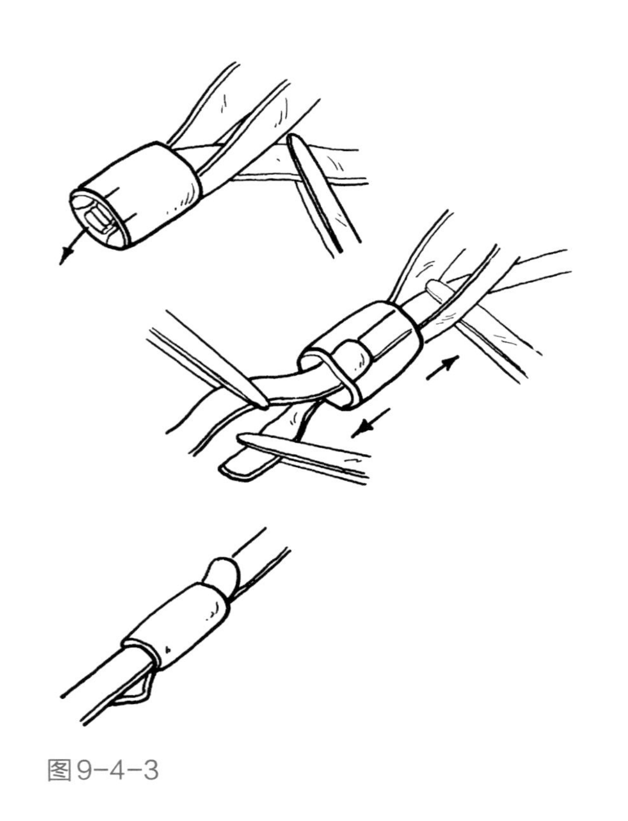
图9-4-3

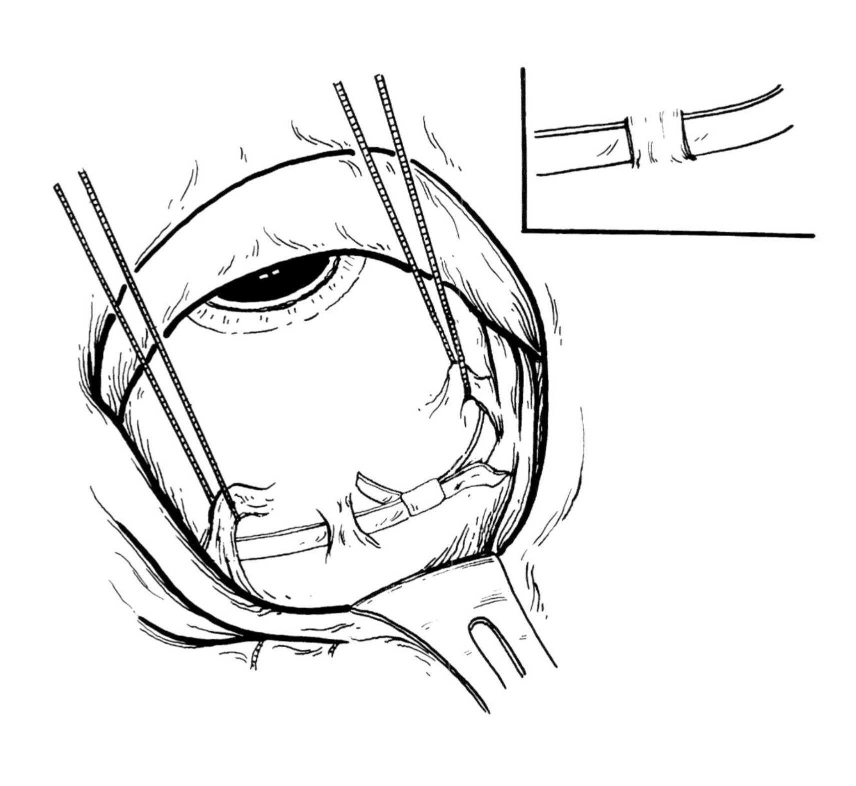
图9-4-4

❷ 环扎带的连接方法　将环扎带两端剪成锐角，插入4~5mm的硅胶管内（图9-4-3），或用褥式或“X”形缝线将环扎带的两端缝合固定（图9-4-4、图9-4-5）。

❸ 拉紧环扎带　一般认为环扎带在眼球上的长度比眼球赤道周径小15%~20%，环扎嵴高度不超过2mm。

❹ 如环扎联合巩膜外加压术，在环扎带下放置外加压物，先缝合固定外加压物后再固定环扎带（图9-4-6）。这是目前最常用的方法。

❺ 检查眼底。

❻ 缝合球结膜。地塞米松2mg结膜下注射。单眼带包扎术眼。

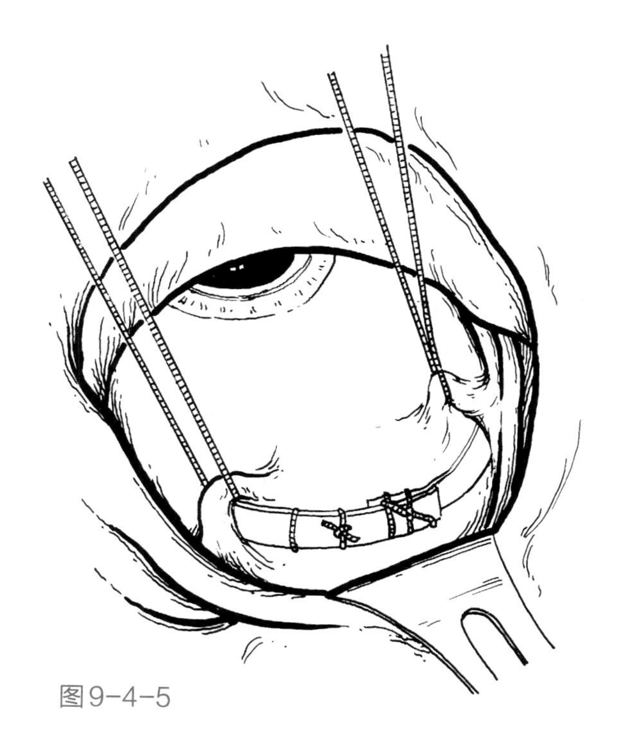

图9-4-5

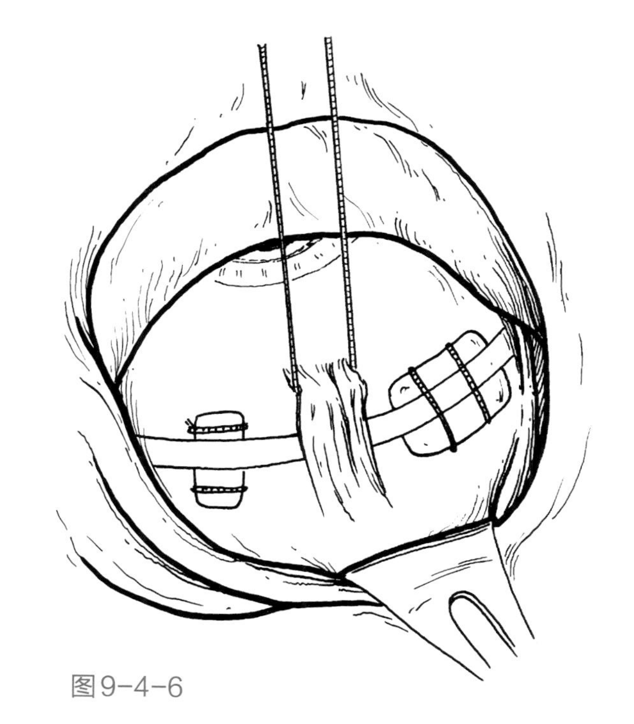

图9-4-6

手术要点

❶ 缩短环扎带可在放液后进行。不可过分缩短环扎带，正视眼环扎带缩短最多不超过15mm。

❷ 环扎带位置偏后，同时压迫上方和下方2条涡静脉会产生“眼前段缺血”。一旦发生，要及时探查环扎带位置，重新调整。

术后处理

术后常规裂隙灯、检眼镜检查术眼。每日换药1次，用1%阿托品眼膏散瞳。左氧氟沙星与妥布霉素地塞米松滴眼液每日点眼3~4次，第5~7日拆除结膜缝线。

第五节 巩膜放液术

适 应 证

视网膜脱离视网膜下液体较多者。

禁 忌 证

同巩膜外加压术。

术前准备

同巩膜外加压术。

麻　　醉

同巩膜外加压术。

体　　位

手术采取仰卧位。

手术步骤

❶ 巩膜放液术是视网膜脱离手术中常用的方法，首先选择放液部位。为避免损伤涡静脉，最佳放液部位应选在内、外直肌上、下缘和上、下直肌的下方（图9-5-1），尽可能在视网膜脱离最高处（图9-5-2）。

❷ 剪开球结膜，在所选择的巩膜表面上沿子午线方向做一个长约2mm的板层切口，如做巩膜缩短术，则在巩膜缩短条带下的巩膜面上切开。如

做巩膜加压术或巩膜环扎术，则在全层巩膜上切开巩膜，切口两唇预置一针褥式缝线（图9-5-3）。

❸ 轻柔提拉缝线，使切口处脉络膜稍膨出，形成小的脉络膜疝，用针头或角膜缝针快速穿刺脉络膜（图9-5-4、图9-5-5）、用尖刀轻挑脉络膜或用针电极直接穿破巩膜和脉络膜，放出视网膜下液。

❹ 放液后冷凝放液口，并结扎预置缝线。

❺ 检查眼底。

❻ 缝合球结膜。地塞米松2mg结膜下注射，单眼带包扎术眼。

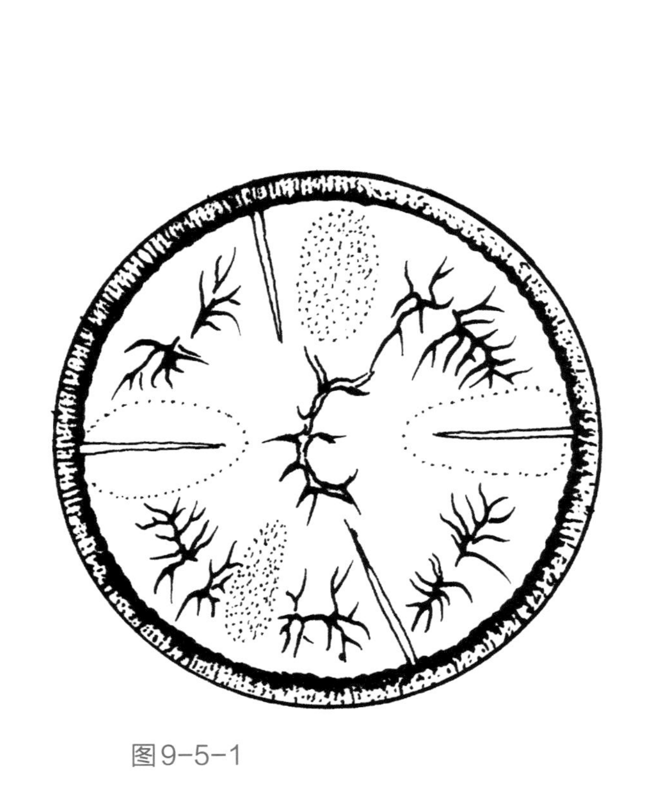

图9-5-1

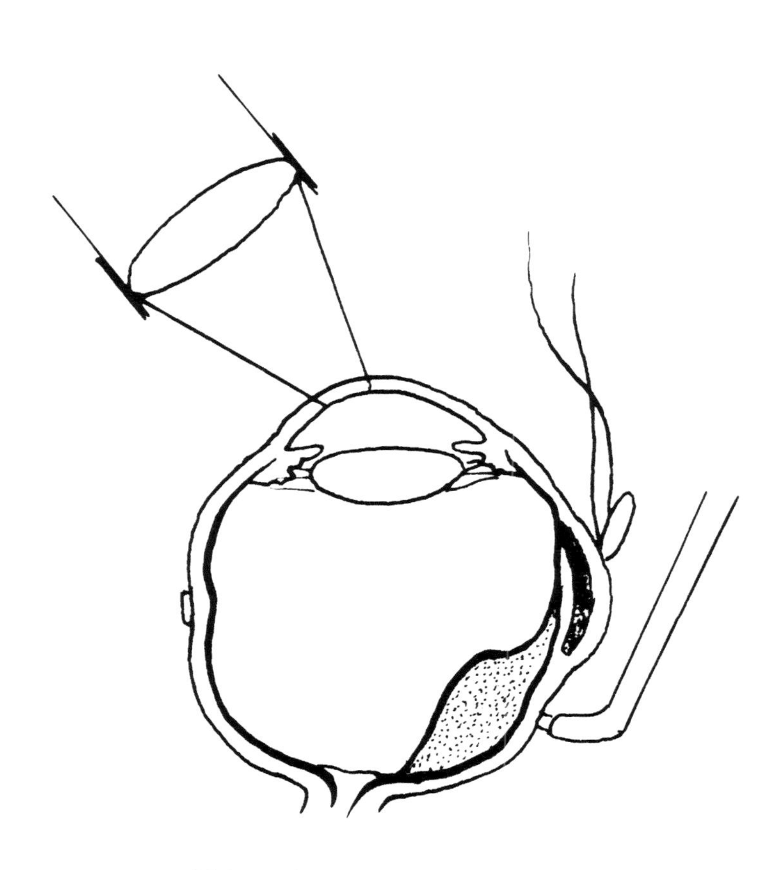

图9-5-2

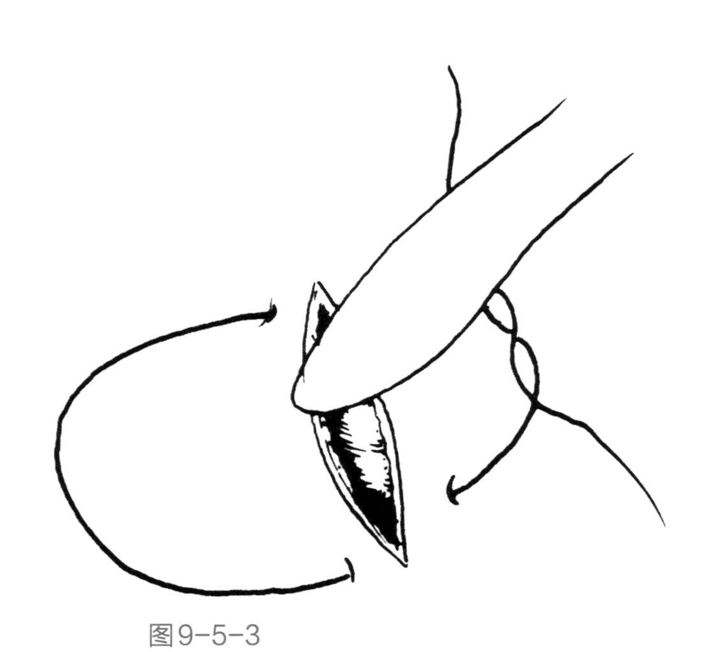

图9-5-3

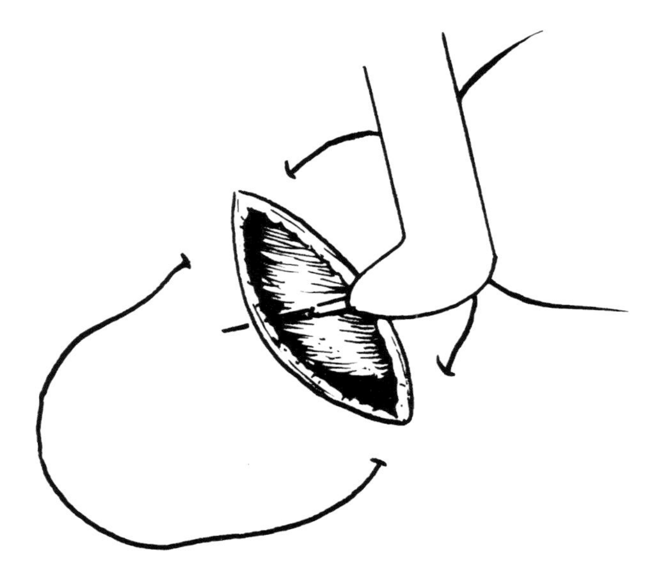

图9-5-4

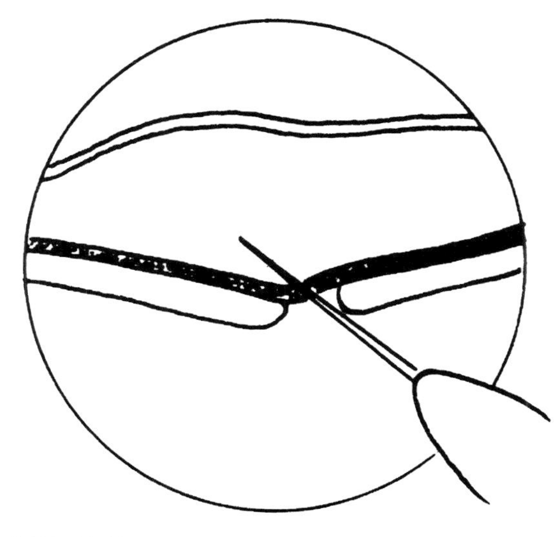

图9-5-5

手术要点

❶ 放液部位选择的原则是选择视网膜下积液最多和容易操作的部位。

❷ 尽量避开做过冷凝的部位以及有大的脉络膜血管、涡静脉壶腹部等部位，避免放液处玻璃体嵌顿和出血的发生。

术后处理

术后常规裂隙灯、检眼镜检查术眼。每日换药1次，用1%阿托品眼膏散瞳。左氧氟沙星与妥布霉素地塞米松滴眼液每日点眼3~4次，5~7日拆除结膜缝线。

第六节　玻璃体腔内注气术

适 应 证

❶ 黄斑或后极部视网膜裂孔引起的视网膜脱离。

❷ 4点到8点方位水平以上的视网膜裂孔。

❸ 放视网膜下液后的极度低眼压。

禁 忌 证

❶ 全身有严重疾病不能采取俯卧位的患者。

❷ 严重膜形成、玻璃体浓缩，玻璃体视网膜粘连较广，必须做玻璃体切割手术。

术前准备

同巩膜外加压术。

麻　　醉

同巩膜外加压术。

体　　位

手术采取仰卧位。

手术步骤

❶ 该手术是视网膜脱离手术中的配合操作，手术操作同巩膜缩短术。

❷ 开睑后用25G针头的5ml注射器抽取无菌空气或C_3F_8（八氟丙烷）、SF_6（六氟化硫）等惰性气体，从角膜缘后3~3.5mm巩膜上进针（通常在颞上或者颞下象限），向玻璃体腔内一次性注入适量的气体，拔针时

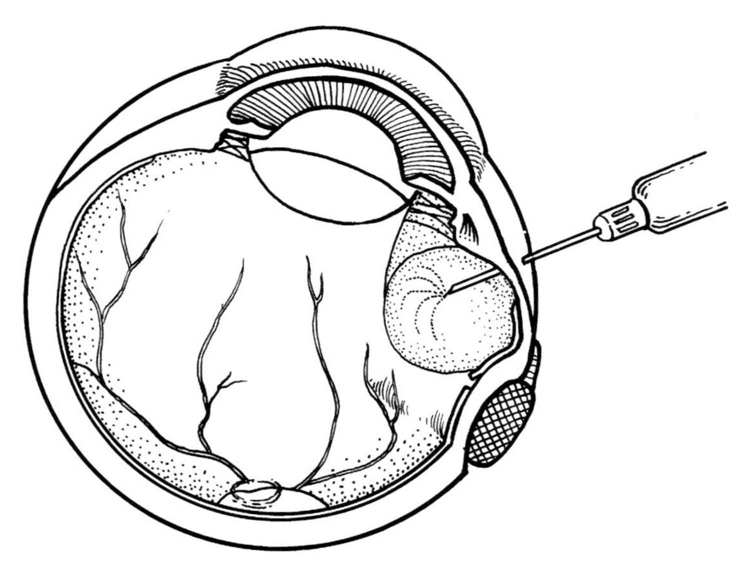

图9-6-1

立即用湿棉棒压迫注射点，使注射针孔因水肿迅速闭塞而不会漏气（图9-6-1）。

手术要点　注意进针的部位、方向、深度，避免晶状体的损伤及气体误注入视网膜下方。

术后处理

❶ 术后每日换药1次。术后常规裂隙灯、检眼镜检查术眼，检测术眼眼压。

❷ 左氧氟沙星与妥布霉素地塞米松滴眼液每日3~4次，复方托吡卡胺滴眼液每日1次点眼。眼压高者给予降眼压治疗。

❸ 手术后保持一定的头位至关重要，要使裂孔处于最高位，让气泡顶压裂孔，每日至少16小时,至气泡吸收，夜间可侧卧，避免仰卧。

第十章

眼部异物取出手术

扫描二维码，
观看本书所有
手术视频

第一节　结膜异物取出术

适应证	结膜表面异物或睑板沟异物。
禁忌证	一般情况下无禁忌证，患者全身状况严重不佳时，慎重考虑。
术前准备	一般情况下无需特殊准备。
麻醉	滴1%盐酸丁卡因或盐酸丙美卡因滴眼液眼球表面麻醉2次。
体位	患者取坐位或仰卧位。
手术步骤	❶ 用蘸有生理盐水的棉签轻轻擦出异物（图10-1-1）。 ❷ 嵌入结膜浅层的异物，如果用棉签不能擦出，可用针尖轻挑一些后再用蘸有生理盐水的棉签擦出（图10-1-2）。 ❸ 睑板沟异物取出　翻转眼睑，用蘸有生理盐水的棉签擦出异物（图10-1-3）。
术中要点	操作轻柔，不要加重损伤。
术后处理	术后点左氧氟沙星滴眼液2~3日，每日3~4次。

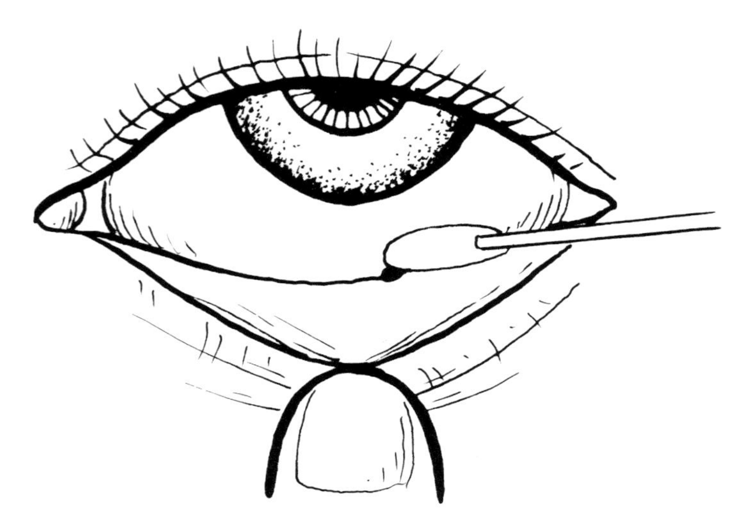

图10-1-1

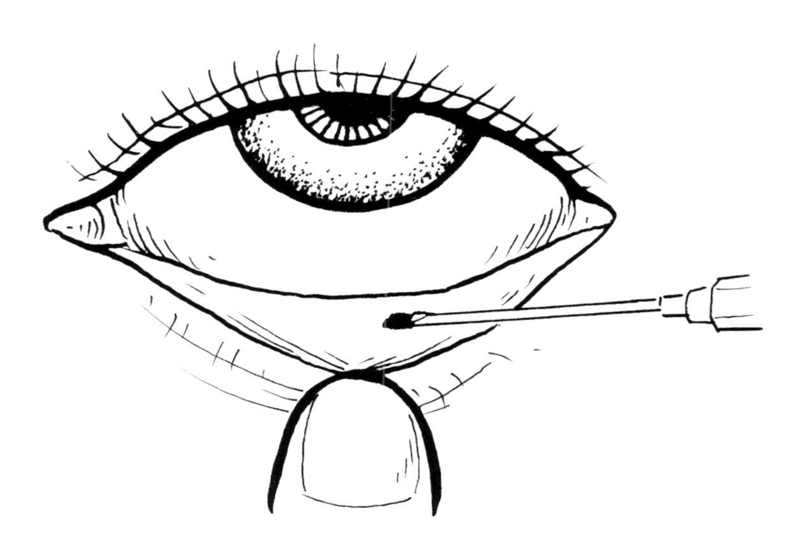

图10-1-2

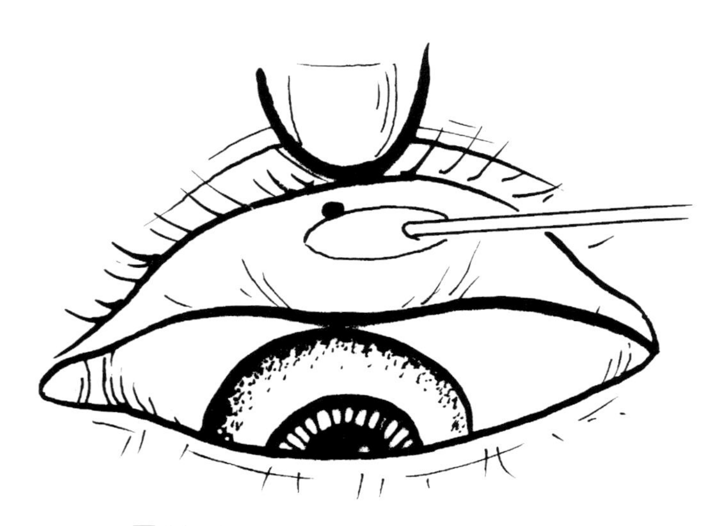

图10-1-3

第二节　角膜异物取出术

适应证　角膜表面异物、浅层异物和深层异物。

禁忌证　一般情况下无禁忌证，患者全身状况严重不佳时，慎重考虑。

术前准备　角膜表面和浅层异物取出时，一般情况下无需特殊准备。角膜深层异物取出时，术前左氧氟沙星滴眼液点眼，毛果芸香碱滴眼液充分缩瞳，清洁结膜囊，眼睑皮肤消毒。消毒范围：上方达发际，内侧过鼻中线，下方到上唇平面，外侧到耳根部。

麻　　醉　滴1%盐酸丁卡因或盐酸丙美卡因滴眼液眼球表面麻醉2次或2%利多卡因1~2ml结膜下浸润麻醉。

体　　位　患者取坐位或仰卧位。

手术步骤

❶ 角膜表面异物取出　患者坐于裂隙灯前，术者用手指分开眼睑，用蘸有生理盐水的棉签轻轻擦出异物（图10-2-1）。

❷ 角膜浅层异物取出　患者坐于裂隙灯前，术者用手指分开眼睑，用蘸有生理盐水的棉签擦不出异物时，用针尖轻挑异物，异物活动后，再用蘸有生理盐水的棉签擦出异物（图10-2-2）。

❸ 角膜深层异物取出

（1）角膜深层磁性异物：患者坐于裂隙灯前，术者用手指分开眼睑，用刀尖或针尖沿异物入口方向切开其上方的角膜组织，暴露异物（图10-2-3、图10-2-4），用磁铁吸出异物（图10-2-5、图10-2-6）。

（2）角膜深层非磁性异物：以异物为中心，做尖端向角膜缘的V形切口（图10-2-7）。做板层角膜分离，暴露异物后用异物针挑出或用异物镊夹出（图10-2-8）。

（3）一端进入前房的角膜异物：如果异物位于角膜中央，则缩瞳后在角膜缘做切口，注入黏弹剂，伸入虹膜恢复器，将异物向外托顶，同时用异物镊从角膜表面夹出异物（图10-2-9）。如果异物位于前房角附近，则缩瞳后在角膜缘做切口，注入黏弹剂，用异物镊进入前房夹出异物（图10-2-10）。注吸黏弹剂，缝合切口。

术中要点　取一端进入前房的角膜异物时，一定在术前充分缩瞳，术中前房内充满黏弹剂，轻微操作，防止晶状体及角膜的损伤。

术后处理

❶ 术后点左氧氟沙星滴眼液每日3~4次、氧氟沙星眼膏1次，单眼包扎，次日裂隙灯复查。

❷ 铁屑取出后，如残留锈环，应24小时后二次取出。

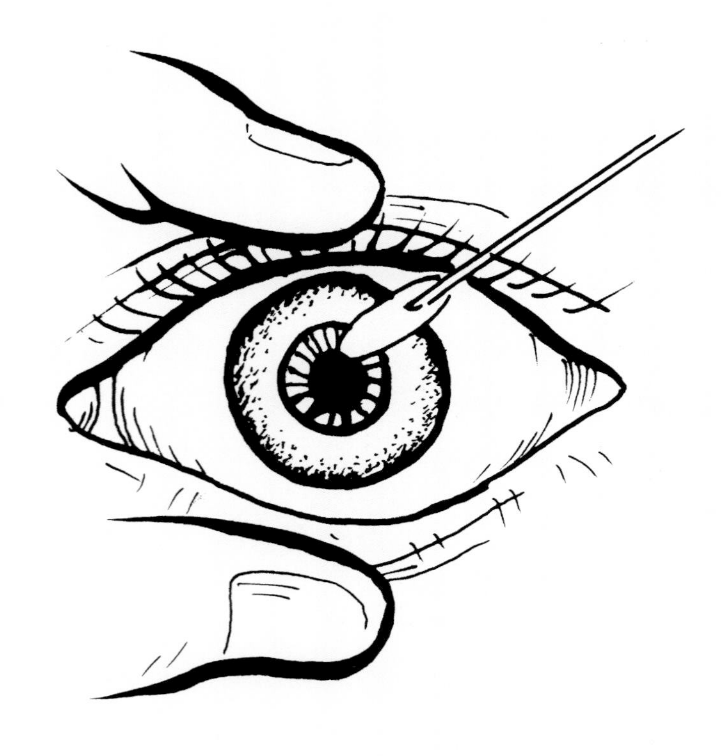

图10-2-1

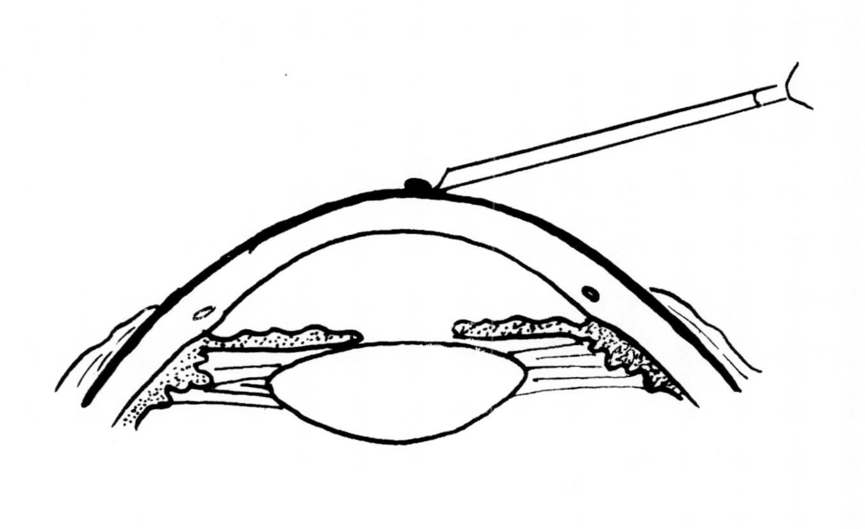

图10-2-2

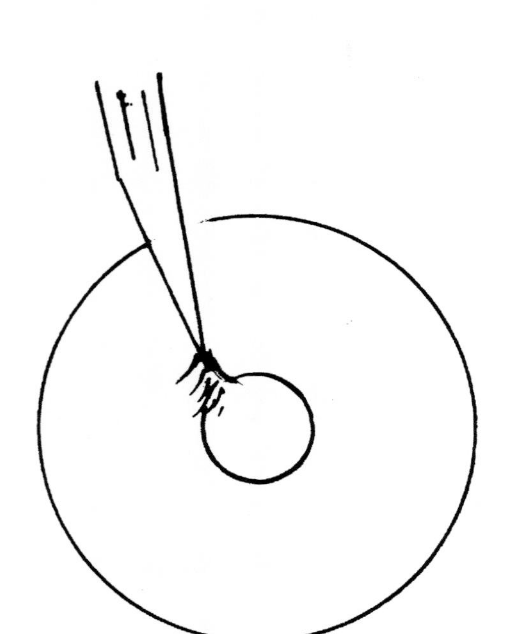

图10-2-3

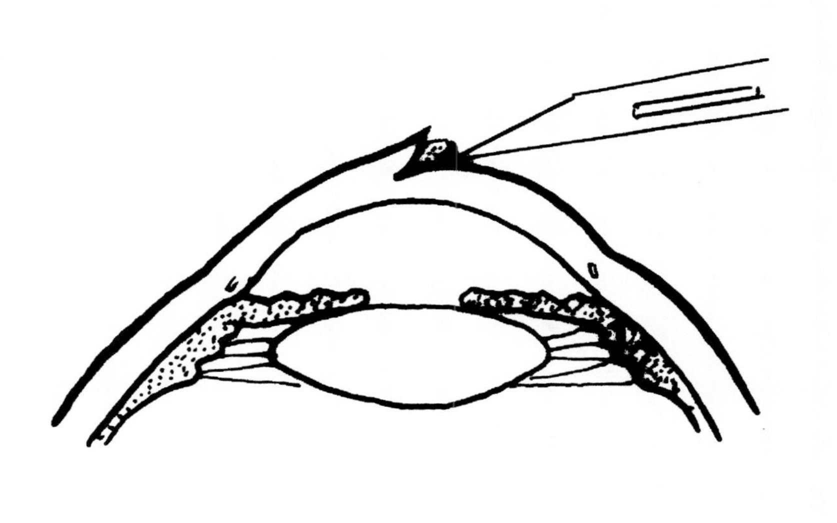

图10-2-4

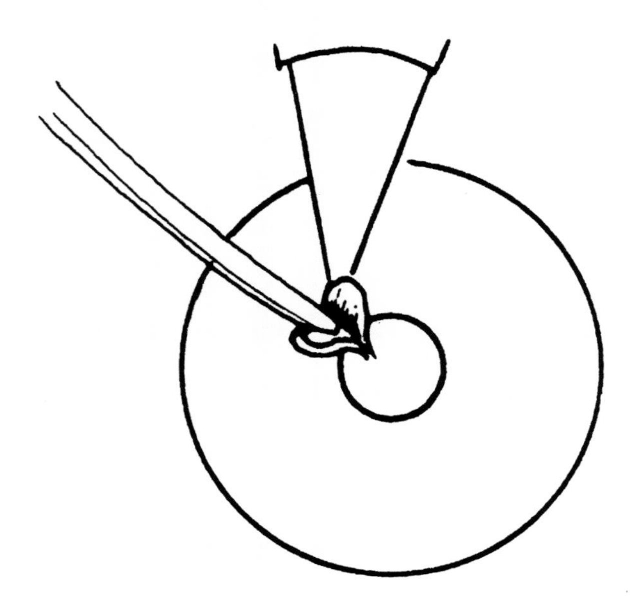

图10-2-5

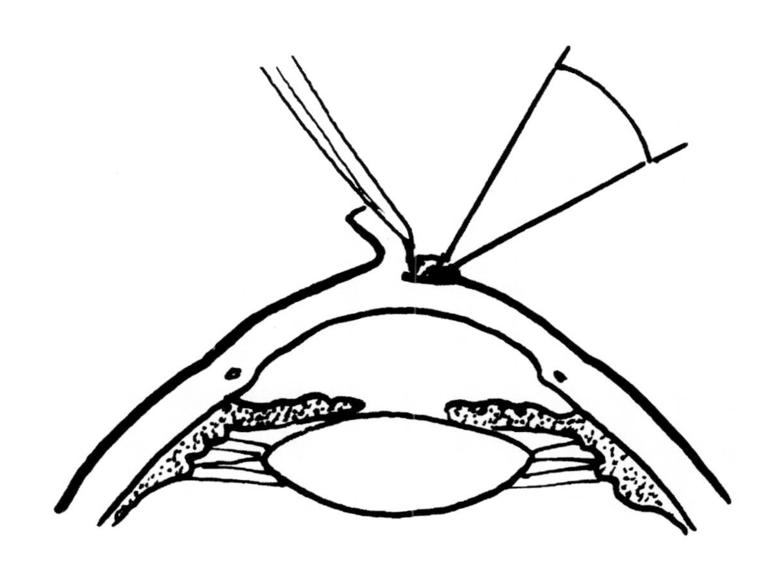

图10-2-6

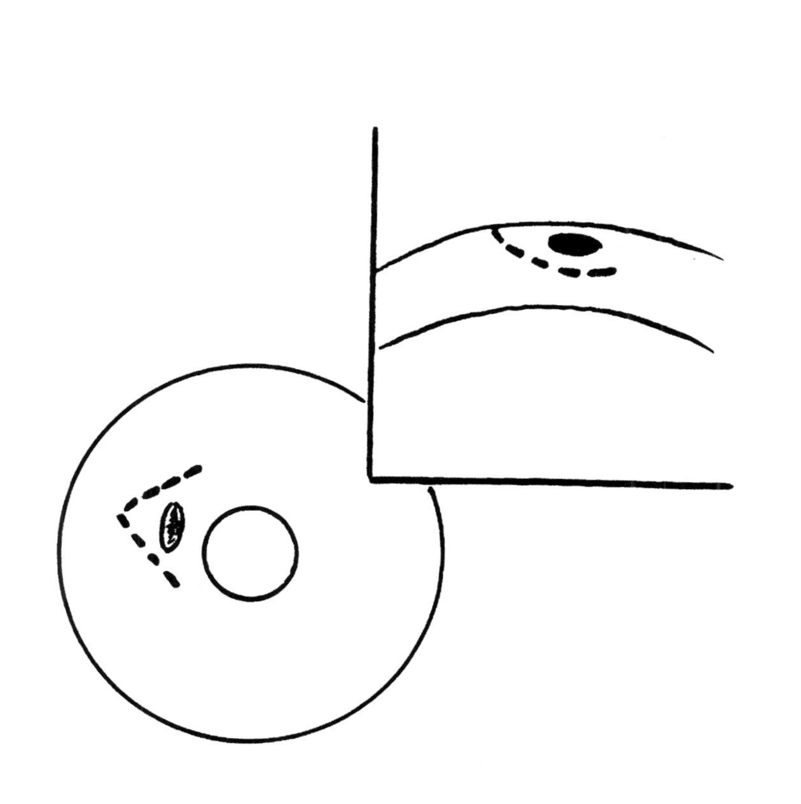

图10-2-7

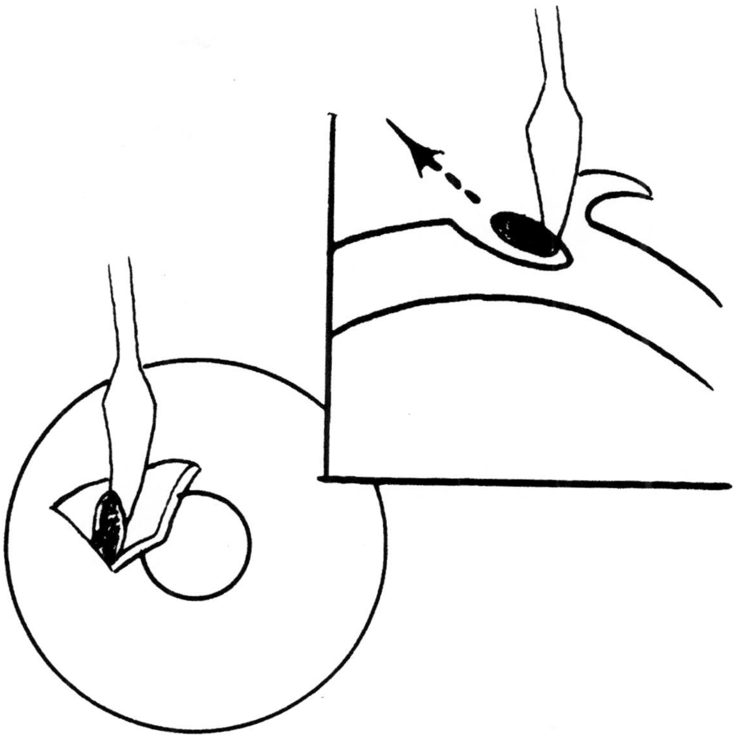

图10-2-8

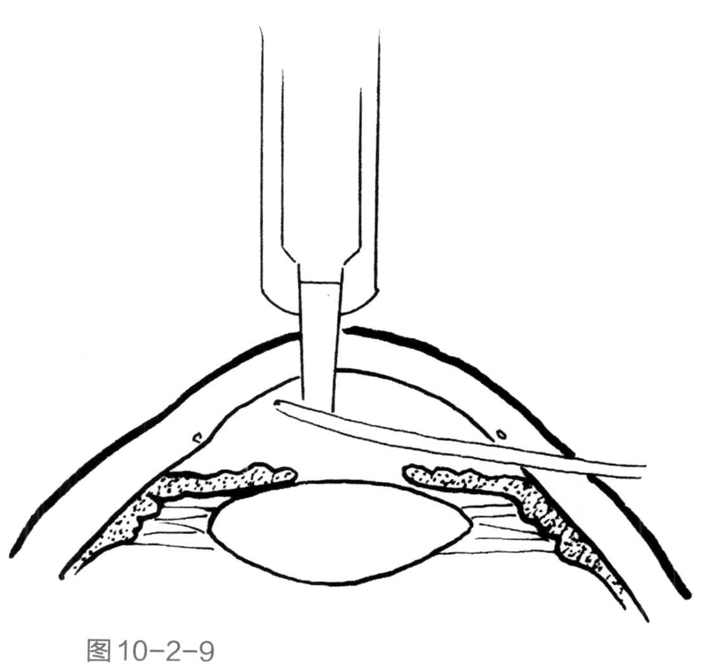

图10-2-9

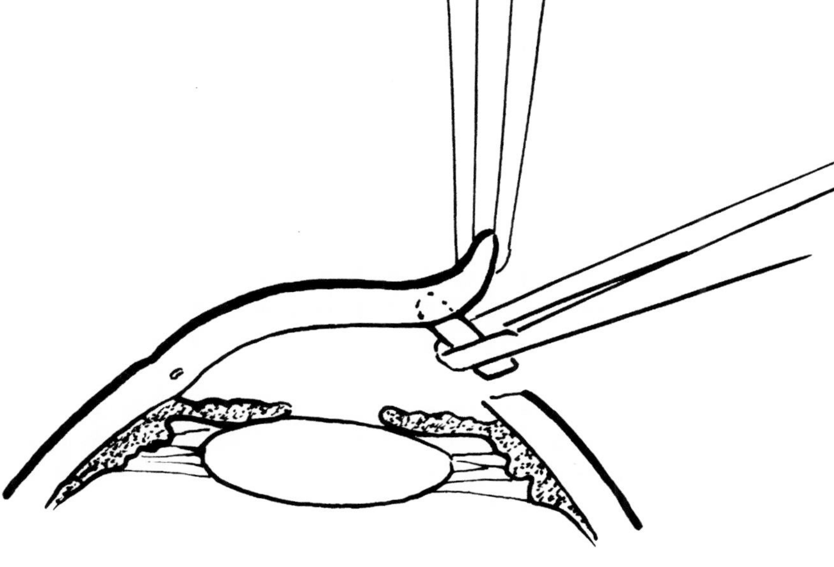

图10-2-10

第三节

前房异物取出术

适应证 前房内金属异物及非金属异物。

禁忌证 前房积血，显微镜下看不清的异物，不要盲目手术。

术前准备 毛果芸香碱滴眼液充分缩瞳，眼睑皮肤消毒。消毒范围：上方达发际，内侧过鼻中线，下方到上唇平面，外侧到耳根部。

麻　醉 1%盐酸丁卡因或盐酸丙美卡因滴眼液表面麻醉2次，2%利多卡因1~2ml结膜下浸润麻醉。

体　位 患者取仰卧位。

手术步骤

❶ 前房磁性异物　在角膜缘内1mm靠近异物部位切开角膜2mm（图10-3-1），用电磁铁直接吸除异物（图10-3-2）。

❷ 非磁性异物　在异物部位，角膜缘处剪开结膜约10mm，做角膜缘切口6mm，前房内注入黏弹剂，直接用显微无钩镊夹出异物（图10-3-3）。也可用异物钳取出异物（图10-3-4）。缝合角膜及球结膜。

术中要点

❶ 吸除磁性异物时，中间不要断电，以免异物脱落。

❷ 非磁性异物取出时，一定要在前房内充满黏弹剂，轻微操作，防止晶状体及角膜的损伤。

术后处理

❶ 术后每日换药1次，应用复方托比卡胺滴眼液散瞳1次、左氧氟沙星滴眼液点眼3~4次。

❷ 口服广谱抗生素或静脉滴注抗生素。

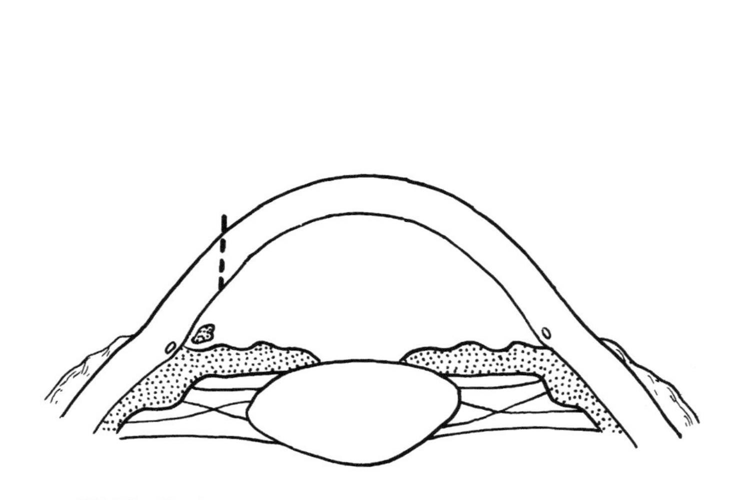

图10-3-1

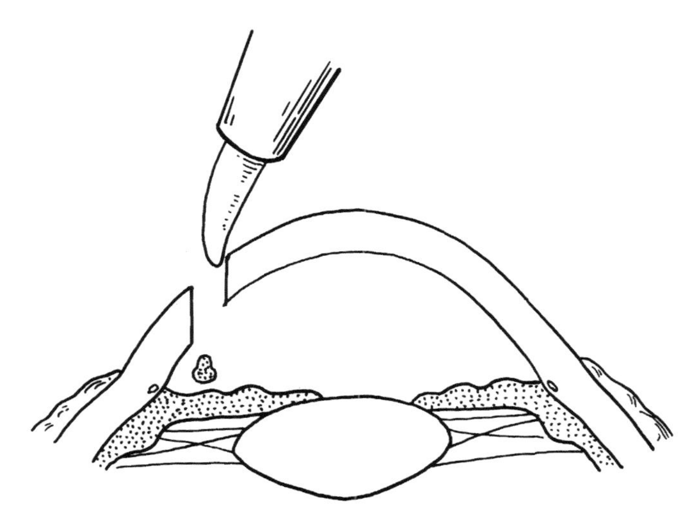

图10-3-2

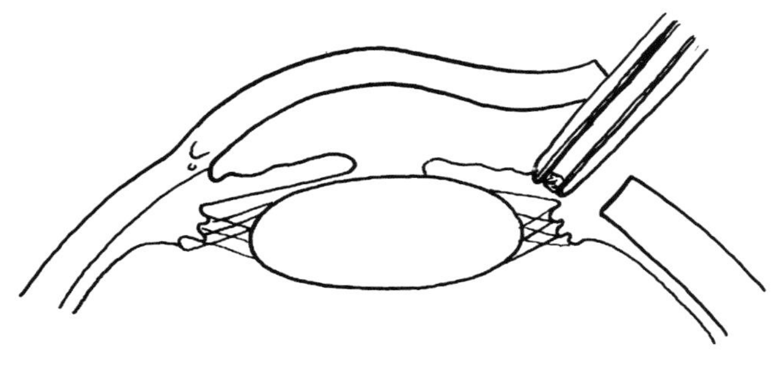

图10-3-3

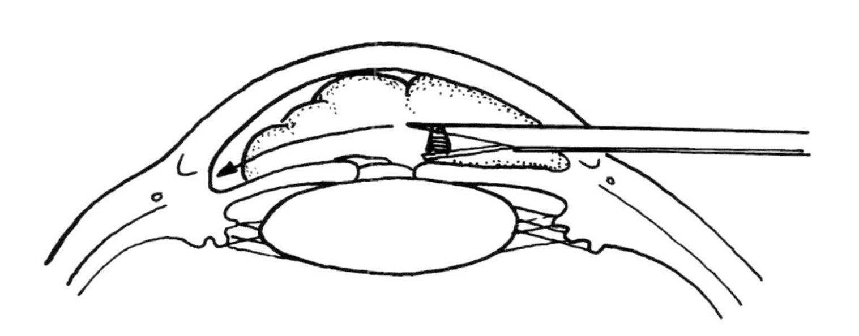

图10-3-4

第四节 虹膜异物取出术

适应证

❶ 致炎性反应的非金属异物 植物异物碎片、睫毛等。

❷ 化学性质活泼的金属异物 铜、铁及其合金等。

禁忌证

沙、石、玻璃、火药等性质稳定，体积较小且不发生移位的异物，可定期随访。

术前准备

同前房异物取出术。

麻　醉

同前房异物取出术。

体　位

患者取仰卧位。

手术步骤

❶ 虹膜磁性异物　可在角膜缘做倾斜切口，切口一般比异物短径大1mm，注入黏弹剂保持前房深度，同时避免虹膜或异物移位。手持电磁铁连续磁吸异物并将其移动至切口外取出（图10-4-1），吸除黏弹剂，缝合切口。

❷ 虹膜非磁性异物　在角膜缘做倾斜切口，切口应比异物短径大4~5mm，注入黏弹性物质保持前房深度，器械进入前房取出异物（图10-4-2），吸除黏弹剂，缝合切口。

术中要点

❶ 术前应缩瞳，以防术中损伤晶状体和异物移入后房或玻璃体内。

❷ 如磁性异物粘连或包裹在虹膜上，虹膜与异物会同时被吸出切口外，当异物已位于切口外时应停止磁吸，并改用无齿镊小心将异物剥离取出，然后将脱出的虹膜复位。

❸ 对于数目较多的昆虫或植物毛刺，如无法一一辨认，可连同受累的虹膜一并剪除。

术后处理

同前房异物取出术。

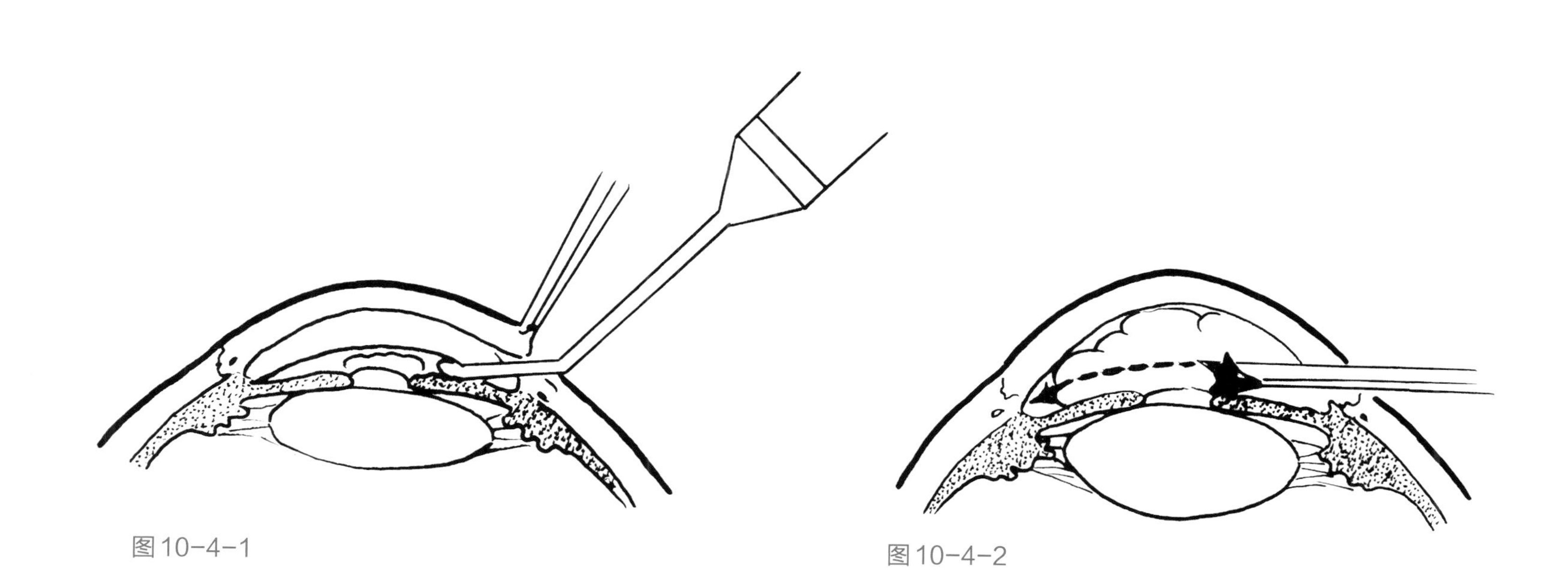

图10-4-1

图10-4-2

第五节 晶状体异物取出术

适应证

❶ 金属异物进入晶状体，有一部分露在囊膜外。

❷ 晶状体异物伴有炎症反应者。

禁忌证

小于1mm的异物，晶状体混浊范围局限，视力良好，可定期观察。

术前准备

复方托吡卡胺滴眼液点眼充分散瞳，如无禁忌给予降眼压药物口服。眼睑皮肤消毒，消毒范围：上方达发际，内侧过鼻中线，下方到上唇平面，外侧到耳根部。

麻　醉

同前房异物取出术。

体　位

患者取仰卧位。

手术步骤

❶ 晶状体磁性异物　做角膜缘切口，手持电磁铁，对准晶状体异物，使异物、电磁铁在一条直线上，开动电流后，异物从晶状体直接吸到磁头上被吸出。如异物从晶状体跳出落在虹膜上，再从虹膜表面吸出异物（图10-5-1、图10-5-2）。缝合角膜缘切口（图10-5-3）。

❷ 晶状体非磁性异物　同白内障摘除术，将异物一起取出。如前囊膜已穿破，则在做白内障手术前，先用异物钳或镊子夹出异物（图10-5-4），以免异物掉入玻璃体。

ER 10-5-1 眼球穿通伤角膜裂伤缝合 外伤性白内障吸除眼内异物取出术

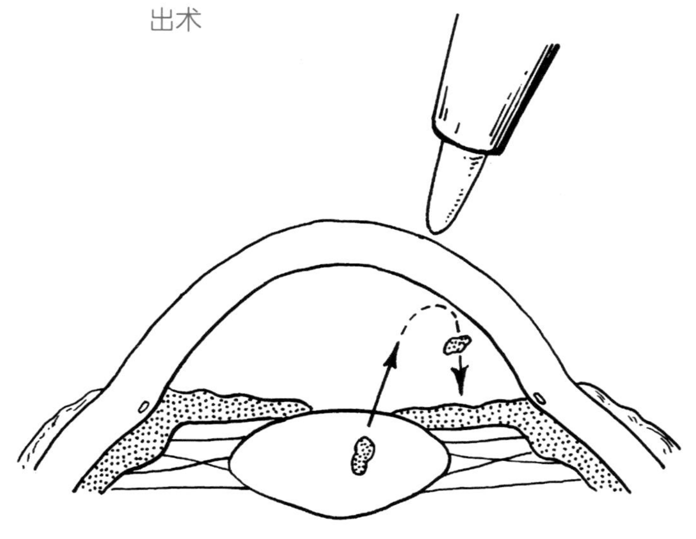

图10-5-1

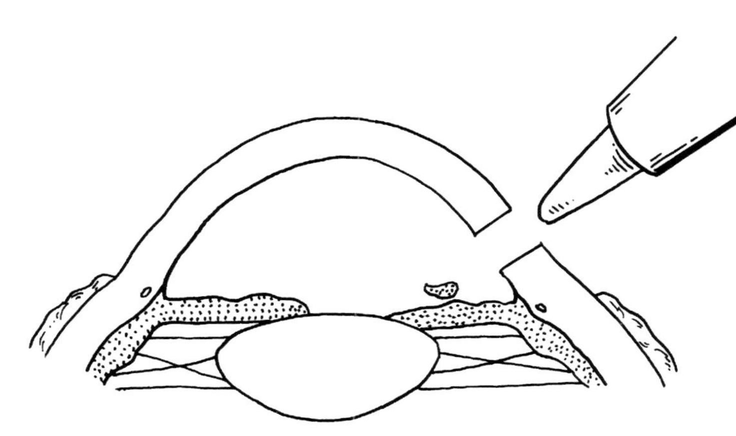

图10-5-2

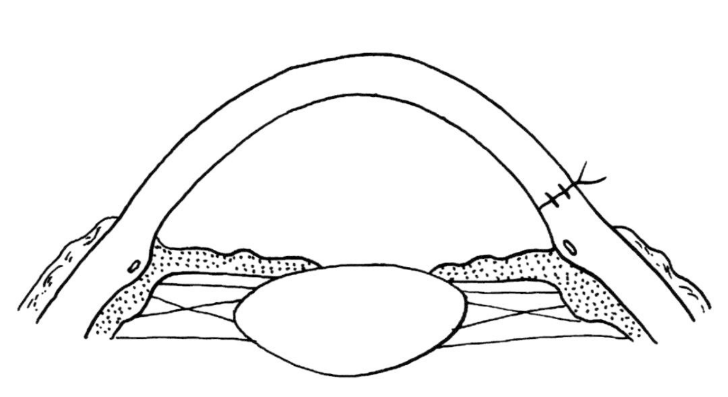

图10-5-3

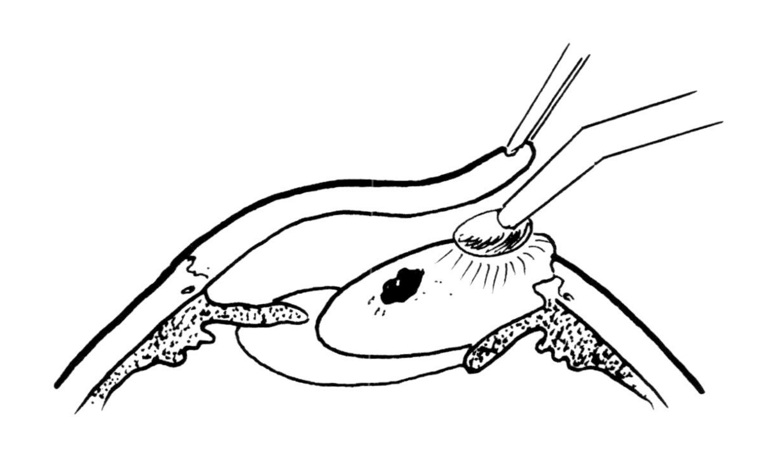

图10-5-4

术中要点

❶ 发现吸上异物后，不要断电，保持吸引直到将异物取出眼外。

❷ 晶状体异物造成外伤性白内障，可在白内障摘除时一并取出。

术后处理

❶ 术后每日换药1次，应用复方托吡卡胺滴眼液散瞳1次、左氧氟沙星滴眼液点眼3~4次。

❷ 口服广谱抗生素或静脉滴注抗生素。

第六节 玻璃体内磁性异物取出术

适应证

经X线、CT定位为玻璃体内的磁性异物。

禁忌证

❶ 急、慢性结膜炎有黏液分泌物及眼睑睑缘炎，慢性泪囊炎者。

❷ 有严重心、脑血管疾病及严重的其他疾病，不能耐受手术者。

术前准备

同晶状体异物取出术。

麻醉

❶ 2%利多卡因2~3ml结膜下浸润麻醉、球后阻滞麻醉。

❷ 2%利多卡因1ml球周麻醉。

❸ 配合困难的患者可采用基础麻醉结合局部浸润麻醉或全身麻醉。

体位

患者取仰卧位。

手术步骤

❶ 根据异物所在的象限部位，在角膜缘做10mm以穹窿为基底的结膜瓣。

❷ 在距角膜缘4mm巩膜做垂直角膜缘全层切口3mm，以露出色素膜为止（图10-6-1），预置巩膜缝线一根。也可选择距异物较近的巩膜区切口（图10-6-2）。

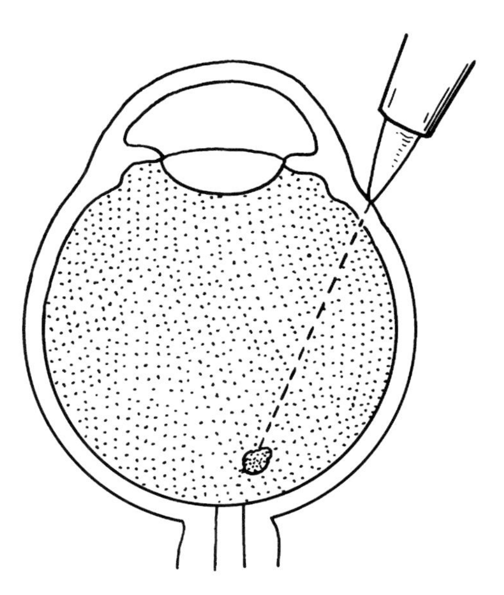

图10-6-1

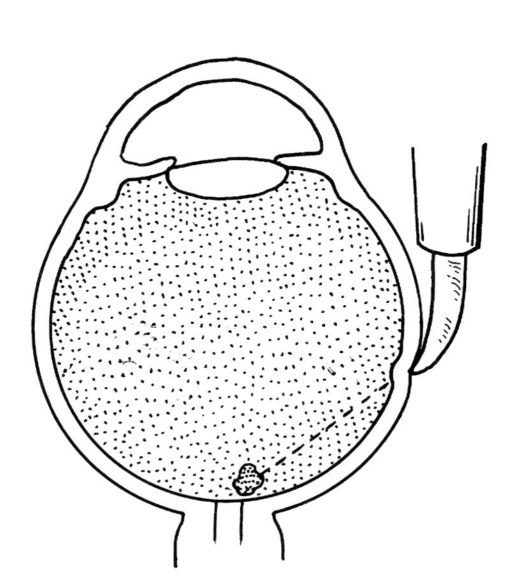

图10-6-2

❸ 通电后，电磁铁吸除异物。
❹ 结扎巩膜预置缝线，间断缝合球结膜。
❺ 结膜下注射地塞米松2mg，妥布霉素地塞米松眼膏涂眼。

术中要点
❶ 巩膜切口周围做巩膜冷凝，预防视网膜脱离。
❷ 切口大小视异物大小而定。

术后处理
❶ 术后每日换药1次，应用复方托吡卡胺滴眼液散瞳1次、左氧氟沙星滴眼液点眼3~4次。
❷ 口服广谱抗生素或静脉滴注抗生素。

第七节 经玻璃体眼内异物取出术

适应证
❶ 球壁磁性异物和非磁性异物。
❷ 视乳头及黄斑区的异物。
❸ 合并玻璃体积血、视网膜脱离的球内、球壁异物。

禁忌证
❶ 急、慢性结膜炎有黏液分泌物及眼睑睑缘炎，慢性泪囊炎者。
❷ 有严重心、脑血管疾病及严重的其他疾病，不能耐受手术者。

术前准备
玻璃体内磁性异物取出术。

麻醉
❶ 2%利多卡因2~3ml结膜下浸润麻醉、球后阻滞麻醉。
❷ 2%利多卡因1ml球周麻醉。
❸ 配合困难的患者可采用基础麻醉结合局部浸润麻醉或全身麻醉。

体位
患者取仰卧位。

手术步骤
❶ 手术在显微镜下进行，按三切口玻璃体切割术在眼球颞上、颞下、鼻上象限角膜缘外3~4mm各做一个巩膜穿刺口。颞下切口安置灌注管，颞上、鼻上切口安置导光纤维及玻璃体切割头（图10-7-1）。
❷ 如伴有外伤性白内障，先切除晶状体使瞳孔通光。
❸ 切除玻璃体内混浊物，直到视清异物。从玻璃体切割头切口插入异物镊夹住异物取出（图10-7-2）。
❹ 缝合巩膜三切口及球结膜。
❺ 结膜下注射地塞米松2mg，妥布霉素地塞米松眼膏涂眼。

术中要点
❶ 如异物为长条形，在异物被提离视网膜表面并到达中段玻璃体时，应从另一切口伸入另一异物钳抓住异物的一端，使异物沿它的长轴方向从较小的切口顺利取出（图10-7-3）。

❷ 如异物嵌顿、包裹在眼球壁或与视网膜组织有粘连，应在眼内照明下，先在异物周围光凝或电凝，用锋利的器械、眼内剪或尖端被弄弯的一次性针头，经异物表面切开包裹物、表面粘连的组织和视网膜，使异物松动，待异物被完全游离，再改用眼内异物钳或稀土磁棒取出异物（图10-7-4）。

❸ 视网膜内的异物多是化学性质活泼的金属，所以纤维组织反应在损伤发生时立刻发生，几日后异物便被纤维组织包裹，这种病例应先切除混浊的玻璃体，暴露异物位置后，先在其周围的视网膜进行水下电凝，然后用利器切开异物的包裹（图10-7-5），使异物完全松脱并游离后，再取出异物（图10-7-6）。

❹ 视网膜下的异物有时可用短弯头的曲棍球棒形眼内稀土磁棒经其附近的视网膜裂孔伤口伸入视网膜下引出。如无法引出，应在异物邻近或其上方做视网膜切开（图10-7-7），取出异物。视网膜切开的部位应避开该处的小血管，如无法避开小血管，在切开前先用双极水下电凝器进行电凝，封闭此处的小血管后再行视网膜切开，取出异物。这种手术操作主要并发症是使原有视网膜裂孔扩大和出现术中难以控制的眼内出血。一旦发生眼内出血，首先提高灌注瓶，以提高眼压，减少出血，接着可分

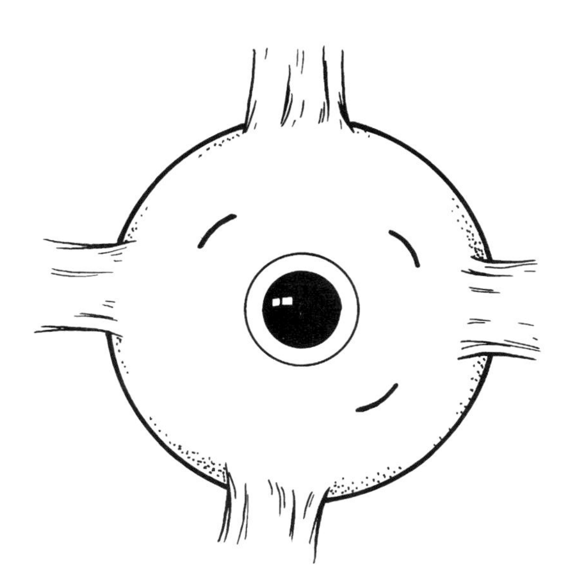

图10-7-1

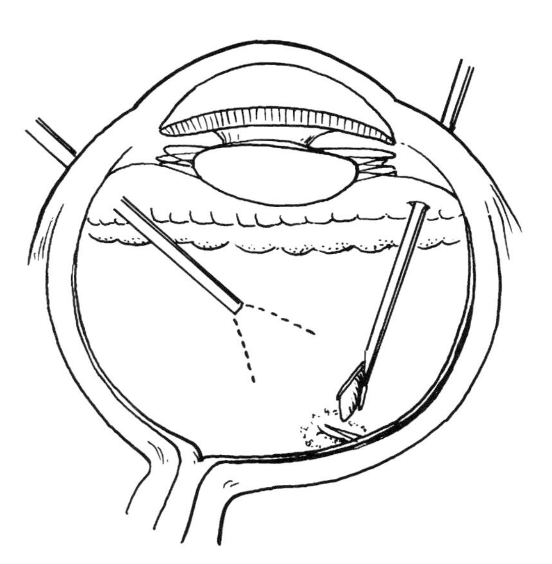

图10-7-2

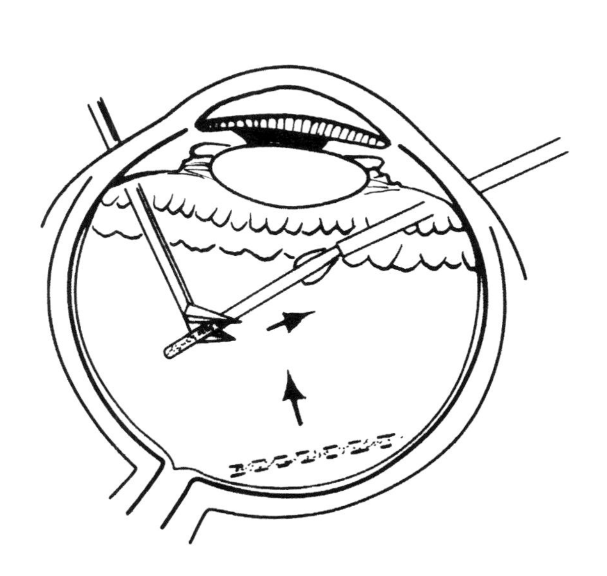

图10-7-3

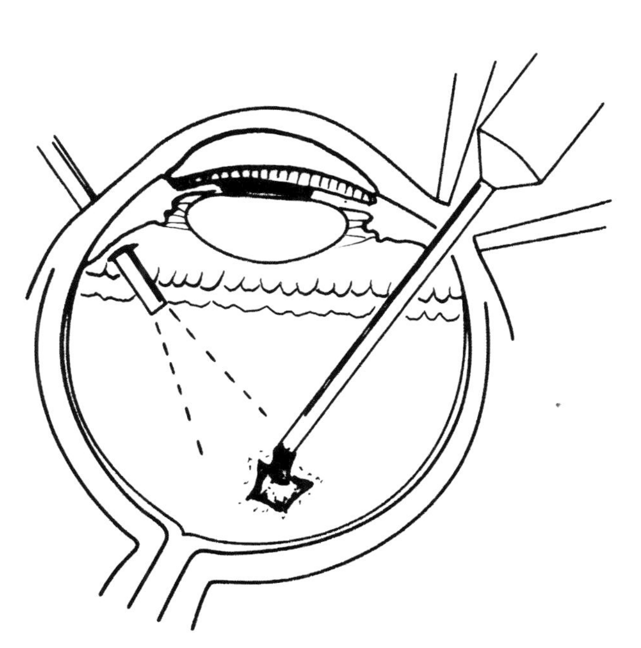

图10-7-4

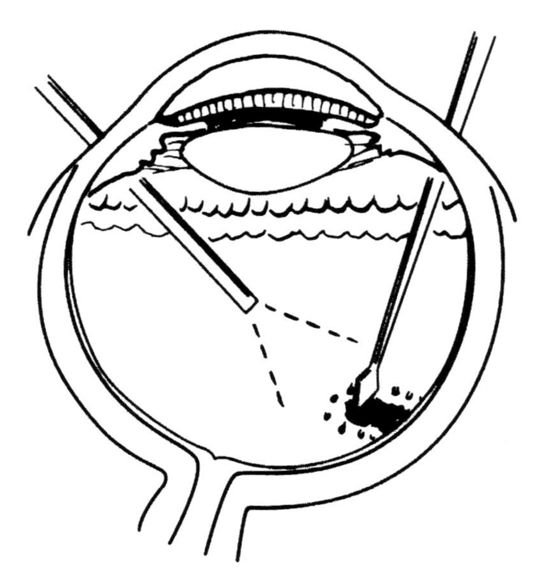

图10-7-5

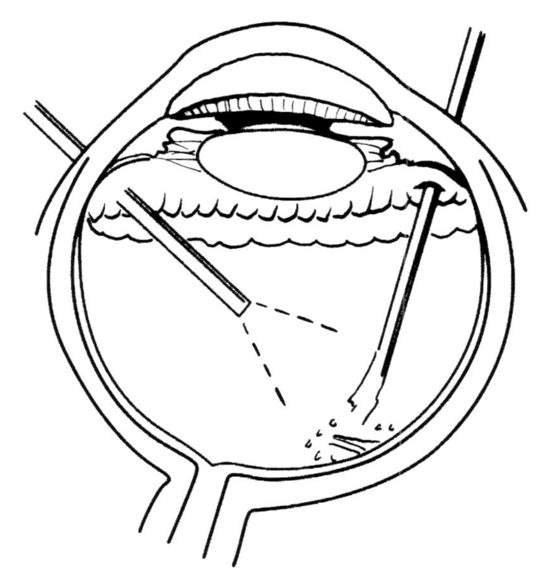

图10-7-6

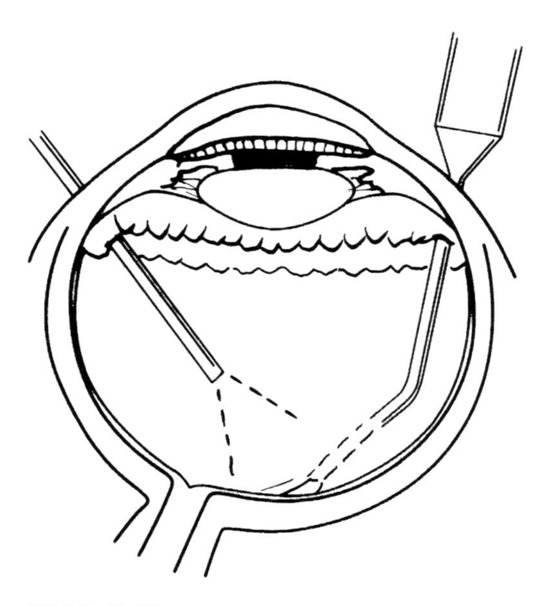

图10-7-7

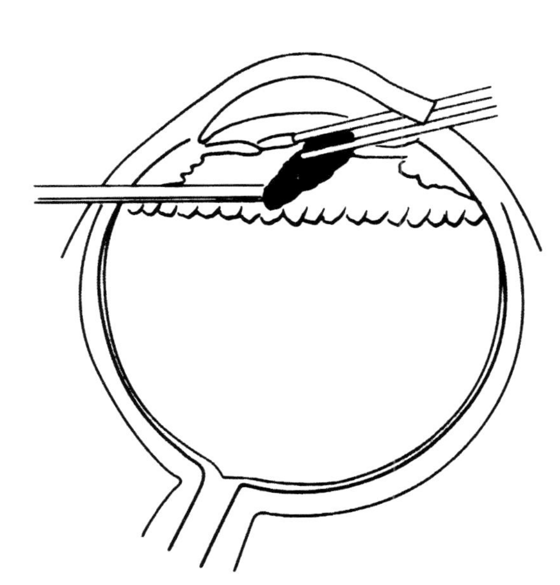

图10-7-8

别选用水下电凝器、眼内电凝、1∶100 000肾上腺素溶液灌注、液-气交换术或注入硅油等方法止血。

❺ 眼球内巨大异物，在玻璃体切割中清除玻璃体混浊物，直到看清异物后再行取出（图10-7-8）。

❻ 有视网膜损伤者，为预防术后视网膜脱离并发症的发生，按孔源性（原发性）视网膜脱离方案处理。

术后处理

❶ 术后每日换药1次，复方托吡卡胺滴眼液散瞳1次、左氧氟沙星滴眼液点眼3~4次。

❷ 口服广谱抗生素或静脉滴注抗生素。

第十一章

眼球及眼眶手术

第一节
眼球摘除术

第二节
眼内容摘除术

第三节
眶内容摘除术

第四节
前路开眶肿瘤摘除术

第五节
外侧开眶术

第六节
眼眶特大肿瘤摘除术

第七节
眼眶脓肿切开引流术

第八节
视神经管开放术

第九节
甲状腺相关性眼病眶减压术

第十节
眼眶爆裂性骨折修复术

扫描二维码，
观看本书所有
手术视频

第一节 眼球摘除术

绝对适应证

❶ 患者已无复明希望，且眼球变形或萎缩。
❷ 已无复明希望，且长期有炎症刺激或绝对期青光眼，给患者造成痛苦。
❸ 眼内有原发性恶性肿瘤，无其他方法治疗或其他方法治疗无效；眼内继发性恶性肿瘤，伴有继发性青光眼或慢性炎症刺激、疼痛，保守治疗无效；或找不到肿瘤原发灶，为明确诊断。
❹ 眼睑或结膜恶性肿瘤已明显侵犯眼球，必须连同眼球一起摘除才可能根治者。
❺ 眼球破裂伤，眼内组织严重破坏，眼球明显变形，无复明希望者。
❻ 穿破性眼外伤，积极治疗但无法控制葡萄膜炎，交感性眼炎可能性大，无视力，另眼健康，可考虑摘除伤眼。
❼ 严重眼内感染，视力丧失，药物不能控制，有眼球外扩散或日后眼球不可避免萎缩者。

相对适应证

❶ 双眼视网膜母细胞瘤，严重眼保守治疗无效、摘除，另眼一切保守治疗无效，肿瘤增大，有向眼外侵犯或转移的可能，威胁生命时，可摘除另一眼。
❷ 单眼眼外伤或双眼同时严重外伤，有潜在重大危险或痛苦，视力丧失，为解除患者痛苦，方可考虑摘除眼球。
❸ 一眼严重眼外伤，但另一眼为弱视或存在致盲危险眼病者。
❹ 眼外伤严重眼内出血，检查无光感，但VEP显示视功能未完全丧失者。

禁 忌 证

❶ 全眼球炎及眼眶蜂窝织炎。
❷ 双眼视网膜母细胞瘤，一眼已摘除，另一眼肿瘤体积较小，可行放射或光凝治疗。
❸ 眼球破裂伤，仅有玻璃体溢出，其他组织完好者。
❹ 无外伤史的眼球萎缩；角膜感觉消失，能安装义眼者。
❺ 眼内肿瘤已有球外蔓延，脉络膜转移瘤已有全身转移灶。

术前准备

详细询问患者有无既往心、脑血管病史，向患者及家属交代操作风险并完成知情同意书签字。术前清洁术眼结膜囊，眼睑皮肤消毒，消毒范围：上方达发际，内侧过鼻中线，下方到上唇平面，外侧到耳根部。

麻 醉

❶ 2%利多卡因2~3ml结膜下浸润麻醉、球后阻滞麻醉。
❷ 2%利多卡因1ml球周麻醉。
❸ 配合困难的患者可采用基础麻醉结合局部浸润麻醉或全身麻醉。

体 位

患者取仰卧位。

手术步骤

❶ 沿角膜缘环形剪开球结膜，充分分离筋膜囊，暴露直肌止端（图11-1-1）。

❷ 用斜视钩钩出上、下、内、外直肌（图11-1-2），在巩膜附着点处将其剪断，内直肌保留2~3mm肌腱，以便在剪断视神经时牵拉眼球（图11-1-3）。

❸ 剪断直肌后，在巩膜和眼球筋膜间用钝剪刀分离，直达眼球后部。

❹ 用有齿固定镊或止血钳夹住内直肌止端，向上提起眼球，视神经剪刀伸入球后，探知如绳索样的视神经，轻轻张开剪刀，尽量贴眶尖处将视神经剪断。剪断上、下斜肌及眼球后部附着的组织，摘除眼球，迅速用热盐水纱布塞入眶内压迫止血（图11-1-4）。

❺ 连续缝合球结膜，结膜囊内涂氧氟沙星眼膏，填塞油纱条，加压包扎（图11-1-5）。

❻ 亦可在眼球摘除后，立即将一球形填充物——羟基磷灰石义眼台植入肌锥内，垂直及水平直肌的断端缝合于植入物前面，然后缝合球筋膜及球结膜切口。

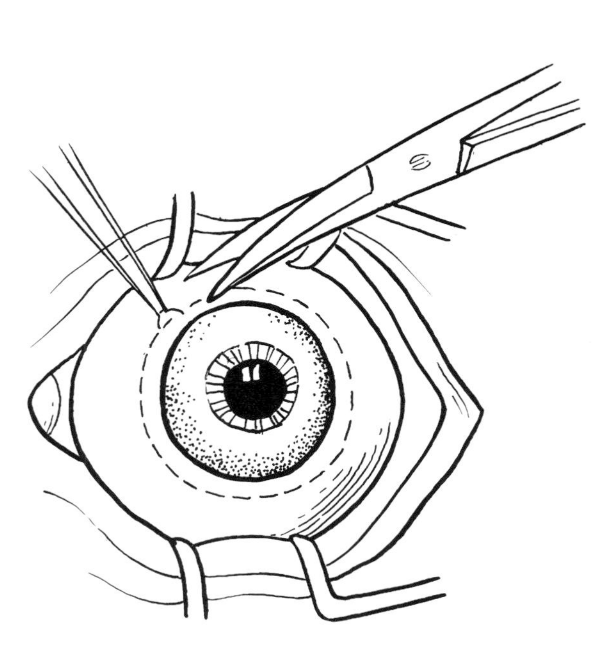

图11-1-1

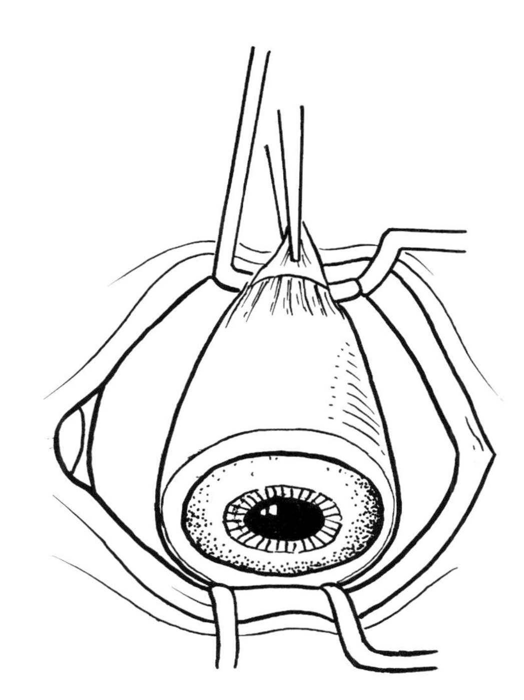

图11-1-2

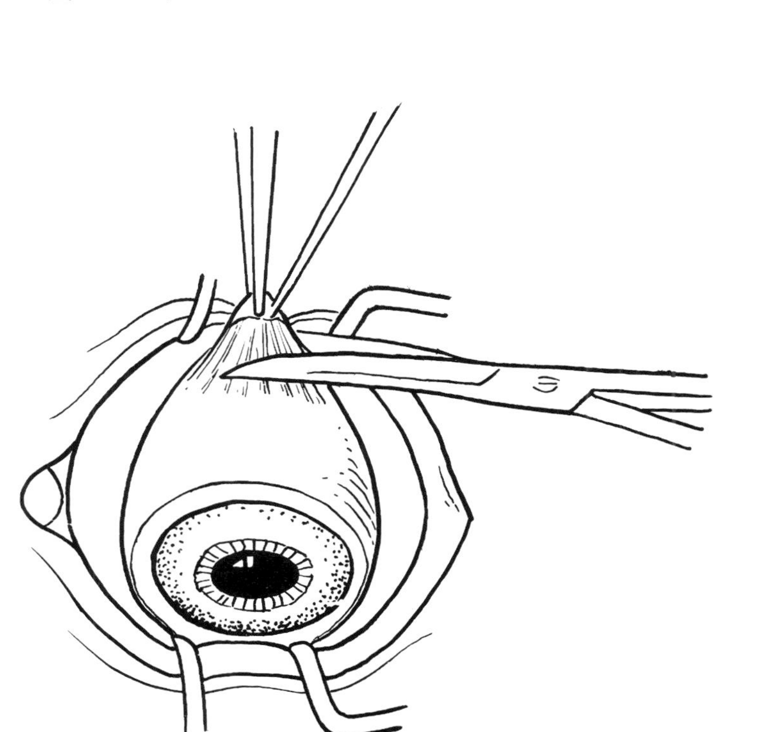

图11-1-3

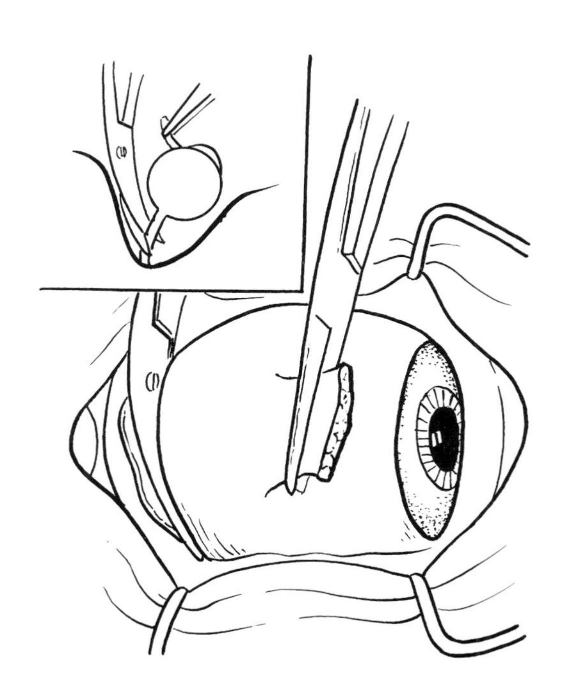

图11-1-4

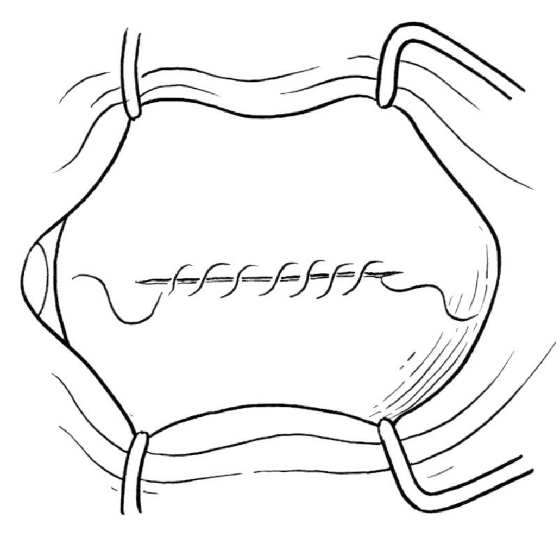

图11-1-5

术中要点

❶ 在剪断视神经时，视神经残端不要过短，尤其眼球内的恶性肿瘤应尽量多剪除一段视神经，以免残端有瘤组织残留。肿瘤眼摘除后需送病理检查。

❷ 术后尽可能多保留球结膜，以保证结膜囊的正常大小，便于术后安装义眼。

❸ 由眼球外侧进剪寻找视神经，有时触不到视神经可将眼球水平方向拉向对侧，剪刀由前向后沿眼球上下摆动前进，则易找到视神经。也可用眼球摘除匙将视神经卡住，向上托起眼球，然后再在匙的下方伸入剪刀剪断视神经。

术后处理

❶ 一般用绷带加压包扎48小时，2日后打开加压包扎，每日换药，结膜囊内涂氧氟沙星眼膏。

❷ 酌情使用广谱抗生素，第5~7日拆结膜线。

❸ 术后3~4周可安装义眼。

第二节 眼内容摘除术

适 应 证

❶ 已无保留价值的新鲜眼球破裂伤。

❷ 全眼球炎，视力无光感。

❸ 内眼手术时发生严重脉络膜爆发性出血，创口无法缝合关闭者。

❹ 角膜葡萄肿，患者要求安装活动义眼台。

❺ 绝对期青光眼。

❻ 符合眼球摘除条件的非恶性肿瘤眼球，角结膜已溃疡坏死穿孔无法再修补者。

禁 忌 证

❶ 病史不明确，不能排除有眼内肿瘤引起的继发性青光眼。

❷ 受伤已多日的眼球穿孔伤。

❸ 明显萎缩的眼球。

❹ 已无保留价值的眼球后端破裂伤。

术前准备 同眼球摘除术。

麻　　醉 同眼球摘除术。

体　　位 患者取仰卧位。

手术步骤

❶ 沿角膜缘环形剪开球结膜，并钝性分离将结膜同巩膜分开（图11-2-1）。

❷ 在角膜缘外1mm处垂直切开巩膜，用弯剪刀沿角膜缘将角膜全部剪掉（图11-2-2、图11-2-3）。

❸ 用睫状体分离器或虹膜恢复器将巩膜同睫状体分离（图11-2-4）。

❹ 用大刮匙刮除全部眼内容物，不得残留葡萄膜组织（图11-2-5），术者可在示指上裹一层纱布，伸入巩膜腔内擦拭，如有出血可用电凝器或烧灼止血。

❺ 用聚维酮碘涂抹巩膜腔内壁，烧灼可能残留的色素细胞，用生理盐水彻底冲洗。

❻ 分别在3点与9点方位（即血管钳持处），各剪去一小块三角形的巩膜组织，使巩膜在缝合后两端不致突起。间断或褥式缝合巩膜，全眼球炎者应放置引流条或不缝合（图11-2-6）。

❼ 连续缝合球结膜，结膜囊内涂氧氟沙星眼膏，填塞凡士林纱条，单眼加压绷带包扎。

❽ 如在巩膜腔内放置植入物，可将巩膜腔做四个斜对角放射状切开（图11-2-7），置入义眼台。置入义眼台后分别在上、下、左、右四个方向巩膜瓣6~7mm处各做一个2mm×4mm大小的巩膜切除口，以便新生血管长入，再做巩膜对端缝合；也可将巩膜腔后端切开将义眼台置入肌锥内，巩膜在义眼台前呈双层“帽状”缝合，缝合筋膜，连续缝合球

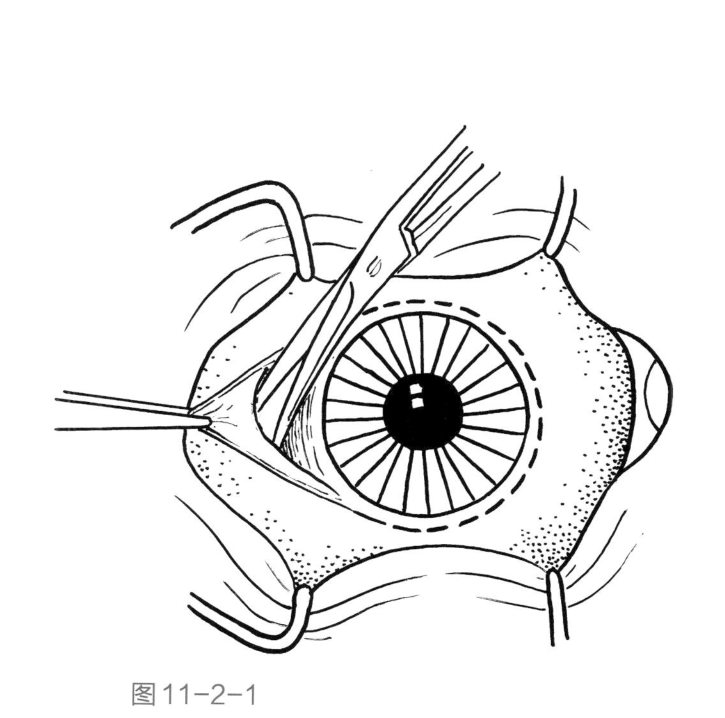

图11-2-1

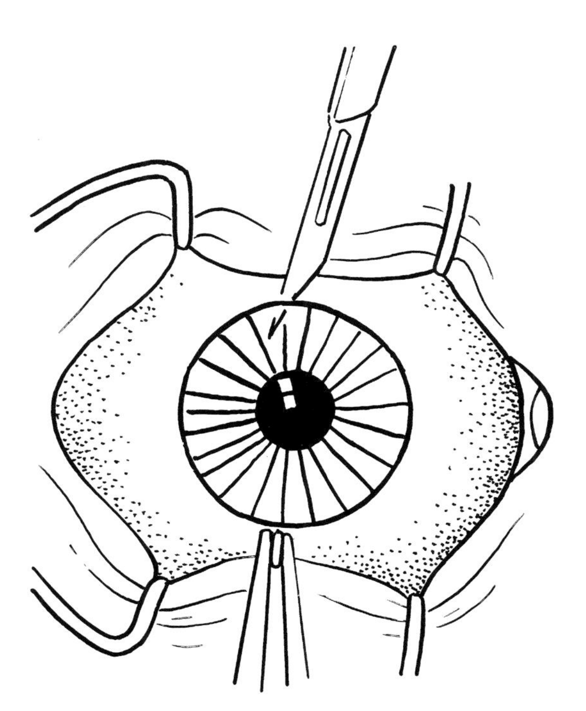

图11-2-2

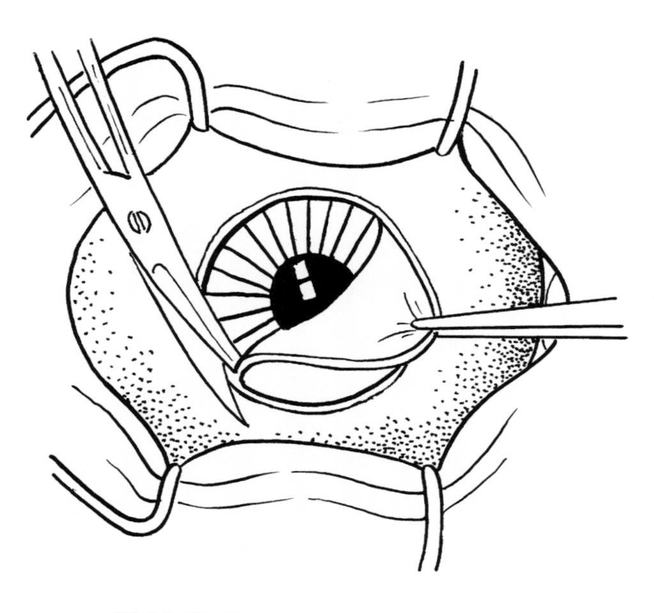

图11-2-3

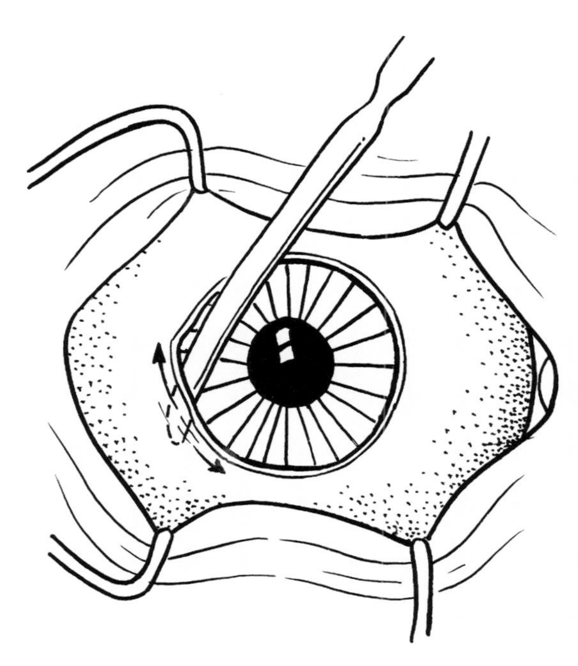

图11-2-4

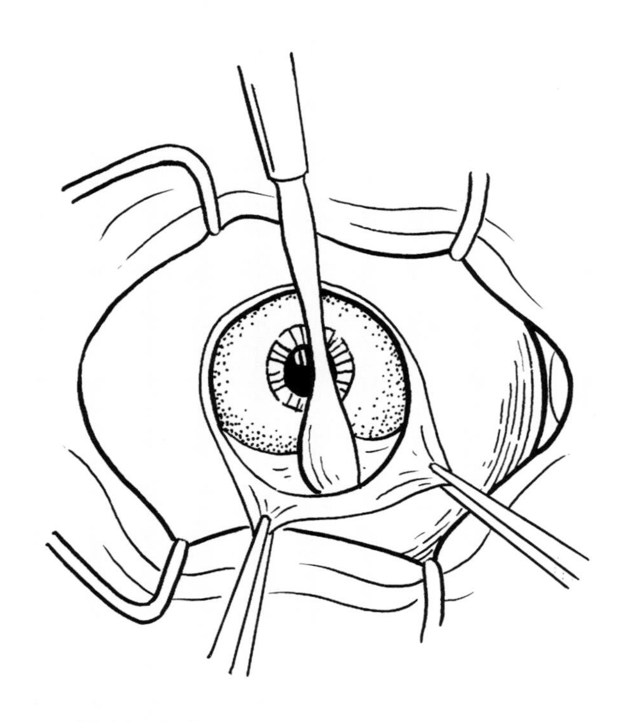

图11-2-5

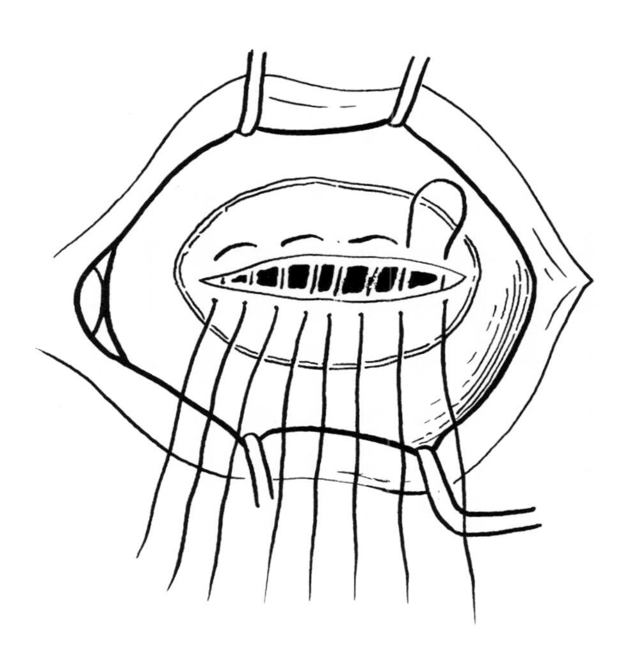

图11-2-6

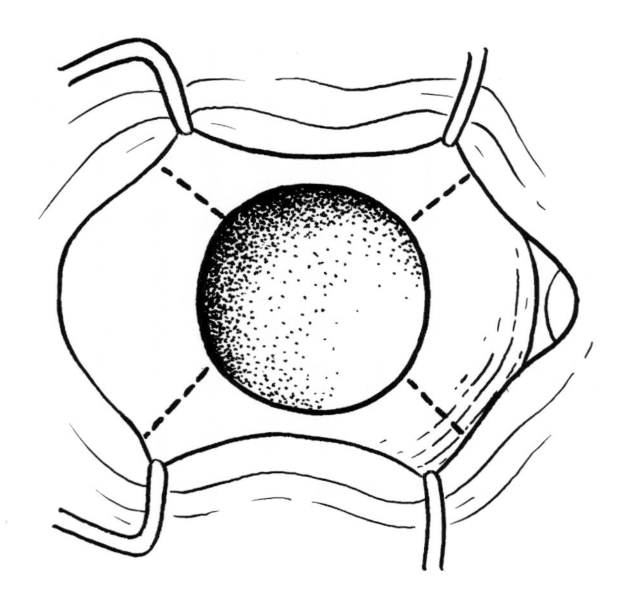

图11-2-7

结膜。

术中要点

❶ 巩膜腔内色素组织必须清除干净。

❷ 色素膜与巩膜之间在睫状体、涡静脉和视神经穿出处，连接紧密，将此三处分离后则眼内容可整个摘除。

❸ 对于全眼球炎如巩膜腔不清洁，不放填充物，需放置引流条。

❹ 义眼台植入时大小要适宜。

术后处理

❶ 48小时后除去加压绷带，3日后拔除引流条，每日或隔日换药，结膜囊内涂氧氟沙星眼膏。如有大量排出液，用生理盐水和庆大霉素冲洗巩膜腔和结膜囊，重新放入新油纱条引流，每日冲洗和更换引流条至无排出液为止。

❷ 全身应用广谱抗生素。

❸ 未放引流条的病例48小时后除去油纱条，涂氧氟沙星眼膏，第7日拆除结膜缝线。3~4周后可安装义眼片。

第三节 眶内容摘除术

适 应 证

❶ 眼睑恶性肿瘤已侵犯全部眼睑或有明显广泛的结膜受累，切除后无法做眼睑成形者。

❷ 眼内恶性肿瘤明显向眼眶扩散，单纯摘除眼球无法切除干净者。

❸ 各种原发性眼眶恶性肿瘤，包括恶性泪腺上皮性肿瘤、恶性纤维组织细胞肿瘤等不能通过其他方式切除干净者。

❹ 迅速增大，广泛侵犯眼眶，破坏眼球或严重损害视功能的眼眶脑膜瘤。

❺ 暴露的、扩展性眶周恶性肿瘤或转移癌的姑息治疗；对放疗或化疗无效及难以解除疼痛的原发性或转移性眼眶恶性肿瘤或进行性炎症病变。

❻ 严重的眼眶收缩，重建技术不能提供可以接受的美容效果，而外眶义眼可以提供较好的美容外观时。

禁 忌 证

❶ 角膜缘或眼睑可治疗的上皮癌。

❷ 尚未严重损害眼球和视力的炎性假瘤。

❸ 诊断未明的眼眶病变和已有全身转移的恶性肿瘤。

❹ 用放疗、化疗或其他方法治疗有效的恶性肿瘤。

❺ 眼眶转移瘤。

❻ 邻近组织有感染时，未经治疗控制感染者。

❼ 有出血倾向的患者。

❽ 全身情况衰弱，承受不了手术者。

术前准备　详细询问患者有无既往心、脑血管病史，向患者及家属交代操作风险并完成知情同意书签字。术前清洁术眼结膜囊，消毒眼睑皮肤及取皮部位。眼睑皮肤消毒范围：上方达发际，内侧过鼻中线，下方到上唇平面，外侧到耳根部。

麻　　醉　全身麻醉。

体　　位　患者取仰卧位。

手术步骤
❶ 如眼睑已经被肿瘤侵犯，先行睑缘缝合，以眼睑为中心，沿眶缘椭圆形切开皮肤直达眶骨膜（图11-3-1、图11-3-2）。
❷ 沿眶缘切开眶骨膜，用骨膜剥离器向眶深部剥离骨膜（图11-3-3），切断内、外眦韧带（图11-3-4、图11-3-5），剪断眶上裂处骨膜粘连，将眶内容物完全游离（图11-3-6）。
❸ 用视神经剪从骨与骨膜之间伸至眶内容物后方，剪断眶内容物与眶尖部的联系，除去眶内容物，立即用温盐水纱布填塞眶腔。去除物送病理检查。
❹ 从大腿内侧取中厚皮片，将皮片均匀地铺在眶腔内，并做多个小切口，以便排出皮片下渗液（图11-3-7）。
❺ 皮片外填塞凡士林纱布，并拉紧皮片，直至眶腔填满为止，剪除多余皮片，皮缘和眶缘皮肤间断缝合。
❻ 检查无渗血后，绷带加压包扎。
❼ 如眼睑皮肤无肿瘤侵犯，可保留眼睑，将上、下睑缘做连续缝合，在睑睫毛外1mm处切开皮肤（图11-3-8），沿皮下向眶缘分离，在眶缘处切开骨膜（图11-3-9），除去眶内容物方法同前，将睑皮肤填于眶腔内，缺损区取股内侧皮片植入或将上、下睑皮肤对端缝合填于眶腔，眶腔内填油纱条，加压包扎。

术中要点
❶ 分离眶内侧骨膜时，注意勿将筛骨破坏，否则可引起眼眶鼻腔漏，易发生感染，皮片不易成活。
❷ 术中如发现骨质受累应一并切除。
❸ 切除眶内组织时应充分止血，眶尖部可用电凝止血。
❹ 眶腔植皮要有开窗，以利于植片下组织液或出血的引流，否则影响皮片成活。

术后处理
❶ 术后应用广谱抗生素5~7日。
❷ 眶腔植皮者术后3~5日换药，检查皮片是否成活、眶骨黏附是否牢固，眶腔填碘仿纱布，术后7日拆线。
❸ 抗生素和激素静脉滴注，防止感染。

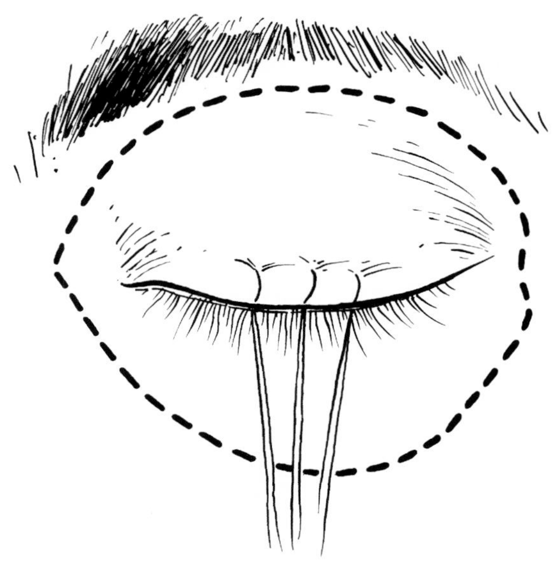

图11-3-1

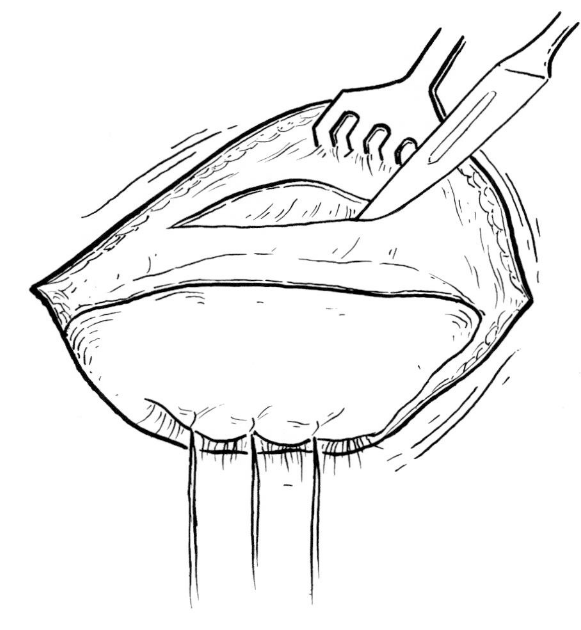

图11-3-2

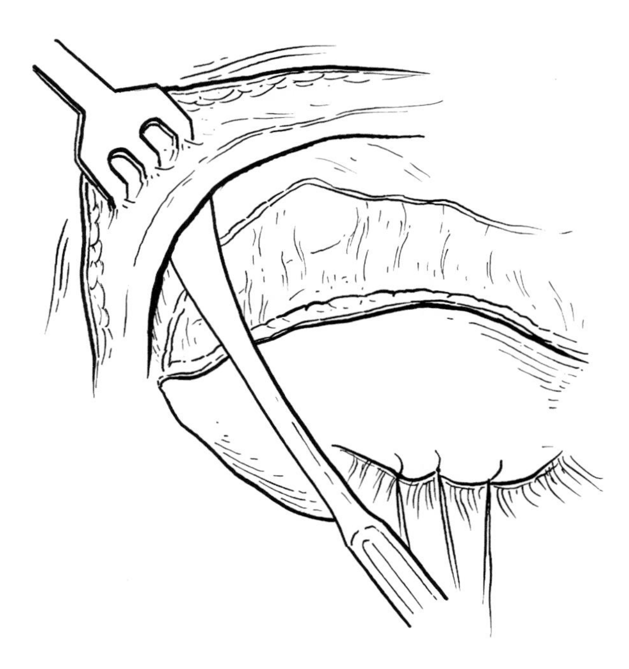

图11-3-3

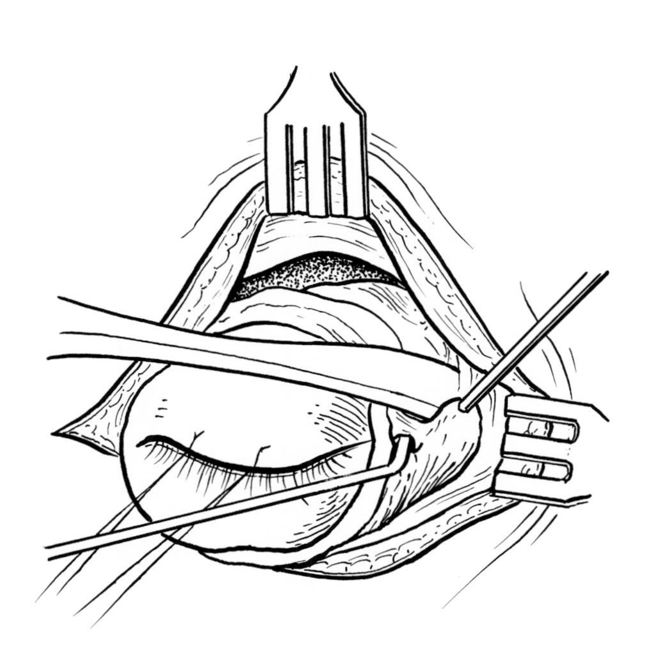

图11-3-4

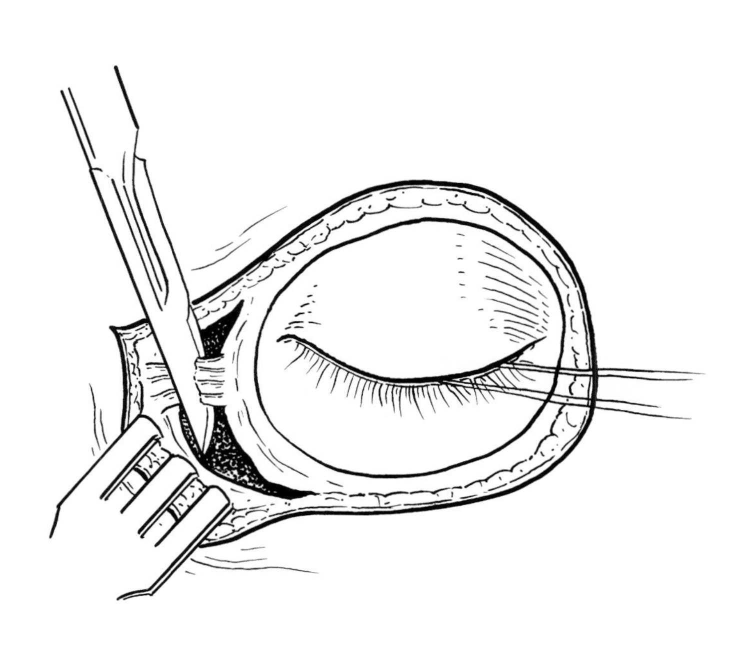

图11-3-5

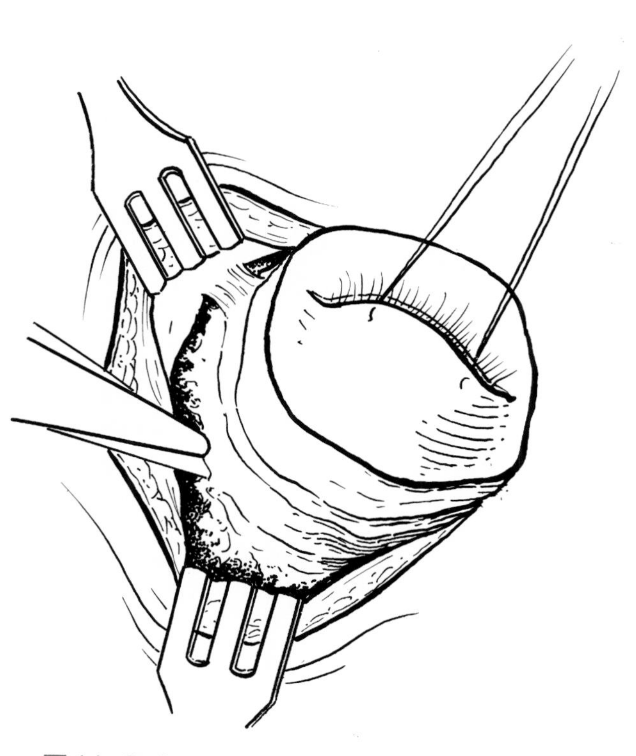

图11-3-6

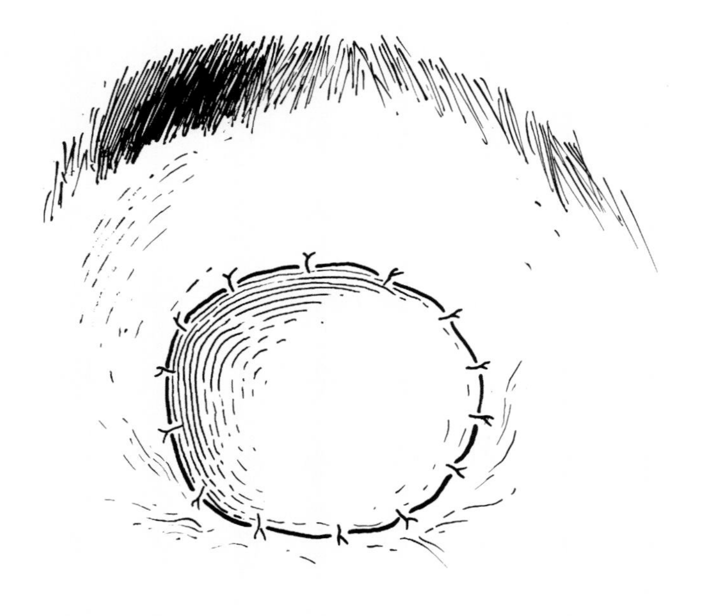

图11-3-7

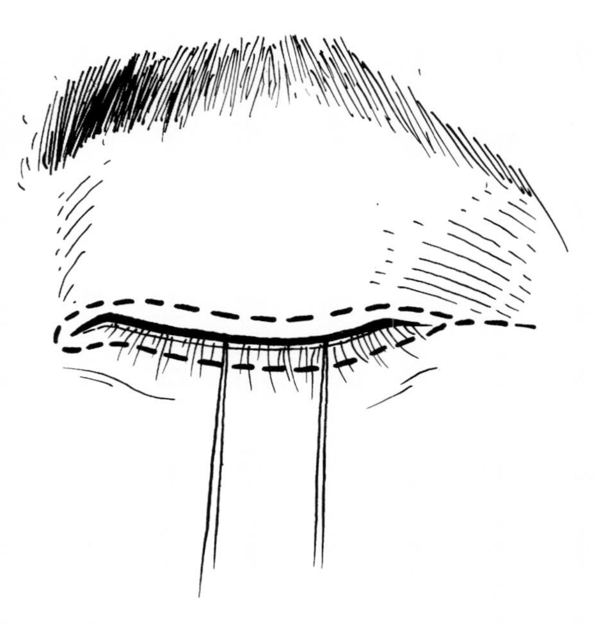

图11-3-8

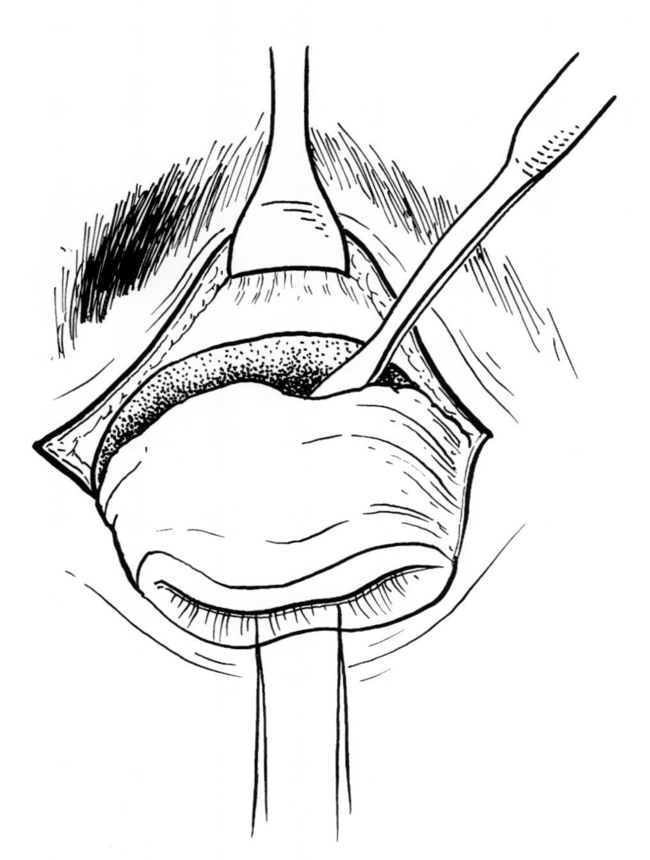

图11-3-9

第四节　前路开眶肿瘤摘除术

适应证　可触及的眼眶前部局限性肿瘤，根据其位置，可选择眼眶鼻上方、鼻下方及外上方切口。

禁忌证
❶ 肿瘤位置深或较大，与周围组织粘连紧密的肿瘤。
❷ 邻近组织有感染时，未经治疗控制感染者。
❸ 有出血倾向的患者。
❹ 全身情况衰弱，承受不了手术者。

术前准备　详细询问患者有无既往心、脑血管病史，向患者及家属交代操作风险并完成知情同意书签字。如采用结膜切口，术前需要清洁结膜囊，眼睑皮肤消毒，消毒范围：上方达发际，内侧过鼻中线，下方到上唇平面，外侧到耳根部。

麻　　醉　2%利多卡因3~5ml结膜下浸润麻醉及外眦部眼睑、眼眶部浸润麻醉。不能配合者采用全身麻醉。

体　　位　患者取仰卧位。

手术步骤
❶ 根据肿瘤的位置，可选择皮肤切口（图11-4-1），较浅可选择结膜切口（图11-4-2）。结膜切口可在相应穹窿结膜稍下方剪开球结膜，分离结膜下组织，钝性剥离肿瘤周围组织，直至整个肿瘤组织游离并摘除。
❷ 皮肤切口则在肿瘤相应的部位切开，分离皮下组织及眼轮匝肌睑部，暴露眶缘骨膜。用骨膜剥离器将肿瘤相应的眶内间隙分离，范围视肿瘤大小及深浅而定，注意避免损伤正常结构。
❸ 若肿瘤位于眼球外上方且体积较大，可选择眼眶外上皮肤切口，长约3cm，其可按肿瘤大小适当延长，但上端不超过正中线，下端不超过外眦角（图11-4-3、图11-4-4）。
❹ 如肿瘤在骨膜与眶壁之间，即可直接将其分离后摘除，并检查眶骨有无破损。若肿瘤位于骨膜前，应垂直切开骨膜，用蚊式钳行钝性分离，直到肿瘤与周围组织完全分离，将其完整摘除（图11-4-5）。
❺ 间断缝合眶缘骨膜、眼睑肌层及皮下组织。间断缝合皮肤切口，结膜囊涂氧氟沙星眼膏，加压绷带包扎。
❻ 肿瘤摘除后送病理检查。

术中要点
❶ 切除肿瘤时避免损伤上睑提肌、上直肌、上斜肌等。
❷ 注意止血，完全摘除肿瘤。

术后处理　术后2日打开加压包扎换药，以后每日换药1次，第7日拆除皮肤缝线。

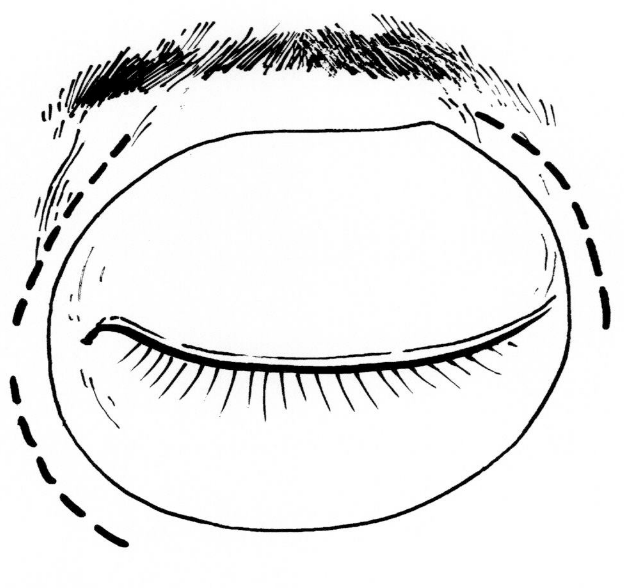

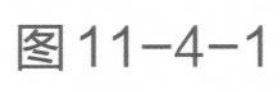

图11-4-1

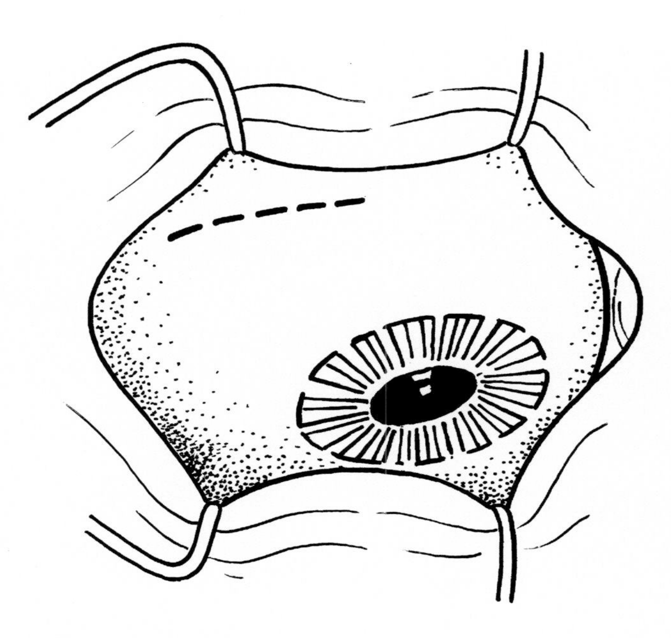

图11-4-2

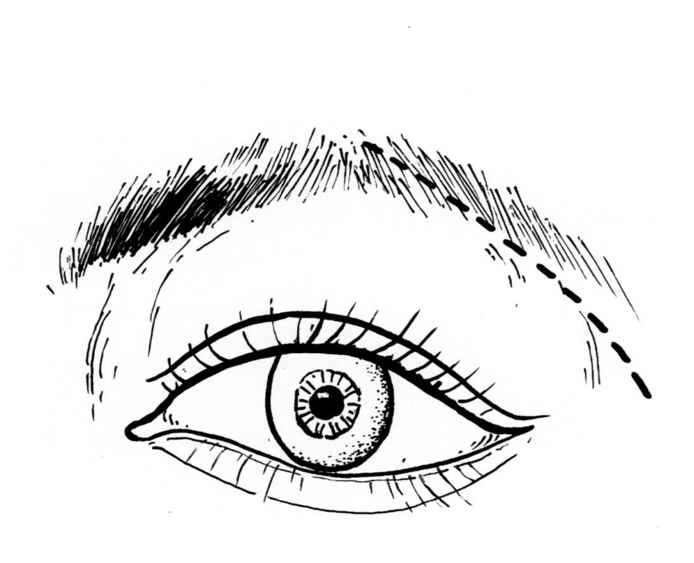

图11-4-3

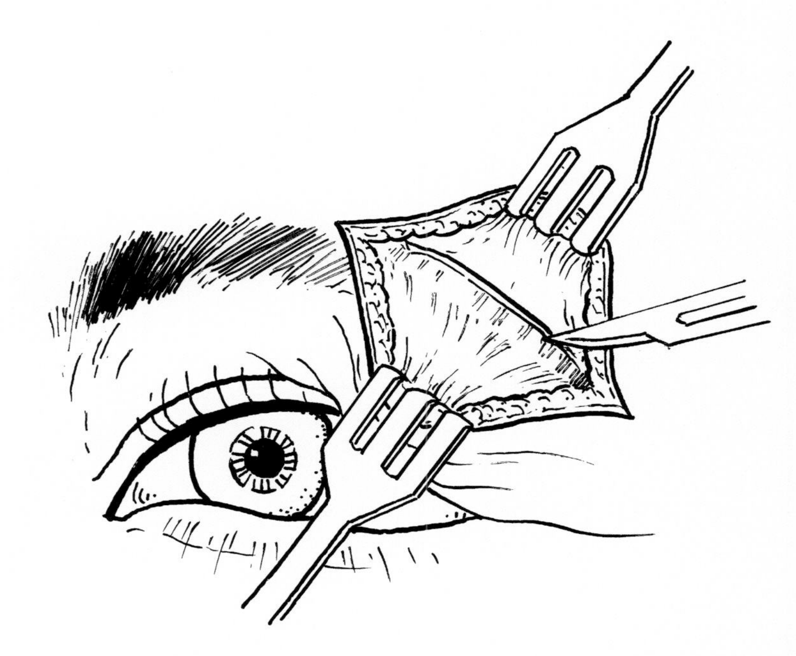

图11-4-4

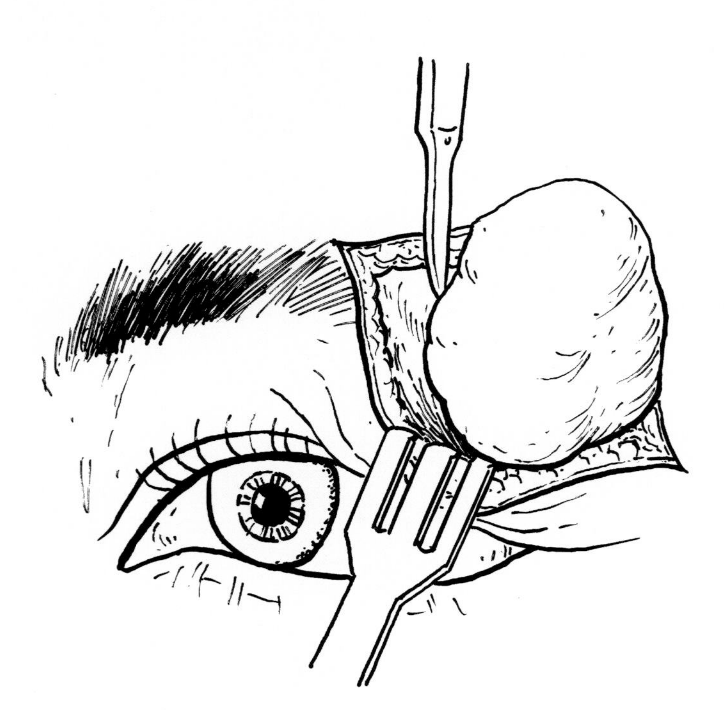

图11-4-5

第五节 外侧开眶术

适应证

❶ 眼球赤道部以后及眶尖部肿瘤。

❷ 肿瘤较大与周围组织有粘连。

禁忌证

❶ 邻近组织有感染时，未经治疗控制感染者。

❷ 有出血倾向的患者。

❸ 全身情况衰弱，承受不了手术者。

术前准备

同前路开眶肿瘤摘除术。

麻醉

全身麻醉。

体位

患者取仰卧位。

手术步骤

❶ 外眦切开，并向颞侧延长约3cm，深达深筋膜（图11-5-1）。

❷ 沿切口向上、下分离，暴露骨膜分别达眶上、下缘水平，用牵张器暴露术野（图11-5-2）。

❸ 沿眶外缘外0.5cm弧形切开深筋膜及骨膜，用骨膜分离器向眶内分离骨膜直达眶深部，在此处切开颞肌筋膜，拉开颞肌（图11-5-3）。

❹ 将眶内容物向内牵拉，颞肌向外牵拉，用骨锯（线锯、气动锯、电动锯）切开骨壁。上切口位于颧额缝，下切口位于颧弓上缘水平（图11-5-4）。

❺ 用骨钳将骨瓣折断，拉向颞侧。

❻ 在外直肌上或下缘水平，将外侧眶壁骨膜做标志线两针，切开眶外侧骨膜，暴露肿瘤，钝性分离并摘除（图11-5-5、图11-5-6）。肌锥内的肿瘤可用小指小心分离，以防肿瘤破裂；对粗大的供养血管应先行结扎。

❼ 眶外侧骨壁复位，缝合骨膜，切断外眦韧带者应缝回原位，肿瘤较大者可在眶内放置橡皮引流条（图11-5-7）。

❽ 间断缝合深层皮下组织、皮肤，绷带加压包扎单眼（图11-5-8）。

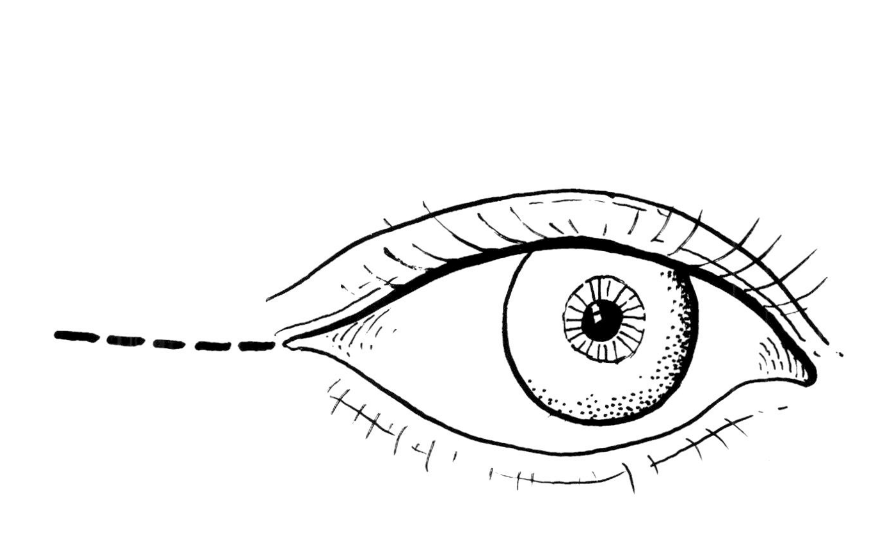

图11-5-1

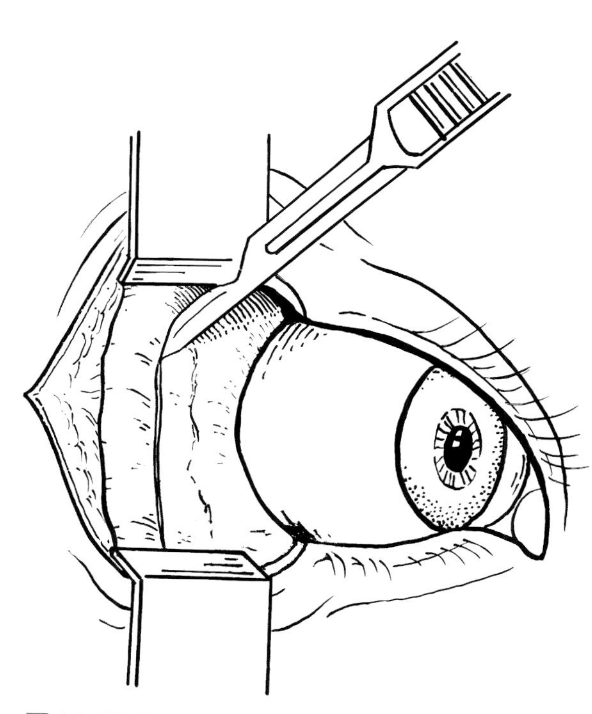

图11-5-2

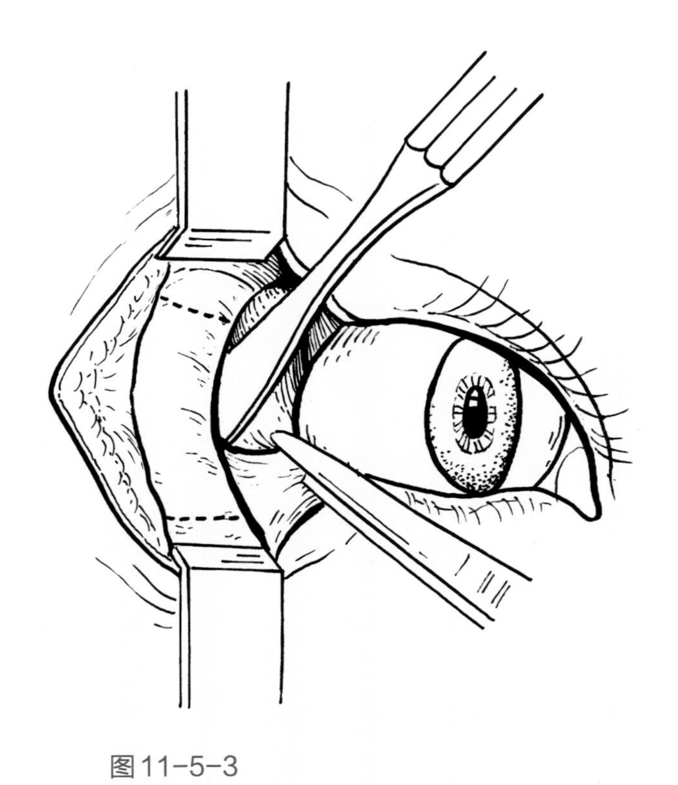

图11-5-3

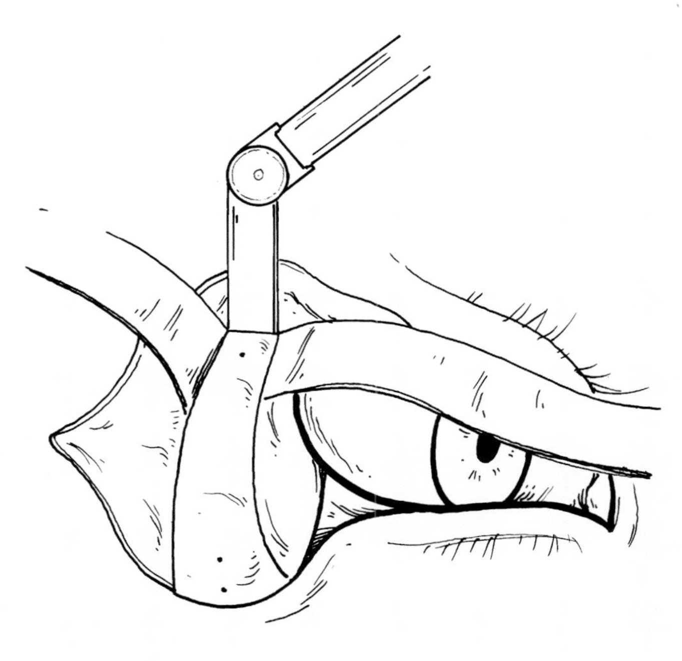

图11-5-4

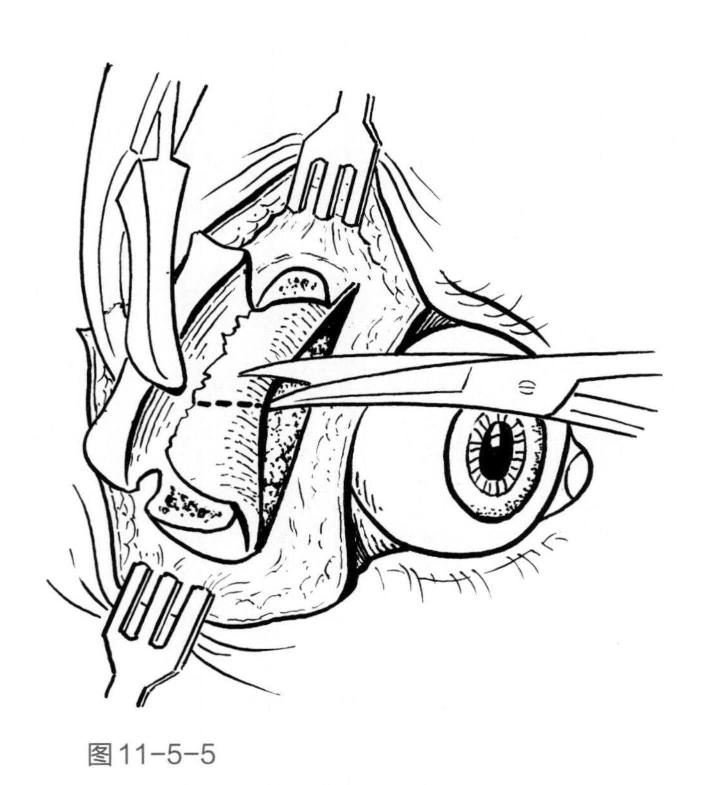

图11-5-5

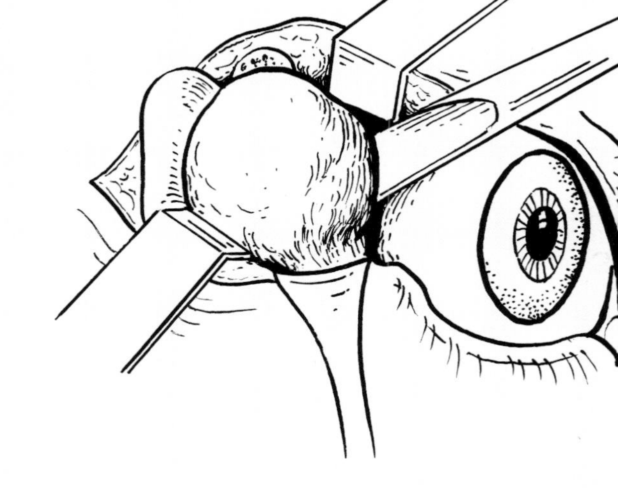

图11-5-6

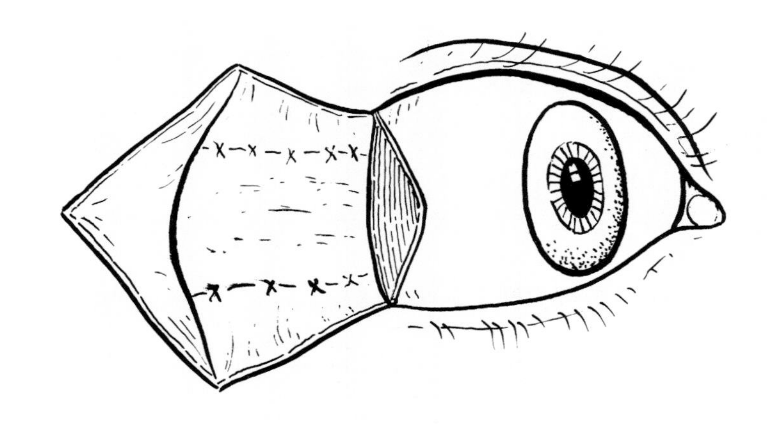

图11-5-7

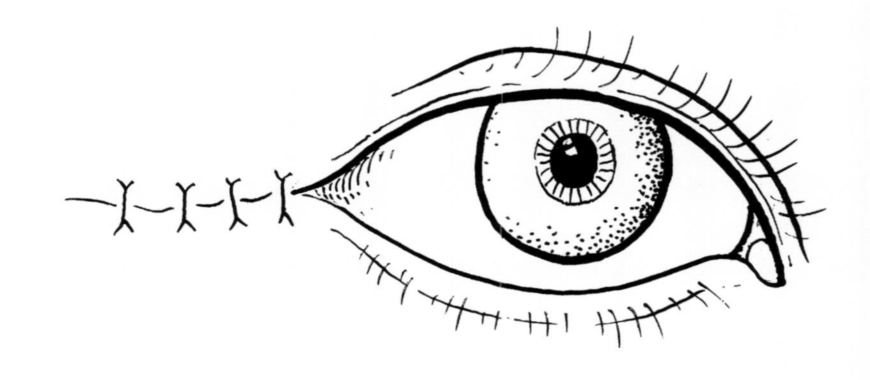

图11-5-8

❾ 肿瘤摘除后送病理检查。

术中要点

❶ 切除骨瓣时如用线锯，要先用骨钻在骨瓣切口末端做两个孔，钻孔时注意保护软组织。使用气动锯或电动锯操作更方便，但要注意滴水冷却。

❷ 去除骨瓣后，必要时可用咬骨钳去除部分后缘。此处为蝶骨翼较薄部位，易去除。如考虑为恶性肿瘤，复发可能性大的情况下，可去除骨瓣不予复位。

❸ 切开眶外侧骨膜时，注意不要损伤外直肌，可先用剪刀将骨膜与眶内组织分离，或做外直肌牵引线，可随时牵拉外直肌。

❹ 分离眶深部时，注意眼球及视神经的牵拉时间不要过长，以免造成组织损伤，视力下降。

术后处理

术后2日打开加压包扎换药，之后每日换药，第7日拆除缝线。术后全身用广谱抗生素、糖皮质激素及止血剂。

第六节 眼眶特大肿瘤摘除术

适 应 证

眼眶特大肿瘤组织充满全眶腔，向前高度突出于眼眶外，向后直达眶尖。眼球位于肿瘤顶端，眶腔显著扩大。一次性摘除特大肿瘤手术困难，必须采用分次、分块摘除法，才能摘除眶内整个肿瘤。

禁 忌 证

❶ 邻近组织有感染时，未经治疗控制感染者。
❷ 有出血倾向的患者。
❸ 全身情况衰弱，承受不了手术者。

术前准备

同前路开眶肿瘤摘除术。

麻　　醉

全身麻醉。

体　　位

患者取仰卧位。

手术步骤

❶ 上、下睑缘间缝合（图11-6-1）。
❷ 沿上、下眶缘外5mm切开皮肤（图11-6-2）。
❸ 皮下分离至眶缘并用四个拉钩牵拉皮肤，暴露肿瘤（图11-6-3）。
❹ 切开眶缘骨膜（图11-6-4）。
❺ 紧贴骨壁分离骨膜（图11-6-5）。
❻ 用刀横切前部肿瘤（图11-6-6）并离断（图11-6-7）。
❼ 将深部肿瘤再分成四块，用电刀分别摘除，直至眶尖（图11-6-8）。
❽ 清除所有残留组织，显露眶骨内面（图11-6-9）。
❾ 上、下睑皮肤对位缝合，贴于眶骨面（图11-6-10）。

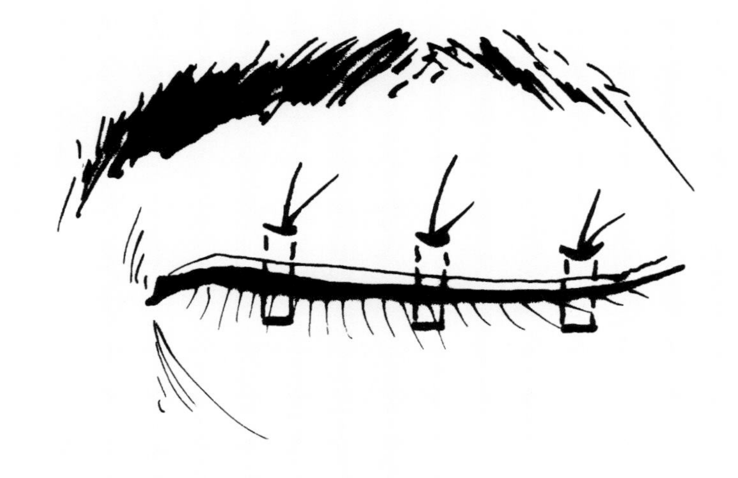
图11-6-1

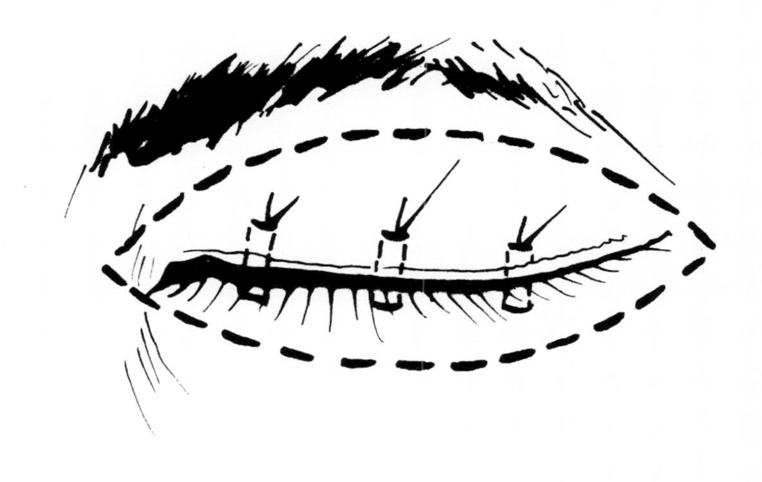
图11-6-2

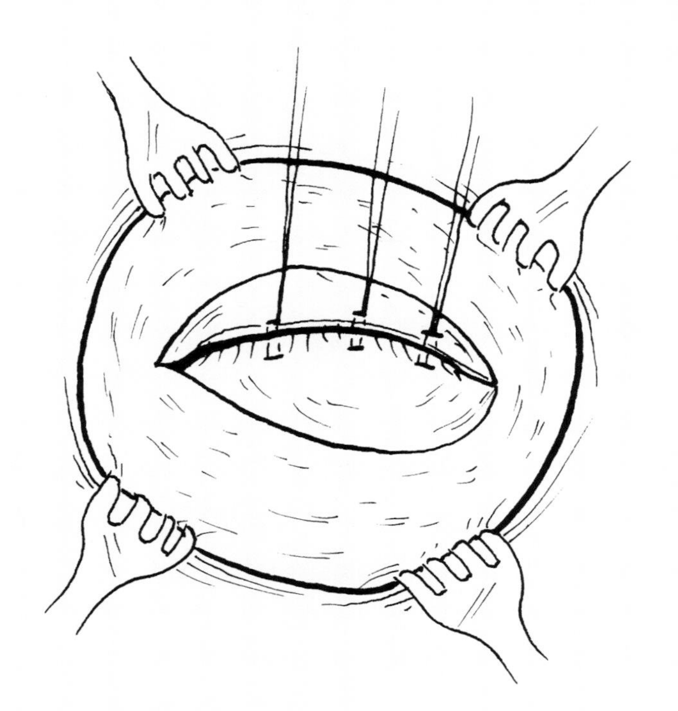
图11-6-3

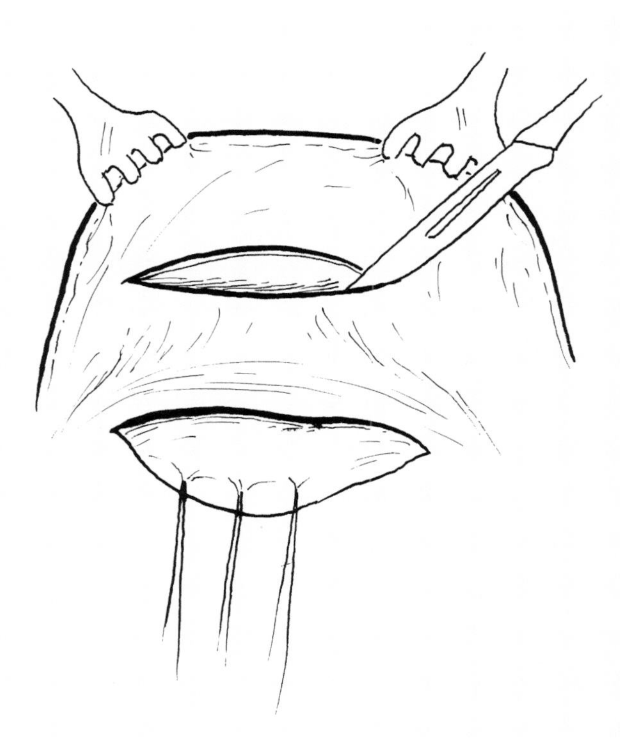
图11-6-4

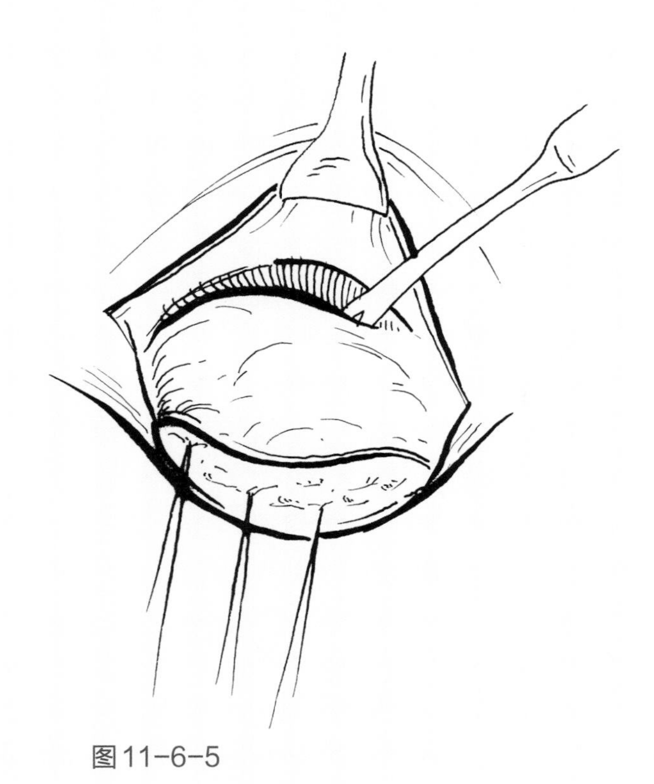
图11-6-5

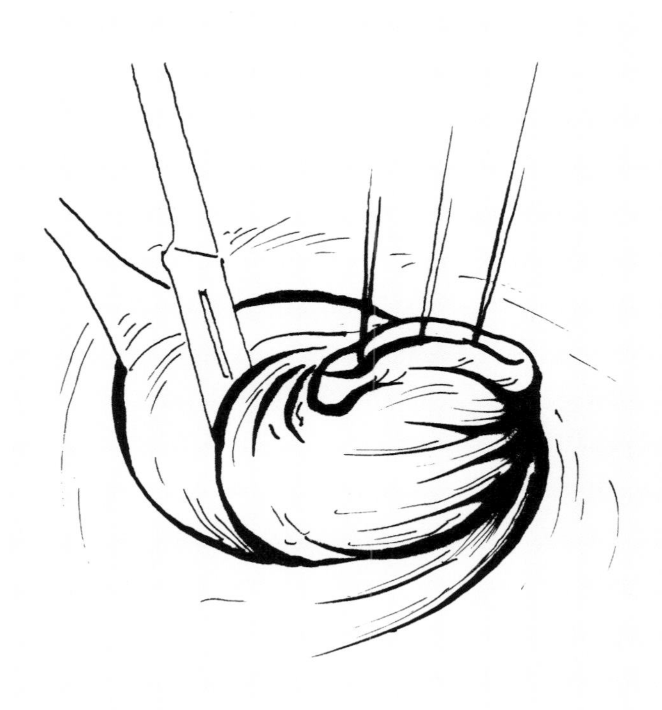
图11-6-6

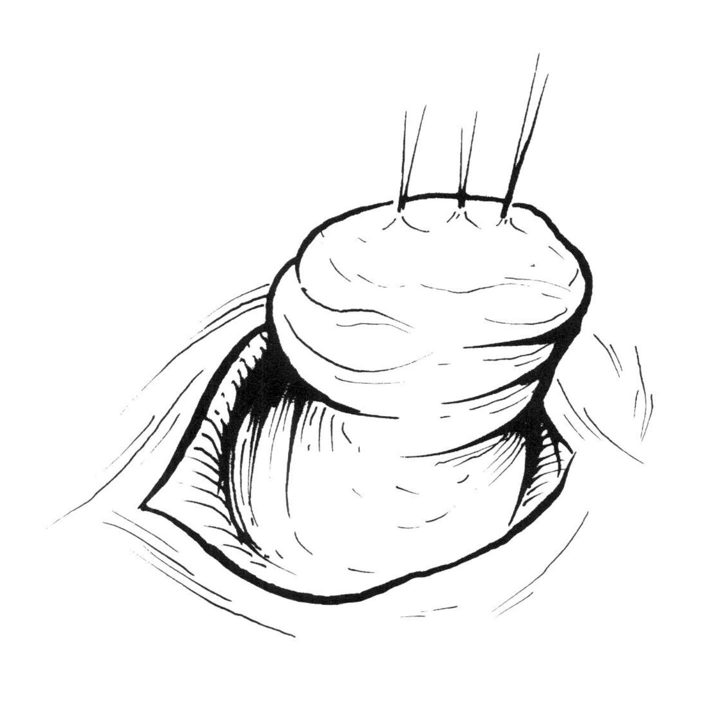

图11-6-7

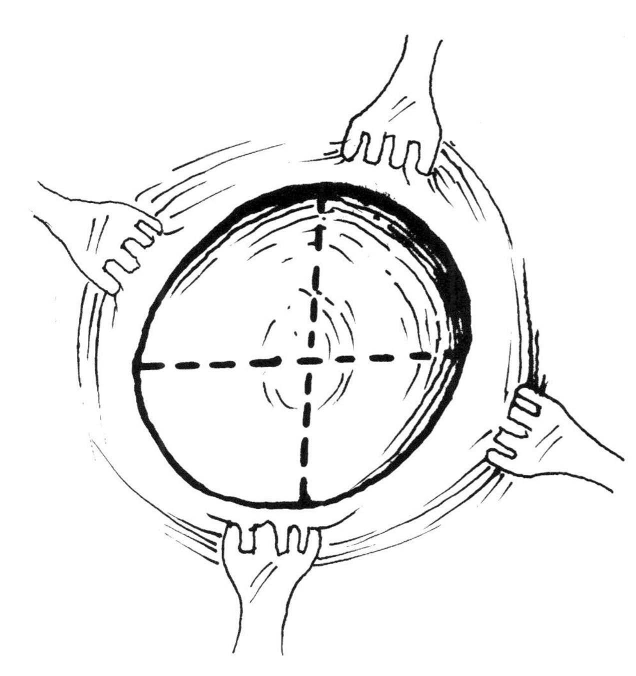

图11-6-8

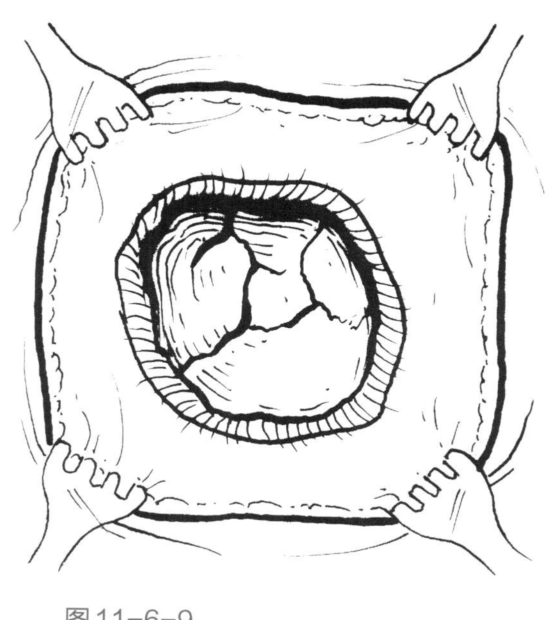

图11-6-9

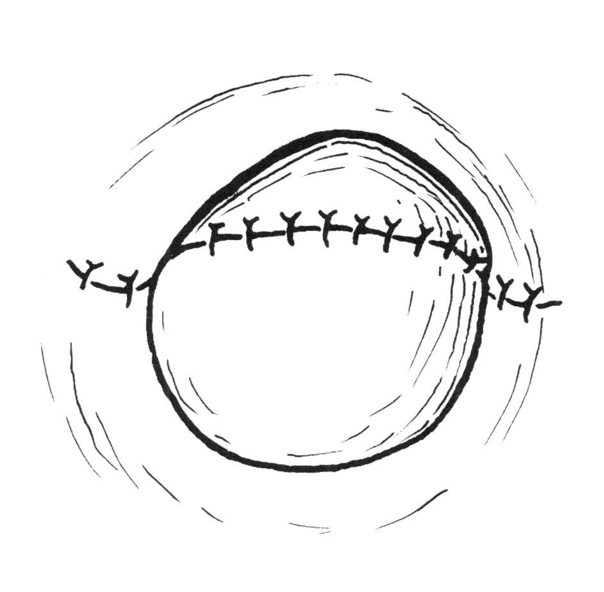

图11-6-10

⑩ 碘仿纱布填塞眶腔，加压包扎。

术后处理

术后5日换药，之后每3~5日换药至创面愈合。术后全身用广谱抗生素、糖皮质激素及止血剂。

第七节　眼眶脓肿切开引流术

适 应 证　眼眶急性炎症已形成脓肿，结核性眶骨骨膜炎形成寒性脓肿。

禁 忌 证　一般情况下无禁忌证，患者全身状况严重不佳时，慎重考虑。

术前准备　详细询问患者有无既往心、脑血管病史，向患者及家属交代操作风险并完成知情同意书签字。术前行眼眶CT、MRI等影像学检查，明确脓肿位置。

麻　　醉　脓肿对应部位2%利多卡因皮下浸润麻醉。

体　　位　患者取仰卧位。

手术步骤

❶ 皮肤消毒后，穿刺确定脓肿部位及深度（图11-7-1）。

❷ 切口应选择在有波动感的眶缘部位。如眶外侧上、下均有波动感，则宜选在下方做切口，以便引流。切口方向应与皮纹平行。如结膜囊下有脓肿，亦可剪开结膜及眼球筋膜囊排脓（图11-7-2）。

❸ 用尖刀靠眶缘直向眶内刺入，切开皮肤及眶隔达脓肿，横向扩大切口为10~15mm。撑开切口排出脓液后，取一部分脓液做细菌培养、药敏试验等检查。用镊子送入橡皮条引流，外加眼垫盖眼（图11-7-3）。

术后处理

❶ 每日换药。

❷ 如无脓液，则取出引流条，创口可自行愈合。

❸ 术后全身应用广谱抗生素；在细菌培养、药敏试验结果回报后，采用有针对性的药物治疗。

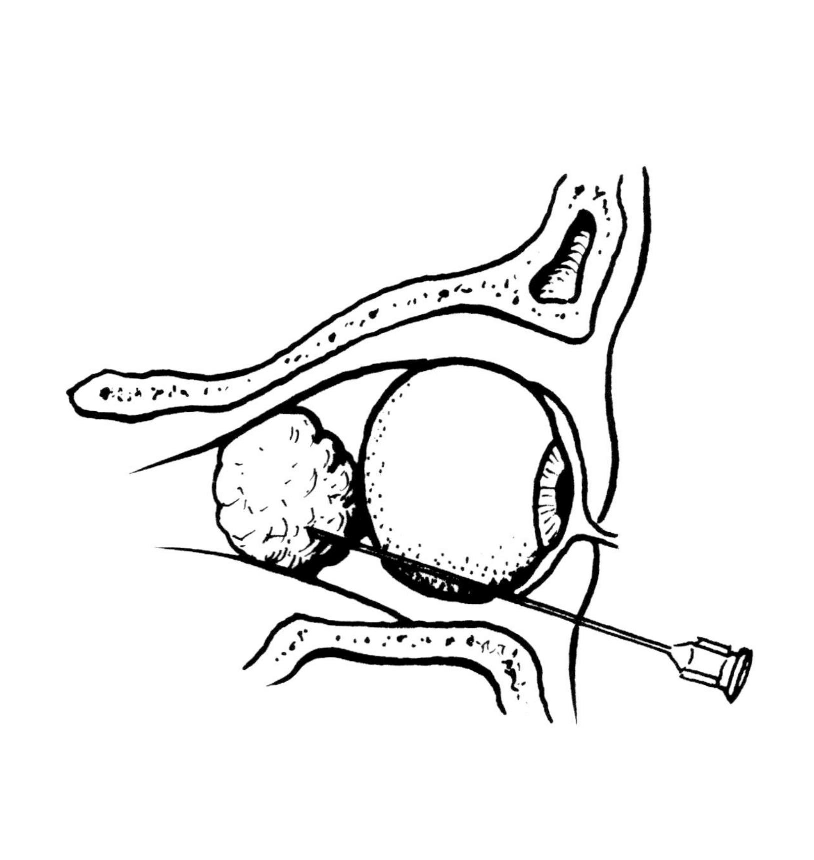

图11-7-1

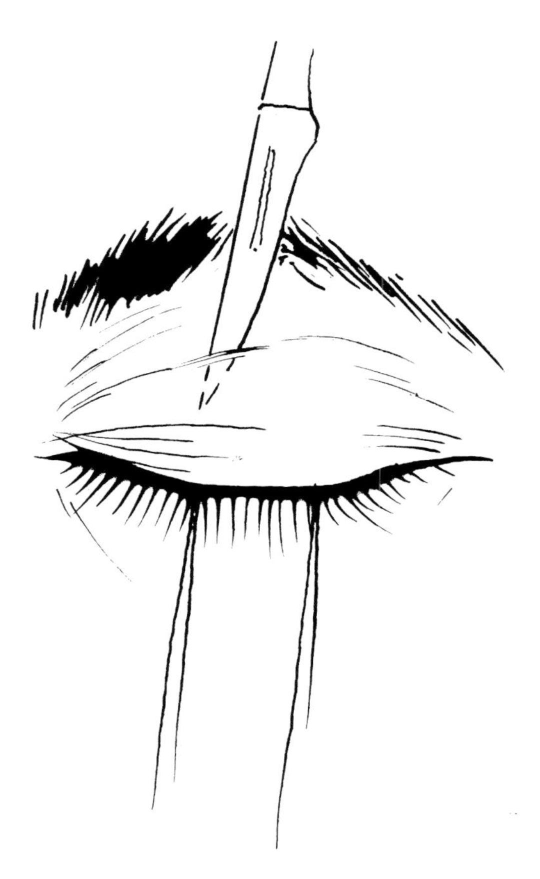

图11-7-2

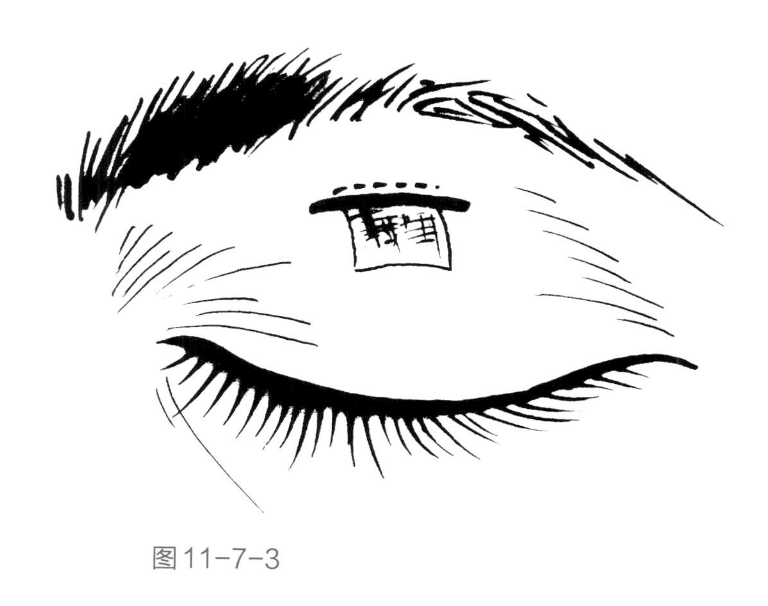

图11-7-3

第八节 视神经管开放术

适应证

❶ 外伤后视力即严重下降，甚至无光感，伤后时间不超过7~10日者。

❷ 外伤后视力下降，但存一定残余视力，经激素冲击治疗24~48小时视力仍无改善，或有一定改善但停用激素后明显下降者，或提高至0.4后不能再提高者。

❸ 外伤后视力严重下降，眼眶HRCT（高分辨率CT）检查显示明显视神经管骨折压迫、鞘膜下或视神经鞘内血肿所致视神经受压者，视神经明显扭曲增粗而考虑视神经管内压力明显增高者。

❹ 外伤后尽管视力轻度下降，但视野明显缺损，甚至呈管状视野者，条件具备时亦可考虑手术。

禁忌证或相对禁忌证

❶ 伴随严重颅脑损伤导致意识丧失者。

❷ 眼眶HRCT/MRI显示明显视神经断裂者。

❸ 伤后即刻丧失光感，时间超过15日者。

❹ 存在明显颅底骨折致脑脊液鼻漏，颈内动脉破裂可能或颈内动脉假性动脉瘤、手术入路或视神经邻近部位严重感染者，或因其他全身原因不能耐受手术者。

❺ 伤后超过6个月，明显视神经萎缩患者。

术前准备

详细询问并掌握患者既往病史及全身情况，向患者及家属交代操作风险并完成知情同意书签字。术前完善眼眶CT等影像学检查，明确有无视神经管骨折及骨折的位置。术前眼睑皮肤消毒，消毒范围：上方达发际，内侧过鼻中线，下方到上唇平面，外侧到耳根部。

麻　醉

全身麻醉。

体　位

患者取仰卧位。

手术步骤

皮肤切口视神经管开放术

❶ 做皮肤切口，自眉头向下至内眦切开皮肤长约2.5cm，钝性分离肌层，用拉钩牵开达骨膜（图11-8-1）。

❷ 骨膜切开，距眶内缘3mm处切开骨膜（图11-8-2）。

❸ 再用剥离器将骨膜与骨皮质分开直至眶尖（图11-8-3）。

❹ 用双极电凝切断筛前动脉（图11-8-4）。

❺ 去除筛骨板后部，将眶内容物向外侧拉开（图11-8-5）。

❻ 见到筛后动脉，在其后下方用小骨凿凿去一小块骨板，再用深部弯血管钳向后下方扩大骨孔，直至蝶窦（视神经管内下侧壁）（图11-8-6）。充分止血后关闭切口。

鼻内镜下视神经管开放术

❶ 常规方法开放筛窦，清除筛房破碎和窦内陈旧积血，检查筛顶、纸板、

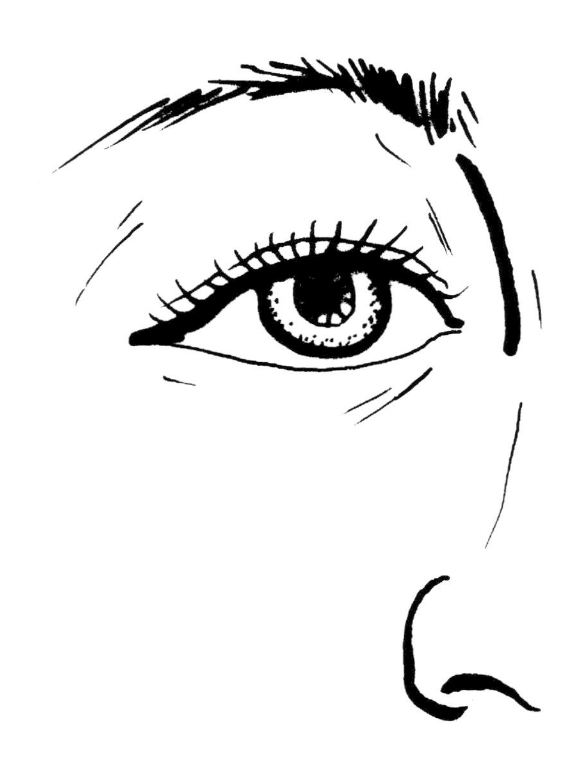

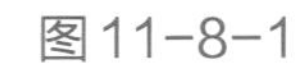

图11-8-1

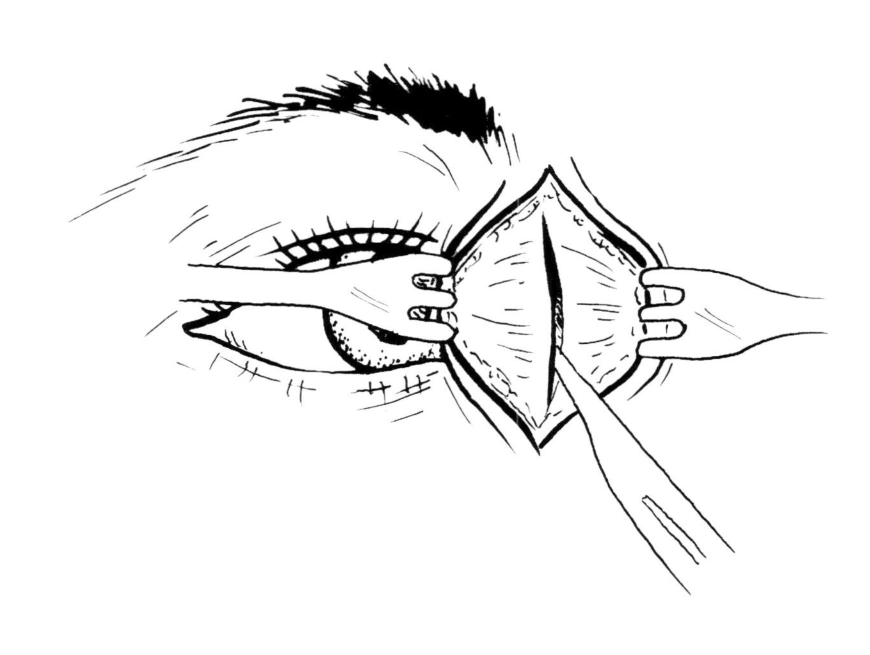

图11-8-2

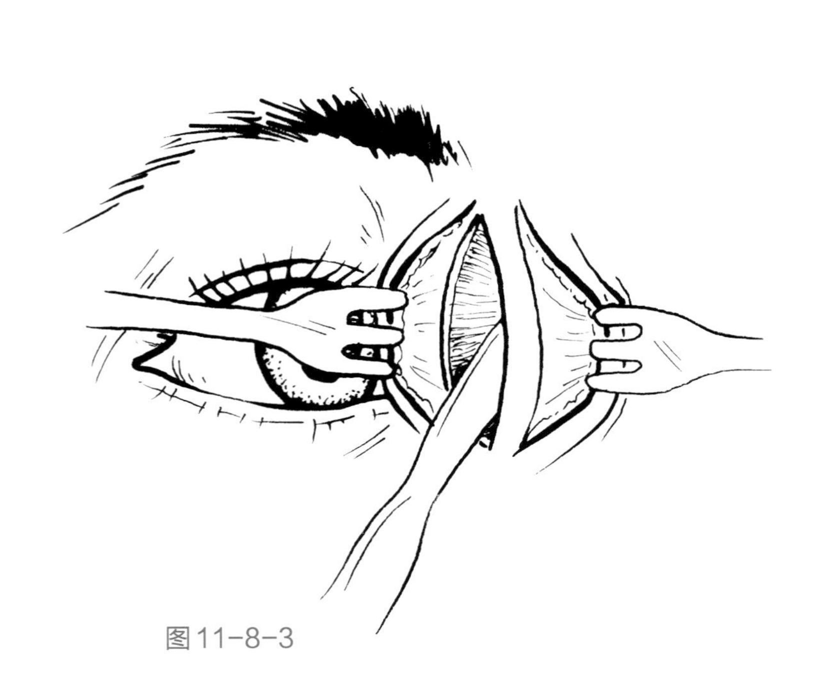

图11-8-3

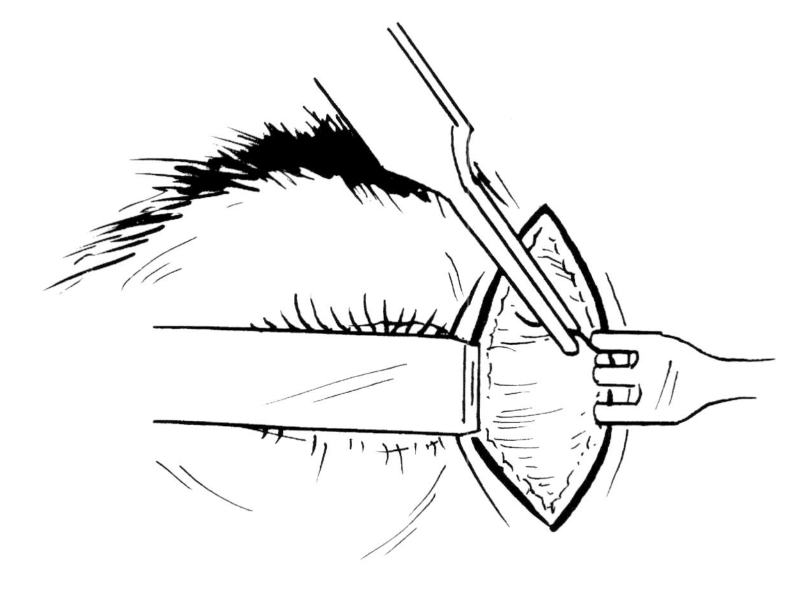

图11-8-4

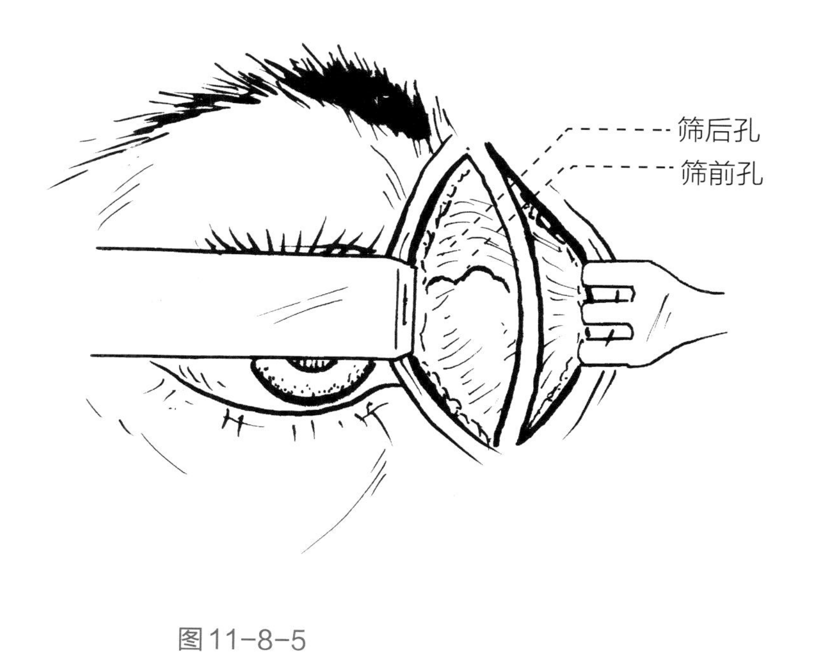

图11-8-5

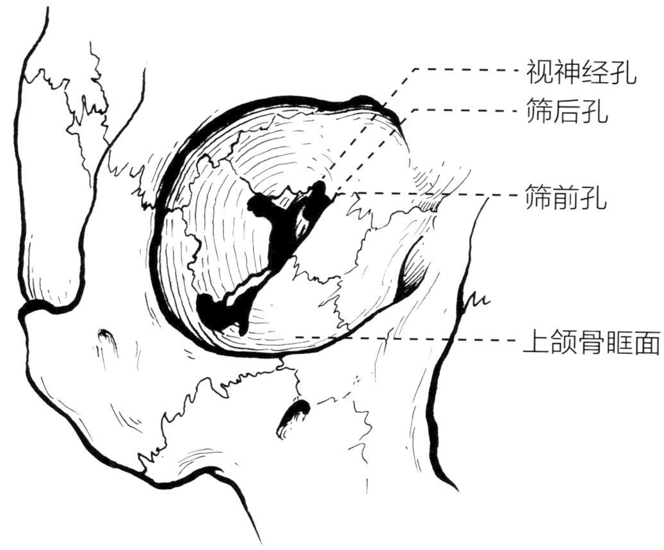

图11-8-6

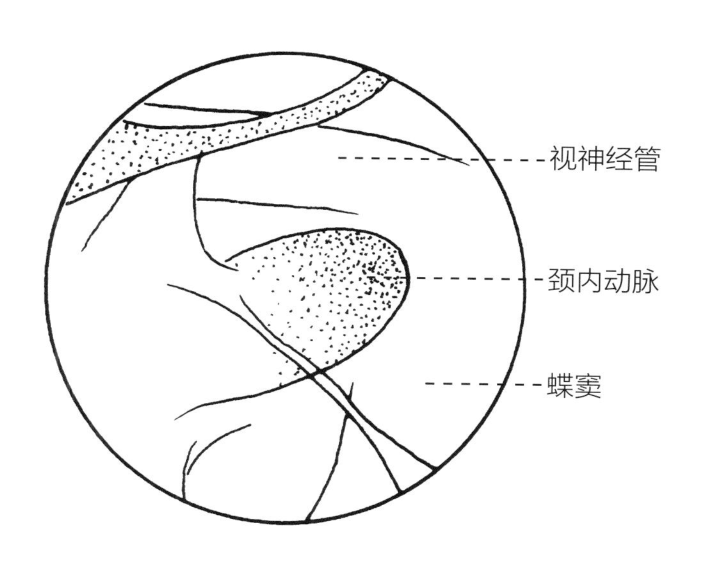

图11-8-7

蝶窦前壁有无骨折线或骨破坏，尤其在视神经管隆突，清理局部碎骨屑和凝血块。

❷ 开放蝶窦并充分切除筛蝶交界前壁骨质，获得局部大视野，使后筛骨纸板与蝶窦外侧壁延续。注意吸引器不要接触蝶窦外侧壁。鼻内镜下仔细观察蝶窦外侧壁骨折部位，谨慎清除蝶窦外侧壁碎骨片，骨折片与视神经-颈内动脉间隔的骨质有连续时，不可盲目取出，否则有损伤颈内动脉和眼动脉的可能（图11-8-7）。

❸ 定位和开放视神经管　用金刚砂电钻磨薄视神经骨管，再用小镰状钩剔除视神经管隆突的骨质，同时开放此区部分纸板，视神经被鞘膜包裹。视神经管开放应由眶尖到蝶窦近中线，骨管开放应大于周径的二分之一，这是视神经管开放减压成功的两个要素（图11-8-8、图11-8-9）。

❹ 视神经管开放后，如受压时间长，视神经充血水肿，则选择用小镰状刀

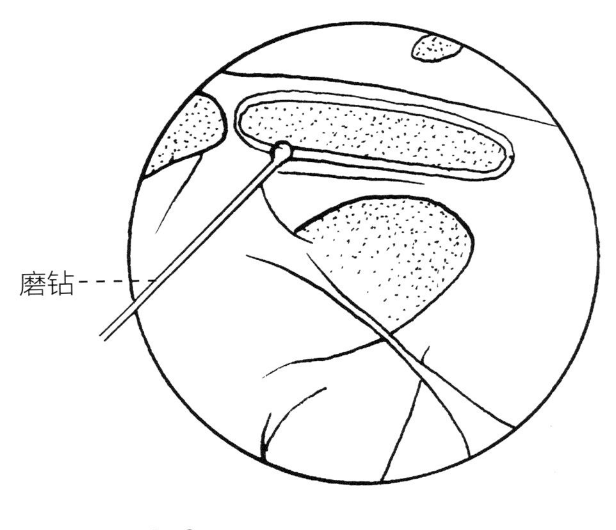

图11-8-8

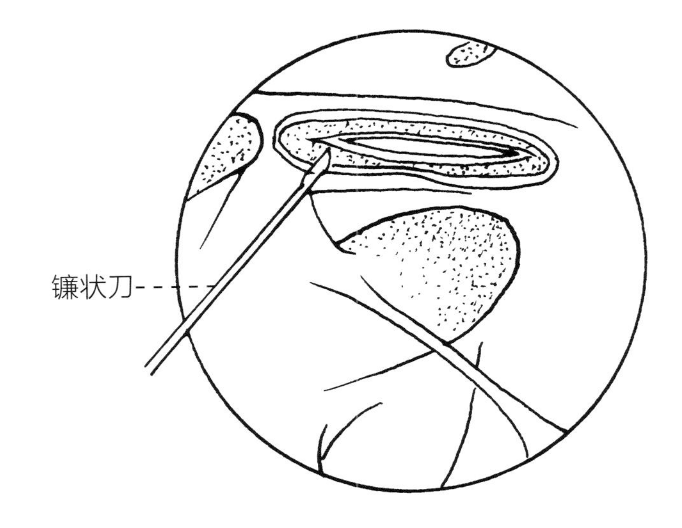

图11-8-9

切开视神经的鞘膜和前端总腱环，可有少量脑脊液流出。

❺ 检查无活动性出血后，用庆大霉素盐水冲洗术腔，裸露视神经需要用采自鼻腔（如钩突）的黏膜覆盖保护，用浸有吸入用布地奈德混悬液（普米克令舒）和抗生素的明胶海绵轻填蝶窦和后组筛窦，术腔不需要其他填塞。

术后处理

❶ 经皮肤切口需加压包扎48小时。

❷ 术后5日拆除缝线。

❸ 全身适当应用糖皮质激素和广谱抗生素，以减轻炎症性水肿反应和控制感染。

❹ 经鼻内镜下视神经管开放术者术后限制饮水量，检查眼部情况，瞳孔大小、直接及间接对光反应、视力。预防性应用广谱抗生素2周。

第九节　甲状腺相关性眼病眶减压术

适应证

❶ 视神经压迫性病变、眼球突出和角膜暴露是主要适应证，尤其是经药物或放射治疗无效者。

❷ 眼外肌肥大压迫眶尖部视神经，引起视神经病变、视野缺损、视力下降，皮质激素治疗3周无效者。

❸ 因眼球突出引起角膜病变者，如暴露性角膜炎、角膜溃疡等。

❹ 患者强烈要求改善因眼球突出所致外观改变、单眼突出超过10mm或双侧眼球突出达30mm者。

禁忌证

❶ 甲状腺功能亢进未经治疗。

❷ 有化脓性鼻窦炎。

❸ 有血液系统疾病未治疗。

❹ 病期太长，眶内软组织有广泛纤维化。

术前准备

详细掌握患者既往病史及全身情况，向患者及家属交代操作风险并完成知情同意书签字。完善裂隙灯、双侧眼球突出度、眼眶CT、MRI等相关检查。术前眼睑皮肤消毒，消毒范围：上方达发际，内侧过鼻中线，下方到上唇平面，外侧到耳根部。

麻　醉

全身麻醉。

体　位

患者取仰卧位。

眶减压术的选择

❶ 一壁眶减压　多采用单独眶外侧壁、眶底、眶内侧壁减压，一般可缓解2mm左右的眼球突出。眶内侧壁减压，尤其是接近内侧视神经孔的减压对缓解视神经的压力非常有效。

❷ 二壁眶减压　主要为眶底和眶内侧壁减压，或眶外侧壁和内侧壁减压，可解决4mm的眼球突出。

❸ 三壁眶减压　眶内侧壁、眶底、外侧壁减压，通常可缓解5~6mm的眼球突出。

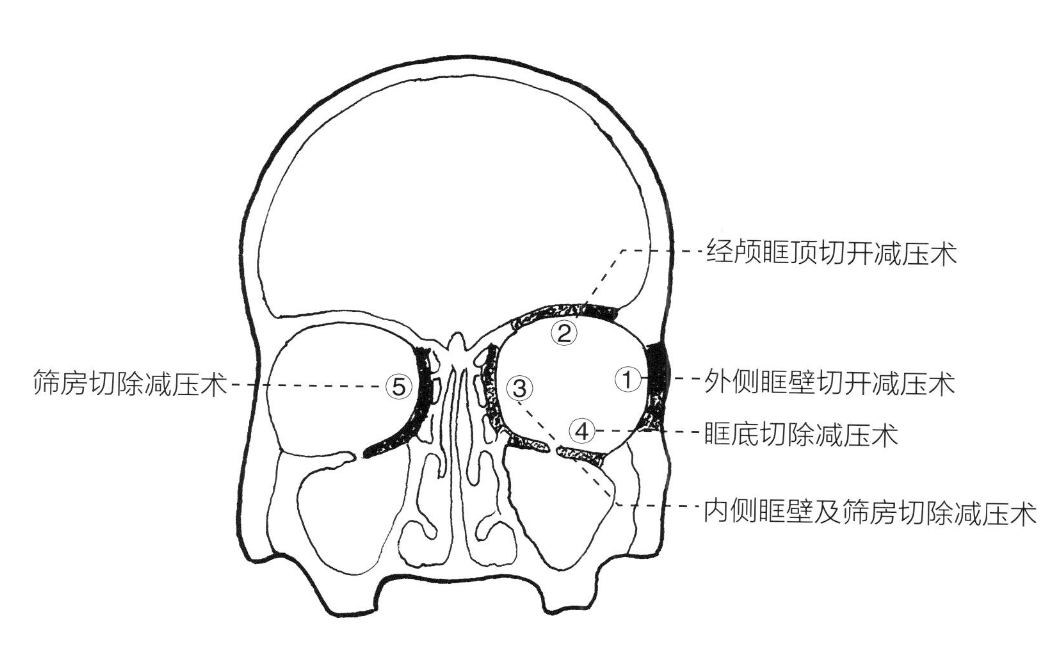

图11-9-1

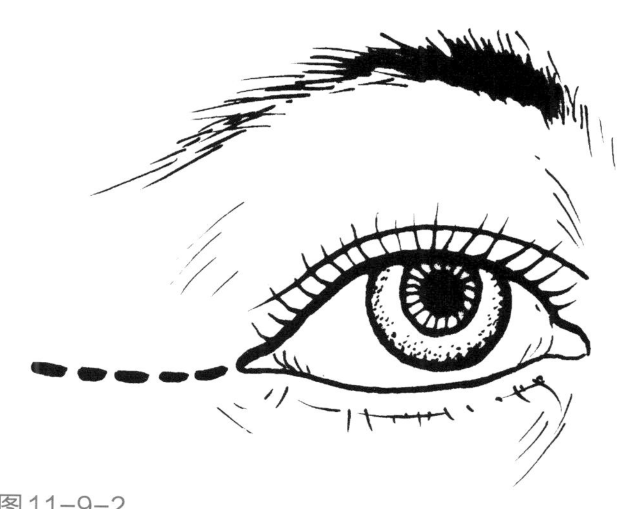
图11-9-2

④ 四壁眶减压　在三壁减压的基础上切除眶顶，达到四壁减压的目的，一般可解决6mm以上的眼球突出。

手术步骤

各种减压术的切口入路见图11-9-1。

眶外侧壁切开减压术

❶ 用甲紫或消毒笔自外眦向耳前做水平切口标记至眶缘4~5cm，然后用刀沿标记线切开皮肤和皮下组织（图11-9-2）。

❷ 分离暴露　用剪刀分离皮下组织直至骨膜，并向上、下眶缘外侧分离，充分暴露外侧眶缘内外侧骨膜。于颧弓水平至颧额缝间做眶缘骨膜切口，分离骨膜，暴露眶缘骨质。

❸ 切开眶外侧骨壁　在平行眶下缘颧弓及颧额缝以上水平用骨锯切断外侧眶壁，用骨钳夹持锯开的眶外侧壁向外后折断，取出骨片。然后用直咬骨钳咬除外侧眶壁其余部分，仅保留眶外缘。

❹ 使眶内脂肪向颞窝膨出　在眶外侧壁内面骨膜做水平切开，使眶内脂肪大量向颞窝膨出，并切除部分膨出的脂肪。

❺ 放回切开的眶外侧壁骨片，缝合眶缘骨膜，重建外眦角，依次缝合皮下组织及皮肤切口（必要时放置引流）并加包敷料绷带。

眶内侧壁和下壁开放减压术

❶ 下睑皮肤切口入路　向下睑缘睫毛下2mm做平行睑缘切口，由泪小点附近延至外眦，再由外眦角顺上睑缘弧度向外下方延长切口1~1.5cm（或向颞侧水平切口），在皮下、眼轮匝肌与眶隔之间分离、暴露下眶缘，从泪前嵴至外眦韧带切开骨膜，向后内分离骨膜，暴露整个眶下壁，在眶下神经管两旁凿开眶底并咬除眶壁，切除其下方黏膜，向后达眶尖，向外达上颌骨外侧壁，向内注意避开泪后嵴下部下斜肌附着的骨质，进一步将泪囊窝后筛窦颞侧的薄壁骨板和黏膜咬除。在咬除眶壁区做多处骨膜切口，并向后分离，使眶脂肪突入窦腔，保留中央的眶骨膜支持眼球。用丝线分层缝合眶隔和皮肤，做上、下睑缘缝合，保持下睑向上拉紧。睑缘缝线于术后2~3日拆除。橡皮引流管于1周后拆除。
若先做外侧眶壁切开减压术，继而做下壁和内侧壁开放术则成为三壁减压术（图11-9-3）。

❷ 下穹窿结膜入路（图11-9-4）　依次切开外眦到达外眶缘，暴露并切断外眦韧带下支，松弛下睑，剪开整个下穹窿结膜及其下方的筋膜囊，直达眶下缘骨膜，置拉钩于眼睑与眼球之间，避免眶脂肪突出于视野内，充分暴露眶下缘术野。切开眶下壁、内侧壁的手术其他步骤与前述手术方法相同。

❸ 经外切口进入筛窦和眶底　自眶上缘内侧向下做弧形切口，距内眦约5mm做长约20mm切口，向下延伸超过内眦，上下分离皮下组织（图11-9-5）。暴露并切开骨膜，切断内眦韧带，把泪囊推向外侧向后至泪后嵴后方，以一凿子打开筛窦，咬切窦内黏膜并暴露眶内壁骨膜，纵向切开眶内侧骨膜，使眶内脂肪向筛窦脱垂，剪除部分脂肪。可同时做下睑

缘睫毛下第二切口切开并分离眶下缘骨膜，切除眶底内外侧骨壁，切开眶下壁骨膜，使眶脂肪突出。

❹ 经上颌窦入路内侧减压术（图11-9-6） 做Caldwell-Luc切口入路，凿开上颌窦前壁，行窦内开筛术。以纸板为标志，暴露筛骨水平板及蝶窦前壁，剥起骨膜及上颌窦黏膜后，切除眶底，保留眶下神经及血管。在内侧折断纸板，除接近视神经的后部外，其余均切除，做前后数条眶骨膜切口，使眶内脂肪突入上颌窦和筛窦，行下鼻道引流，缝合切口（此为耳鼻喉科常用术式，普遍认为效果较好）。

❺ 鼻内镜下眶减压术（图11-9-7） 由耳鼻喉科医生操作，在中鼻甲和中鼻道处黏膜下注射1%利多卡因肾上腺素溶液。先在鼻内镜下行筛蝶窦开放术，暴露眶内侧壁和眶底至眶尖附近。辨认视神经管，向前见额隐窝。在中鼻道做较大的上颌窦开窗术，前至鼻泪管，下至下鼻甲根部，后至上颌窦后壁，确定眶下神经位置。用刮匙去除暴露骨面的眶内侧壁，眶下壁用直角、70°或110° Giraffe钳去除，向外侧至眶下神经，

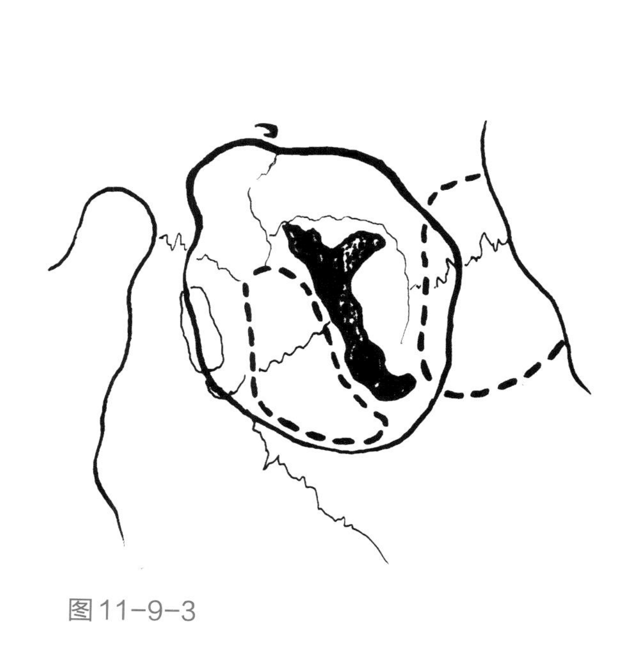

图11-9-3

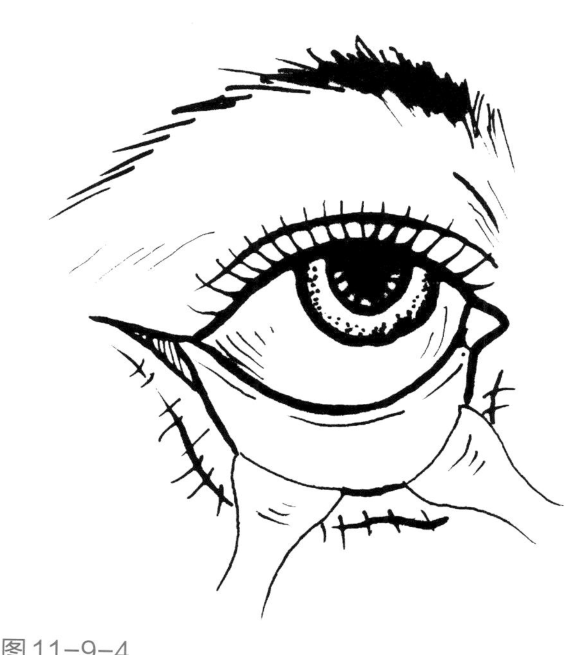

图11-9-4

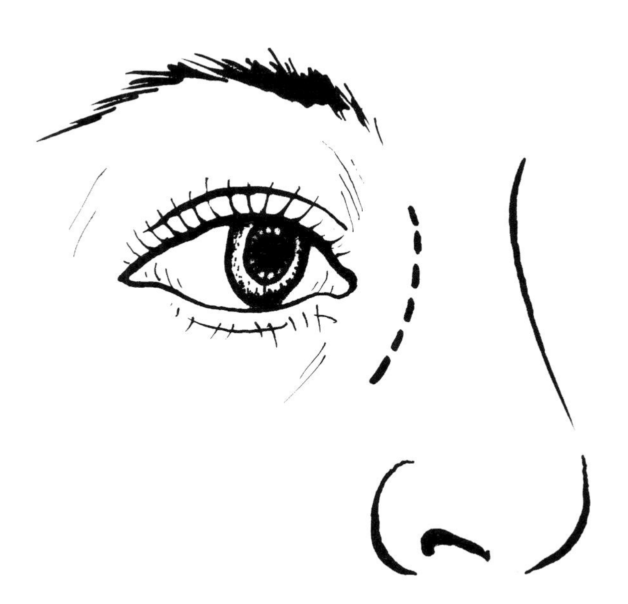

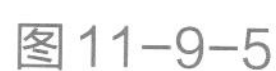

图11-9-5

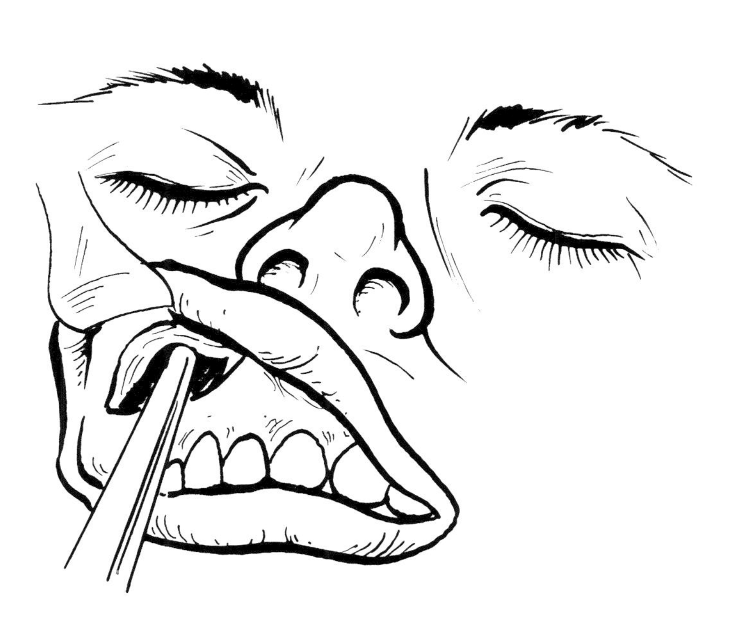

图11-9-6

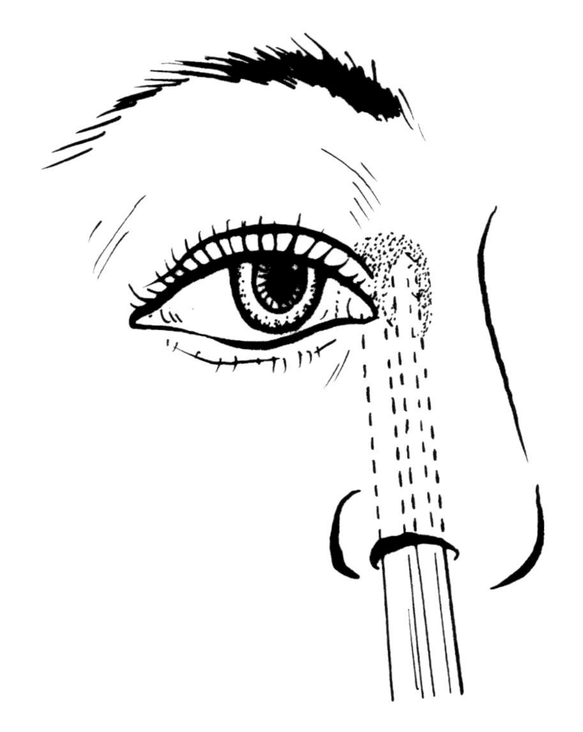

图11-9-7

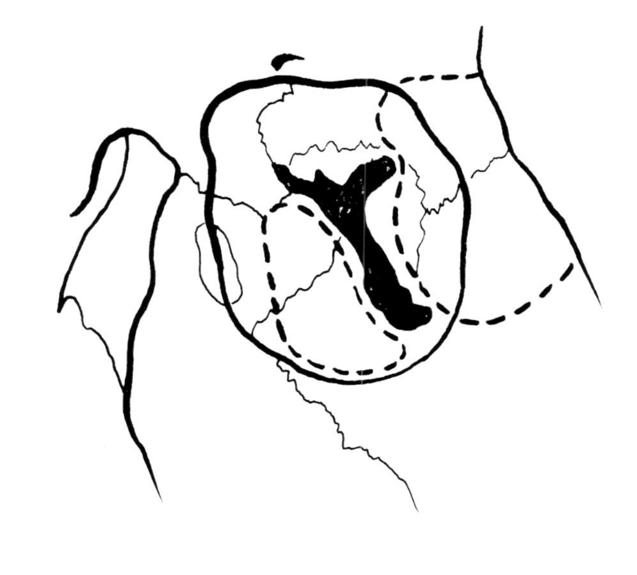

图11-9-8

眶内壁前方需保留额隐窝。

用刀切开眶骨膜（由前向后），在眶底先由外侧，后再内侧，避免膨出的脂肪影响术野，可用刀背剥离各个切口，使大量脂肪膨出，使眼眶充分减压。严重恶性突眼患者可用鼻内镜下眶减压术结合眶外侧壁减压术效果更好，眼球突出度可后退4~7mm。术后将中鼻道用抗生素油纱条轻轻填塞，肌内注射足量广谱抗生素1周。

眶内、外侧壁减压术

❶ 眶外侧壁减压术同上述。

❷ 眶内侧壁减压术　经眶内侧缘皮肤切口进入筛窦（同上）或者经泪阜结膜切口入路（优点是术后保持眼球向水平方向的平行移位，对于无垂直复视或有下斜视的患者比较有利）。

眶外、内、下三壁减压术

一般用于比较严重的病例，特别是同时伴有上斜视的患者。手术操作同眶外侧壁联合眶内、下壁减压术或眶内、外壁联合眶下壁减压术的方法。

四壁切开减压术

❶ 在外眦角做长3~4cm的水平皮肤切口，切口深达颞肌筋膜和颧骨骨膜。

❷ 向上下分离暴露眶外缘，沿眶外缘切开骨膜，向外做“n”形或“T”形骨膜切口，分离骨膜，切除眶外侧壁和蝶骨大翼达颞叶硬脑膜平面，分离眶顶骨膜，切除眶顶外后骨壁。

❸ 切断外眦韧带下睑支，拉开下睑，做下穹窿结膜切口，分离至眶下缘，切开眶骨膜并分离眶底骨膜，切除眶下神经内外侧骨壁，再切除筛窦，分别在上、外及下、内直肌间切开骨膜，使眶脂肪突入周围空隙。

❹ 在鼻窦放置橡皮引流管并将其末端缝合固定于同侧鼻翼。

❺ 分层缝合关闭切口，加压包扎敷料（图11-9-8）。

眶外侧壁向前外移的眶减压术

❶ 在外眦角外做长3~4cm的水平皮肤切口，向上、下分离暴露眶外缘。
❷ 沿眶缘切开骨膜并做与眶上、下缘平行向外水平切开，分离骨膜，暴露外侧眶缘。
❸ 用电锯或气动锯（或线锯）沿眶上、下缘锯开眶外侧壁。
❹ 在深部使其骨折，取出外侧壁，尽量咬除眶外侧壁后部骨质。
❺ 切开外眦并切断外眦韧带下睑支，拉开下睑，做下穹窿结膜切口，向眶下缘分离，切开并分离眶下骨膜，切除眶下壁，并使眶内脂肪向外突出。
❻ 用两块有孔的钛金属小板固定于眶外壁，并向前移4mm和外移2mm，以甲基丙烯酸酯骨水泥填平凹陷的眶外缘。
❼ 依次缝合结膜、骨膜、皮下及皮肤切口，重建眼外眦。

术中要点

❶ 手术成功的关键之一是术前对患者眼部和全身情况有充分的了解和准备，掌握好手术适应证，根据眼眶病变严重程度正确选择手术方式。
❷ 特别注意眼眶壁切除的大小、眶骨膜切开是否完全和充分、眶脂肪突出多少与手术效果有密切关系。
❸ 术中注意保护眶下神经血管束及硬脑膜等重要组织，可减少并发症发生。
❹ 对明显眼睑退缩患者，术后做两处睑缘缝合，有助于避免术后上睑退缩的加重。
❺ 眶减压术是综合治疗恶性眼球突出的重要措施之一，术后应结合全身情况给予必要的药物治疗，并密切观察随访以巩固和提高治疗效果。

术后处理

❶ 若术中细致充分止血，一般不留置引流管。若鼻道放置引流管应于术后4~7日拔除。
❷ 因术后鼻窦与眼眶相通，应嘱患者避免擤鼻，以免术后早期空气进入眼眶软组织内。
❸ 术后应给予广谱抗生素与糖皮质激素治疗，以防感染并减轻反应。有严重压迫性视神经病变患者，术后给予每日大剂量注射用甲泼尼龙琥珀酸钠冲击治疗3日。
❹ 术后加敷料包扎4~5日，有助于减少眼眶内出血和促使眶脂肪的外突。

第十节　眼眶爆裂性骨折修复术

适应证

❶ 不可缓解的复视。
❷ 牵拉试验阳性。

❸ CT显示有肌肉嵌顿。
❹ 明显眼球内陷或眼位低者。

禁忌证

❶ 眼球内陷在2mm以内。
❷ 复视程度不影响正常生活。
❸ 骨折面积较小，无明显软组织脱出和嵌塞。

术前准备

详细掌握患者既往病史及全身情况，向患者及家属交代操作风险并完成知情同意书签字。完善双侧眼球突出度、眼位、眼球运动、眼眶CT等相关检查。术前眼睑皮肤消毒，消毒范围：上方达发际，内侧过鼻中线，下方到上唇平面，外侧到耳根部。

麻醉　全身麻醉。

体位　患者取仰卧位。

一　经睫毛下入路修复眶底骨折

手术步骤

❶ 皮肤切口在睫毛下2mm（图11-10-1），自轮匝肌向下分离至眶下缘，使之形成皮肤-轮匝肌瓣（图11-10-2）。从泪囊窝水平沿眶下缘切开骨膜，并延伸至外侧，达外眦韧带（图11-10-3）。

❷ 分离　从全眶底分离骨膜，完全暴露眶底骨折及软组织嵌塞位置（图11-10-4）。整理从骨折脱出的组织，不要损伤任何眼外肌。反复牵拉以确定肌肉是否运动受限，如果受限，要确定其他组织嵌塞的位置。将眶内嵌塞软组织分离，暴露骨折处（图11-10-5）。确定全部眶底无任何嵌塞组织非常重要。

❸ 置入修复材料，覆盖眶底缺损，一般为2cm×2.5cm大小（图11-10-6、图11-10-7）。如果需用较硬的材料，可用锥形填置物，尤其是覆盖整个眶底时。大小适当的填置物可不固定，不稳定时可用缝线固定。填置物固定后，再做一次牵拉试验，如果置入物没有向前活动，则可确定所有

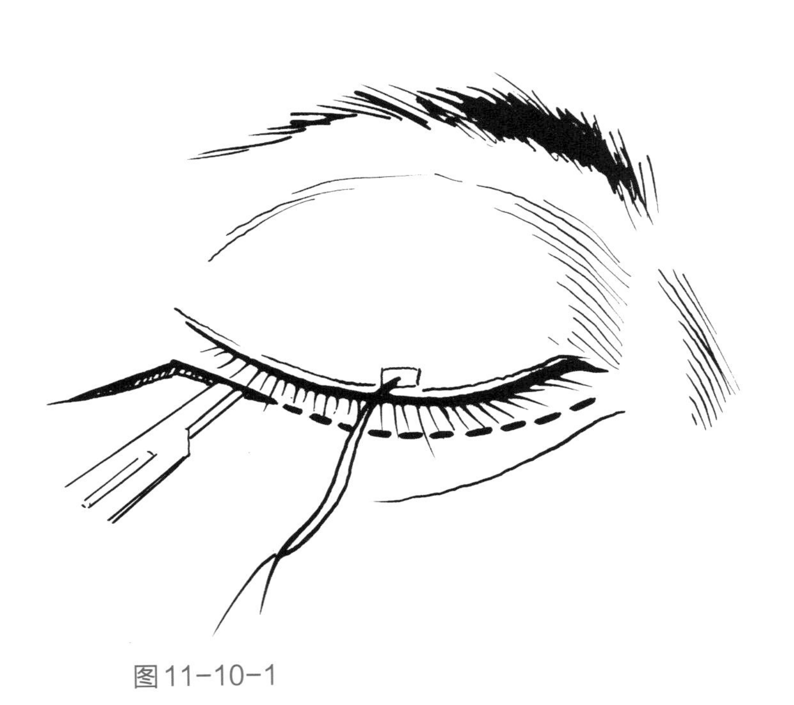
图11-10-1

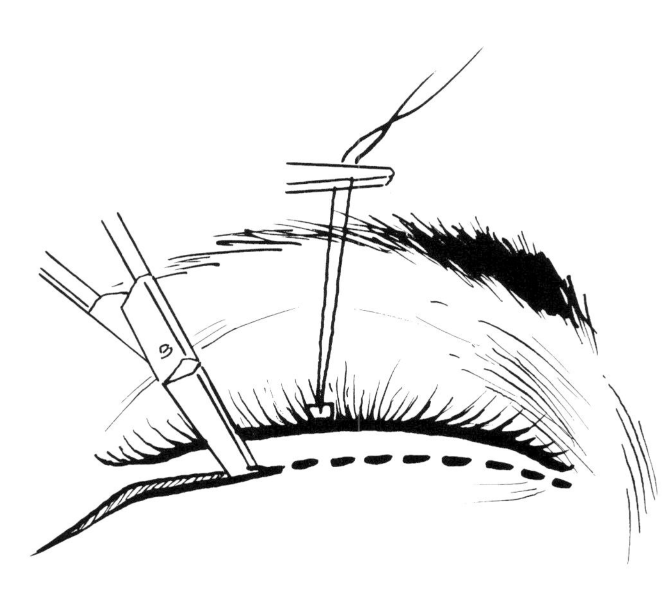
图11-10-2

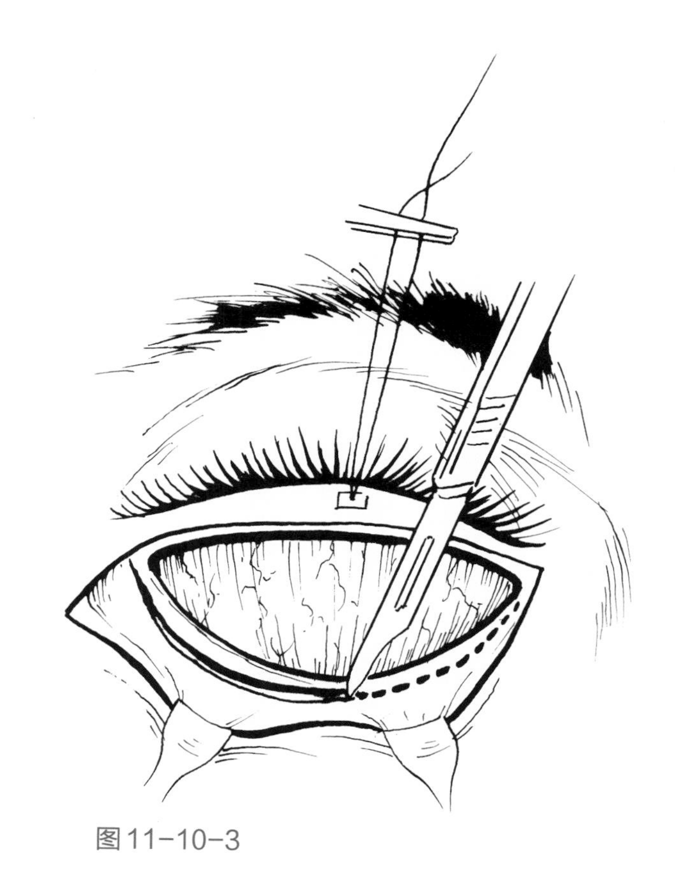

图11-10-3

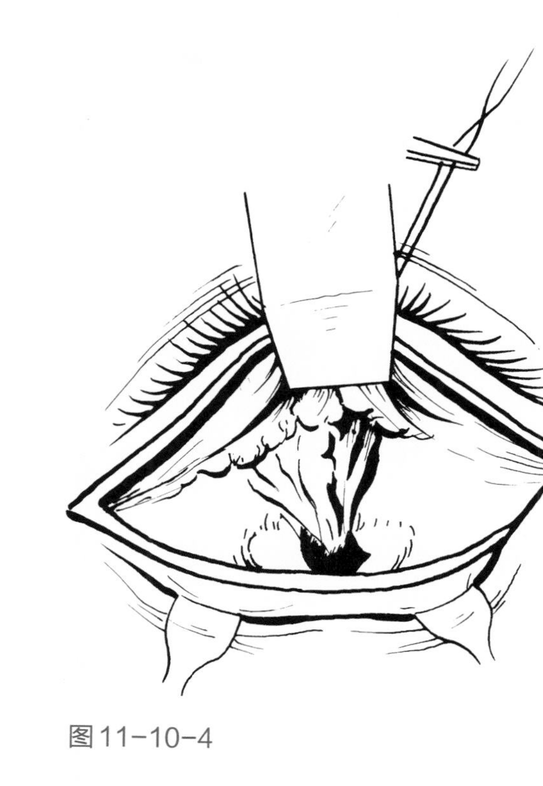

图11-10-4

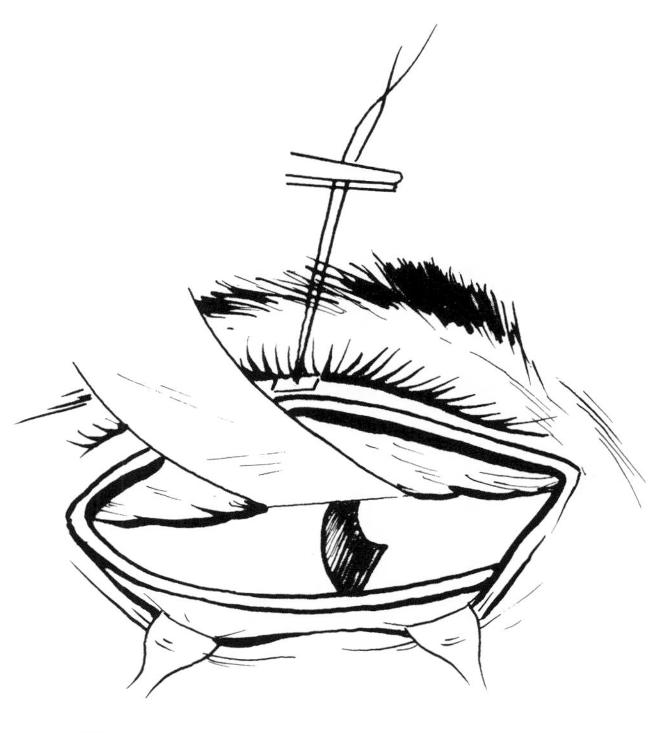
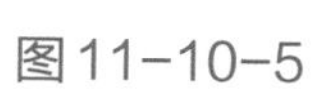

图11-10-5

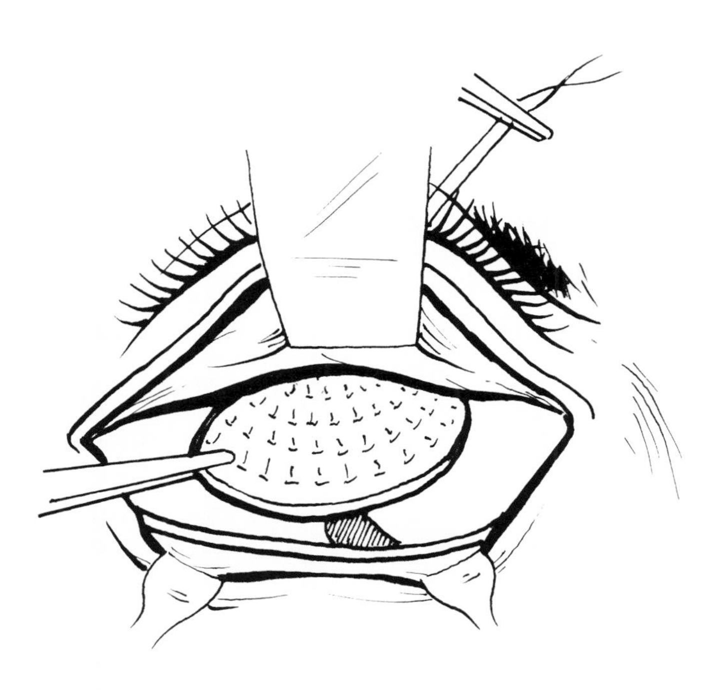

图11-10-6

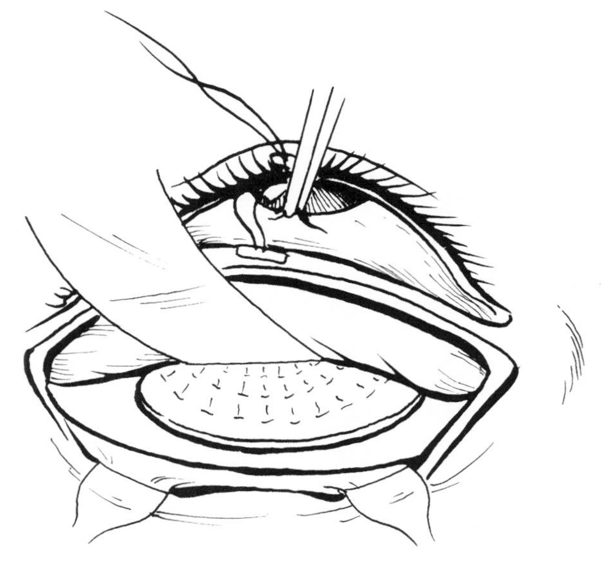

图11-10-7

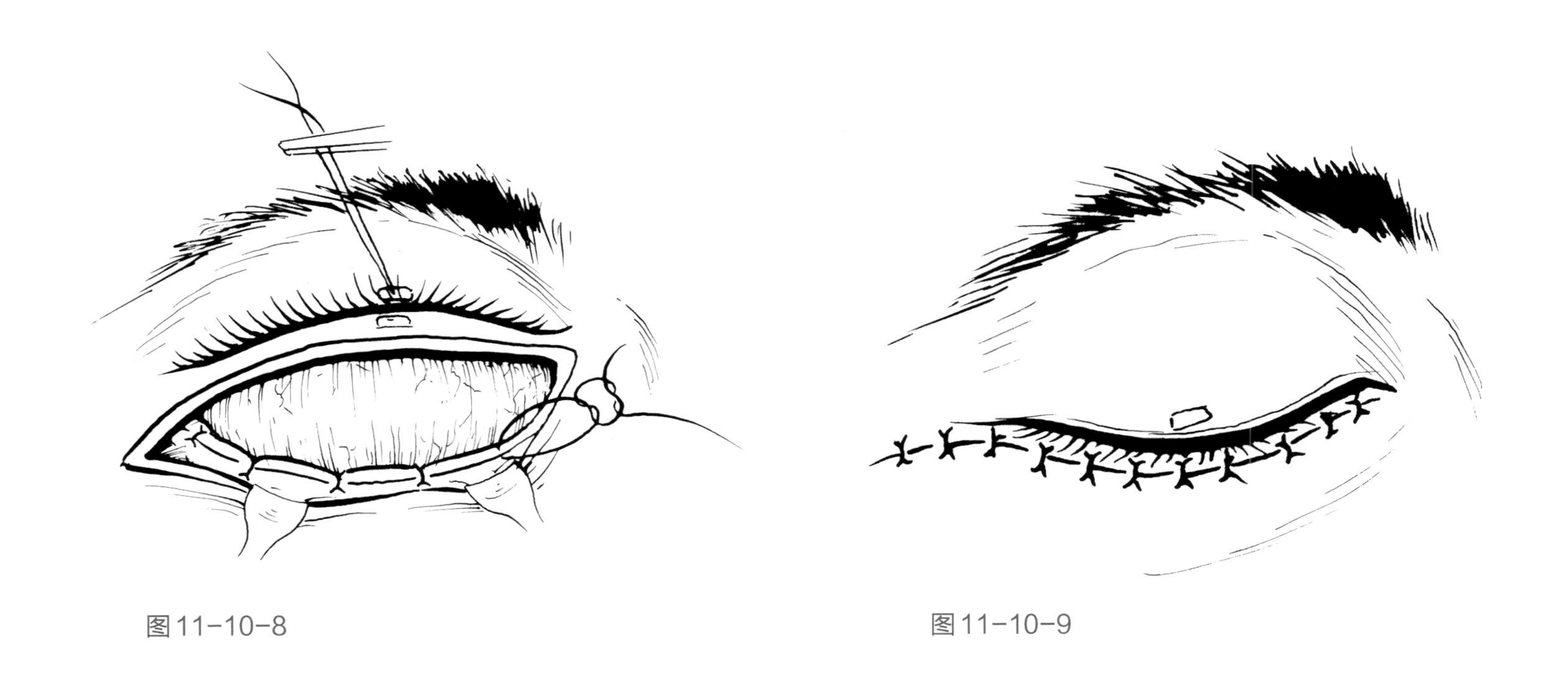

图11-10-8 图11-10-9

嵌塞组织已经被完好游离。

❹ 缝合　用5-0丝线或可吸收缝线缝合眶下缘骨膜，6-0可吸收缝线缝合眼睑皮肤切口（图11-10-8、图11-10-9）。骨膜缝合要牢靠，填置物距眶缘不宜太近。

术中要点

❶ 术中分离时注意不要穿破眶隔，以免脂肪脱出影响手术。不要将眶下神经血管束误认为突入上颌窦的眶内组织而强行分离，造成损伤。

❷ 如果手术目的是解决眼球内陷问题，填置物要稍厚一些，否则无法解决眼球内陷。填置物越靠眶尖部，效果越好；但越靠眶尖部，损害视力的危险性越大。填置物太靠外，如位于眼球下方，可能会导致眼球上移位。

❸ 术中牵拉眶内软组织不要过于用力，否则有拉断肌肉的可能。

二　经结膜下穹窿入路修复眶底骨折

手术步骤

❶ 牵拉试验估计肌肉受限程度后，剪开外眦并切断下支，暴露下穹窿（图11-10-10）。用眼睑牵开器保护眼球，用另一个牵开器牵引下睑暴露眶下缘。沿下穹窿剪开结膜，切口延长至内眦部，下睑向下牵引，达眶下缘。从泪囊窝外侧切开眶下缘骨膜，并将此切口扩大至外眦（图11-10-11）。

❷ 整个眶底轻轻分离骨膜，暴露骨折位置。仔细牵拉、分离眶底脱出的软组织（图11-10-12），不要损伤任何嵌顿的肌肉。如有阻力应反复牵拉，如仍有阻力即可确定位于更后位置可能有其他的嵌顿组织。暴露眶底骨折，确定整个眶底无任何组织嵌塞（图11-10-13）。

❸ 置入修复材料，覆盖眶底缺损，可做成锥形，不用固定或丝线固定。再一次做牵拉试验，以置入物是否向前移动来确定有无组织嵌塞。5-0丝线或可吸收缝线缝合眶缘骨膜（图11-10-14）。

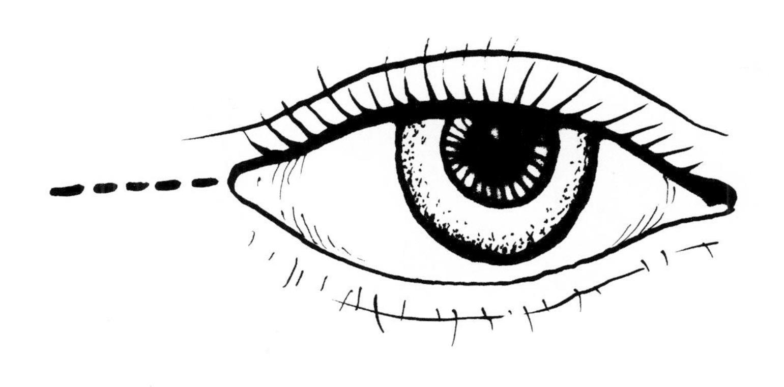

图11-10-10

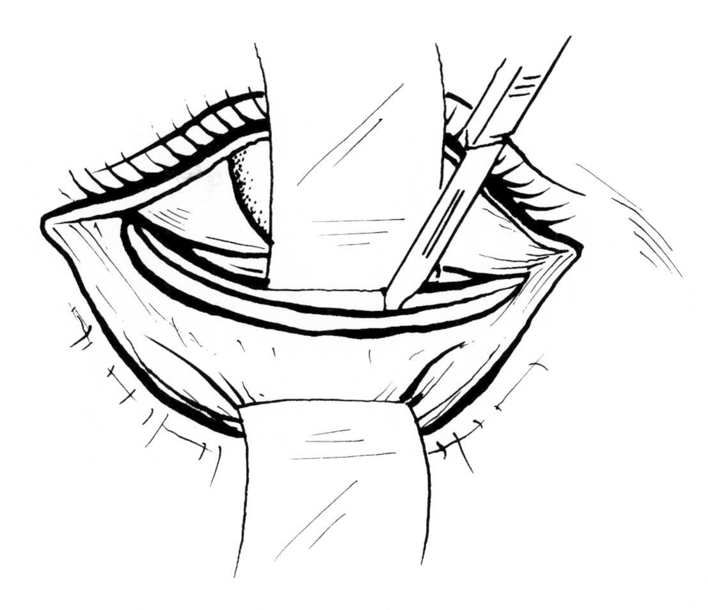

图11-10-11

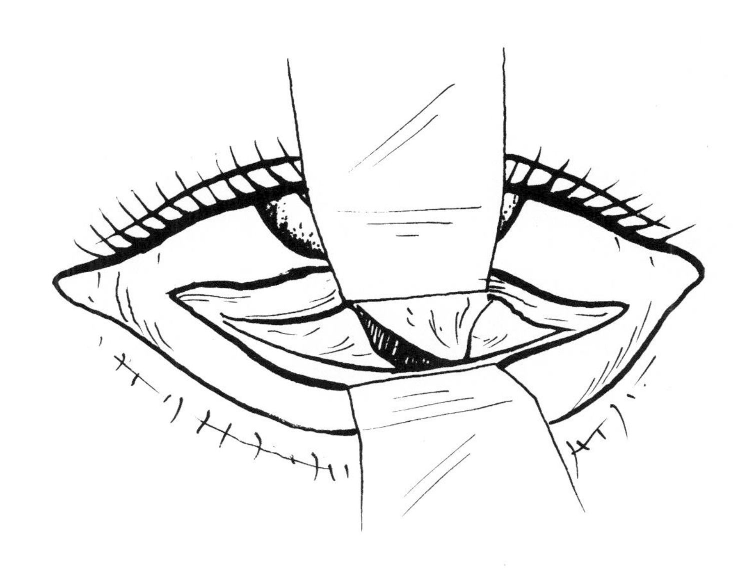

图11-10-12

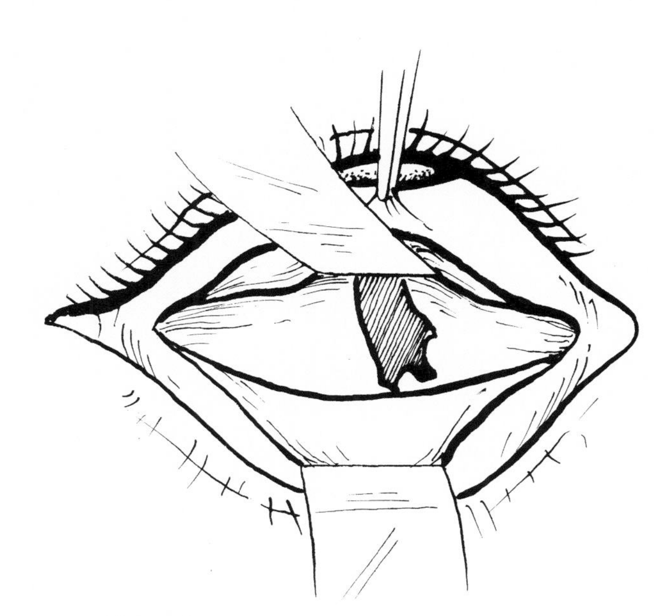

图11-10-13

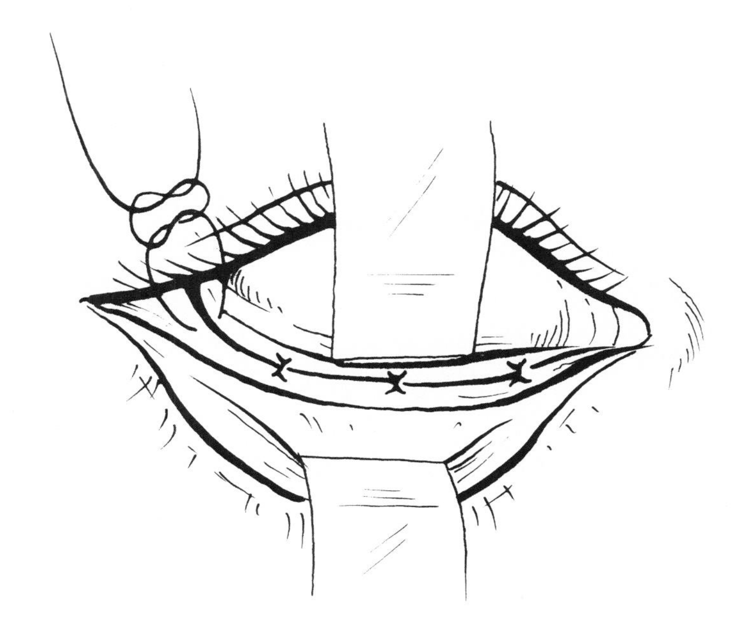

图11-10-14

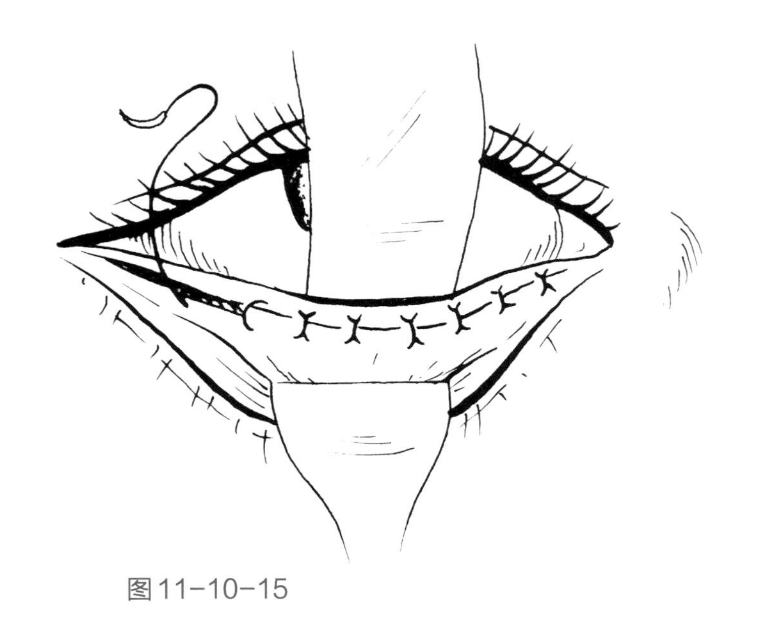

图11-10-15

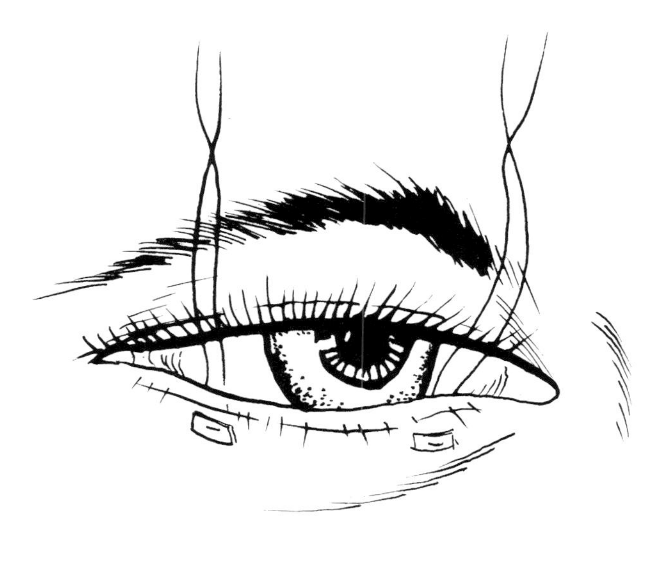

图11-10-16

❹ 缝合　用8-0可吸收缝线缝合结膜（图11-10-15），外眦韧带用5-0可吸收缝线缝合，尽量使其接近闭合，6-0可吸收缝线缝合皮肤。

术中要点

❶ 结膜下不需注射麻醉药或含肾上腺素的生理盐水，避免药物性瞳孔扩大影响术者判断。

❷ 结膜切口如采用高频射频手术系统可减少局部出血，缩短手术时间。

❸ 如骨折范围广、位置深，该切口暴露不充分，可联合外眦剪开。具体步骤为：止血钳钳夹止血后水平剪开外眦，长约5mm。剪断外眦韧带下支，松解外眦韧带对下睑的限制，向内与结膜切口联合。外眦部的眼睑动脉弓的小分支出血汹涌，应予电灼止血。

术后处理

❶ 手术完成后必要时可用丝线做下睑牵引缝合，向上牵拉，闭合睑裂以保护眼球（图11-10-16）。24~48小时可拆除下睑牵引缝线。

❷ 术后静脉滴注抗生素加激素5日。

❸ 加压包扎2日后打开，每日换药。左氧氟沙星滴眼液点眼。

三　经皮肤入路修复眶内壁骨折

手术步骤

❶ 切口　术前做牵拉试验以确定肌肉受限程度。做距内眦6mm的纵行切口（图11-10-17），切开骨膜。自内壁骨膜下翻转泪囊，以暴露内壁骨折及软组织嵌塞位置（图11-10-18）。如果筛前动脉出血，应电灼止血并切断。

❷ 探查骨折及修复　确定内壁骨折，注意有多少软组织陷入筛窦内，自骨折位置轻轻活动分离出嵌塞软组织（图11-10-19、图11-10-20）。反复做受累组织的牵拉试验后，眼球外展应恢复。

❸ 完全分离出嵌塞软组织，暴露骨折（图11-10-21）。填置适当大小的修复材料在骨缺损处，固定在骨膜上（图11-10-22、图11-10-23）。

❹ 缝合　深部用5-0丝线缝合。皮肤用6-0可吸收缝线缝合（图11-10-24）。

术中要点

❶ 切口切开时要注意避免脂肪溢出，增加手术难度。

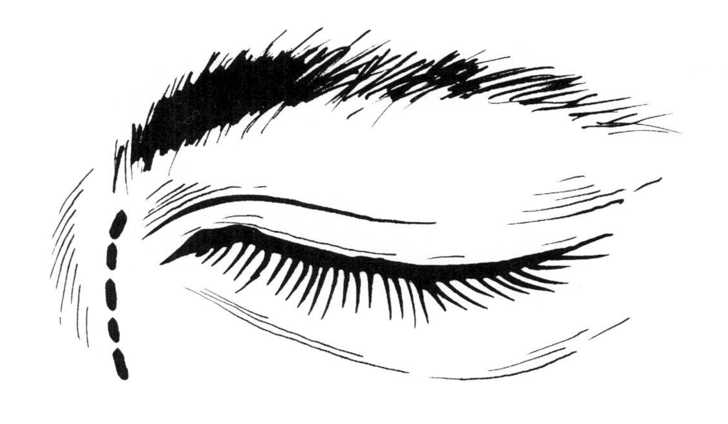

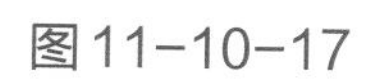

图11-10-17

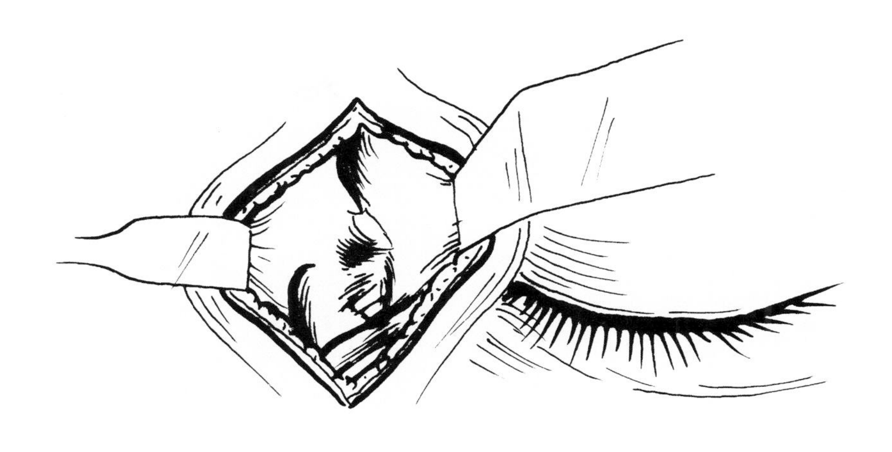

图11-10-18

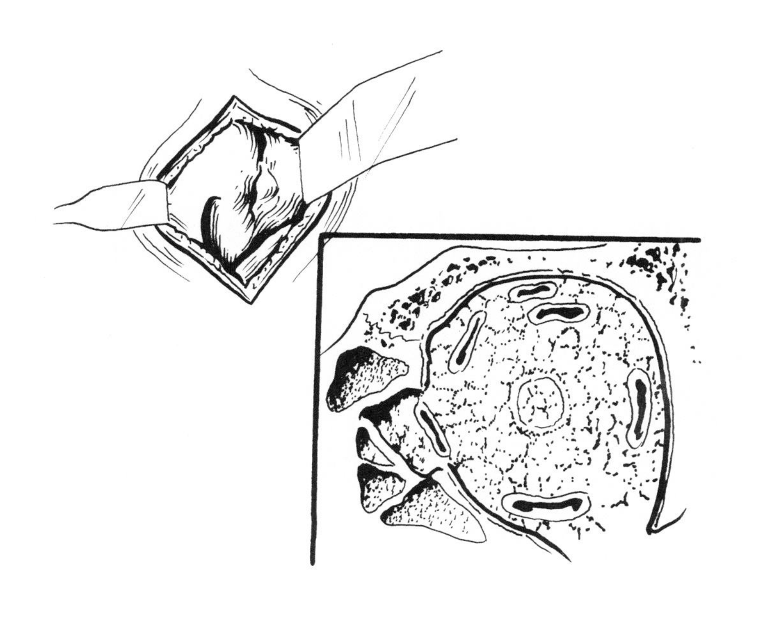

图11-10-19

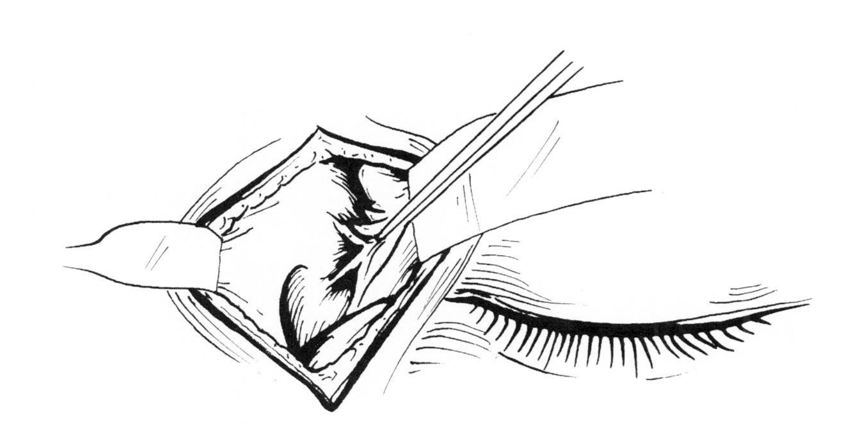

图11-10-20

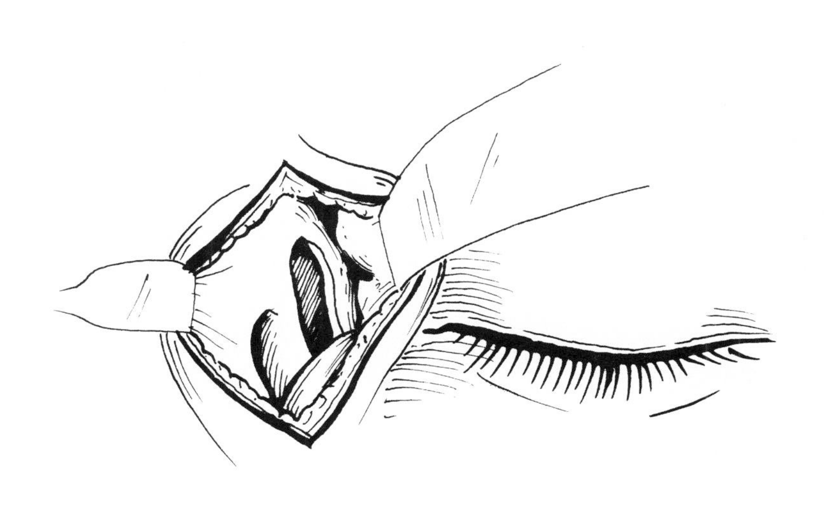

图11-10-21

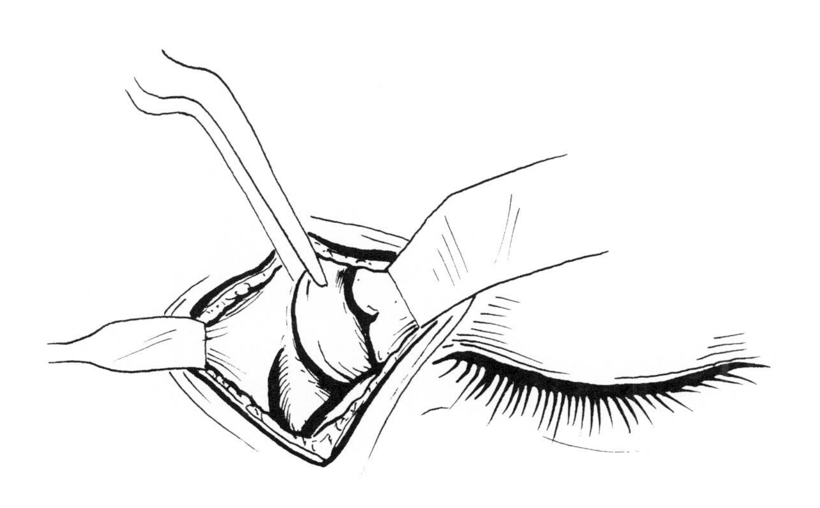

图11-10-22

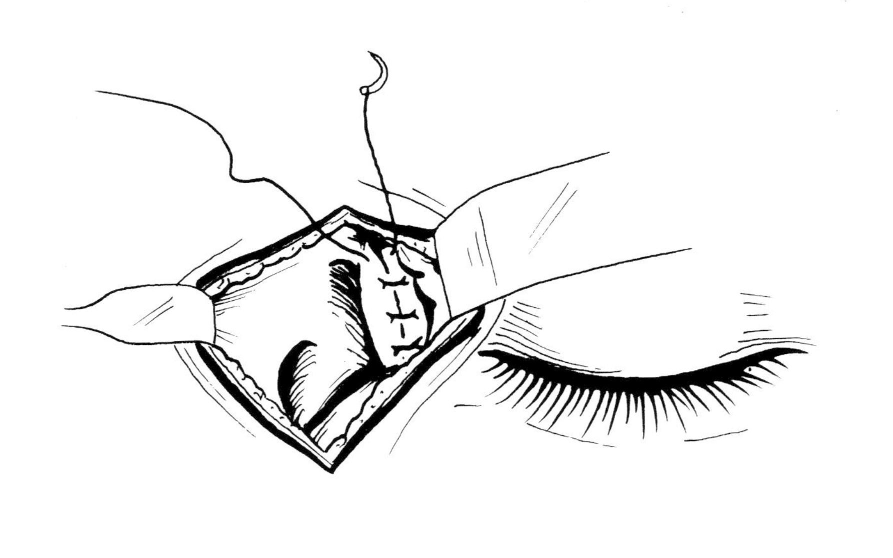

图11-10-23

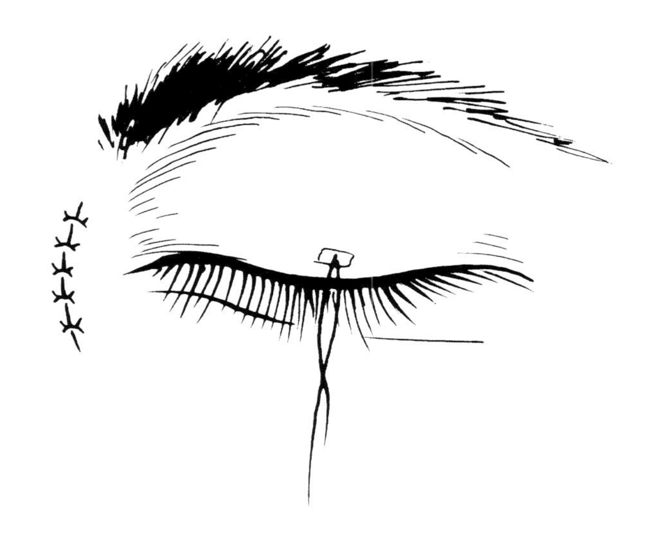

图11-10-24

❷ 与下壁骨折类似，内壁骨折如呈弧线状整体塌陷且为陈旧骨折，内侧骨膜一般很完整，可不分离至骨膜下间隙，这样做可减少损伤，避免骨膜下间隙和筛骨纸板破损后继发的筛窦黏膜出血。但这种做法远期效果有待于进一步观察，目前尚不提倡作为常规手术技巧。

❸ Trapdoor型骨折和活瓣状骨折有可能对内直肌产生嵌顿作用。应在内直肌上、下方用吸引器或剥离子将夹持肌肉的骨折片推入筛窦，再从扩大的骨缺损区中轻柔地分离出肌肉。切勿强行牵拉肌肉。如果骨折片面积较大，且部分边缘呈合页状与正常骨缘相连续，可予保留，对植入材料的支撑可起到一定保护作用；如骨折碎小且游离，应用血管钳摘除，避免对肌肉运动产生影响。

❹ 分离疝入筛窦骨折区的软组织时，会直接在内直肌表面操作，应格外轻柔小心，尤其在肌腹部。因为水肿的肌肉组织十分脆弱，强行分离或拉拽有可能导致肌肉损伤，甚至断裂。

❺ 眶内壁在眶尖部与视神经管内缘相连续，而视神经向内斜行进入视神经管，操作过深或不当易损伤视神经。因此，内壁分离深度不应超过眶内缘后4.5cm，避免脑压板用力按压眶尖部软组织，禁用单极或双极电凝。

❻ 筛前孔内有筛前动脉和筛前神经走行，如骨折累及至此，应用双极电凝烧灼后剪断即将钻入骨孔的血管和神经，以免断裂的血管缩进骨孔，导致止血困难。

四　经结膜入路修复眶内壁骨折

手术步骤

❶ 切口　首先切开外眦，剪断外眦韧带下支，游离下睑，使内侧结膜范围扩大。自内侧泪阜后剪开结膜，分离至骨膜。于泪后嵴后切开眶内侧骨膜，向骨膜下分离。

❷ 探查骨折及修复　骨膜下分离后，确定骨折范围。将筛窦内的眶内软组

织分离，注意有无肌肉嵌塞。反复牵拉内直肌，确定有无粘连。将填置物放于眶内壁骨膜下。

❸ 缝合　缝合结膜及外眦皮肤。

术中要点

❶ 此入路术野较窄，不适合眶内壁骨折范围很大者。眶内壁骨折合并眶底骨折是延续的，可经眶底骨折切口，从结膜穹窿入路向内修复眶内壁。

❷ 由于术野较窄，术中一定要避免内直肌损伤。

❸ 眶内壁骨折距离视神经前端较近时，分离骨折易引起视神经的损伤，一定要小心。

术后处理

❶ 术后静脉滴注抗生素和激素5日，减少水肿和纤维化。

❷ 加压包扎2日后打开每日换药，左氧氟沙星滴眼液点眼。

第十二章

眼部整形及美容手术

扫描二维码，
观看本书所有
手术视频

第一节　内眦赘皮手术

一　Y-V成形术

适应证　适用于较严重的病例及眦距较宽者。

禁忌证

❶ 心理障碍或精神疾患，对自身条件缺乏认定而一味追求不切实际的效果者。

❷ 有出血倾向以及心、肺、肝、肾等主要器官活动性、进行性疾患者；病性尚未良好控制的高血压、糖尿病患者。

❸ 眼睑皮肤存在炎症、感染者。

术前准备　用亚甲蓝标记出手术标志点；眼睑皮肤消毒，消毒范围：上方达发际，内侧过鼻中线，下方到上唇平面，外侧到耳根部。

麻　　醉　根据患者年龄及全身情况采用2%利多卡因3~5ml局部浸润麻醉或全身麻醉。

体　　位　手术采取仰卧位。

手术步骤

❶ 确定新内眦的位置P_1并与原内眦位置P_2连线，可用亚甲蓝标记（图12-1-1）。

❷ 在内眦角鼻侧P_2点分别做比P_1P_2连线短2mm的平行于上、下睑缘的“Y”形标记线（图12-1-2）。

❸ 沿皮肤标记线切开皮肤并分离切口的皮下组织，将“Y”形缝成“V”形，从而将内眦的皮肤皱襞拉向鼻侧（图12-1-3）。

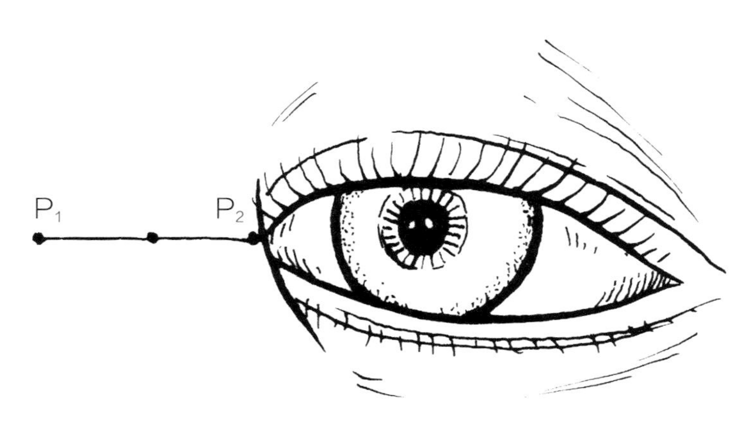

图12-1-1

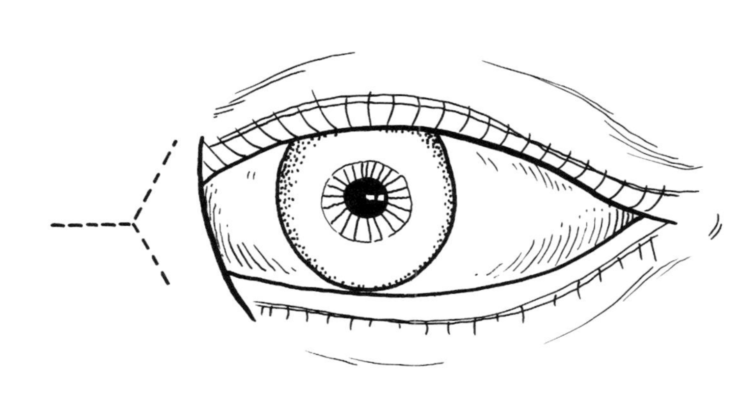
图12-1-2

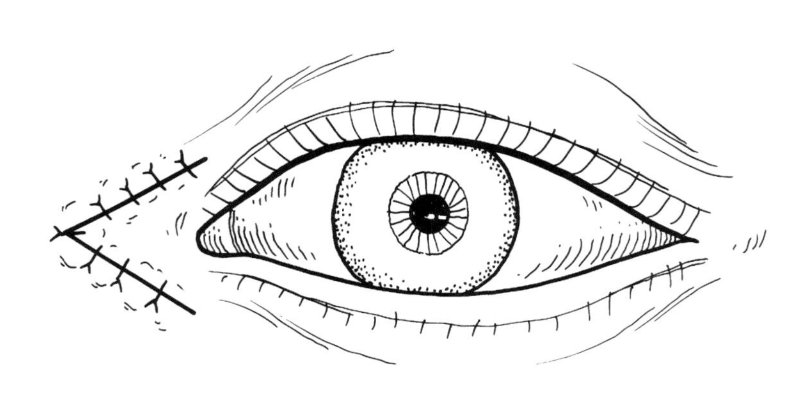
图12-1-3

手术要点　正常内眦距离等于1/2瞳孔间距或者内眦位于双眼平视时瞳孔中央与鼻梁中线水平连线的中点。

术后处理　注意观察皮肤切口愈合情况，每日聚维酮碘棉签消毒，第7日拆线。

二　Z字成形术

适 应 证　适用于轻、中度内眦赘皮者。

禁 忌 证　同Y-V成形术。

术前准备　同Y-V成形术。

麻　　醉　同Y-V成形术。

体　　位　手术采取仰卧位。

手术步骤

❶ 沿内眦赘皮皱襞的全长做弧形皮肤切口，在该切口上端做靠近上睑缘的垂直皮肤切口，在相当于内眦角下4mm处的弧形皮肤切口的鼻侧，向鼻上方再做皮肤切口，该切口终止于内眦水平线上弧形切口的鼻侧4mm处，两者平行但反向，形成“Z”形瓣（图12-1-4）。

❷ 将两个皮瓣互换转位，用6-0缝线缝合成反“Z”形（图12-1-5）。

手术要点　剥离两个三角形皮瓣时，蒂部不可过薄，避免皮瓣坏死。

术后处理　注意观察皮肤切口愈合情况，每日聚维酮碘棉签消毒，第5日拆线。

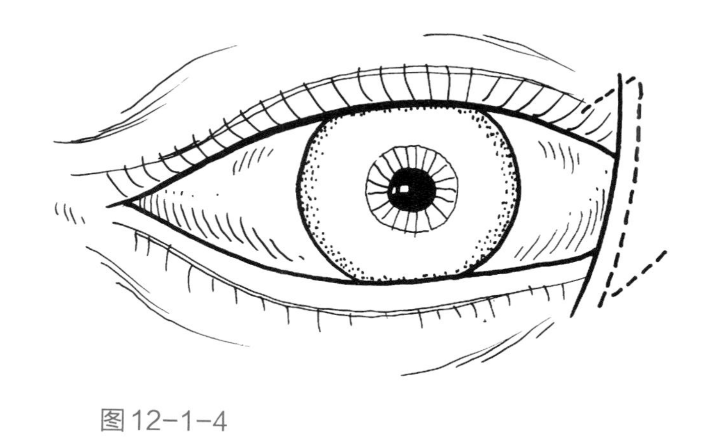

图12-1-4

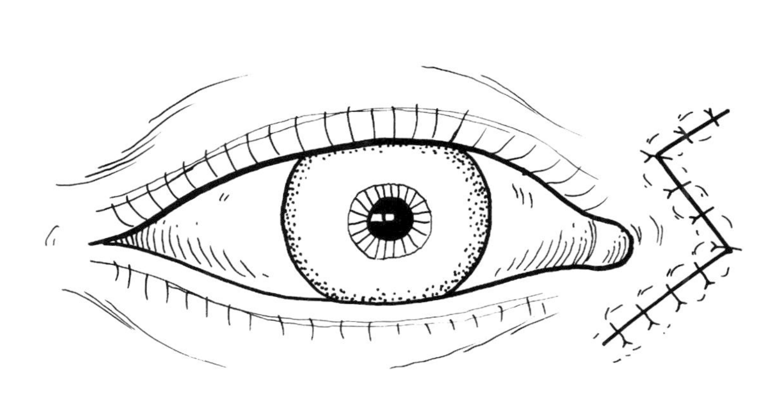

图12-1-5

三　双Z成形术

适 应 证　适用于中、重度内眦赘皮者。

禁 忌 证　同Y-V成形术。

术前准备　同Y-V成形术。

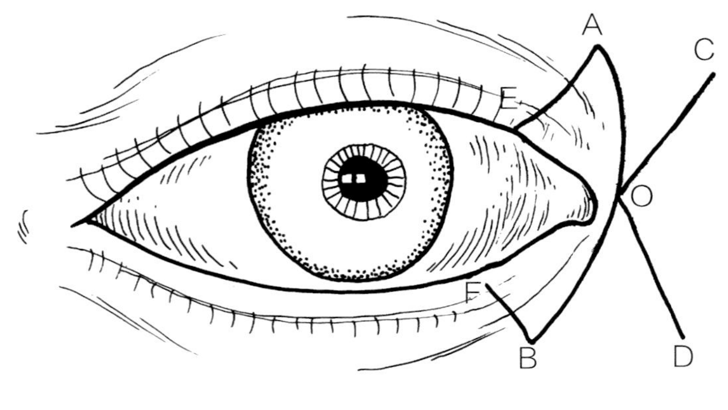

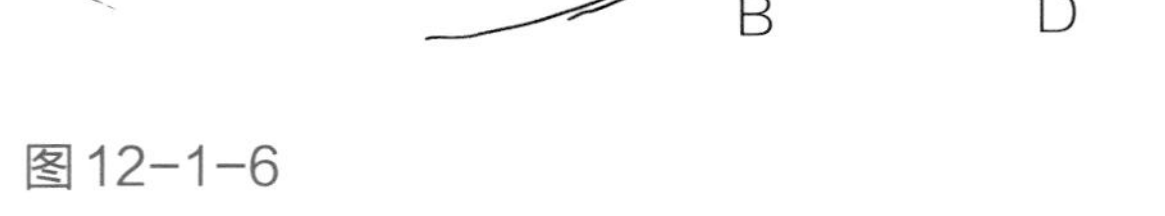

图12-1-6

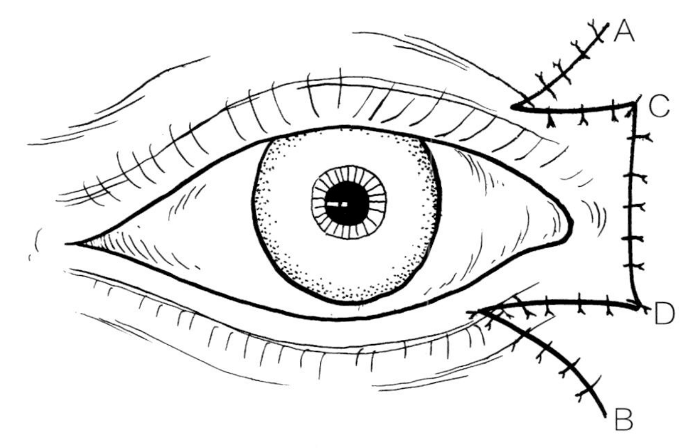

图12-1-7

麻　　醉　　同Y-V成形术。

体　　位　　手术采取仰卧位。

手术步骤

❶ 沿内眦赘皮皱襞切开皮下组织（切口AB），在该切口中点O向上做一垂直于上睑缘的切口OC，再向下做一垂直于下睑缘的切口OD，OC=OD=1/2AB（图12-1-6）。

❷ 自A向上睑缘做一斜向上睑缘的切口AE，自B向下睑缘做一斜向下睑缘的切口BF。如此形成一双“Z”字形皮瓣，将BOD与OBF转位，AOC与OAE转位，用6-0线缝合（图12-1-7）。

手术要点

❶ 剥离皮瓣时要层次均匀，蒂部不可过薄，避免皮瓣坏死。

❷ 皮瓣松解要充分，以免转位时张力过大，导致矫正不完善。

术后处理　　注意观察皮肤切口愈合情况，每日聚维酮碘棉签消毒，第5日拆线。

四　L形皮肤切除术

适 应 证　　适用于轻度反向性内眦赘皮者。

禁 忌 证　　同Y-V成形术。

术前准备　　同Y-V成形术。

麻　　醉　　同Y-V成形术。

体　　位　　手术采取仰卧位。

手术步骤

❶ 从内眦赘皮上端沿皱襞做一斜向下睑的切口，延伸至下睑中央，距下睑3mm（图12-1-8）。

❷ 从切口上端做垂直向下的切口，长度根据切除皮肤多少而定，做水平切口连接垂直切口，切除多余的皮肤及皮下组织（图12-1-9）。

❸ 在切口周围皮下稍行潜行分离后，6-0缝线间断缝合切口（图12-1-10）。

手术要点　　上端垂直切口长度以下睑的内眦赘皮消失及下睑睫毛恢复正常位置为标准。

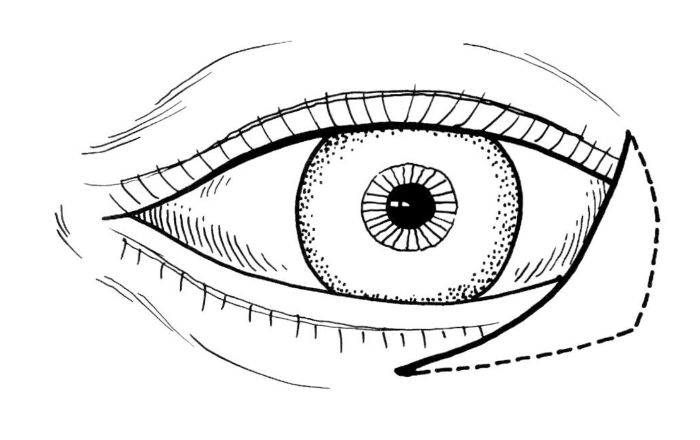
图12-1-8

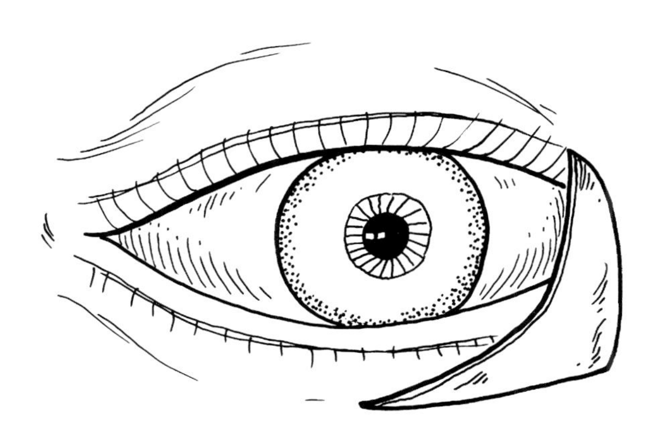
图12-1-9

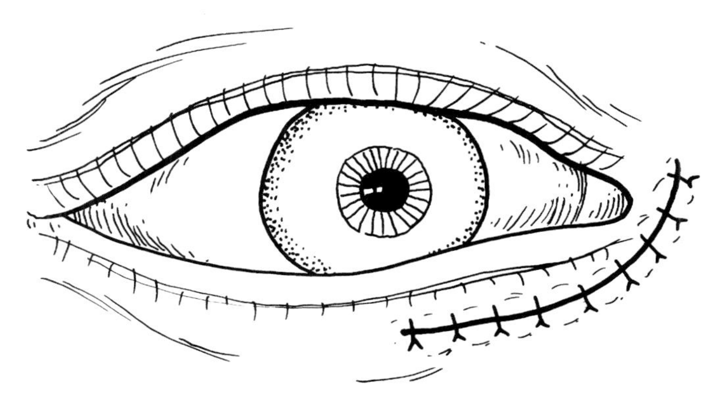
图12-1-10

术后处理　注意观察皮肤切口愈合情况，每日聚维酮碘棉签消毒，第7日拆线。

五　Mustarde法成形术

适应证　适用于内眦赘皮、内眦间距增宽及小睑裂综合征者。

禁忌证　同Y-V成形术。

术前准备　同Y-V成形术。

麻醉　同Y-V成形术。

体位　手术采取仰卧位。

手术步骤

❶ 按前述方法确定新内眦点O’，术前内眦点为O，以两点连线为*Y*轴，做“Y”字切开，两臂平行于上、下睑缘为OA及OB。再由OO’之中点C与*Y*轴成60°角，分别向颞上和颞下做两切口CD和CE，使CD=CE=DG=EF=OA=OB=OO’-2mm，CDG=CEF=45°（图12-1-11、图12-1-12）。

❷ 沿标记线切开皮肤及肌层，分离切口间的皮下组织形成皮瓣，将O点缝于O’点，相当于Y-V成形，再将皮瓣AOCD与GDCO’互换，将BOCE与FECO’互换，缝合皮瓣切口。如睑裂过宽则可合并内眦韧带缩短术，可使内眦间距减少8mm左右（图12-1-13、图12-1-14）。

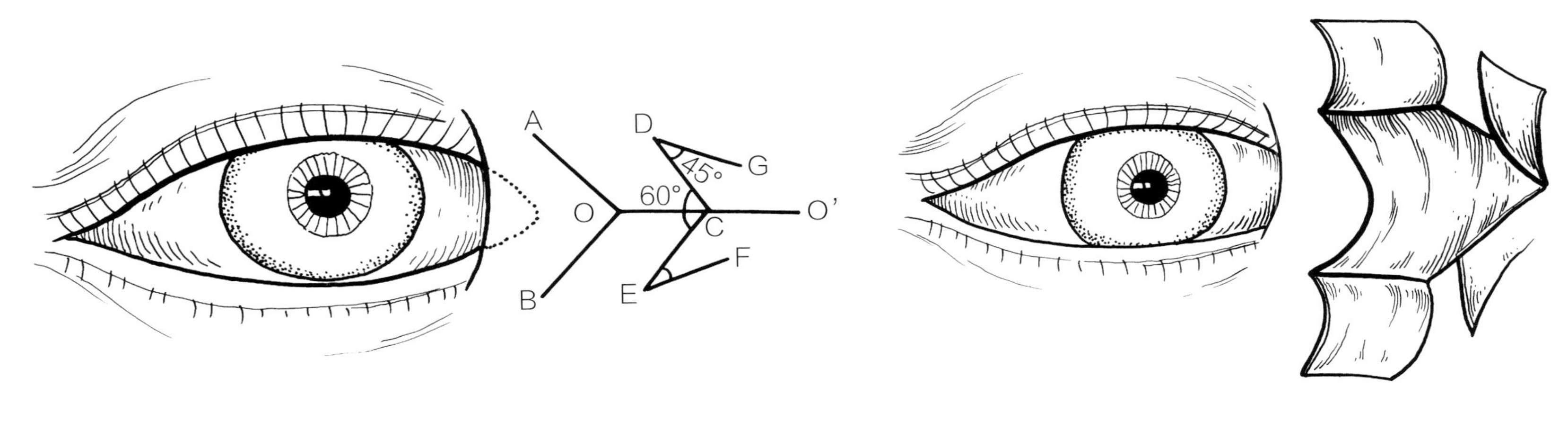

图12-1-11

图12-1-12

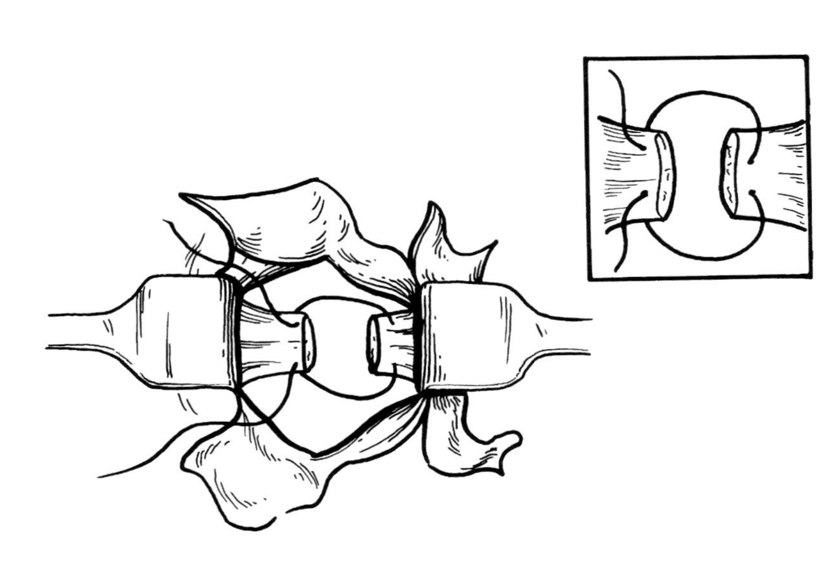

图12-1-13

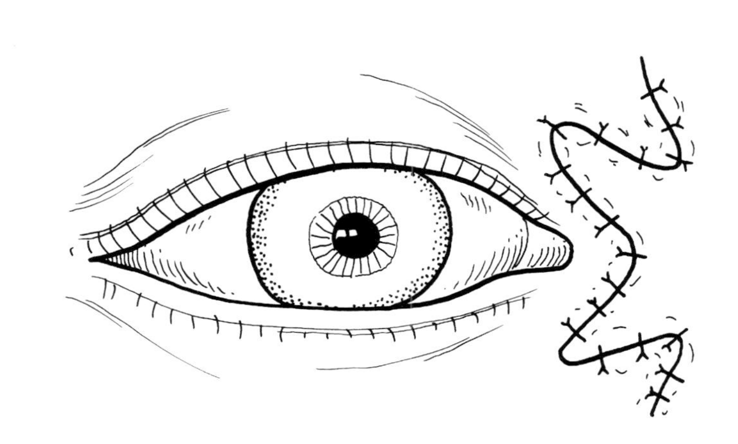

图12-1-14

手术要点

❶ 分离皮下组织形成皮瓣时注意避免损伤内眦静脉。

❷ 缝合皮瓣切口时如遇到多余皮瓣，要适当予以剪除，使切口整齐、平伏。

❸ 剥离皮瓣时要层次均匀，蒂部不可过薄，避免皮瓣坏死。

❹ 皮瓣松解要充分，以免转位时张力过大，导致矫正不完善。

术后处理　　注意观察皮肤切口愈合情况，每日聚维酮碘棉签消毒，第7日拆线。

第二节　外眦手术

一　Fox外眦成形术

适应证　　小睑裂综合征。

禁忌证

❶ 存在心理障碍或精神疾患，对自身条件缺乏认定而一味追求不切实际的效果者。

❷ 有出血倾向以及心、肺、肝、肾等主要器官活动性、进行性疾患者；尚未良好控制的高血压、糖尿病患者。

❸ 眼睑皮肤存在炎症、感染者。

术前准备

用亚甲蓝标记出手术标志点；眼睑皮肤消毒，消毒范围：上方达发际，内侧过鼻中线，下方到上唇平面，外侧到耳根部。

麻　　醉

根据患者年龄及全身情况采用2%利多卡因3~5ml局部浸润麻醉或全身麻醉。

体　　位

手术采取仰卧位。

手术步骤

❶ 画线　实际外眦点为A，确定新外眦点B，距实际外眦4~6mm，沿上睑缘弧度从外眦角外下4mm处作为C点，连接AC与CB（图12-2-1）。

❷ 沿灰线分别将外侧1/4的上、下睑缘切开，将切口向外下延伸，并将部分眼睑分成前后两层，切开BC两点间皮肤，于切口区潜行分离。

❸ 潜行剥离区不超过B点，B点作为固定点，经充分剥离后，C点向原上睑A点退缩，将C点缝于A点，将原外眦点A缝于B点（图12-2-2、图12-2-3）。

❹ 剥离外侧穹窿结膜及球结膜，将结膜切口缘与皮肤切口缘缝合，并于外侧周边球结膜向新外眦角外3~4mm处皮肤安置一条褥式缝线，缝线两端均穿过一小块胶片或纱枕，拉紧并结扎固定，以形成新的外侧穹窿（图12-2-4、图12-2-5）。

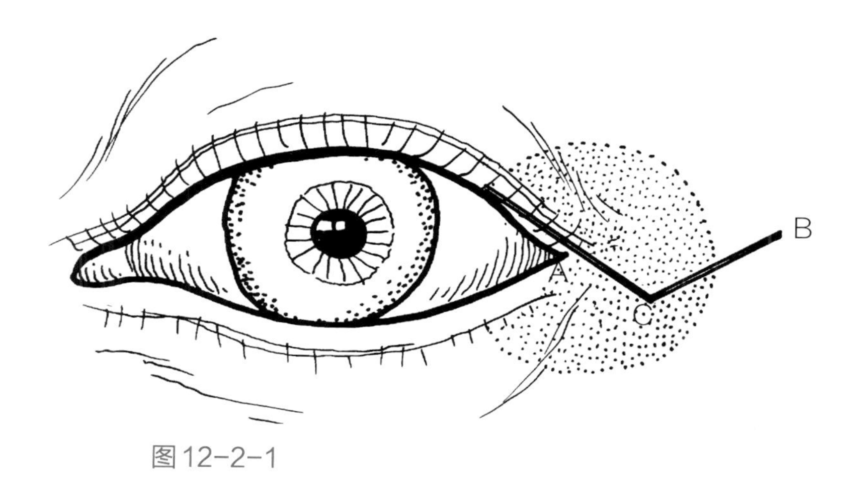

图12-2-1

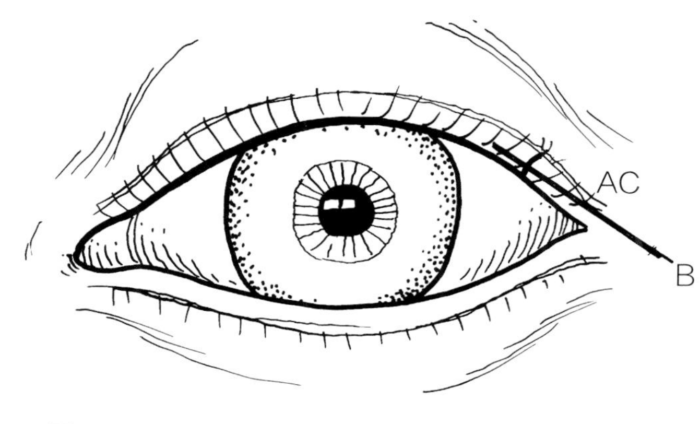

图12-2-2

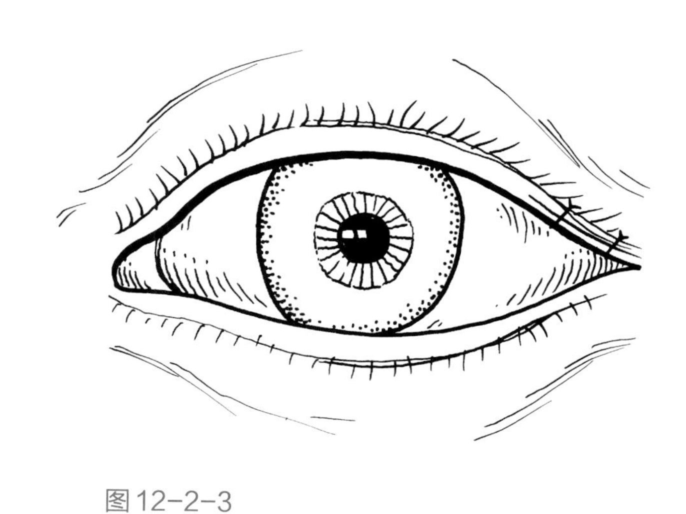
图12-2-3

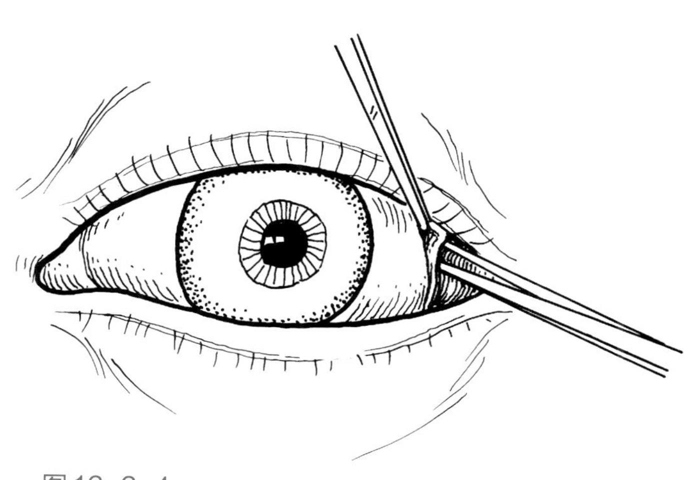
图12-2-4

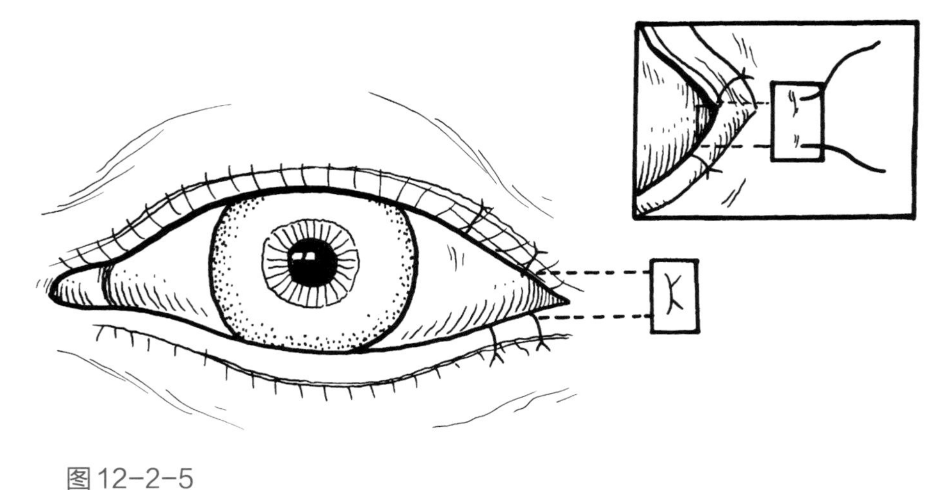

图12-2-5

手术要点　必须要确定术眼睑裂应达到的预期大小。对单眼睑裂缩小者，应以健眼睑裂大小为标准；对双眼小睑裂者，应使术后睑裂大小达到眼平面面部宽度的1/5，并用亚甲蓝在外眦角外标出拟延长的睑裂位置。

术后处理　注意观察皮肤切口及结膜切口愈合情况，每日聚维酮碘棉签消毒，第7~10日拆线。

二　箭头样皮肤肌肉切除术

适 应 证　适用于非外眦韧带断裂的外眦部垂直瘢痕所造成的外眦钝圆者的矫正。

禁 忌 证

❶ 存在心理障碍或精神疾患，对自身条件缺乏认定而一味追求不切实际的效果者。

❷ 有出血倾向以及心、肺、肝、肾等主要器官活动性、进行性疾患者；尚未良好控制的高血压、糖尿病患者。

❸ 眼睑皮肤存在炎症、感染者。

术前准备　用亚甲蓝标记出手术标志点；眼睑皮肤消毒，消毒范围：上方达发际，内侧过鼻中线，下方到上唇平面，外侧到耳根部。

麻　　醉　根据患者年龄及全身情况采用2%利多卡因3~5ml局部浸润麻醉或全身麻醉。

体　　位　手术采取仰卧位。

手术步骤

❶ 外眦角外10mm处做一箭头样皮肤和肌肉切除（图12-2-6）。

❷ 分离切口边缘皮下组织，将创面基底尖端与创口尖端间断缝合。

❸ 最后间断缝合两侧切口边缘（图12-2-7）。

手术要点

❶ 箭头尖端呈锐角，其两侧切口应与外侧睑缘的弧度一致，近外眦角的切口边缘呈钝角。

❷ 为使手术效果持久，可于外眦部向外移位的近皮瓣尖端，做一针经过深部组织的褥式缝合，并在小胶片上结扎固定。

术后处理　注意观察皮肤切口愈合情况，每日聚维酮碘棉签消毒，第7日拆线。

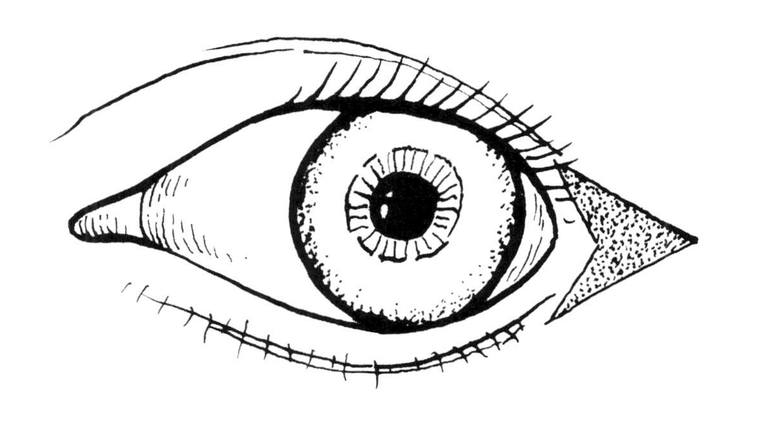
图12-2-6

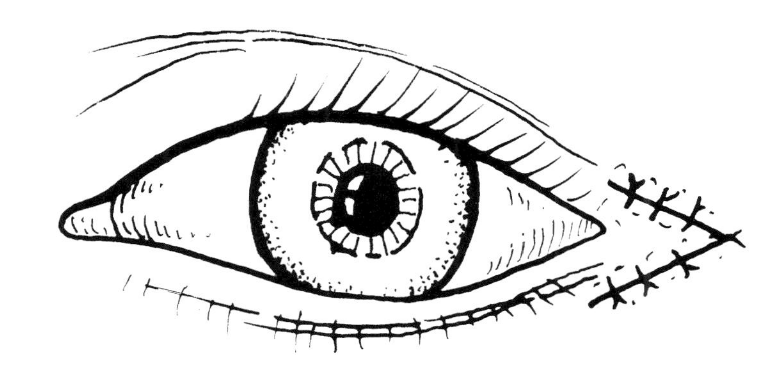
图12-2-7

三 Y-V成形术

适应证 适用于非外眦韧带断裂的外眦部瘢痕所造成的外眦钝圆者的矫正。

禁忌证

❶ 存在心理障碍或精神疾患，对自身条件缺乏认定而一味追求不切实际的效果者。

❷ 有出血倾向以及心、肺、肝、肾等主要器官活动性、进行性疾患者；病情尚未良好控制的高血压、糖尿病患者。

❸ 眼睑皮肤存在炎症、感染者。

术前准备 用亚甲蓝标记出手术标志点；眼睑皮肤消毒，消毒范围：上方达发际，内侧过鼻中线，下方到上唇平面，外侧到耳根部。

麻　　醉 根据患者年龄及全身情况采用2%利多卡因局部3~5ml麻醉或全身麻醉。

体　　位 手术采取仰卧位。

手术步骤

❶ 在外眦角外5mm处的皮肤做“Y”形皮肤肌肉切口。先完成“Y”形前端“V”形切口部分，分离切口下及其附近的皮下组织，后将此皮瓣向外牵拉，决定“Y”形外侧末端位置，完成整个“Y”形切口（图12-2-8）。

❷ 间断缝合成“V”形（图12-2-9）。

术后处理 注意观察皮肤切口愈合情况，每日聚维酮碘棉签消毒，5~7日拆线。

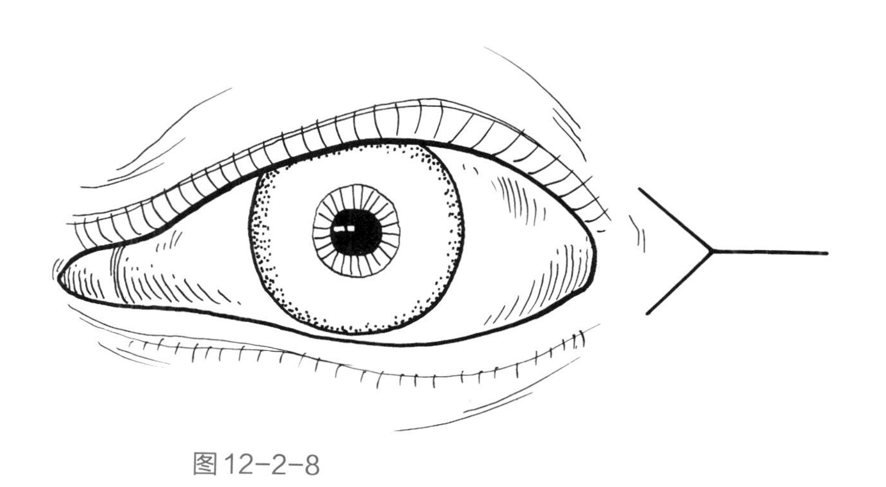
图12-2-8

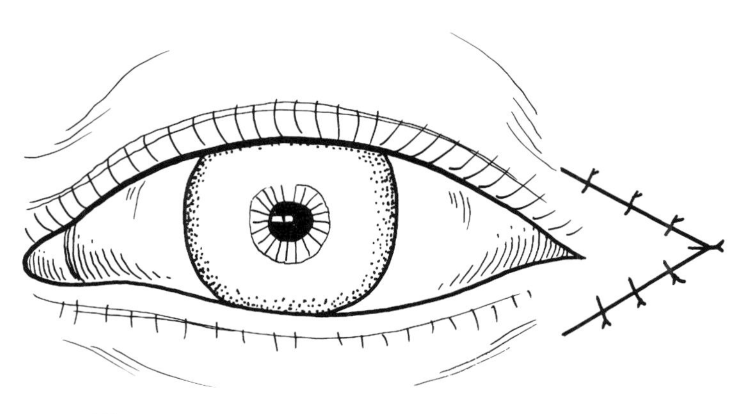
图12-2-9

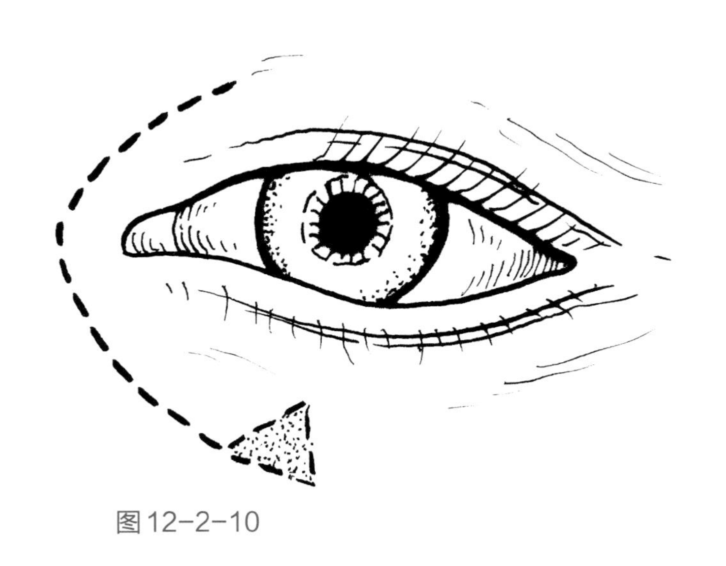

图12-2-10

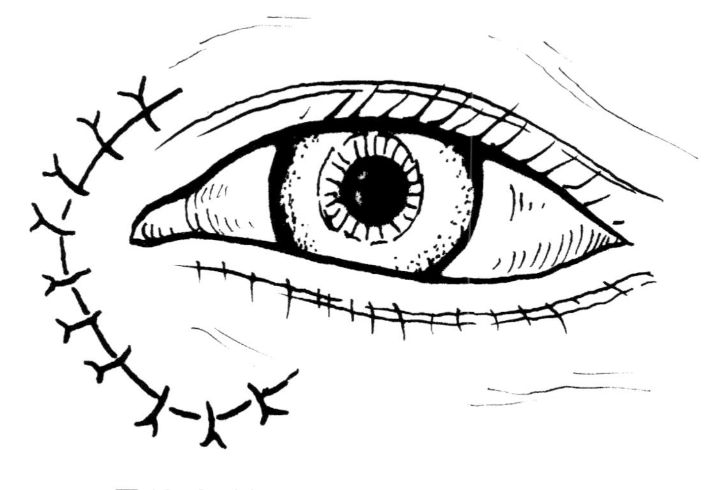

图12-2-11

四 眦角移位成形术

(一)睑裂倾斜矫正术

适 应 证 各种原因导致的眦角倾斜性移位。

禁 忌 证

❶ 存在心理障碍或精神疾患，对自身条件缺乏认定而一味追求不切实际的效果者。

❷ 有出血倾向以及心、肺、肝、肾等主要器官活动性、进行性疾患者；病情尚未良好控制的高血压、糖尿病患者。

❸ 眼睑皮肤存在炎症、感染者。

术前准备 用亚甲蓝标记出手术标志点；眼睑皮肤消毒，消毒范围：上方达发际，内侧过鼻中线，下方到上唇平面，外侧到耳根部。

麻　　醉 根据患者年龄及全身情况采用2%利多卡因3~5ml局部浸润麻醉或全身麻醉。

体　　位 手术采取仰卧位。

手术步骤

❶ 按睑裂倾斜的方向及程度不同，于移位一端的皮肤设计不同的弧形切口，并用亚甲蓝标记(图12-2-10)。

❷ 沿标记线切开皮肤及眼轮匝肌，寻找断离的眦部韧带，两端相互做褥式缝合。修整皮肤切口边缘后，分层间断缝合眼轮匝肌及皮肤切口(图12-2-11)。

手术要点 在矫正内眦移位做内侧弧形皮肤切口时，应注意避免损伤内眦部的血管、泪小管及泪囊。

术后处理 注意观察皮肤切口愈合情况，每日聚维酮碘棉签消毒，第5~7日拆线。

(二)Z成形术

适 应 证 眦角瘢痕性移位。

禁 忌 证

❶ 存在心理障碍或精神疾患，对自身条件缺乏认定而一味追求不切实际

的效果者。

❷ 有出血倾向以及心、肺、肝、肾等主要器官活动性、进行性疾患者；尚未良好控制的高血压、糖尿病患者。

❸ 眼睑皮肤存在炎症、感染者。

术前准备 用亚甲蓝标记出手术标志点；眼睑皮肤消毒，消毒范围：上方达发际，内侧过鼻中线，下方到上唇平面，外侧到耳根部。

麻　　醉 根据患者年龄及全身情况采用2%利多卡因3~5ml局部浸润麻醉或全身麻醉。

体　　位 手术采取仰卧位。

手术步骤

❶ 在距眦部上、下睑缘3~5mm处，平行睑缘做皮肤切口，上、下眼睑切口于眦角相对位置汇合。标记新眦部位置，从该标记点到相应眼睑切开，形成“Z”形切口（图12-2-12、图12-2-13）。

❷ 剥离切口周围组织，找出眦部韧带断端，将“Z”形的两个皮瓣易位，并将韧带断端缝合于原正常骨膜附着处，间断缝合皮肤（图12-2-14、图12-2-15）。

手术要点

❶ 平行睑缘皮肤切口长度按眦角移位程度决定，一般为1~1.5cm。

❷ 将眦部韧带断端缝合到原来正常附着处略过矫正位置的骨膜上，以避免矫正后因瘢痕收缩所出现的眦部位置矫正不足。

术后处理 注意观察皮肤切口愈合情况，每日聚维酮碘棉签消毒，7日拆线。

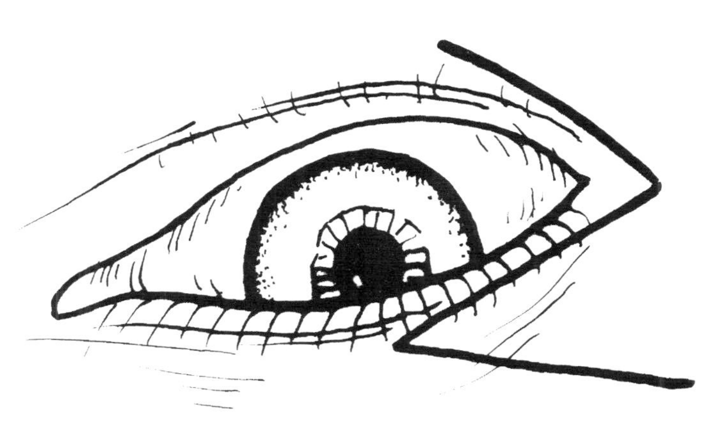

图12-2-12

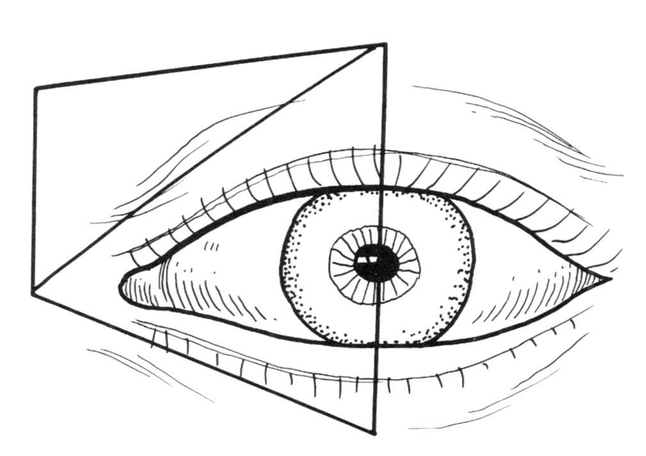

图12-2-13

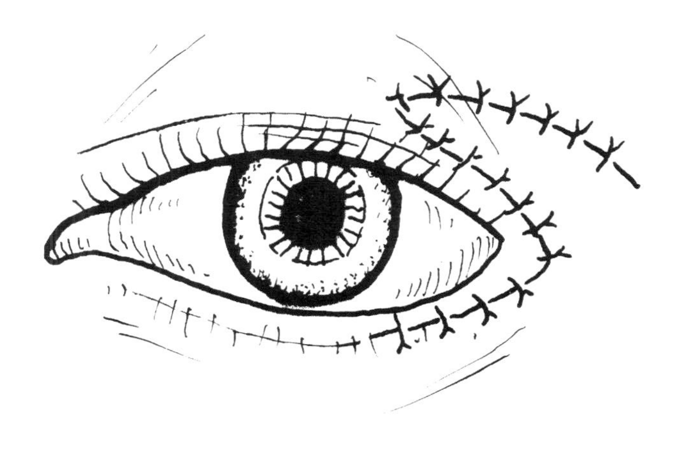

图12-2-14

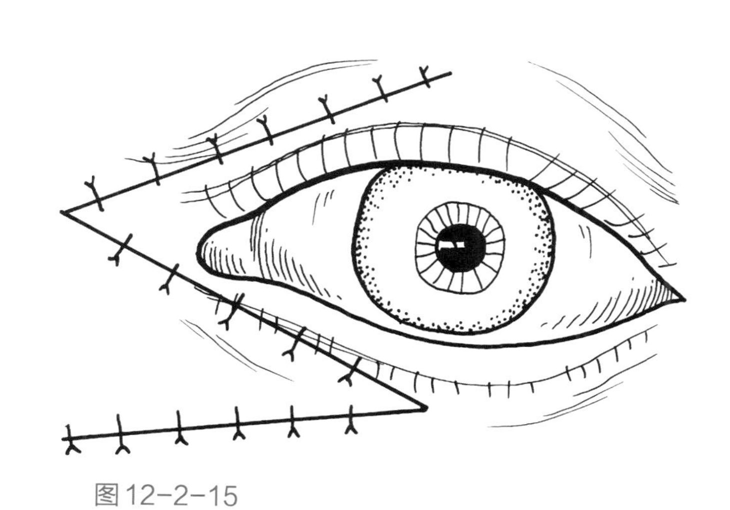

图12-2-15

五　外眦部成形术

适应证　外伤导致外眦韧带断裂或其他原因所致的外眦畸形。

禁忌证
❶ 存在心理障碍或精神疾患，对自身条件缺乏认定而一味追求不切实际的效果者。
❷ 有出血倾向以及心、肺、肝、肾等主要器官活动性、进行性疾患者；病情尚未良好控制的高血压、糖尿病患者。
❸ 眼睑皮肤存在炎症、感染者。

术前准备　用亚甲蓝标记出手术标志点；眼睑皮肤消毒，消毒范围：上方达发际，内侧过鼻中线，下方到上唇平面，外侧到耳根部。

麻　醉　根据患者年龄及全身情况采用2%利多卡因3~5ml局部浸润麻醉或全身麻醉。

体　位　手术采取仰卧位。

手术步骤
❶ 画线　用亚甲蓝标出上、下睑外侧断端A’B’，并沿上、下睑板外端标出AA’和BB’，先在相当上睑皮肤皱褶及睑睫线下1mm处各画一平行睑缘的标记线，然后在齐平对侧眼外眦的水平上，与患眼外侧缘向预计作为新外眦角处画第三条标记线CD（图12-2-16）。
❷ 沿上睑缘弧度缘间切开CD线，然后分别切开CA’、CB’、BB’和A’A，形成两个三角形皮瓣（图12-2-17、图12-2-18）。
❸ 分离瓣下组织，剪除皮下瘢痕。

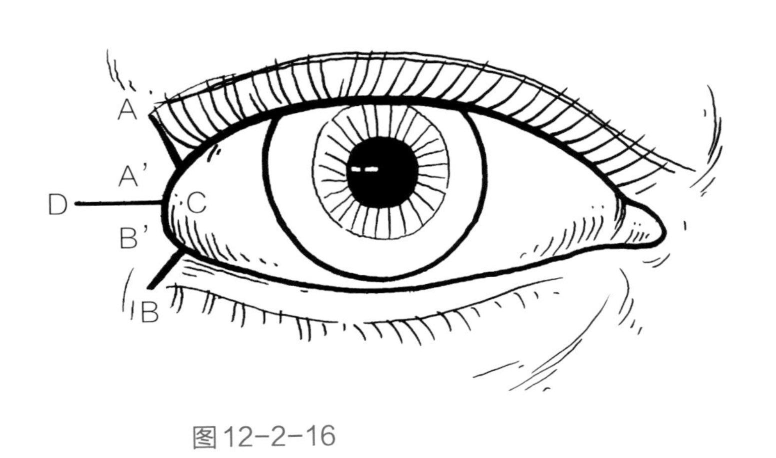

图12-2-16

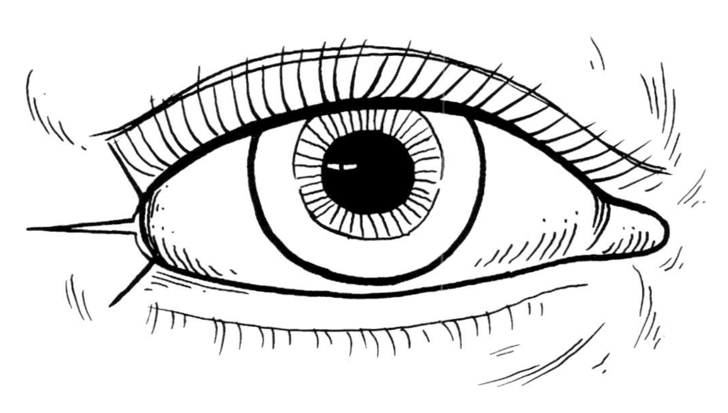
图12-2-17

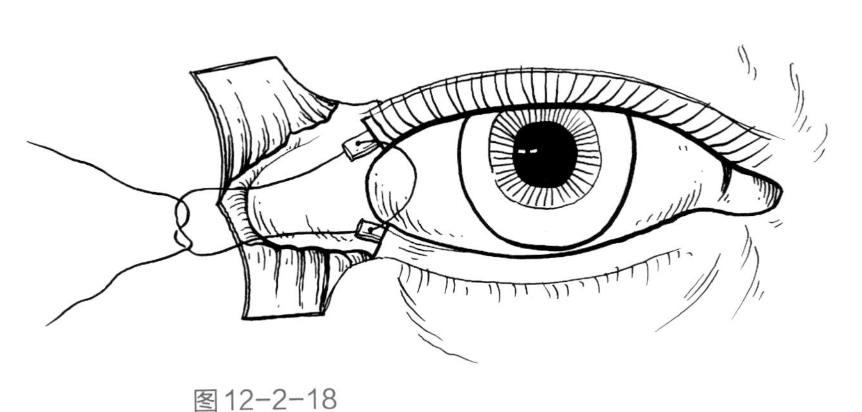
图12-2-18

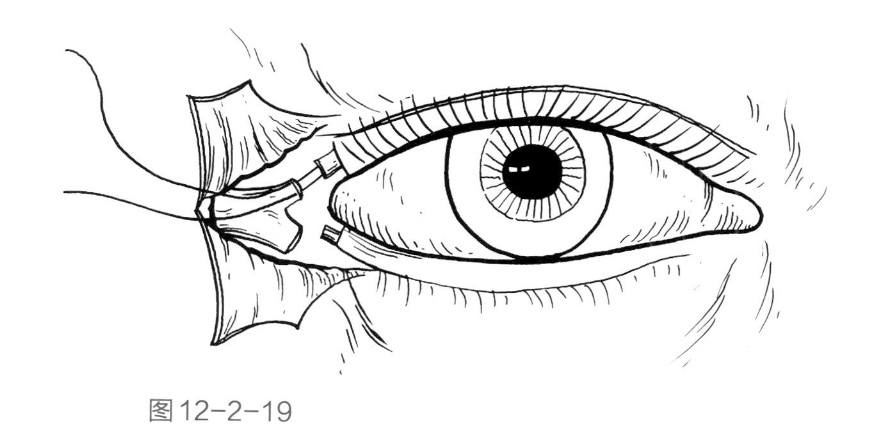
图 12-2-19

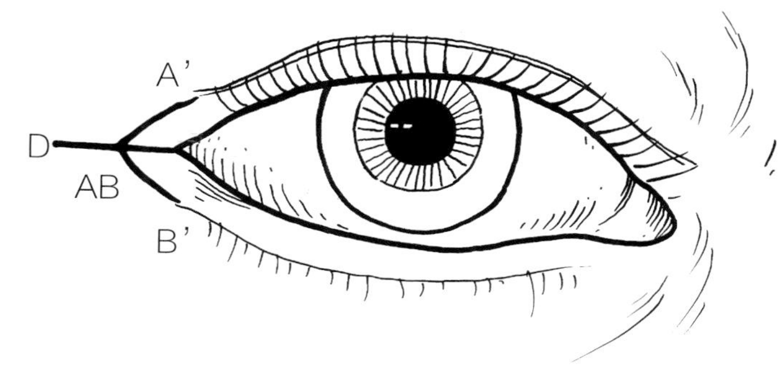

图 12-2-20

❹ 找回断裂的外眦韧带断端，重新缝合，如残留断端长度不够，可将原韧带处眶缘骨膜切开制成一向眶内翻转的骨膜瓣，并将其切开为上、下两片分别与上、下睑板外侧断端或残留的外眦韧带末端缝合（图 12-2-19）。

❺ 分别从上、下睑缘距断端 1~2mm 处以褥式缝合方式进针，经睑板后从其断端处穿出，再从下睑断端处进针，并从其游离缘出针，试结扎，如满意则扎紧缝线。

❻ 根据上、下睑外侧缺损区大小及形态，将两个三角形皮瓣修整后移入相应缺损区缝合（图 12-2-20）。

术后处理　注意观察皮肤切口愈合情况，每日聚维酮碘棉签消毒，7 日拆线。

第三节　眼睑全层缺损矫正术

一　改良 Cutler-Beard 皮瓣上睑成形术

适应证　上眼睑大面积全层缺损，包括上睑全部缺失。

禁忌证　❶ 存在心理障碍或精神疾患，对自身条件缺乏认定而一味追求不切实际的效果者。

❷ 有出血倾向以及心、肺、肝、肾等主要器官活动性、进行性疾患者；尚未良好控制的高血压、糖尿病患者。

❸ 眼睑存在炎症、感染者。

术前准备　术前清洁结膜囊，眼睑皮肤及取皮瓣位置皮肤消毒。

麻　醉　根据患者年龄及全身情况采用 2% 利多卡因 3~5ml 局部浸润麻醉或全身麻醉。

体　位　手术采取仰卧位。

手术步骤

❶ 制作皮、肌肉、结膜瓣。用睑板垫伸入下穹窿，以保护眼球。距下睑5mm处做下睑水平全层切开，长度近似上睑缺损部位，在水平切口两端全层剪断至下穹窿（图12-3-1）。

❷ 将结膜从皮肌瓣上剥离，经下睑缘桥的下面与上睑缺损处结膜连续缝合（图12-3-2）。

❸ 取异体巩膜或耳软骨修成适当大小，6-0线与内外残端睑板、上睑提肌腱膜残端缝合（图12-3-3）。

❹ 皮肌瓣亦经下睑缘桥的下面缝于上睑前层缺损处（图12-3-4）。

❺ 6~8周后切开皮瓣并翻转上睑缘处结膜，使上睑缘由角化结膜组成，并重新将皮瓣残端与原取皮瓣区组织对位缝合（图12-3-5）。

手术要点

❶ 如上睑完全缺损，可将异体巩膜或耳软骨缝合于内、外眦韧带。

❷ 异体巩膜晚期有收缩现象，耳软骨可避免这种情况，所以耳软骨为最佳睑板代替材料。

术后处理

注意观察切口愈合情况，每日聚维酮碘棉签消毒，可加压包扎，7日拆皮肤线。

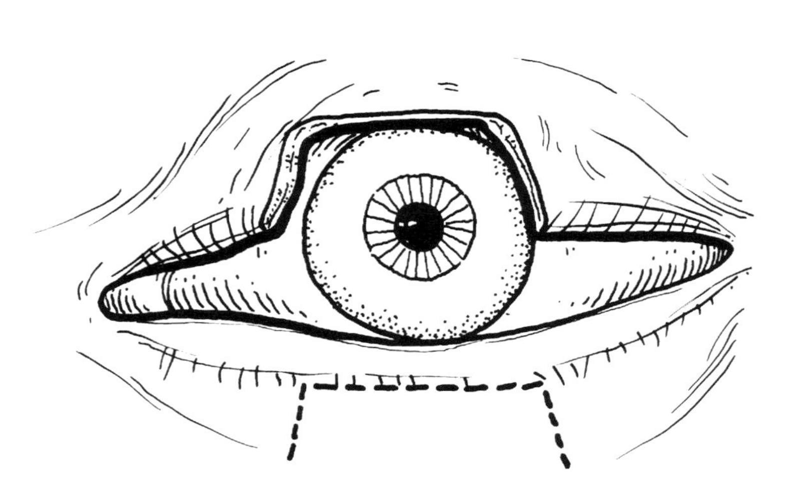

图12-3-1

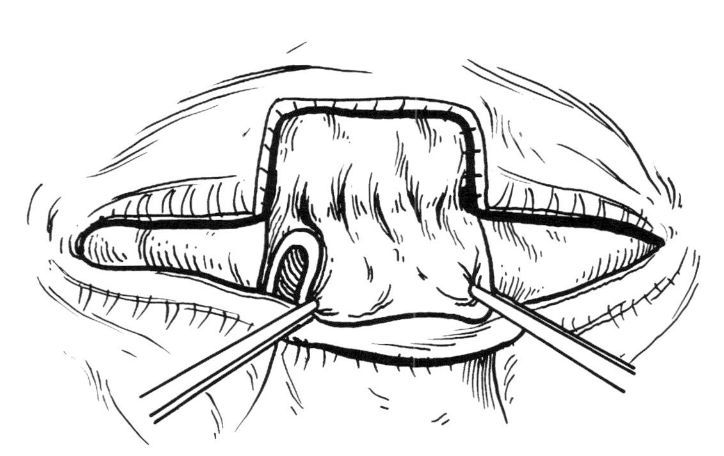

图12-3-2

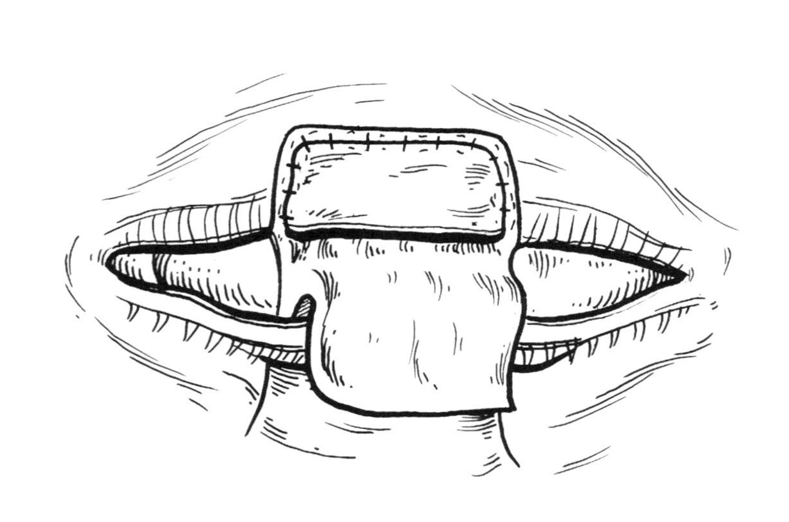

图12-3-3

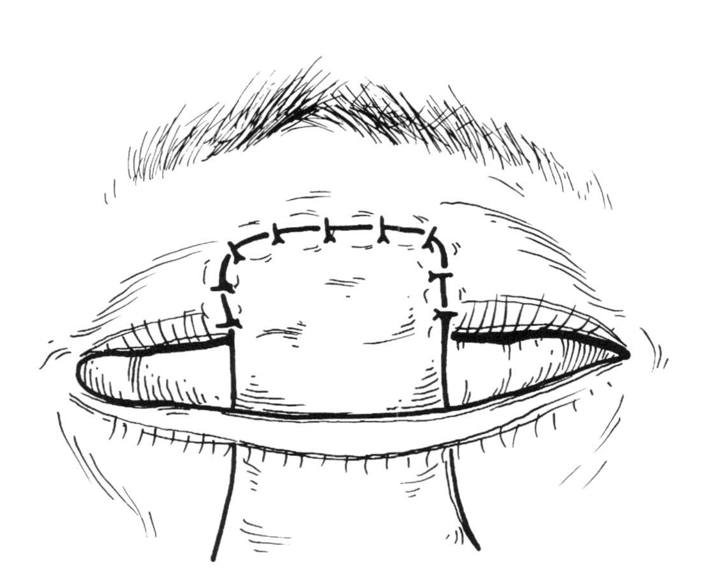

图12-3-4

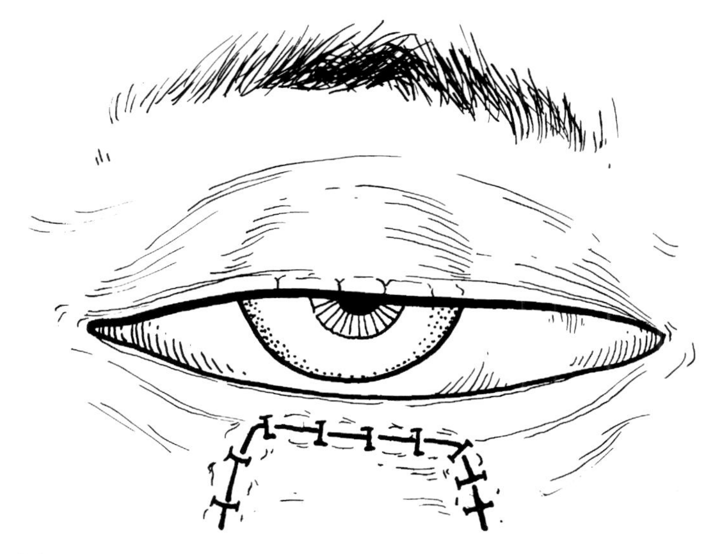

图12-3-5

二　滑行睑板结膜瓣矫正术

适应证　上睑内、外侧缺损广泛无法缝合者。

禁忌证　同改良Cutler-Beard皮瓣上睑成形术。

术前准备　同改良Cutler-Beard皮瓣上睑成形术。

麻醉　同改良Cutler-Beard皮瓣上睑成形术。

体位　手术采取仰卧位。

手术步骤

❶ 制作睑板结膜瓣　先翻转眼睑，在睑缘后3~4mm做一水平切口切穿睑板，再做睑板垂直补充切口，达睑板上缘及上穹窿（图12-3-6）。

❷ 将Müller肌从睑板上缘分离，使得上部睑板仅结膜与之相连，在正常外眦韧带水平固定睑板结膜瓣（图12-3-7、图12-3-8）。

❸ 睑板瓣切缘与睑板外侧切缘缝合，然后将皮肤植在睑板瓣的外层上（图12-3-9）。

手术要点

❶ 制作睑板结膜瓣时，要比缺损部位小一些。

❷ 所植的皮肤与睑缘应有1mm的距离，从而与角膜接触的是结膜形成的睑缘。

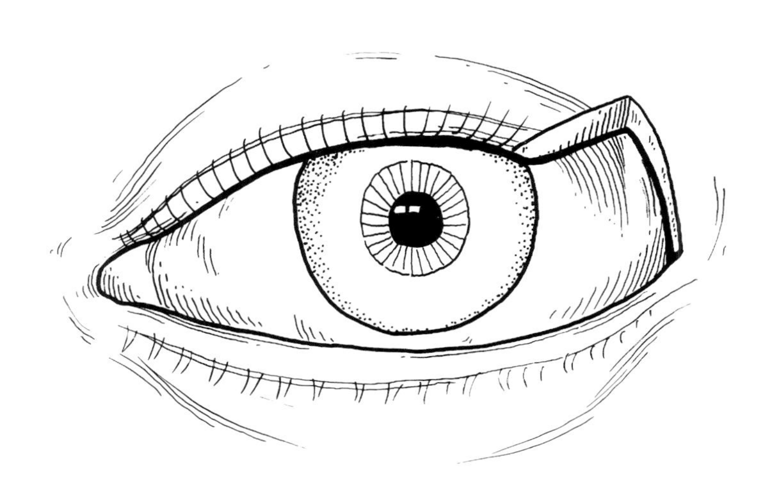

图12-3-6

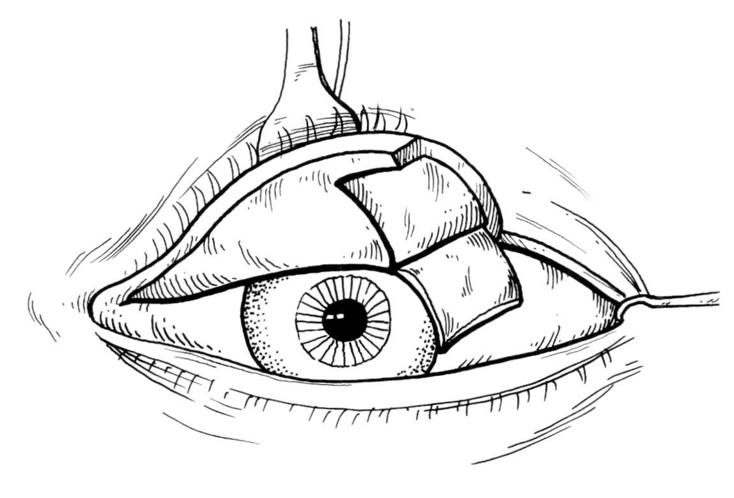

图12-3-7

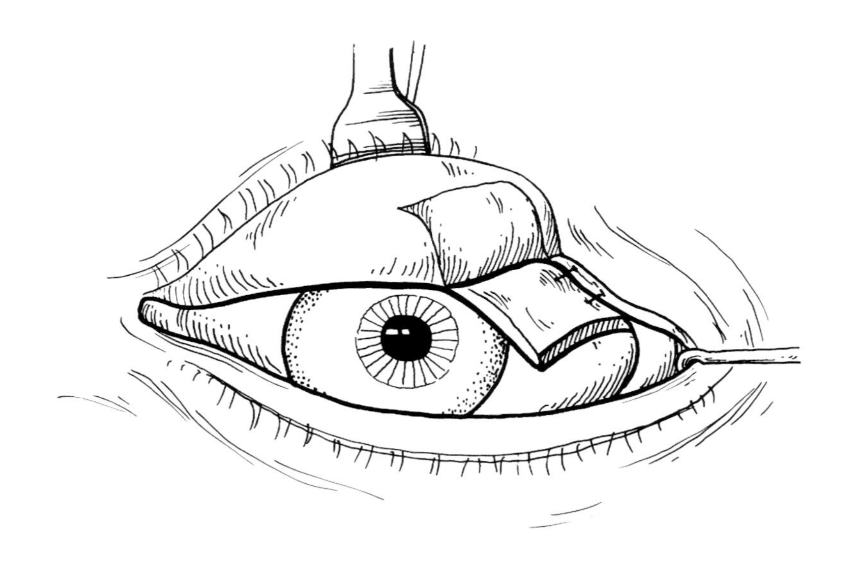

图12-3-8

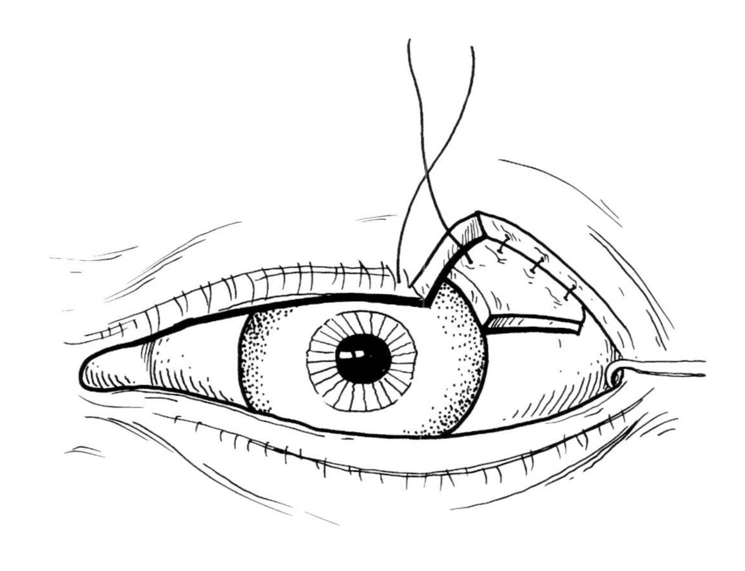

图12-3-9

术后处理　注意观察切口愈合情况，每日聚维酮碘棉签消毒，7日拆线。

三　Hughes下睑再造术

适应证　下睑缘缺损大于60%者。

禁忌证　同改良Cutler-Beard皮瓣上睑成形术。

术前准备　同改良Cutler-Beard皮瓣上睑成形术。

麻　醉　同改良Cutler-Beard皮瓣上睑成形术。

体　位　手术采取仰卧位。

手术步骤

❶ 将下睑创伤范围切成长方形后，量取缺损长度及宽度（图12-3-10）。

❷ 翻转上睑，于睑缘上4mm处水平切断睑板，做两侧垂直切口达穹窿（图12-3-11）。

❸ 将不含睑缘的睑板结膜瓣向下翻转，修补下睑内叶缺损。下睑前叶缺损可

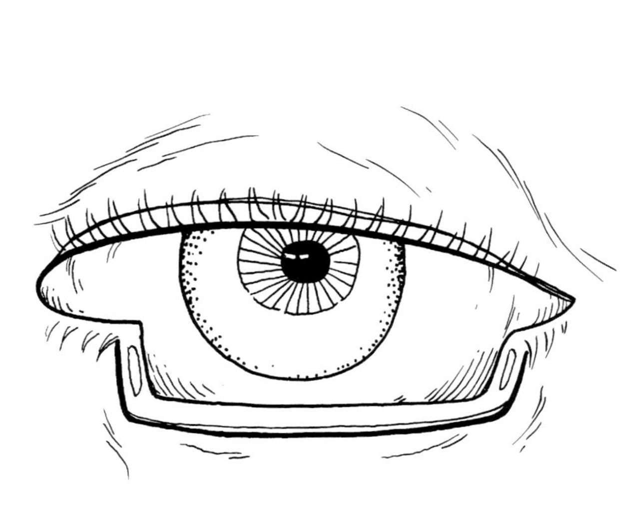

图12-3-10

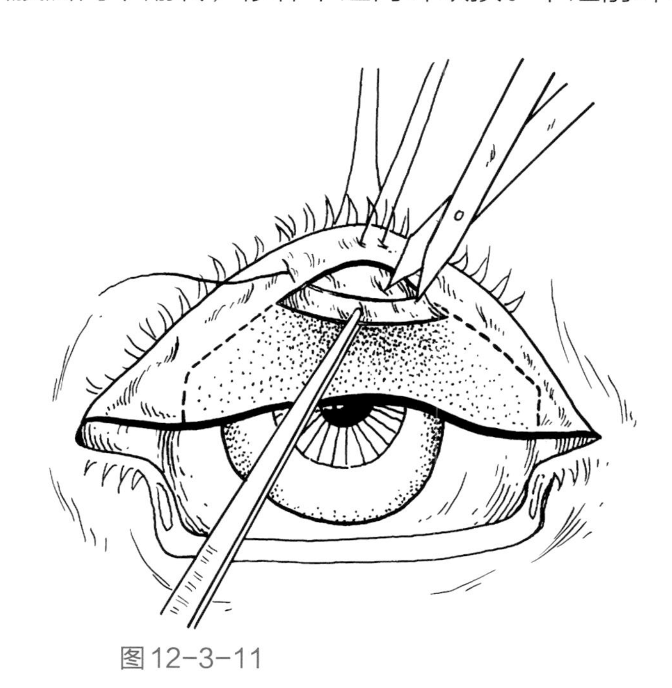

图12-3-11

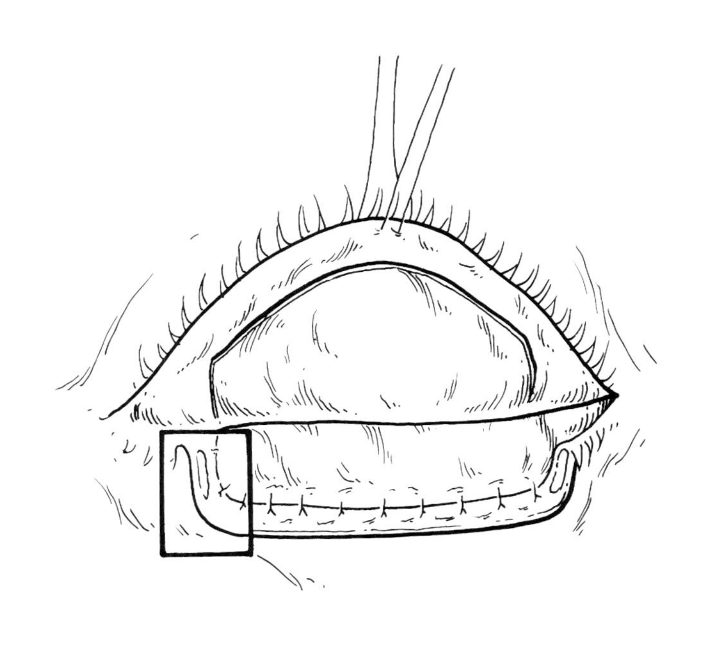

图12-3-12

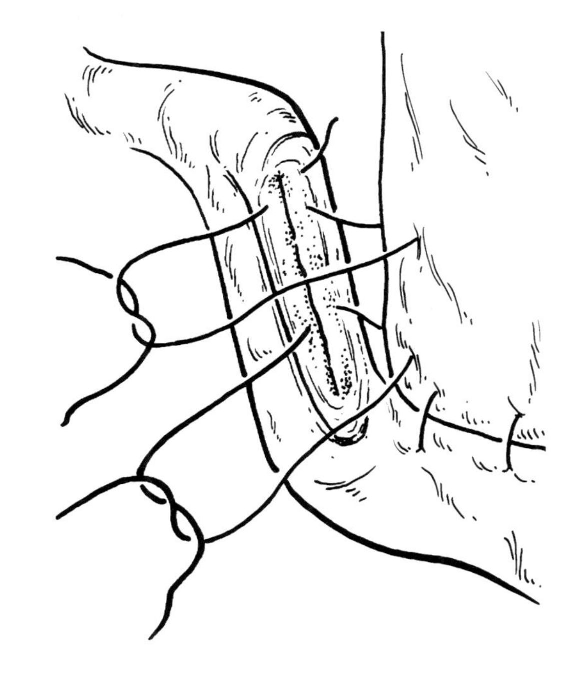

图12-3-13

用游离植片植皮或转位皮瓣。钝性分离上睑轮匝肌与睑板，沿两侧创缘向下切开，形成一矩形睑板结膜瓣，将其向下推移，嵌入下睑前叶缺如区新创缘，间断缝合，形成下睑内层（图12-3-12、图12-3-13）。

手术要点 如果睑板缺损在颞侧，而且范围不大，则其内叶可在眶缘制成一个基底位于眶内缘的骨膜瓣，向内翻转与下睑板缺损区颞侧缘缝合修补睑板。

术后处理 注意观察切口愈合情况，每日聚维酮碘棉签消毒，第7日拆线。

四 Tenzel皮瓣加异体巩膜移植术

适 应 证 下睑中央或外侧全层睑缘缺损超过30%甚至达40%者。

禁 忌 证 同改良Cutler-Beard皮瓣上睑成形术。

术前准备 同改良Cutler-Beard皮瓣上睑成形术。

麻　　醉 同改良Cutler-Beard皮瓣上睑成形术。

体　　位 手术采取仰卧位。

手术步骤

❶ 做与睑缘垂直的睑板切口，睑板以下组织切成三角形（图12-3-14）。

❷ 由外眦侧向上做一半圆形皮瓣切口，上至眉毛线，直径约20mm。

❸ 向下分离外侧眶缘，保留外眦韧带上支，切断下支。

❹ 潜行分离半圆形皮瓣，并逐渐向内转移。

❺ 向内推移下睑外侧组织至缺损区，并缝合固定（图12-3-15）。

❻ 穹窿结膜上移至皮瓣上缘，作为皮瓣的衬里，连续缝合。

❼ 用5-0缝线将近外眦部半圆形皮瓣做褥式缝合，固定于眶外缘内面骨膜上，形成外眦（图12-3-16、图12-3-17）。

❽ 如果睑缘缺损大于40%，则可用5-0缝线将异体巩膜或自体耳软骨一端与睑板残余外侧缝合，另一端与眶外缘结节上的骨膜缝合（图12-3-18）。

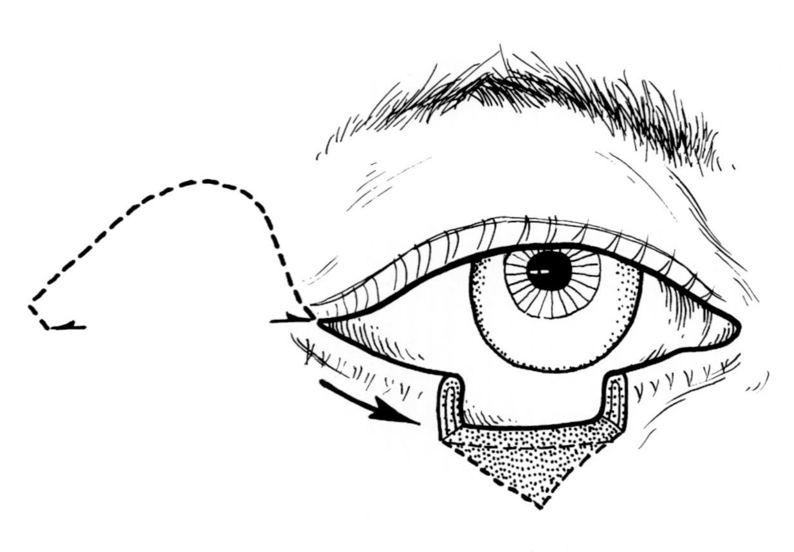

图12-3-14

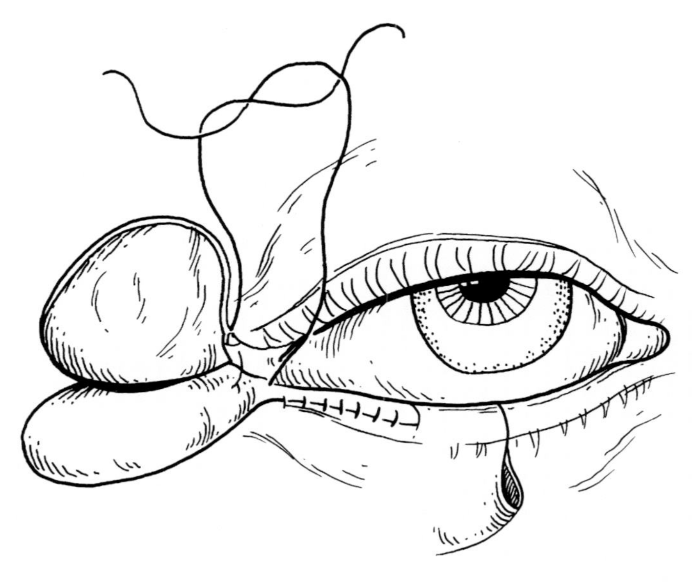

图12-3-15

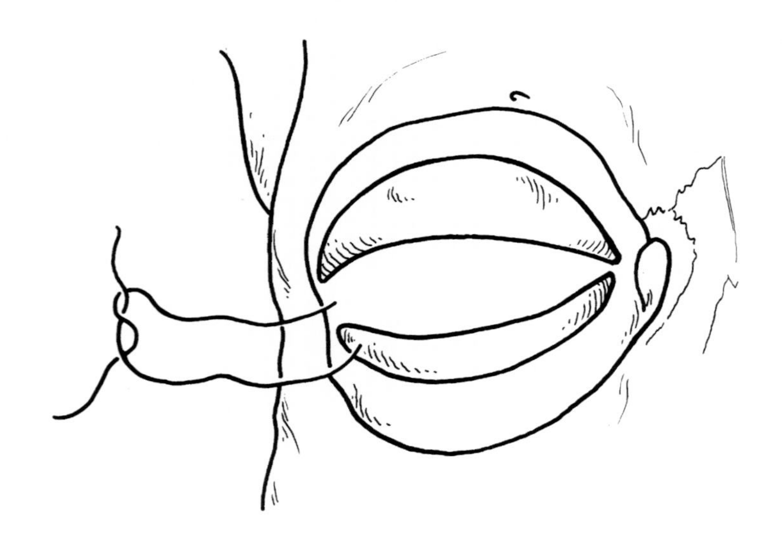

图12-3-16

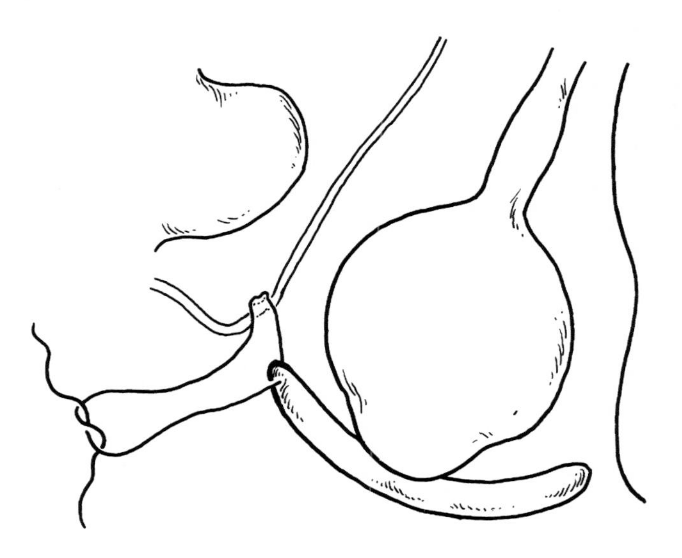

图12-3-17

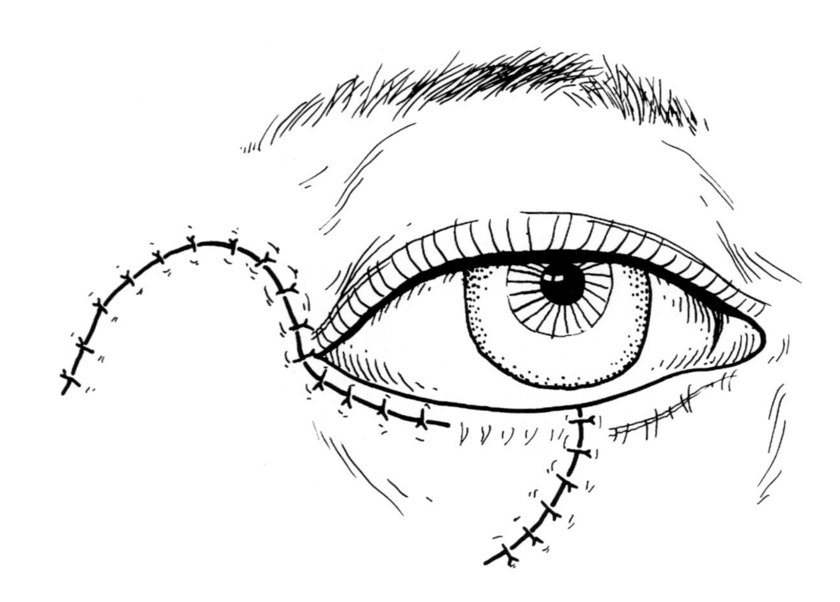

图12-3-18

❾ 最后6-0缝线缝合皮肤切口及颞侧皮瓣区，绷带包扎。

术后处理

注意观察切口愈合情况，术后2日换药，以后每日聚维酮碘棉签消毒，绷带包扎，第7日拆线。

五 Hewes手术

适 应 证

下睑外2/3全层条索状缺损。

禁 忌 证

同改良Cutler-Beard皮瓣上睑成形术。

术前准备

同改良Cutler-Beard皮瓣上睑成形术。

麻　　醉

同改良Cutler-Beard皮瓣上睑成形术。

体　　位

手术采取仰卧位。

手术步骤

❶ 用亚甲蓝画好包括上睑睑板上缘动脉弓的皮肌瓣（图12-3-19）。

❷ 翻转上睑，在穹窿上方取对应区域睑板结膜瓣，转移至下睑板缺损处，固定于下睑（图12-3-20）。

❸ 自上睑外侧取以外眦角为基底的包含上睑动脉弓的皮肤瓣，移至下睑覆盖于转移的睑板结膜瓣表面，缝合固定（图12-3-21）。上睑缺损区经分离后拉拢缝合。

术后处理

注意观察切口愈合情况，每日聚维酮碘棉签消毒，绷带包扎，第7日拆线。

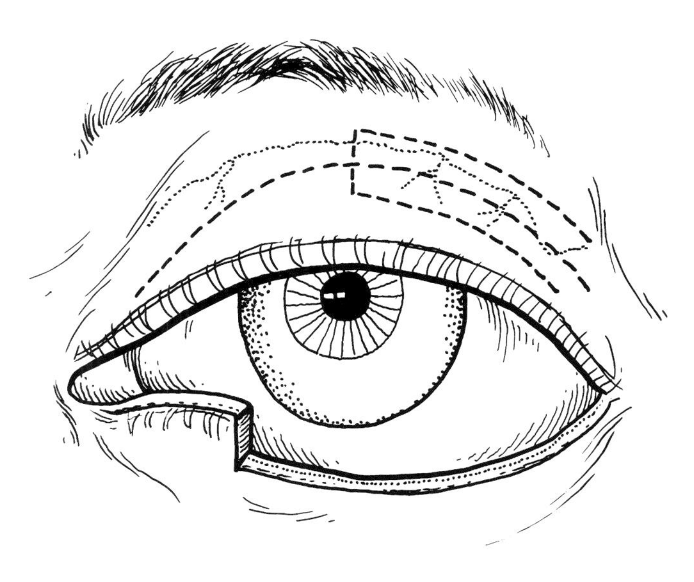

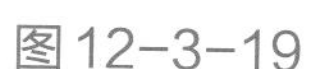
图12-3-19

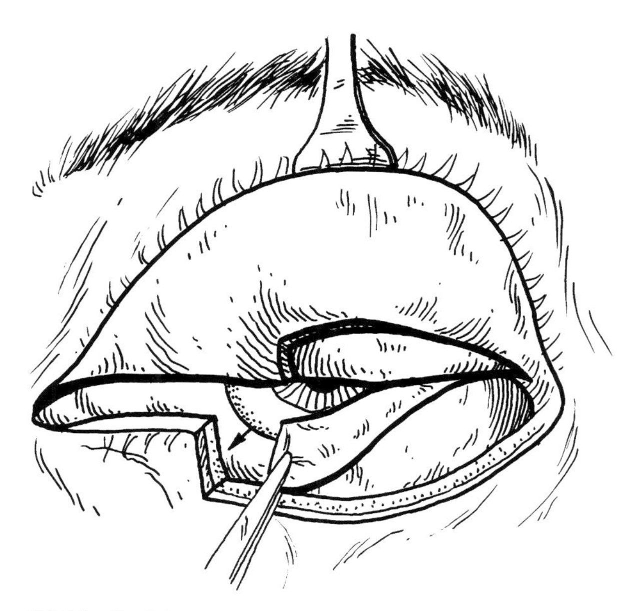

图12-3-20

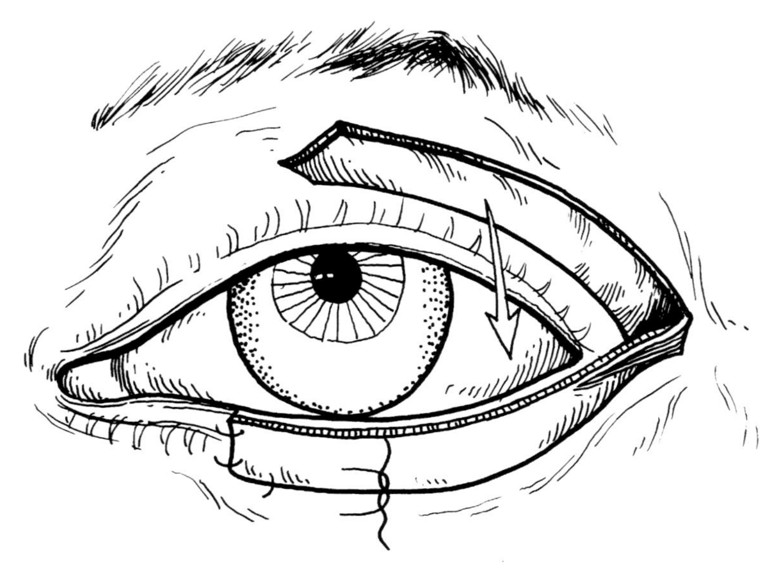

图12-3-21

第四节　眼袋矫正术

适应证　下睑眼袋。

禁忌证
❶ 存在心理障碍或精神疾患，对自身条件缺乏认定而一味追求不切实际的效果者。
❷ 有出血倾向以及心、肺、肝、肾等主要器官活动性、进行性疾患者；病情尚未良好控制的高血压、糖尿病患者。
❸ 眼睑皮肤存在炎症、感染者。

术前准备　用亚甲蓝标记出手术标志点；眼睑皮肤消毒，消毒范围：上方达发际，下方到上唇平面，外侧到耳根部。

麻　醉　2%利多卡因2~5ml局部浸润麻醉。

体　位　手术采取仰卧位。

手术步骤
❶ 距下睑缘2mm，做平行于睑缘的全长皮肤及眼轮匝肌切口，达外眦后斜向下方，延长切口10~15mm（图12-4-1）。
❷ 在眼轮匝肌表面潜行分离达眶下缘附近。
❸ 分离眼轮匝肌，水平切开眶隔，用止血钳夹住脱出的脂肪，切除后电凝止血，缝合眶隔（图12-4-2）。
❹ 分离切口下方皮下组织，向外上方牵拉皮肤切口，切除多余皮肤（图12-4-3~图12-4-5）。
❺ 间断缝合皮肤（图12-4-6）。

手术要点
❶ 术前设计皮肤切口位置及长度时取坐位状态。
❷ 不可牵拉眶脂肪或伸入眶隔内剪切脂肪。
❸ 剪切脂肪时，勿伤下斜肌。

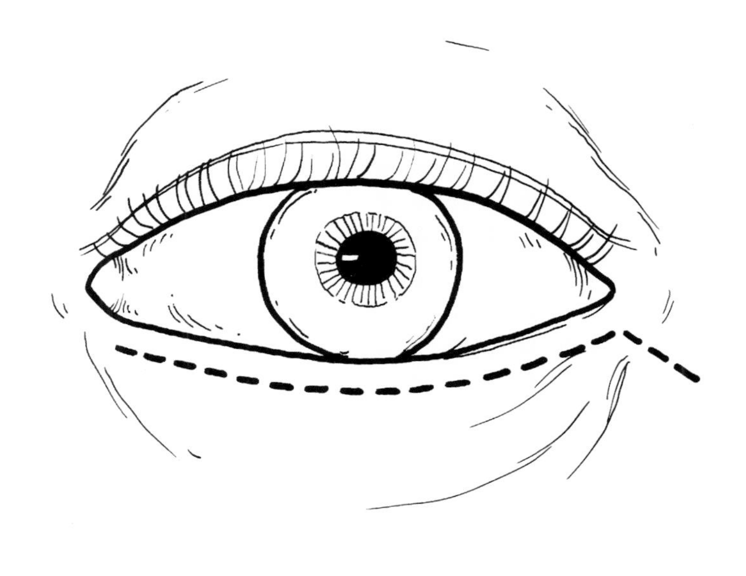

图 12-4-1

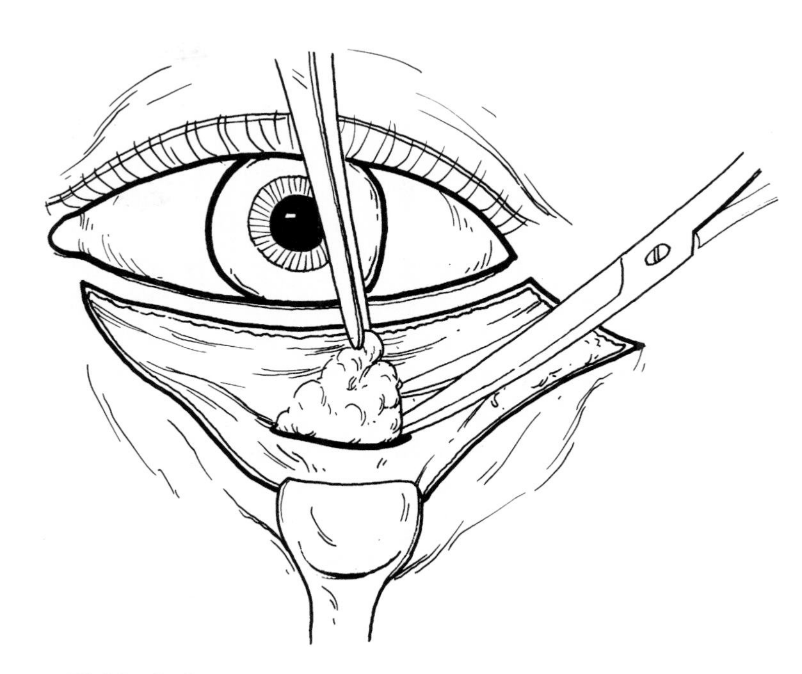

图 12-4-2

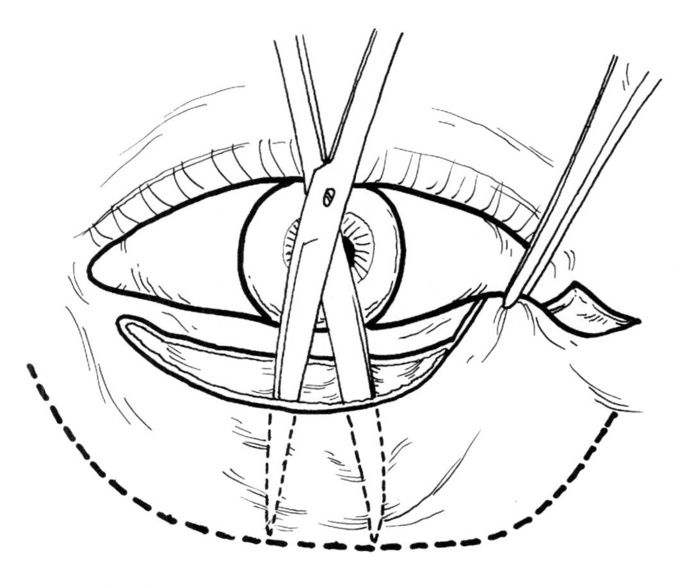

图 12-4-3

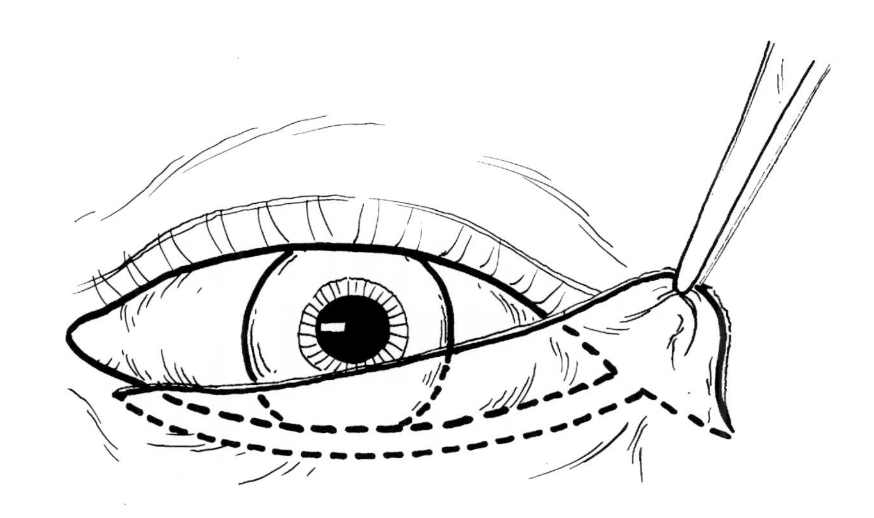

图 12-4-4

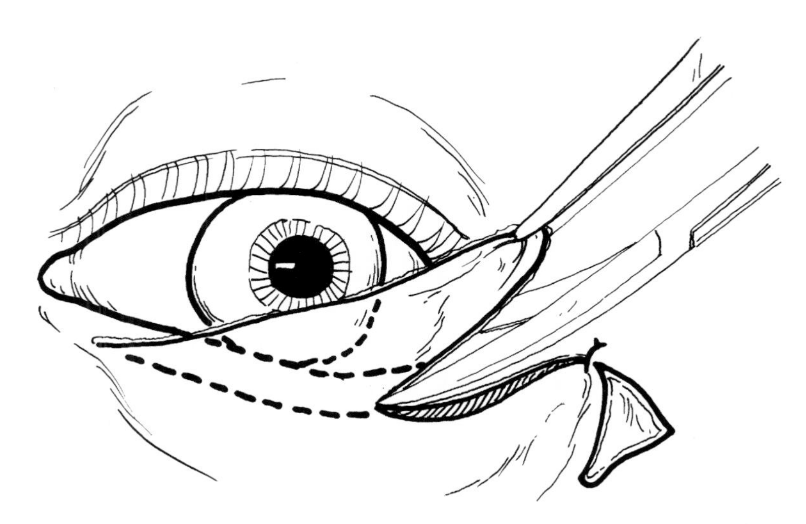

图 12-4-5

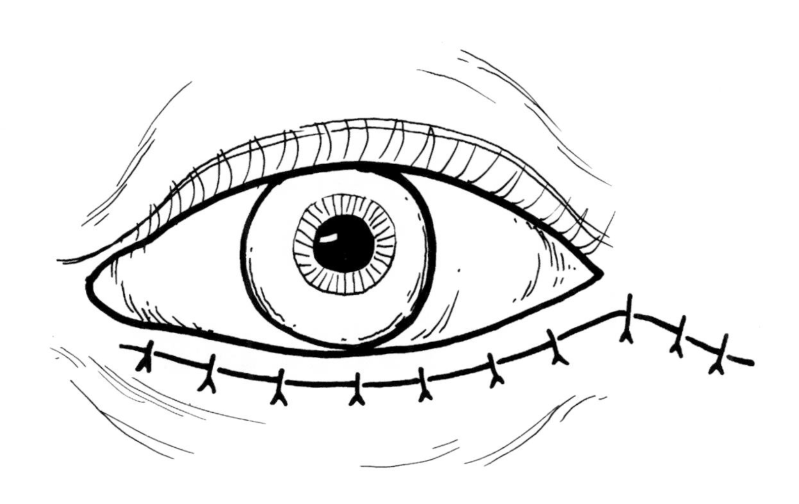

图 12-4-6

❹ 切除多余皮肤时应保守些，以防术后下睑外翻。

❺ 外眦处皮肤切口缝合线最好过外眦韧带，使皮肤固定更好。

术后处理　注意观察皮肤切口愈合情况，每日聚维酮碘棉签消毒，第5~7日拆线。

第五节　重睑术

适应证　各种类型的单睑者。

禁忌证
❶ 存在心理障碍或精神疾患，对自身条件缺乏认定而一味追求不切实际的效果者。

❷ 有出血倾向以及心、肺、肝、肾等主要器官活动性、进行性疾患者；病情尚未良好控制的高血压、糖尿病患者。

❸ 眼睑皮肤存在炎症、感染者。

术前准备　用亚甲蓝标记出手术标志点；眼睑皮肤消毒，消毒范围：上方达发际，内侧过鼻中线，下方到上唇平面，外侧到耳根部。

麻醉　2%利多卡因2~5ml局部浸润麻醉。

体位　手术采取仰卧位。

皮肤切开法

【适应证】　适合各种类型的单睑以及需去脂肪者。

【手术步骤】
（1）取坐位用亚甲蓝标记切口位置、长度及弧度，如为单侧单睑应按对侧重睑位置设计（图12-5-1）。

（2）将睑板垫插入上方结膜囊，沿标记线切开皮肤，分离皮下组织，并切除少许切口处的眼轮匝肌及皮下脂肪，以暴露睑板（图12-5-2）。

（3）切除多余皮肤，用6-0线带睑板间断缝合皮肤切口（图12-5-3、图12-5-4）。

【手术要点】　如眶脂肪太多，则应打开眶隔，剪除多余脂肪，充分止血后缝合眶隔。

【术后处理】　注意观察皮肤切口愈合情况，每日聚维酮碘棉签消毒，5~7日拆线。

褥式缝合法

【适应证】　适合上睑薄、脂肪少的单睑。

【手术步骤】
（1）取坐位用亚甲蓝标记切口位置、长度及弧度，双侧应对称。

（2）用7-0带双针丝线，由上穹窿结膜内、中、外做三个褥式缝合（图12-5-5）。从穹窿结膜进针，经过睑板前面，从皮肤标记线处出针，针距4mm，下方垫胶粒，拉紧并结扎缝线（图12-5-6）。

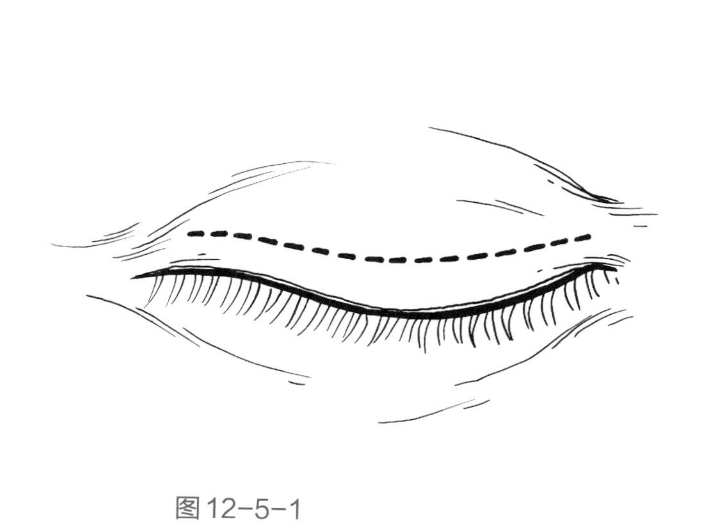

图12-5-1

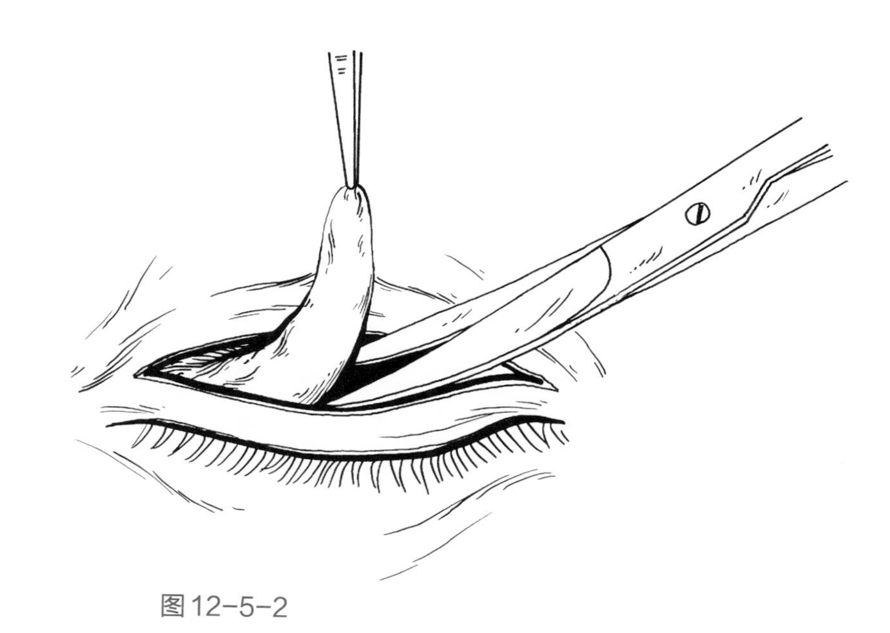

图12-5-2

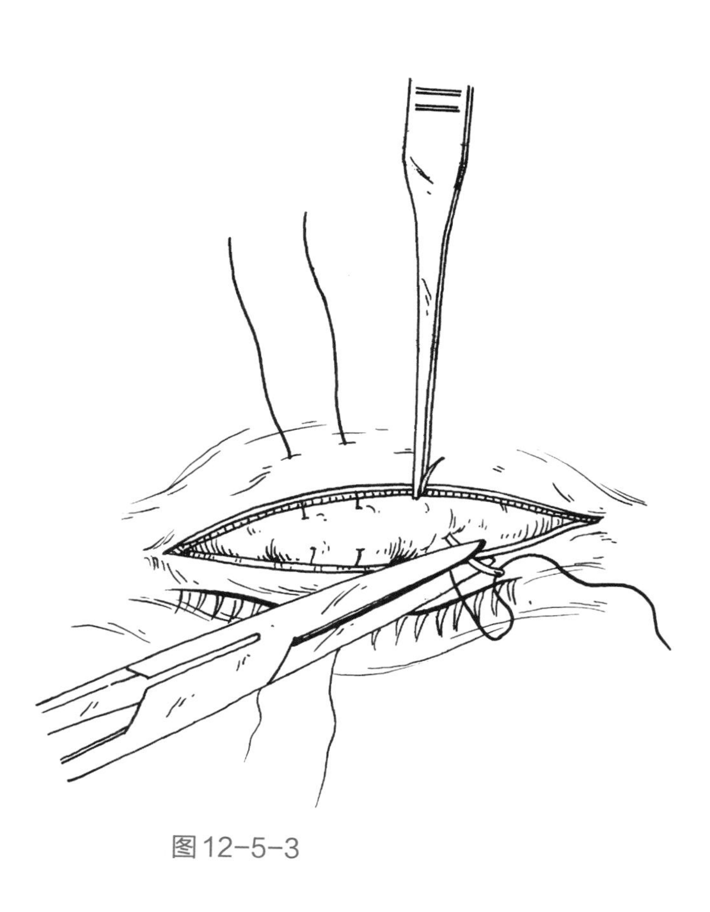

图12-5-3

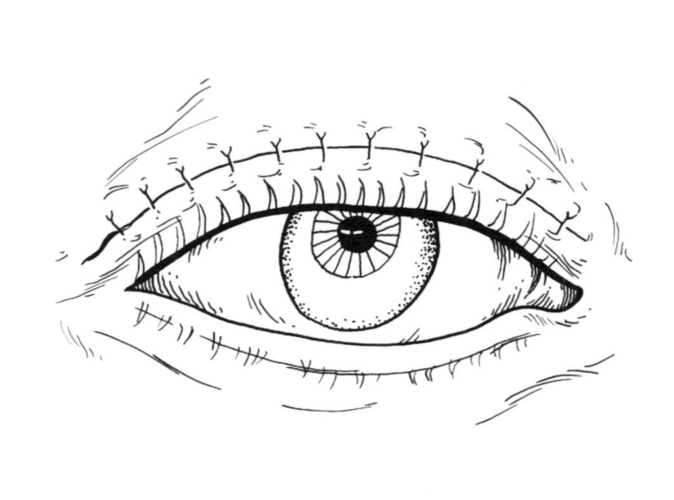

图12-5-4

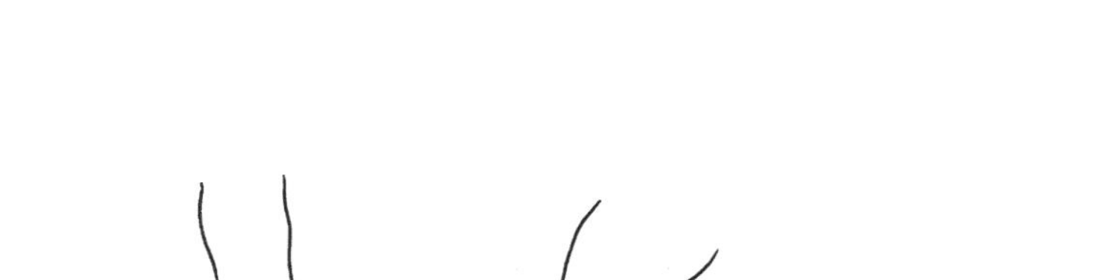

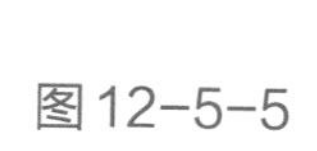

图12-5-5

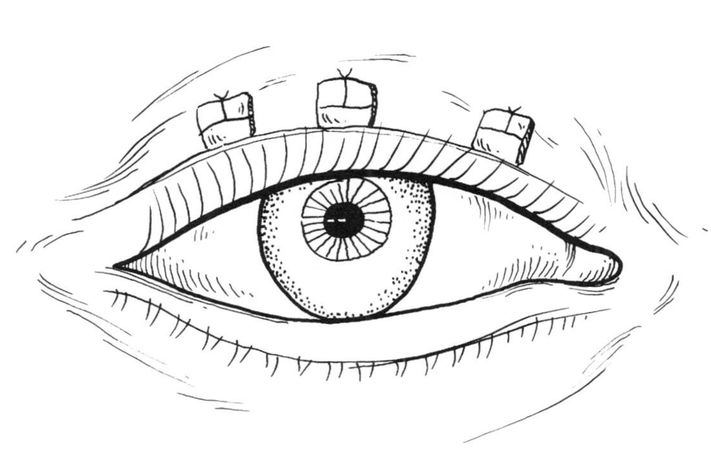

图12-5-6

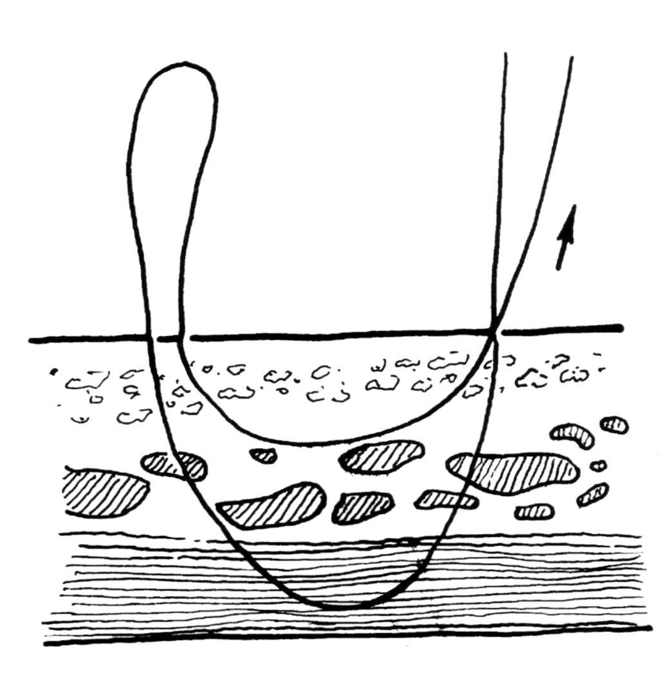
图12-5-8

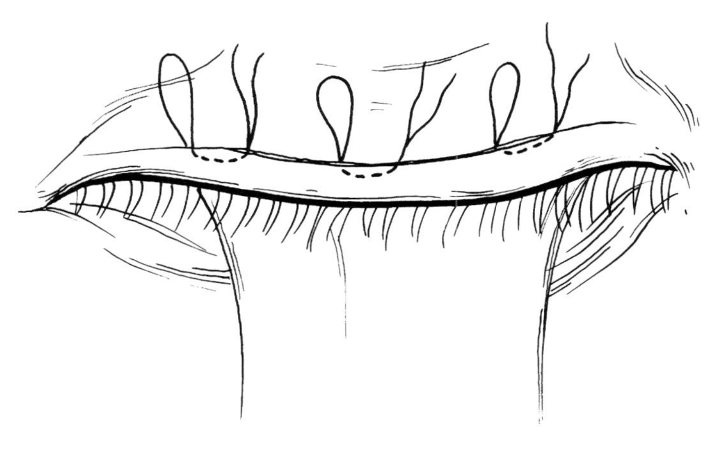
图12-5-7

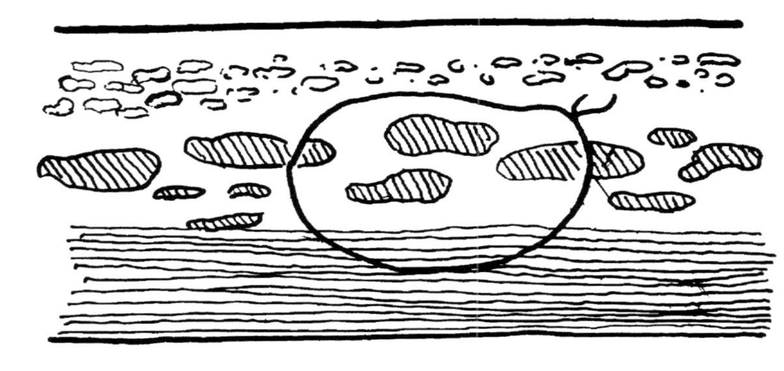
图12-5-9

【手术要点】 结扎缝线力量要均匀，避免出现角状畸形。

【术后处理】 注意观察皮肤切口及结膜切口愈合及重睑线形成情况，抗生素滴眼液点眼，每日聚维酮碘棉签消毒，5~7日拆线。

埋藏缝线法

【适 应 证】 适合上睑薄的年轻人的单睑。

【手术步骤】 （1）取坐位用亚甲蓝标记切口位置、长度及弧度，双侧应对称。

（2）分别在上穹窿及上睑皮肤标记线内、中、外三处做3个2mm小切口，用双针尼龙线从结膜面进针，经过睑板前面从皮下相应切口出针。结扎后线埋于切口皮下，将皮肤切口对好，自然愈合（图12-5-7~图12-5-9）。

【术后处理】 注意观察切口愈合情况，抗生素滴眼液点眼，每日聚维酮碘棉签消毒，无需拆线。

第六节 睑球粘连矫正术

一 部分睑球粘连矫正术

适 应 证 ❶ 结膜瘢痕造成的条索状睑球粘连及扇形粘连。

❷ 眼部炎症或病情已控制、稳定半年以上。

❸ 影响眼球运动、影响眼睑的开启和闭合功能或眼裂外观异常，影响美容的患者。

禁忌证

❶ 存在心理障碍或精神疾患，对自身条件缺乏认定而一味追求不切实际的效果者。

❷ 有出血倾向以及心、肺、肝、肾等主要器官活动性、进行性疾患者；病情尚未良好控制的高血压、糖尿病患者。

❸ 眼睑皮肤存在炎症、感染者。

术前准备

术前3日，左氧氟沙星滴眼液点眼。术前清洁术眼结膜囊，眼睑皮肤消毒，消毒范围：上方达发际，内侧过鼻中线，下方到上唇平面，外侧到耳根部。

麻　　醉

根据患者年龄及全身情况采用2%利多卡因3~5ml局部浸润麻醉或全身麻醉。

体　　位

手术采取仰卧位。

手术步骤

❶ 呈条索状瘢痕粘连时，穹窿结膜尚可相通者只要剪断粘连条索，修平睑结膜面突起的瘢痕组织即可（图12-6-1、图12-6-2）。对于穹窿已不能相通的，可用剪刀把条索两侧结膜剪开，用镊提起瘢痕条索并剪除，形成的菱形结膜缺损面行间断缝合（图12-6-3、图12-6-4）。

❷ 呈扇形瘢痕粘连时，用剪刀从角膜缘开始将粘连剪开或用刀片剖切开，把剥离开的结膜作为睑板及穹窿的衬里，褥式缝合经眶缘皮肤穿出，在胶粒上结扎固定（图12-6-5、图12-6-6）。如球结膜缺损区不大，则把两侧结膜拉拢间断缝合，如球结膜缺损面较大，可做游离结膜移植等（图12-6-7、图12-6-8）。

手术要点

分离粘连时尽量将可用的结膜组织保留，特别是睑结膜与穹窿结膜更应尽量保存或避免发生损坏。

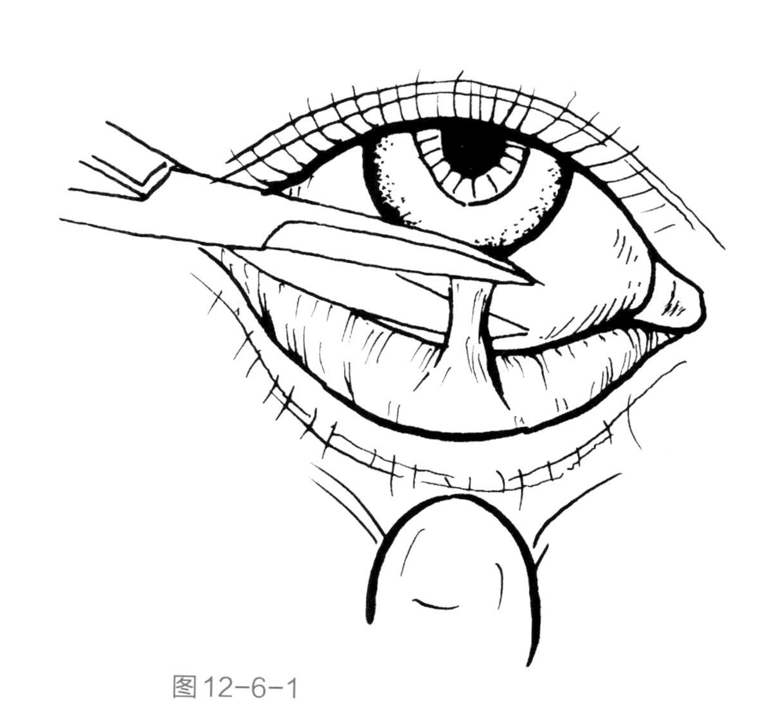

图12-6-1

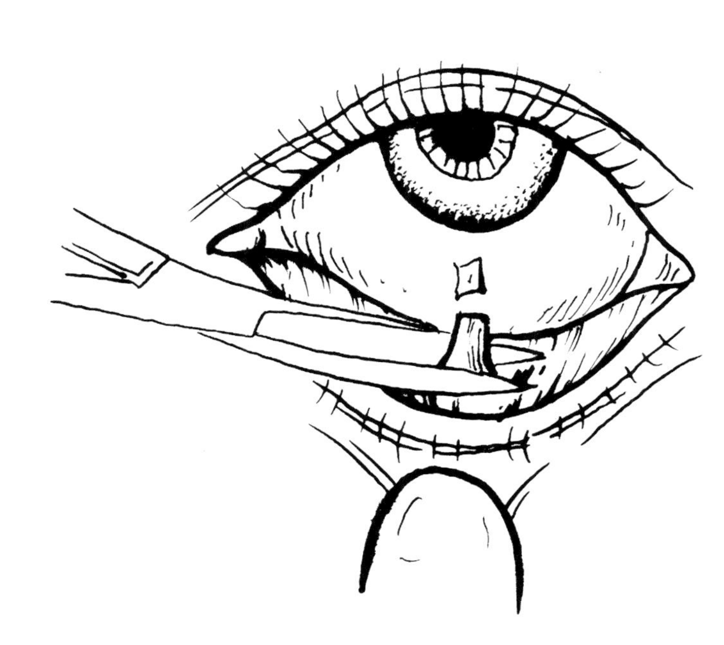

图12-6-2

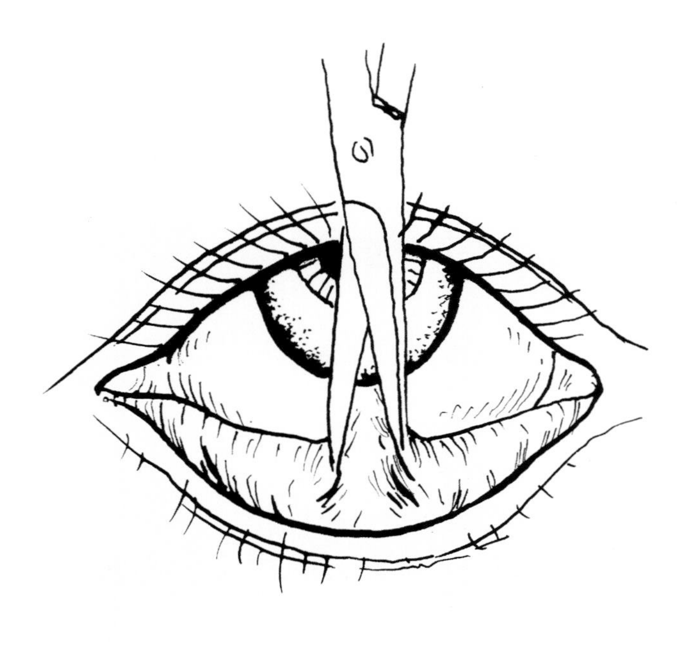

图 12-6-3

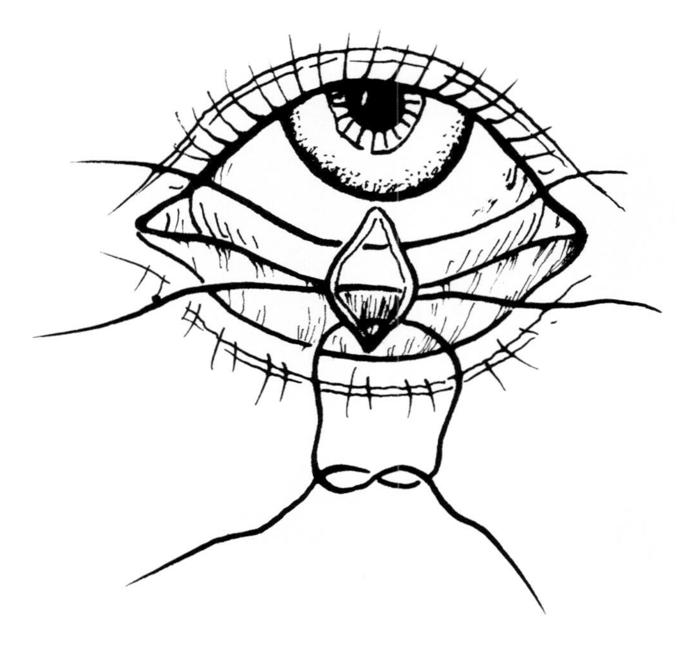

图 12-6-4

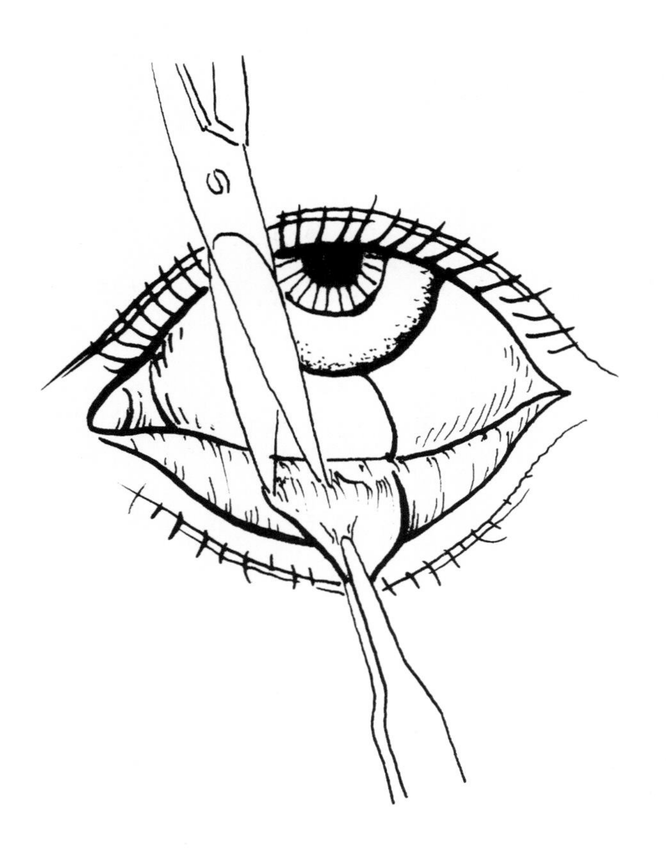

图 12-6-5

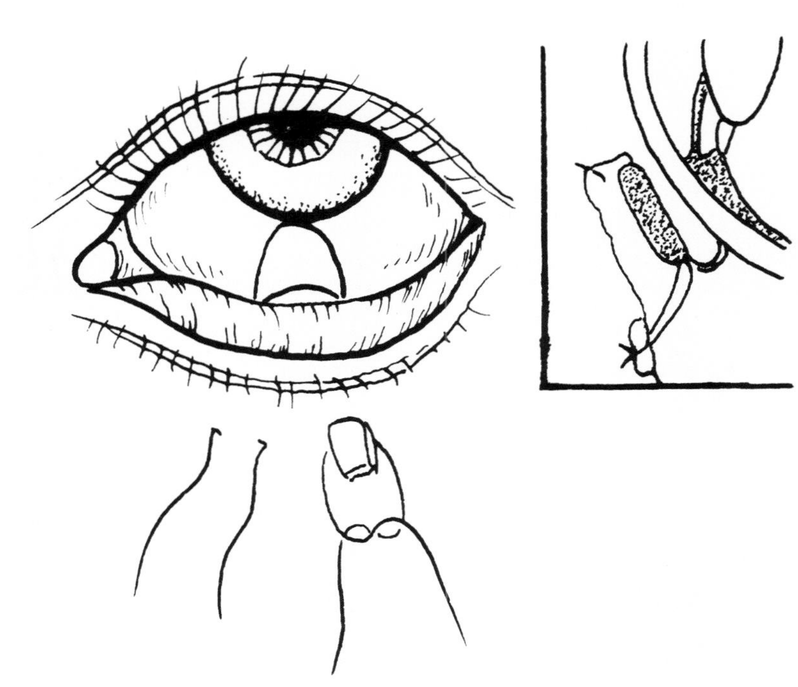

图 12-6-6

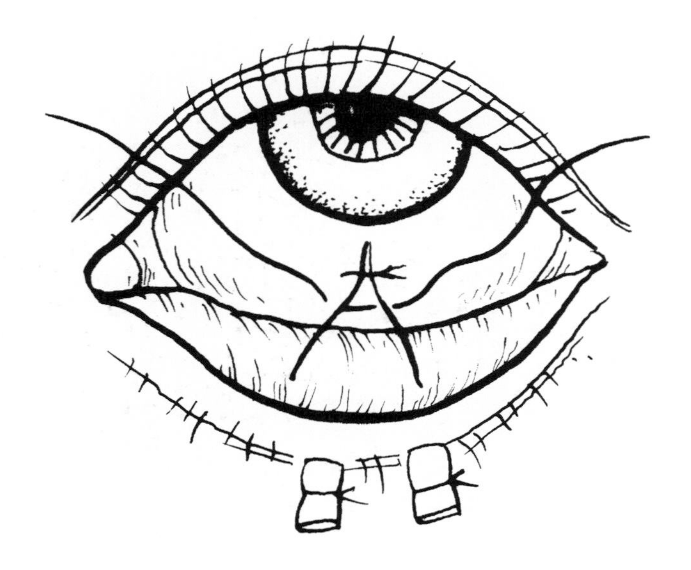

图 12-6-7

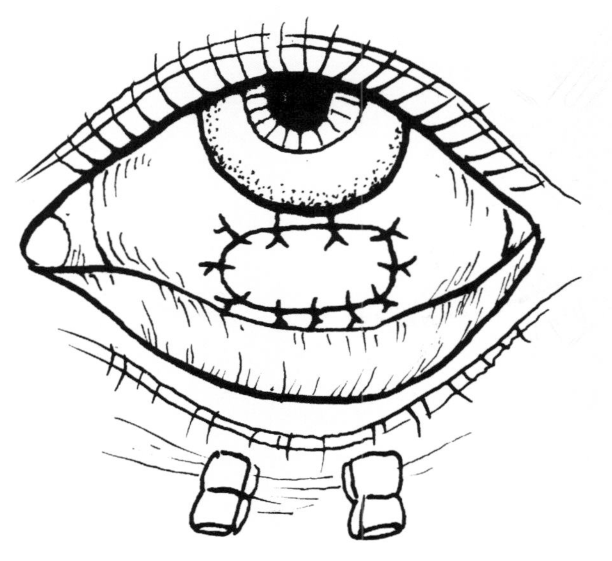

图 12-6-8

术后处理　注意观察结膜切口愈合情况，左氧氟沙星滴眼液点眼，每日聚维酮碘棉签消毒，第7日拆线。

二　广泛睑球粘连穹窿再造术

适 应 证

❶ 烧伤后穹窿消失，眼睑角膜粘连。

❷ 眼部炎症或病情已控制、稳定半年以上。

❸ 影响眼球运动、影响眼睑的开启和闭合功能或眼裂外观异常，影响美容的患者。

禁 忌 证

❶ 存在心理障碍或精神疾患，对自身条件缺乏认定而一味追求不切实际的效果者。

❷ 有出血倾向以及心、肺、肝、肾等主要器官活动性、进行性疾患者；病情尚未良好控制的高血压、糖尿病患者。

❸ 眼睑皮肤存在炎症、感染者。

术前准备　术前3日，左氧氟沙星滴眼液点眼。术前清洁术眼结膜囊、漱口水漱口，眼睑皮肤消毒，消毒范围：上方达发际，内侧过鼻中线，下方到上唇平面，外侧到耳根部。

麻　　醉　根据患者年龄及全身情况采用2%利多卡因3~5ml局部浸润麻醉或全身麻醉。

体　　位　手术采取仰卧位。

手术步骤

❶ 松解瘢痕，切除瘢痕组织（图12-6-9）。

❷ 由切口处向穹窿分离（图12-6-10）。

❸ 充分分离角膜睑板粘连（图12-6-11）。

❹ 找出上直肌后用牵引线固定（图12-6-12、图12-6-13）。

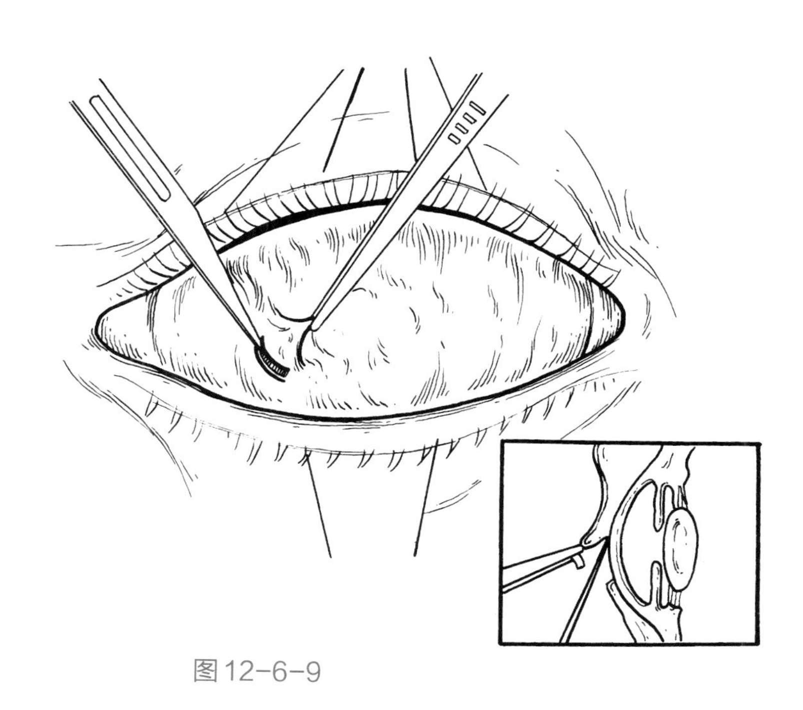

图12-6-9

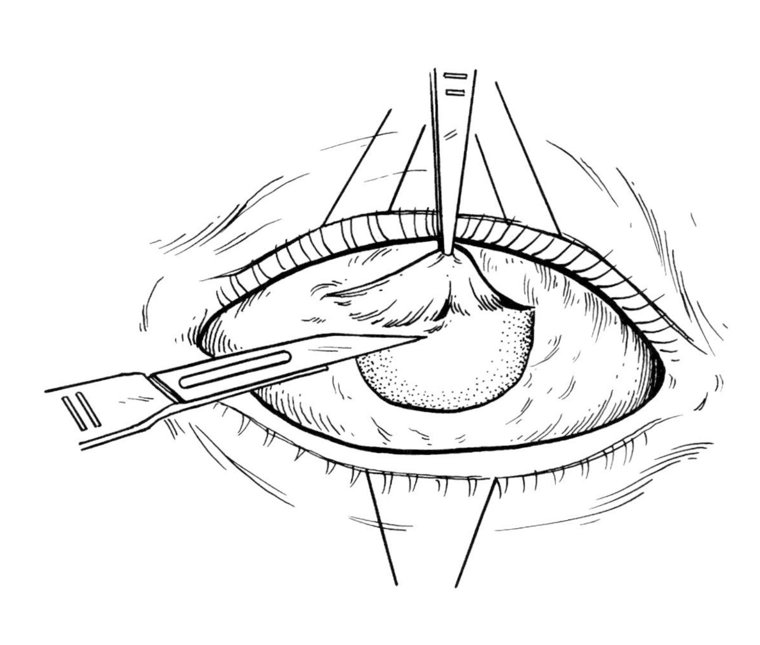

图12-6-10

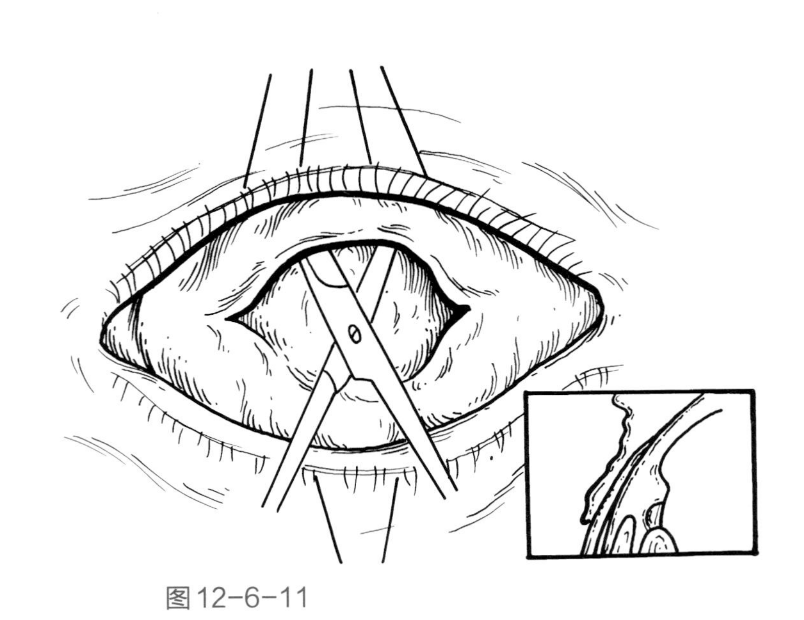

图12-6-11

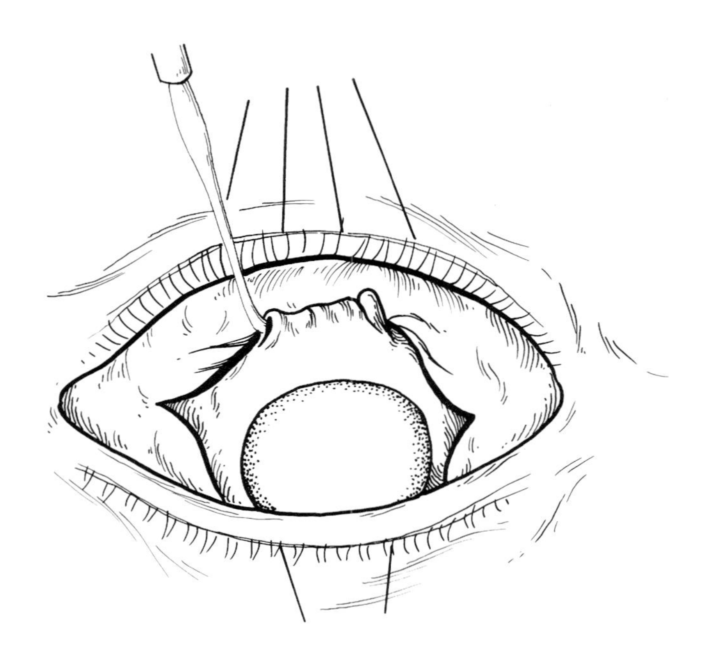

图12-6-12

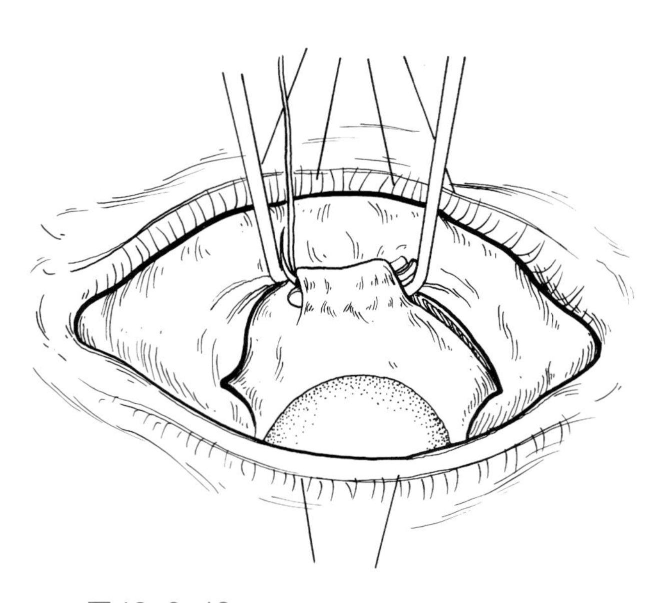

图12-6-13

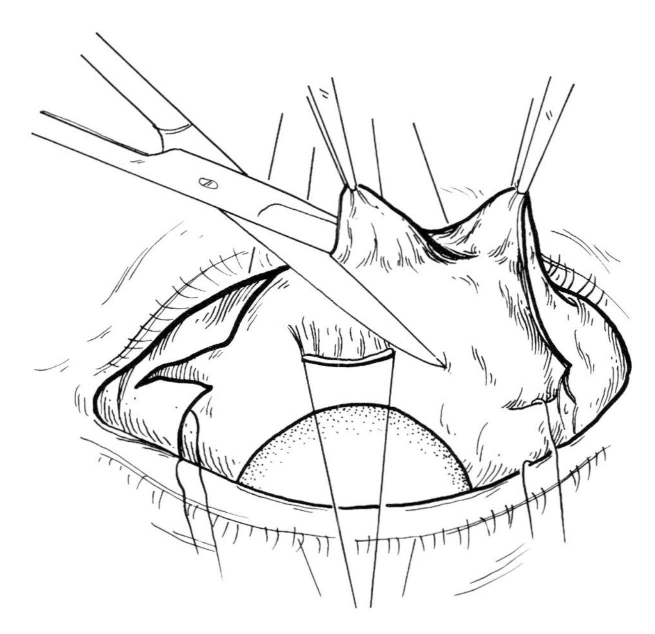

图12-6-14

❺ 切除结膜下瘢痕组织及肌肉附近瘢痕组织（图12-6-14、图12-6-15）。

❻ 用口唇黏膜或自体结膜移植修补在结膜缺损处（图12-6-16、图12-6-17）。

❼ 上、下睑缘缝合。

手术要点

分离粘连时尽量将可用的结膜组织保留，特别是睑结膜与穹窿结膜更应尽量保存或避免发生损坏。

术后处理

双眼绷带包扎5~7日，7日后改单眼包扎，10~14天拆除睑缘缝线，3个月后剪开睑缘缝线。

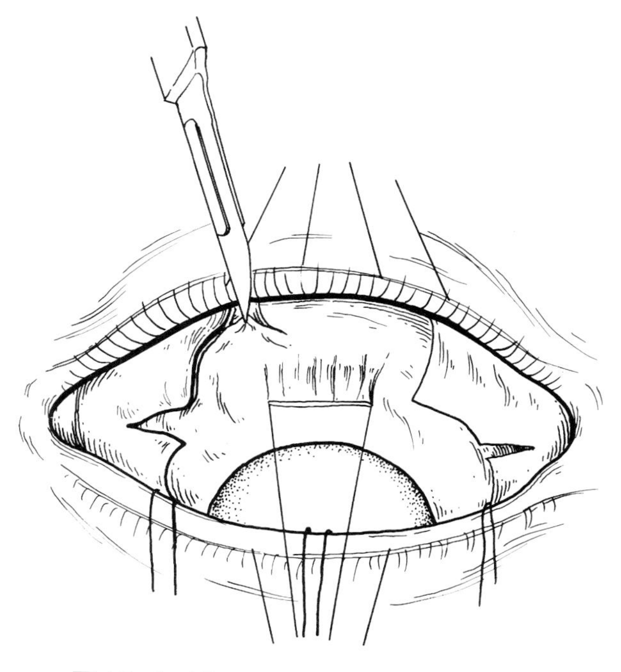

图12-6-15

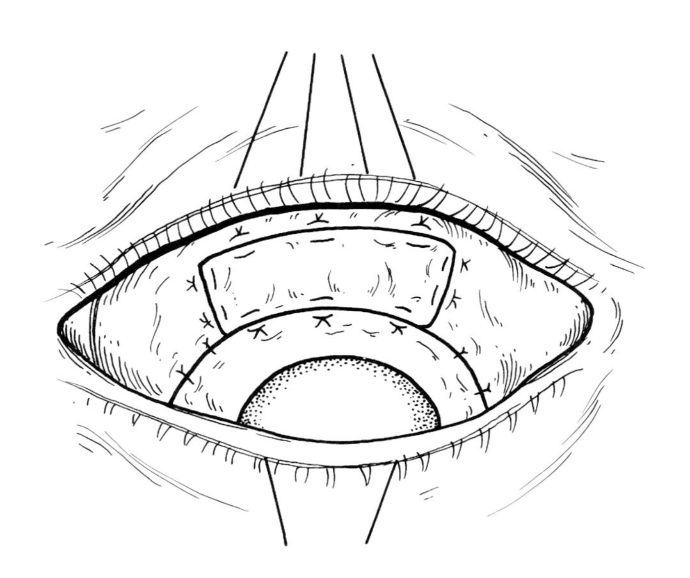

图12-6-16

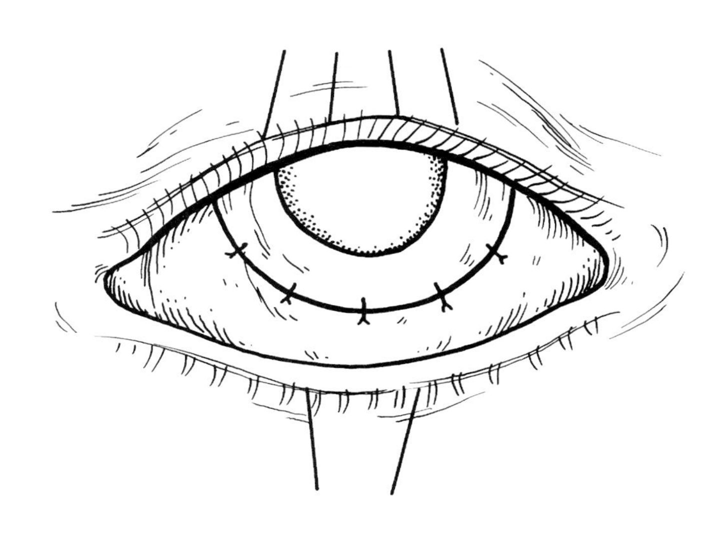

图12-6-17

三　反包膜皮囊移植术

适应证

❶ 严重烧伤所致的闭锁性睑球粘连。

❷ 眼部炎症或病情已控制、稳定半年以上。

❸ 影响眼球运动、影响眼睑的开启和闭合功能或眼裂外观异常，影响美容的患者。

禁忌证

❶ 存在心理障碍或精神疾患，对自身条件缺乏认定而一味追求不切实际的效果者。

❷ 有出血倾向以及心、肺、肝、肾等主要器官活动性、进行性疾患者；病情尚未良好控制的高血压、糖尿病患者。

❸ 眼睑皮肤存在炎症、感染者。

术前准备	术前3日左氧氟沙星滴眼液点眼。术前清洁术眼结膜囊，眼睑皮肤消毒，消毒范围：上方达发际，内侧过鼻中线，下方到上唇平面，外侧到耳根部。
麻　　醉	根据患者年龄及全身情况采用2%利多卡因3~5ml局部浸润麻醉或全身麻醉。
体　　位	手术采取仰卧位。
手术步骤	❶ 分离睑球粘连，切除瘢痕，松解眼球，暴露全结膜囊缺损面。 ❷ 按结膜囊形状制成义眼模型，然后将薄层皮片缝成皮性结膜囊（图12-6-18、图12-6-19），植入剥离好的待补创面的结膜囊内（图12-6-20），最后缝合上、下睑缘（图12-6-21）。内眦、外眦不缝，留作引流。
手术要点	分离粘连时尽量将可用的结膜组织保留，特别是睑结膜与穹窿结膜更应

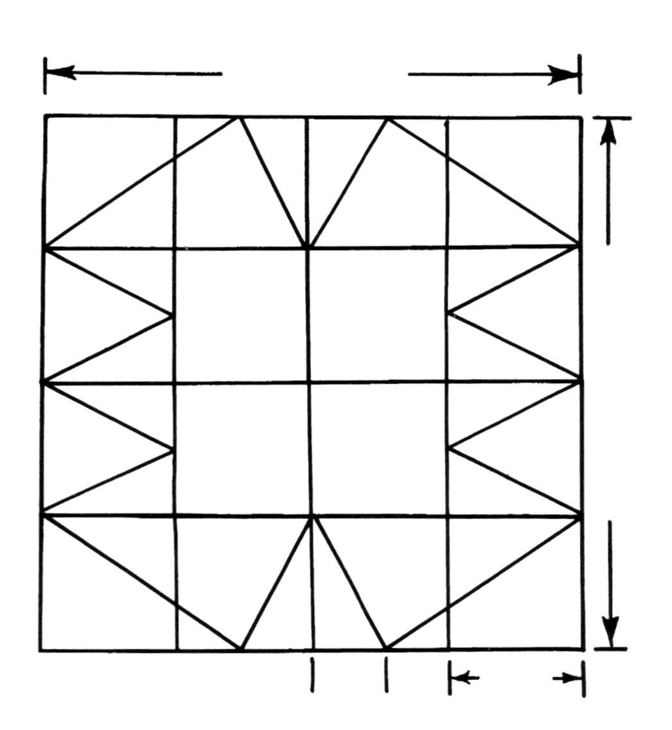

图12-6-18

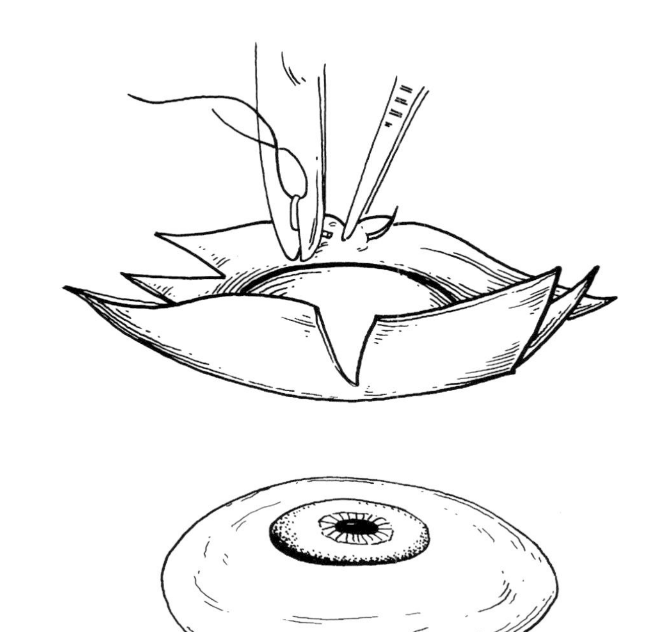

图12-6-19

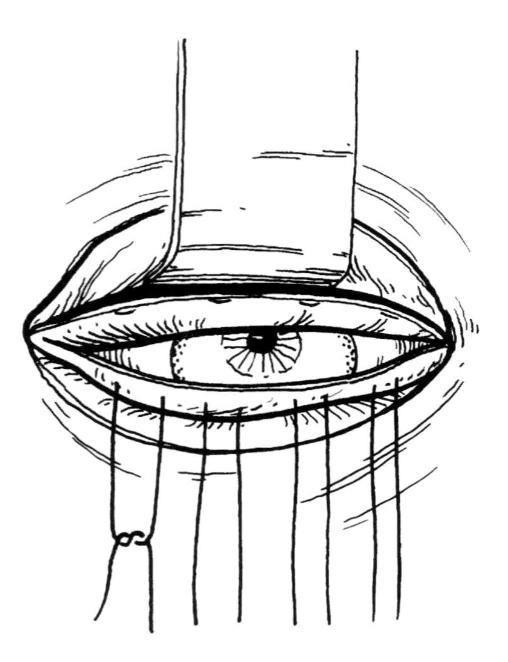

图12-6-20

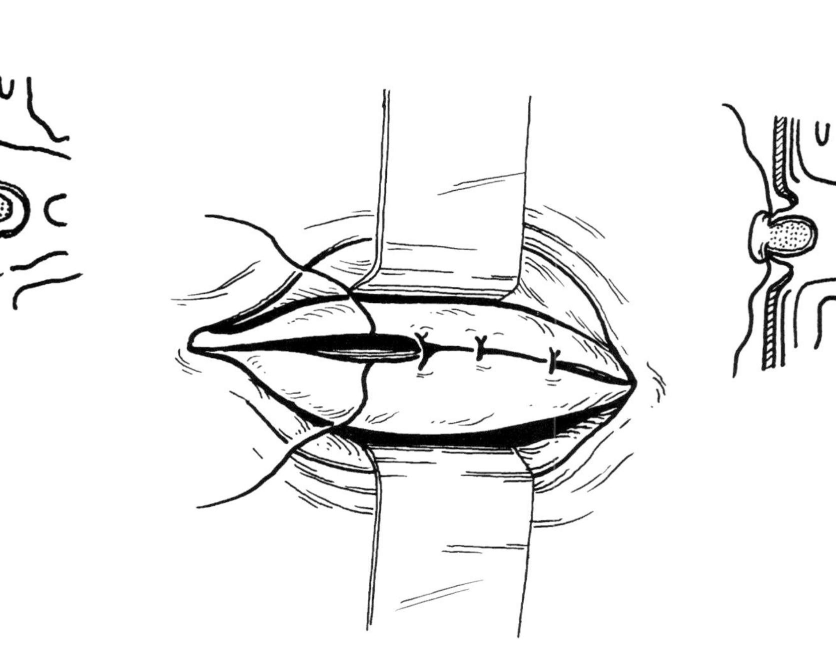

图12-6-21

尽量保存或避免发生损坏。

术后处理　　绷带包扎5日，7~10日拆睑缘线。手术后半年做二期睑裂成形术时，沿睑裂切开，取出义眼模型。清理囊腔内分泌物后剪除多余皮片，重新置入义眼片。

第七节　无眼球的结膜囊成形术

一　下结膜囊浅窄的整复

适应证

1. 眼球摘除后结膜囊下穹窿变浅，但结膜组织无明显缺损。
2. 眼球摘除后未植入眼眶填充物，致眶内容物下移，下穹窿变浅。

禁忌证

1. 心理障碍或精神疾患，对自身条件缺乏认定而一味追求不切实际的效果者。
2. 有出血倾向以及心、肺、肝、肾等主要器官活动性、进行性疾患者；病情尚未良好控制的高血压、糖尿病患者。
3. 眼睑皮肤和结膜存在炎症、感染者。

术前准备　　术前3日左氧氟沙星滴眼液点眼。术前清洁术眼结膜囊，眼睑皮肤消毒，消毒范围：上方达发际，内侧过鼻中线，下方到上唇平面，外侧到耳根部。

麻醉　　根据患者年龄及全身情况采用2%利多卡因局部浸润麻醉或全身麻醉。

体位　　手术采取仰卧位。

手术步骤

1. 用眼睑拉钩或缝线拉开眼睑，做结膜囊底水平切口，用剪刀从切口分别向上方及下方行结膜下潜行分离，下方至眶下缘前方，上方至结膜囊上方最深处，以便使上方结膜能部分往下移位（图12-7-1、图12-7-2）。
2. 用5-0丝线连续缝合结膜切口，再用1号丝线在下穹窿处做3针褥式缝合，经过眶下缘前面骨膜，由下睑皮肤面出针，垫胶片或纱条后拉紧结扎（图12-7-3~图12-7-5）。
3. 植入眼片，睑缘缝合，绷带包扎。

手术要点

1. 为加强疗效可用一软管或胶条置于结膜囊三对线圈内。
2. 植入的义眼片不宜过大，以防切口裂开。

术后处理　　绷带包扎7日，7日后拆除眼睑缝线、下睑褥式缝线以及结膜切口缝线，2周后安装义眼。

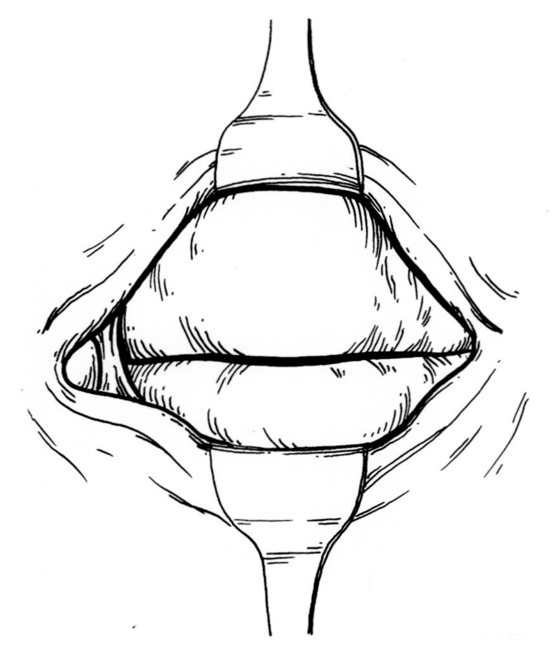
图 12-7-1

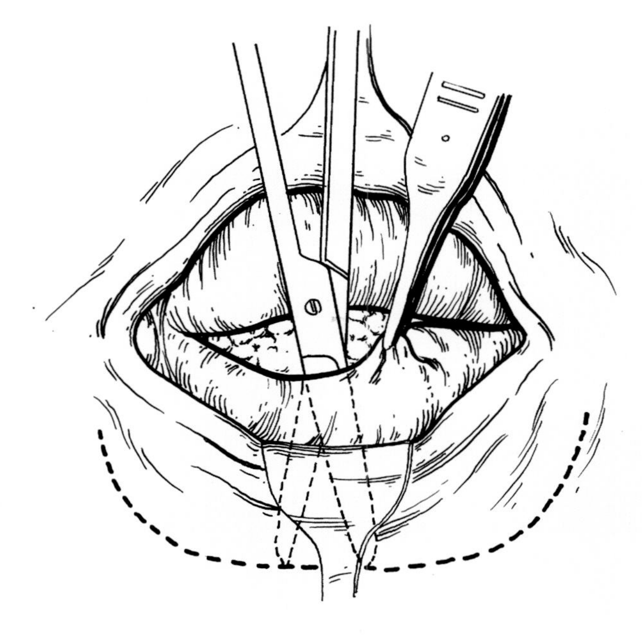
图 12-7-2

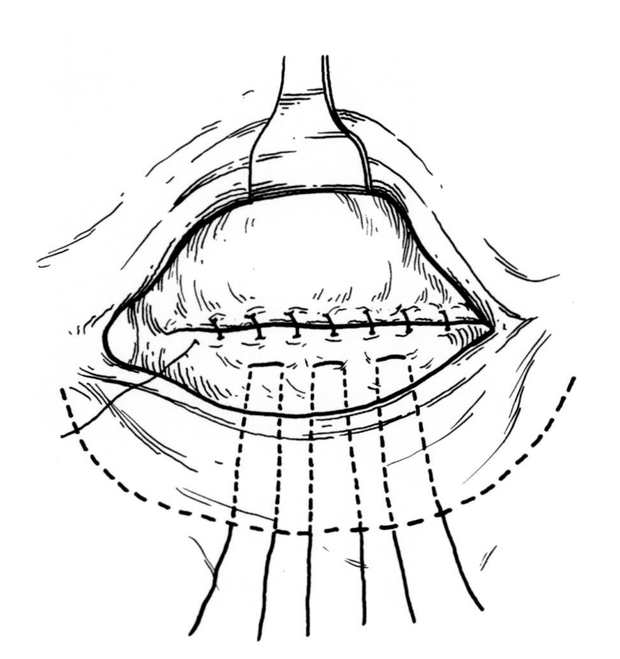
图 12-7-3

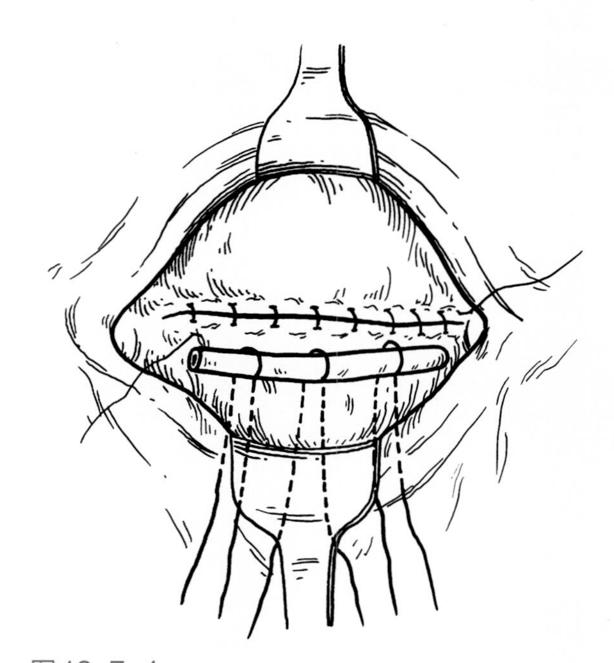
图 12-7-4

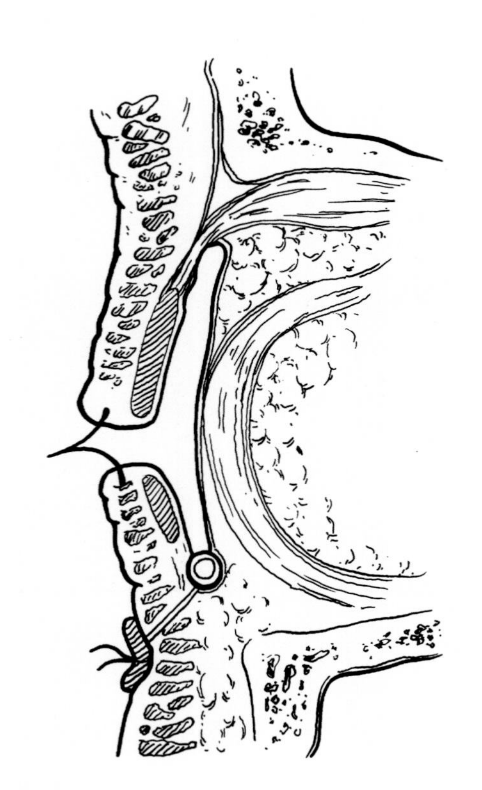
图 12-7-5

二　下穹窿黏膜移植术

适应证　眼球摘除后下方结膜囊变浅且有轻度瘢痕者。

禁忌证

❶ 存在心理障碍或精神疾患，对自身条件缺乏认定而一味追求不切实际的效果者。

❷ 有出血倾向以及心、肺、肝、肾等主要器官活动性、进行性疾患者；病情尚未良好控制的高血压、糖尿病患者。

❸ 眼睑皮肤和结膜存在炎症、感染者。

术前准备　术前2日用漱口液饭后漱口，术前再漱口1次。术前眼睑皮肤消毒，消毒范围：上方达发际，内侧过鼻中线，下方到上唇平面，外侧到耳根部。

麻　醉　根据患者年龄及全身情况采用2%利多卡因3~5ml局部浸润麻醉或全身麻醉。

体　位　手术采取仰卧位。

手术步骤

❶ 用眼睑拉钩或缝线拉开眼睑，在原球结膜伤口愈合处做水平切开，潜行分离球结膜并清除结膜下瘢痕组织，分离至眶下缘前方（图12-7-6、图12-7-7）。

❷ 取大小比缺损面积大1/3~1/2的口唇黏膜，用8-0尼龙线将口唇黏膜缝于结膜切口边缘（图12-7-8）。

❸ 涂氧氟沙星眼膏，植入义眼片，睑缘缝合，加压绷带包扎。

手术要点

❶ 勿将口唇黏膜植片放反，且口唇黏膜易收缩，切记取黏膜面积需要大于缺损区1/3~1/2。

❷ 术中创面必须彻底止血，口唇黏膜植片下不可有血块残留。

术后处理　绷带包扎7日后打开，隔日换药；2周后拆除睑缘缝线缝线，1个月后切开睑缘，换义眼片。

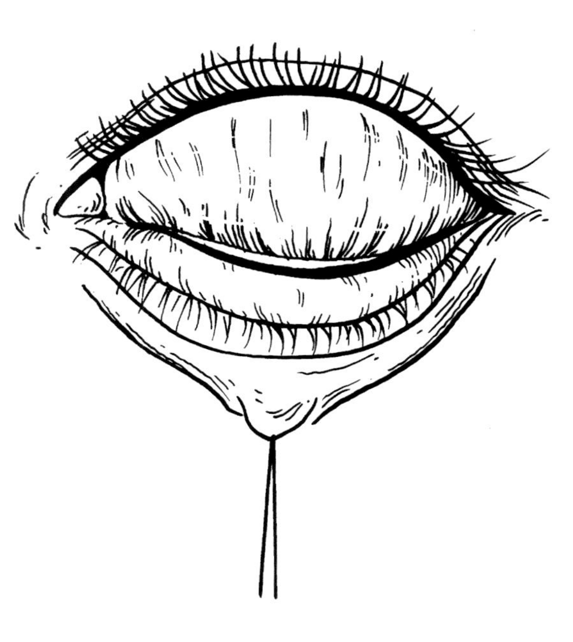

图12-7-6

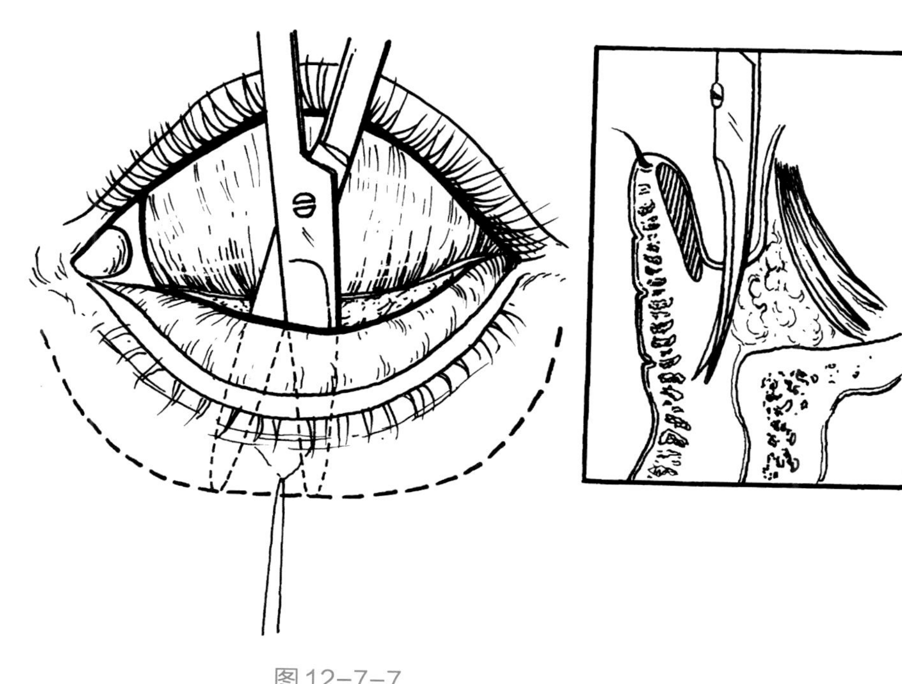

图12-7-7

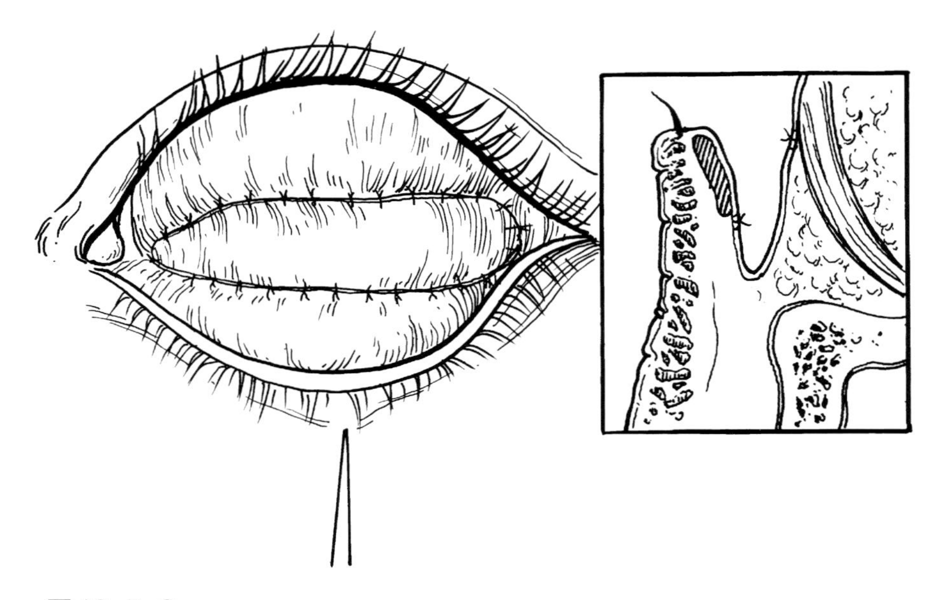

图12-7-8

第八节　活动义眼台植入术

一　眼球摘除联合义眼台植入术

适应证　凡符合眼球摘除条件，患者同意植入义眼台者。

禁忌证

❶ 有出血倾向以及心、肺、肝、肾等主要器官活动性、进行性疾患者；病情尚未良好控制的高血压、糖尿病患者。

❷ 眼睑皮肤存在炎症、感染者。

❸ 眼内有原发性恶性肿瘤或严重眼内感染，有眼球外扩散可能。

术前准备　术前3日左氧氟沙星滴眼液点眼。术前清洁结膜囊，眼睑皮肤消毒，消毒范围：上方达发际，内侧过鼻中线，下方到上唇平面，外侧到耳根部。

麻　醉　根据患者年龄及全身情况采用2%利多卡因局部3~5ml浸润麻醉或全身麻醉。

体　位　手术采取仰卧位。

手术步骤

❶ 首先做眼球摘除术。

❷ 摘除眼球过程中，将4条直肌预置双针缝线备用。

❸ 将摘除的眼球剪除角膜，彻底清除眼内容物，尤其是色素膜组织。将一大小适度的羟基磷灰石义眼台放在自体巩膜壳或异体巩膜壳内，紧密缝合。

❹ 在相当于眼球前面距中点6mm的巩膜上，分别在上、下、左、右4个方向各做一2mm×6mm的全层长方形巩膜窗。

❺ 将被巩膜壳包裹的羟基磷灰石义眼台放入眶腔内。此时，角膜面（角膜

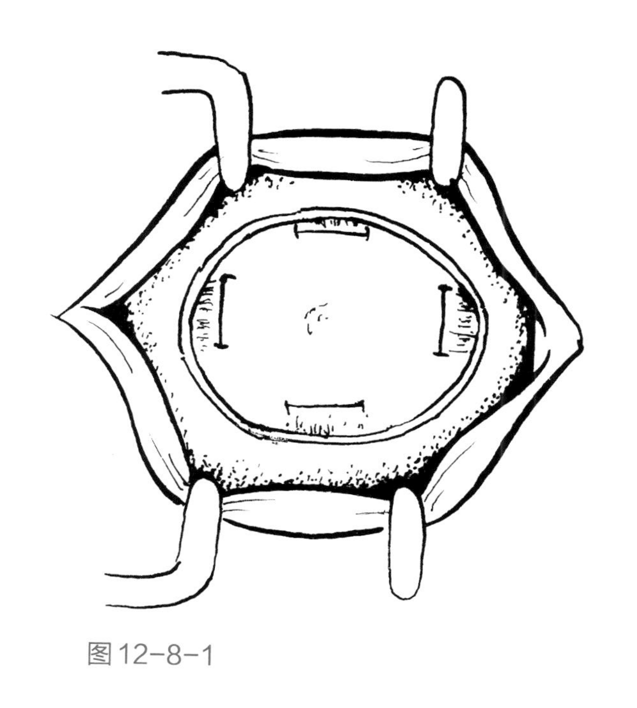

图12-8-1

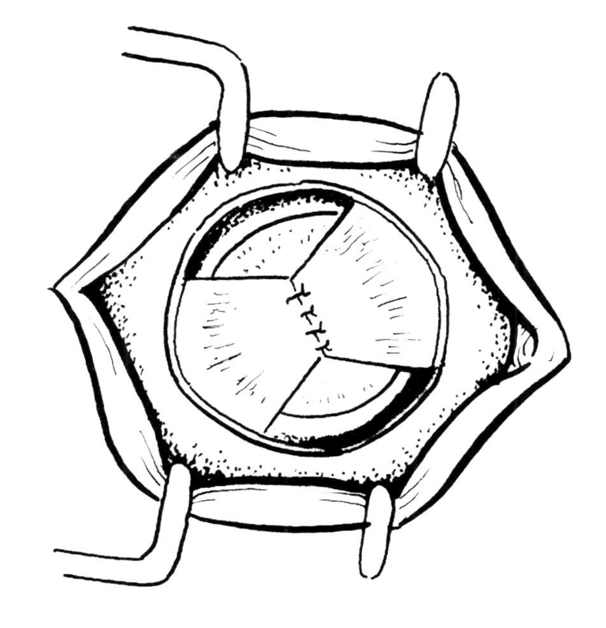

图12-8-2

切除后形成一直径5~6mm的圆形口）朝向肌锥。

❻ 将4条直肌分别缝于4个巩膜窗前缘（图12-8-1）。

❼ 6-0缝线将筋膜缝合（图12-8-2）。

❽ 8-0缝线将结膜缝合。

❾ 涂氧氟沙星眼膏，结膜囊内放入义眼片，加压包扎。

术后处理　术后48小时首次换药，每日换药，左氧氟沙星滴眼液点眼。第7日拆结膜线。

二　眼内容摘除联合义眼台植入术

适应证　凡符合眼内容摘除条件，患者同意植入义眼台者。

禁忌证

❶ 有出血倾向以及心、肺、肝、肾等主要器官活动性、进行性疾患者；病情尚未良好控制的高血压、糖尿病患者。

❷ 眼睑皮肤存在炎症、感染者。

❸ 严重眼内感染，有眼球外扩散可能。

术前准备　术前3日，左氧氟沙星滴眼液点眼。术前清洁结膜囊，眼睑皮肤消毒，消毒范围：上方达发际，内侧过鼻中线，下方到上唇平面，外侧到耳根部。

麻醉　根据患者年龄及全身情况采用2%利多卡因3~5ml局部浸润麻醉或全身麻醉。

体位　手术采取仰卧位。

手术步骤

❶ 首先做眼内容摘除术。沿角膜缘切开球结膜，并自巩膜表面向后分离，剪除角膜、摘除眼内容物，将色素膜刮净，剪断视神经。压迫止血。

❷ 自颞上至鼻下斜向剪开巩膜壳，使之成为两个半球形（图12-8-3）。

❸ 将后部的巩膜壳分开并向前方提起，暴露肌锥，将羟基磷灰石义眼台植入肌锥腔（图12-8-4）。

❹ 将两个半球形巩膜壳压扁、缝合。前后重叠覆盖于义眼台表面，呈双层加固巩膜（图12-8-5）。

❺ 拉拢并间断缝合筋膜和球结膜（图12-8-6）。

❻ 涂氧氟沙星眼膏，结膜囊内放入义眼片，加压包扎。

术后处理

术后48小时换药，每日换药，左氧氟沙星滴眼液点眼。第7日拆结膜线。

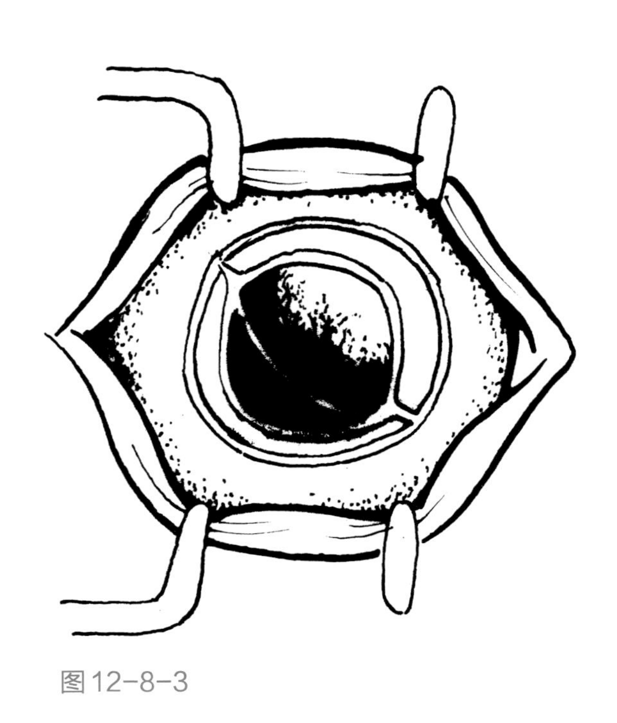

图12-8-3

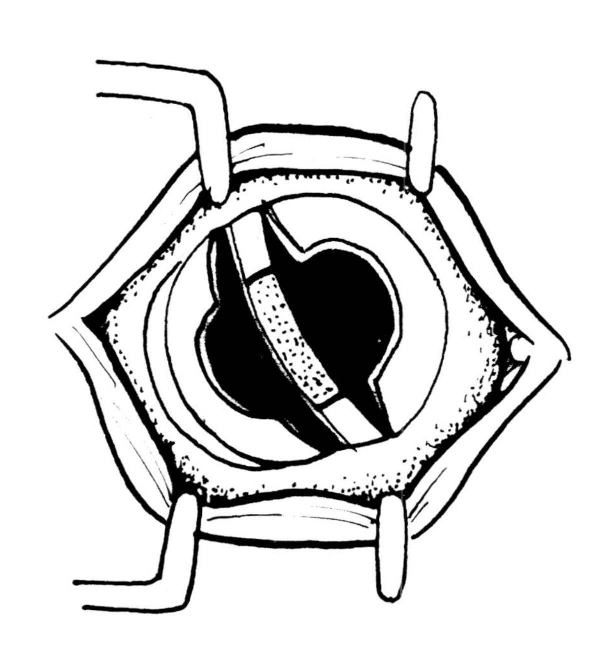

图12-8-4

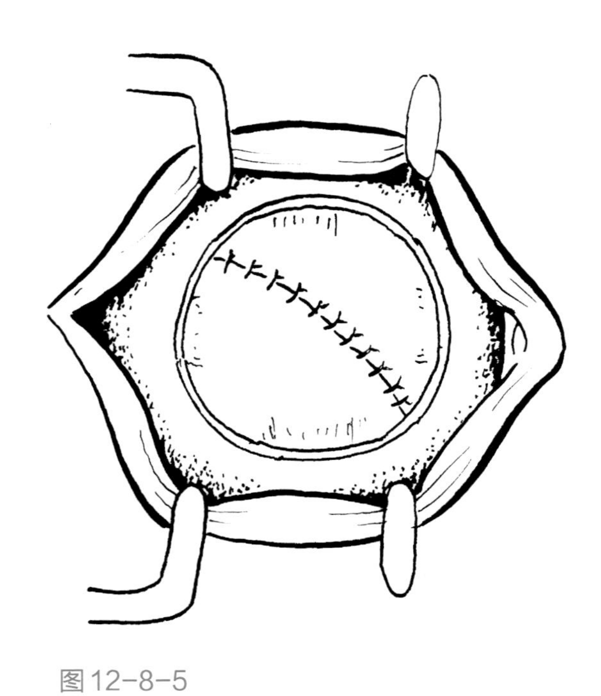

图12-8-5

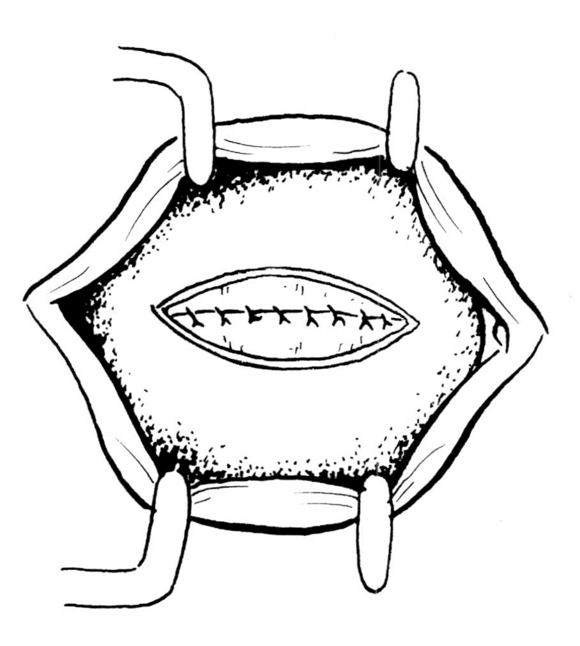

图12-8-6

参考文献

1. 王宁利，杨培增．眼科学[M]．3版．北京：人民卫生出版社，2021
2. 孟祥伟，徐国成，韩秋生．眼科手术图谱[M]．沈阳：辽宁科技出版社，2003
3. 喻长泰，吴建华，曾庆延．临床眼科手术学[M]．2版．武汉：湖北科学技术出版社，2018
4. 魏文斌，施玉英．眼科手术操作与技巧[M]．北京：人民卫生出版社，2016
5. 葛坚，刘奕志．眼科手术学[M]．3版．北京：人民卫生出版社，2015
6. 徐哲，雷晓军，于芳蕾．眼科手术操作与技术突破[M]．长春：吉林科学技术出版社，2019
7. 冯晓霞，张军军，龚仁荣．图解眼科手术配合[M]．北京：科学出版社，2015
8. 格斯腾伯莱斯，拉比诺维茨．Wills 眼科手册：第6版[M]．魏文斌，译．北京：科学出版社，2014
9. 色斯塔瑞，汉特．斜视手术病例解析[M]．赵堪兴，译．天津：天津科技翻译出版有限公司，2017
10. 尼尔森．Wills 临床眼科彩色图谱及精要小儿眼科：第2版[M]．杨士强，李月平，鞠宏，译．天津：天津科技翻译出版有限公司，2016
11. 赖特．斜视手术彩色图谱：策略与技巧[M]．3版．杨士强，译．北京：北京大学医学出版社，2013
12. 秦伟．内镜泪道手术彩色图谱[M]．北京：人民卫生出版社，2018
13. 陈跃国．个性化激光角膜屈光手术理论与实践[M]．北京：人民卫生出版社，2019
14. 王勤美．屈光手术学[M]．2版．北京：人民卫生出版社，2017
15. 山本哲也．青光眼手术图谱[M]．徐丽，译．沈阳：辽宁科学技术出版社，2017
16. 张秀兰，王宁利．图解青光眼手术操作与技巧[M]．北京：人民卫生出版社，2016
17. 姚克，毕宏生．屈光性白内障手术学[M]．北京：人民卫生出版社，2019
18. 俞阿勇．精准屈光性白内障手术[M]．北京：人民卫生出版社，2019
19. 雷春灵．图解玻璃体视网膜手术操作与技巧[M]．西安：陕西科学技术出版社，2020
20. 魏勇．实用玻璃体视网膜手术[M]．北京：人民卫生出版社，2015
21. 黎晓新，王景昭．玻璃体视网膜手术学[M]．北京：人民卫生出版社，2014
22. 卞春及，孙兴怀．中华手术彩图全解：眼科手术彩色图解[M]．南京：江苏科学技术出版社，2013
23. 肖利华，王毅．眼眶骨折的诊断与治疗[M]．北京：人民卫生出版社，2014
24. 肖利华．眼眶手术彩色图谱[M]．上海：上海第二军医大学出版社，2003
25. 库恩，皮尔雷米西．眼外伤——理论与实践[M]．张卯年，译．北京：人民军医出版社，2010
26. 李冬梅．眼整形美容外科图谱[M]．2版．北京：人民卫生出版社，2016
27. 佩恩．Wills 临床眼科彩色图谱及精要眼整形：第2版[M]．范先群，苏蕴，译．天津：天津科技翻译出版有限公司，2018
28. 高富军．实用眼科手术彩色图谱[M]．上海：第二军医大学出版社，2002
29. 谢立信，史伟云．角膜病学[M]．北京：人民卫生出版社，2007
30. 李筱荣．白内障显微手术彩色图谱[M]．北京：科学出版社，2009
31. 李筱荣．微创玻璃体切除手术学[M]．天津：天津科技翻译出版公司，2012
32. 高占国．眼肿瘤眼眶病临床诊断图谱[M]．北京：人民卫生出版社，2018
33. 辛格，达马托，皮尔，等．临床眼科肿瘤学[M]．范先群，傅希，曾骏文，等译．上海：上海科学技术出版社，2008

34. 吴求亮，宋建良. 现代颅颌面整复外科[M]. 杭州：浙江大学出版社，2004
35. 范先群. 眼整形外科学[M]. 北京：北京科学技术出版社，2009
36. KATHRYN C. Corneal Diseases in Children:Challenges and Controversies [M]. Berlin: Springer, 2017
37. BETTIN P. KHAW P T. Glaucoma Surgery [M]. Basel: Karger, 2017
38. KIN S. Managing Complications in Glaucoma Surgery [M]. New York: Springer International Publishing, 2017
39. WILLIAMSON T H. Vitreoretinal Surgery [M]. Berlin: Springer, 2013
40. RHEE D J. Color Atlas and Synopsis of Clinical Ophthalmology; Wills Eye Institute; Glaucoma [M]. Philadelphia: Lippincott, Williams & Wilkins, 2012
41. EISNER G. Eye Surgery: An Introduction to Operative Technique [M]. Berlin: Springer, 2011
42. SUMIT G. Ophthalmic Microsurgery: Principles, Techniques, and Applications[M]. Thorofare: SLACK Incorporated, 2014
43. BERNARDINO D C.The Yale Guide to Ophthalmic Surgery[M]. Philadelphia: Lippincott，Williams & Wilkins, 2011
44. PURVIN V A.Common Neuro-Ophthalmic Pitfalls: Case-Based Teaching [M]. Cambridge：Cambridge University Press, 2009
45. ZIVOJNOVIC R. Silicone Oil in Vitreoretinal Surgery[M]. Berlin: Springer, 2011
46. BAGNASCO L. Glaucoma[M]. Basel: Karger, 2016
47. AGARWAL A. Mastering Corneal Surgery: Recent Advances and Current Techniques[M]. Thorofare: SLACK Incorporated, 2014

正文中融合的手术视频

ER 5-10-1	准分子激光上皮瓣下角膜磨削术	ER5-10-1
ER 5-11-1	准分子激光原位角膜磨削术	ER5-11-1
ER 5-12-1	SMILE全飞秒激光角膜屈光手术	ER5-12-1
ER 7-8-1	白内障超声乳化人工晶状体植入术	ER7-8-1
ER 7-8-2	过熟期白内障超声乳化人工晶状体植入术	ER7-8-2
ER 7-8-3	人工晶状体Ⅱ期植入术	ER7-8-3
ER 7-8-4	硅油取出　人工晶状体植入术	ER7-8-4
ER 7-9-1	脱位晶状体切除　人工晶状体悬吊术	ER7-9-1
ER 7-13-1	白内障视网膜脱离联合手术	ER7-13-1

ER 7-13-2	白内障超声乳化人工晶状体植入 玻璃体切割黄斑前膜剥除术	ER7-13-2
ER 8-5-1	玻璃体积血切除视网膜光凝术	ER8-5-1
ER 10-5-1	眼球穿通伤　角膜裂伤缝合 外伤性白内障吸除　眼内异物取出术	ER10-5-1

登录中华临床影像库步骤

公众号登录

扫描二维码
关注“临床影像库”公众号

点击“影像库”菜单
进入中华临床影像库首页

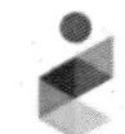

网站登录

输入网址 medbooks.ipmph.com/yx
进入中华临床影像库首页

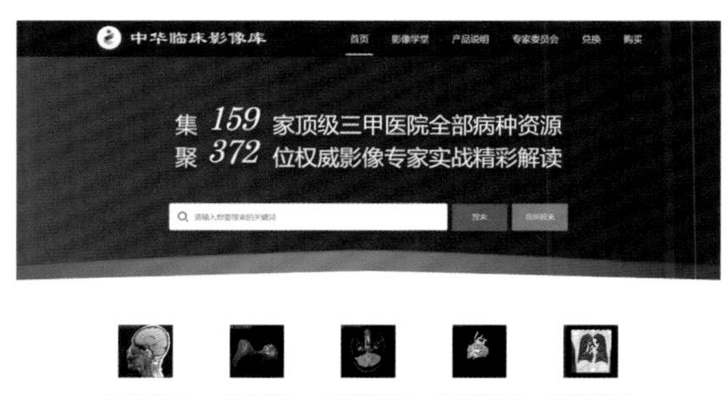

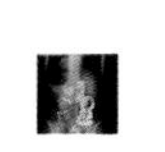
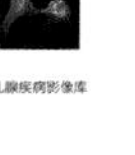
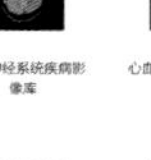
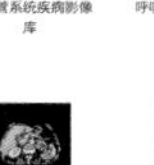
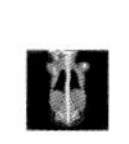

进入中华临床影像库首页注册或登录

PC端点击首页“兑换”按钮
移动端在首页菜单中选择“兑换”按钮

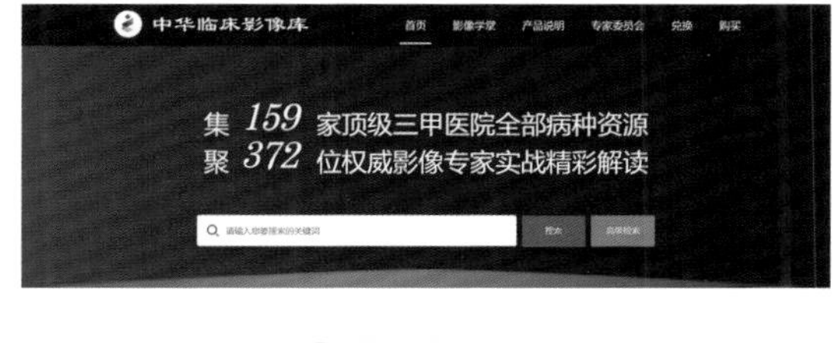

输入兑换码，点击“激活”按钮
开通中华临床影像库的使用权限

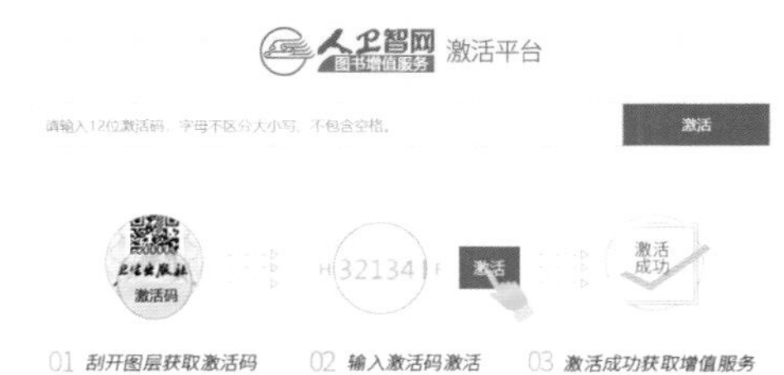

图书在版编目（CIP）数据

眼科手绘手术图谱：精准手绘 +操作视频 +要点注释 / 韩秋生，张瑞君，徐国成主编．—北京：人民卫生出版社，2023.5

ISBN 978-7-117-33429-7

Ⅰ.①眼… Ⅱ.①韩… ②张… ③徐… Ⅲ.①眼外科手术－图谱 Ⅳ.①R779.6-64

中国版本图书馆 CIP 数据核字（2022）第 138237 号

眼科手绘手术图谱——精准手绘 + 操作视频 + 要点注释

Yanke Shouhui Shoushu Tupu——Jingzhun Shouhui + Caozuo Shipin + Yaodian Zhushi

主　　编　韩秋生　张瑞君　徐国成
出版发行　人民卫生出版社（中继线 010-59780011）
地　　址　北京市朝阳区潘家园南里 19 号
邮　　编　100021
E - mail　pmph @ pmph.com
购书热线　010-59787592　010-59787584　010-65264830
印　　刷　北京盛通印刷股份有限公司
经　　销　新华书店
开　　本　787×1092　1/8　　印张：39
字　　数　599 千字
版　　次　2023 年 5 月第 1 版
印　　次　2023 年 5 月第 1 次印刷
标准书号　ISBN 978-7-117-33429-7
定　　价　258.00 元

打击盗版举报电话　010-59787491　E-mail　WQ @ pmph.com
质量问题联系电话　010-59787234　E-mail　zhiliang @ pmph.com
数字融合服务电话　4001118166　E-mail　zengzhi @ pmph.com

52检